国家出版基金资助项目
"十四五"时期国家重点出版物出版专项规划项目
先进表面工程技术研究与应用系列
总主编　王　铀

医疗器械表面工程技术与应用

SURFACE ENGINEERING OF MEDICAL DEVICES: METHODS AND APPLICATIONS

曹辉亮　等编著

哈尔滨工业大学出版社
HARBIN INSTITUTE OF TECHNOLOGY PRESS

内 容 简 介

"面向人民生命健康"是新时代科技创新的国家战略,医疗器械材料科学及工程技术已成为我国各大高等院校和研究院所的重点发展方向。在医疗器械表面科学与工程领域,我国近年的研究进展非常迅速,涌现出众多变革思路、新型技术和创新器械。鉴于此,作者对医疗器械表/界面过程、表/界面设计原理、表/界面新技术及在典型医疗器械表面工程中应用的最新研究进展和发展方向进行系统总结,以推动我国医疗健康产业学科交叉型人才培养,助力我国医疗健康产业迅速发展。

本书为介绍植入式医疗器械表面工程概况和前沿发展方向的著作,适合相关专业高年级本科生、研究生和医疗器械从业人员(含医生)阅读。

图书在版编目(CIP)数据

医疗器械表面工程技术与应用/曹辉亮等编著.
哈尔滨:哈尔滨工业大学出版社,2025.4. —(先进表面工程技术研究与应用系列). —ISBN 978-7-5767-1711-2

Ⅰ.R197.39;TG17

中国国家版本馆 CIP 数据核字 202599Z4U6 号

医疗器械表面工程技术与应用
YILIAO QIXIE BIAOMIAN GONGCHENG JISHU YU YINGYONG

策划编辑	甄淼淼 许雅莹
责任编辑	张 颖 宋晓翠 宗 敏
封面设计	卞秉利 刘 乐
出版发行	哈尔滨工业大学出版社
社 址	哈尔滨市南岗区复华四道街10号 邮编150006
传 真	0451-86414749
网 址	http://hitpress.hit.edu.cn
印 刷	辽宁新华印务有限公司
开 本	720 mm×1 000 mm 1/16 印张34 字数610千字
版 次	2025年4月第1版 2025年4月第1次印刷
书 号	ISBN 978-7-5767-1711-2
定 价	188.00元

(如因印装质量问题影响阅读,我社负责调换)

国家出版基金资助项目
先进表面工程技术研究与应用系列

编委会

主 任 王 铀

编 委 （按姓氏拼音排列）

曹辉亮　陈 辉　宫 雪　胡 津
黄太红　吉小超　贾 近　刘瑞良
刘 艳　孟庆实　宋晨飞　宋 鹏
宋月鹏　唐莎巍　田 伟　汪瑞军
王 亮　王超会　王一光　徐宝升
闫牧夫　于鹤龙　张 超　张东兴
张晓东　张永振　赵晓峰　周红霞

序

　　磨损、腐蚀、疲劳是各种装备零部件的三大主要损伤形式。相关统计指出，80%的机械零部件废弃的原因是材料的磨损失效，全世界生产的一次能源有1/3以上因摩擦磨损而消耗。2014年，我国腐蚀损失金额为21 278亿元，相当于每位公民需要承担1 555元的腐蚀成本。中国工程院相关统计表明，我国因为磨损和腐蚀造成的年均经济损失约占GDP的9.5%。

　　磨损在表面发生，腐蚀从表面开始，疲劳自表面向内部扩展。可见，表面是关键中的关键。诺贝尔物理学奖获得者沃尔夫冈·泡利（Wolfgang Pauli）曾说："上帝创造了物质，魔鬼发明了表面。"但魔高一尺，道高一丈。表面工程技术为解决磨损、腐蚀和疲劳问题提供了有力的武器。

　　其实，人类在漫长的生活生产实践中，为了与磨损、腐蚀和疲劳做斗争，也逐渐学会了利用表面工程技术。比如，我国在青铜器时代就发明了热浸镀。在河南安阳商代殷墟发掘中出土的"虎面铜盔"表面镀有一层厚锡，虽历经3 400多年，出土时锡层仍光亮如新，抗蚀性能良好。制工精美的"越王勾践剑"就是用了表面氧/硫化处理技术，所以能寒气逼人、锋利无比，即使历经2 400余年，仍然纹饰清晰精美。从这个角度来说，表面工程技术是一门既古老又新颖的学科，人类使用表面工程技术已有悠久的历史。但是，表面工程技术的迅速发展则起始于19世纪第二次工业革命时期，直到20世纪80年代才成为世界上十大关键技术之一。

　　1983年，T. Bell教授首次提出了表面工程的概念，同年英国伯明翰大学成立了Wolfson表面工程学院,并在1985年创办了国际性刊物《表面工程》。1986年,"国际材料热处理联合会"更名为"国际热处理与表面工程联合会"(International Federation for Heat Treatment and Surface Engineering, IFHTSE)。1987年,在徐滨士、刘家浚等人的努力下,中国机械工程学会成立了表面工程研究所,1988年创办了中文版《表面工程》杂志(后更名为《中国表面工程》),1993年又在中国机械工程学会表面工程研究所基础上成立了中国机械工程学会表面工程分会。同年,我的恩师雷廷权教授获选为国际热处理与表面工程联合会副主席,1994年又获选为该国际组织的主席。这是中国人首次担任这样高级别国际学术组织的主席。

表面工程概念的提出与表面工程技术的应用,对工业科技发展具有重大的影响和推动意义。人类生活生产空间的不断扩展也带来了装备制造业的突飞猛进,表面工程技术不仅是主流关键技术之一,而且越来越凸显出极为重要的科学技术价值和强大的生命力。先进表面工程技术已经涉及工业的各个领域。

中国表面工程学科创始人徐滨士院士说:"表面工程是经表面预处理后,通过表面涂覆、表面改性或表面复合处理,改变固体金属表面或非金属表面的化学成分、组织结构、形态或应力状态等,以获得所需的表面性能的系统工程。"表面工程技术是表面工程的核心和实质。表面工程技术是在近代技术与经典表面工艺结合下而衍生、发展起来的,有坚实的科学基础,具有明显的交叉、边缘学科性质和极强的实用性。

自表面工程概念提出40多年以来,我国在表面工程领域取得了非常显著的成绩,催生了很多新型的表面工程技术,也相继出版了一些有关表面工程技术的书籍,但还没有一套反映当下表面工程研究与应用的最新进展,尤其是体现我国表面工程领域科技工作者最新成果的先进表面工程著作丛书。为此,我们组织了我国表面工程领域数十位专家学者,将他们在该领域辛勤耕耘所取得的研究成果和应用经验撰写成书,形成了这套"先进表面工程技术研究与应用系列"丛书并予以出版。这不仅将丰富我国表面工程技术的文献著作库,指导表面工程技术的实际应用,也将很好地向表面工程领域的前辈们表达崇高的敬意。

本套丛书的作者有从事表面工程研究与教学的高校教授、博士研究生导师和致力于表面工程技术研究的科研院所的研究员,包括院士、长江学者特聘教授、国家杰出青年基金获得者、教育部新世纪优秀人才、享受国务院政府特殊津贴专家、国家杰出工程师等知名摩擦学专家、表面工程专家、国家高层次人才、省部级人才、教学名师这些在相应科研教学及生产岗位的领军人物,还有担任某重要型号航空发动机副总材料师和副总冶金师的一线专家。

  时至今日,人们已意识到航空航天装备、船舶与海洋工程装备、轨道交通装备、能源装备等高端装备关键零部件经常暴露于苛刻的磨损、腐蚀或高温环境,因而要求其具有更高的耐磨、抗蚀和耐高温性。高端装备关键零部件存在因磨损、腐蚀或高温失效所致寿命短、可靠性差等问题,严重制约着这些高端装备的发展和长期安全服役。因此,急需先进的表面工程技术解决这些问题以及一些"卡脖子"的技术难题。相信本套丛书的出版能够助力我国表面工程技术的发展,同时助推我国装备制造领域的科技进步。

  最后,将这几句诗送给本套丛书的作者和读者们共勉:

  醉里挑灯砺剑,

   热血沸腾求强军报国;

  梦中浴血疆场,

   心潮澎湃为东方不败!

哈尔滨工业大学 教授

2025 年 3 月于哈尔滨

前 言

作者初涉"表面工程"领域是本科毕业设计关于 TiNi 形状记忆合金表面固体法渗稀土的试验；研究生阶段继续参与钢材表面离子渗氮和盐浴渗铬工作；取得博士学位后参与生物医用材料表面工程技术研发和教学也已有十余年，十分希望能够找到一本可以贯通材料学、生物学和工程学且包含植入式医疗器械表面工程概况及前沿发展方向的书籍，但未能如愿。

算是"表面工程"眷顾，两年前，哈尔滨工业大学王铀老师组织编写"先进表面工程技术研究与应用系列"图书，本人撰写《医疗器械表面工程技术与应用》一书。考虑到读者包括高年级本科生、研究生、医疗器械从业人员(含医生)等，该书共 14 章，覆盖了植入式医疗器械表面工程主要基础科学问题(第 1～3 章)、常用表面工程技术原理及前沿研究进展(第 4～10 章)和典型植入式医疗器械表面工程技术现状及发展趋势(第 11～14 章)内容，以便使计划涉猎植入式医疗器械领域的读者能够快速、系统地了解医疗器械材料表面工程需求、科学技术研发前沿和临床医疗器械表面工程现状及发展。本书作者既有医疗器械及生物材料表面工程领域的资深专家，也有该领域的青年新秀；既有科研院所的专职研发人员，也有教学、临床的一线同行，他(她)们的多学科背景和工作经历奠定了本书多维视角和多元解读的特殊性质，这有助于启发读者突破思维定势，迸发原创表面工程思路。

第 1 章"植入式医疗器械界面过程及表面工程",围绕植入式医疗器械与人体系统相互作用的界面过程,较系统地介绍了医疗器械材料生物相容性的内涵和外延,总结材料表面蛋白质吸附、免疫反应、组织再生(修复)、腐蚀(降解)及器械植入感染相关影响因素和规律,强调植入式医疗器械表面工程的必要性和科学意义。第 2 章"电活性表/界面的生物学响应",较全面地介绍了生物组织和细胞等天然材料的电活性表/界面性质、人工合成材料表面与生物系统电信号转导规律和机制相关研究进展,展望依据人体天然电活性表/界面特性构建电学响应型材料,精准调控植入式医疗器械表面功能的发展方向。第 3 章"外场响应表/界面",就外场响应(温度场、pH 场、磁场、光辐照场等)表/界面设计原理、外场响应型材料制备技术及生物系统(蛋白质、动物细胞等)响应规律和机制的科学问题进行系统总结,展望植入式医疗器械表面"智能"化方向。第 4 章"阳极氧化技术及应用",系统介绍了阳极氧化技术原理,总结了医用金属表面有序纳米氧化物涂层制备技术、多种氧化物涂层性质及其生物学性能,指出推动阳极氧化技术临床应用需要解决的主要科学问题。第 5 章"微弧氧化生物医用涂层",总结微弧氧化生物医用涂层设计原则、涂层制备技术研究进展,指出涂层结构设计、复合工艺、材料降解—组织整合匹配、组织整合—抗菌功能协同是微弧氧化技术制备生物医用涂层的主要发展方向。第 6 章"高分子自组装技术及应用",系统介绍了高分子自组装原理、自组装动力调控策略、典型高分子自组装材料及其生物学效应,指出超分子化学、材料科学和生物医学的交叉结合可推动高分子材料自组装技术飞跃式发展。第 7 章"水热技术及纳米陶瓷涂层",介绍了水热技术特点和涂层生长基本原理,总结了基于水热技术制备羟基磷灰石、硅酸钙体系、碱式钛酸等纳米陶瓷涂层的工艺技术及其生物学性能。第 8 章"磁控溅射技术及应用",主要介绍磁控溅射技术基本原理、磁控溅射过程控制因素及其在生物医用材料表面工程中的应用现状和发展前沿。第 9 章"激光表面工程技术及应用",系统介绍了激光表面工程技术分类及各自特点,总结激光表面工程技术在医疗健康领域的应用进展,指出未来需要推动多学科深入交叉融合,搭建激光表面工艺大数据平台、制定生物医疗材料激光表面工程技术标准,从而形成集设计、材料、工艺、控制、加工于一体的短流程自动化、信息化、智能化制造平台。第 10 章"离子注入技术及应用",介绍了离子注入技术的发展历程和工艺特点,总结了作者近十年利用材料—等离子体相互作用效应在生物医用材料表面构建电偶腐蚀微界面网络、肖特基微整流界面网络、纳米多孔表面等典型离子注入工艺案例。第 11 章"柔性医疗器械表面工程",总结了柔性医疗器械应用、典型柔性医疗器械（导管类、可穿戴柔性电子设备、植入式电子医疗器械等）表面工程技术及功能研究进展，指出表面工程和微电子集成是今后的重要研究方向。第 12 章"牙种植体表面工程"，基于种植体结构和形态特点，系统总结种植牙表面工程工艺的研究进展和临床应用现状，指出种植体研发的重要内容是结构优化和表面功能化，改善组织整合、预防种植体周围炎，以提升临床效果。第 13 章"人工髋关节表面工程"，较系统地介绍了人工髋关节结构及表面需求、商业人工髋关节表面工程技术现状，以及人工髋关节表面工程最新研究进展，指出基于表面工程技术优化"人工关节—人体组织"界面，是研发人员、外科医生和制造商的重点关注方向。第 14 章"心血管支架表面工程"，全面总结了心血管支架的发展历史、失效因素、表面工程现状和前沿策略（抗凝血表面策略、抑制支架内再狭窄表面策略、促进内皮化表面策略、炎症反应调控表面策略及多功能表面策略），指出心血管支架表面工程的发展方向已经逐步转向多功能化：促内皮、抑制增生、抗炎缺一不可。

第 1、10 章由华东理工大学曹辉亮撰写；第 2 章由华南理工大学宁成云和于鹏撰写；第 3 章由浙江大学程逵、周志远、林伟明和翁文剑撰写；第 4 章由上海大学白龙、太原理工大学赵宇宇和杭瑞强撰写；第 5 章由哈尔滨工业大学王亚明撰写；第 6 章由北京化工大学张晓媛、苏志强和周洁撰写；第 7 章由西安交通大学张兰撰写；第 8 章由湘潭大学唐楷为、华东理工大学曹辉亮撰写；第 9 章由南华大学朱红梅撰写；第 11 章由常州大学耿浩撰写；第 12 章由上海交通大学医学院附属第九人民医院张文杰、周昱其、于磊、费亦凡和孙海水撰写；第 13 章由中国科学院上海硅酸盐研究所李恺撰写；第 14 章由南方医科大学第十附属医院（东莞人民医院）杨志禄、西南交通大学涂秋芬和熊开琴撰写。全书由华东理工大学曹辉亮统稿。

衷心感谢本书所有作者和组织联系人员的辛勤付出；感谢国家基础研究"973"计划项目、国家重点研究开发计划项目、国家自然科学基金项目、上海市科学技术委员会、德国洪堡基金会等对本书相关研究工作的资助。

由于作者水平有限，书中不足之处在所难免，恳请读者批评指正。

曹辉亮
2024 年 7 月于上海

目 录

第1章　植入式医疗器械界面过程及表面工程 ……………………………… 001
 1.1　植入式医疗器械概述 ………………………………………………… 001
 1.2　生物相容性 …………………………………………………………… 002
 1.3　宿主反应 ……………………………………………………………… 005
 1.4　腐蚀(降解) …………………………………………………………… 010
 1.5　医疗器械植入相关感染 ……………………………………………… 011
 1.6　医疗器械表面工程技术 ……………………………………………… 014
 1.7　本章小结 ……………………………………………………………… 016
 本章参考文献 ……………………………………………………………… 016

第2章　电活性表/界面的生物学响应 ……………………………………… 027
 2.1　电活性表/界面调控蛋白质吸附及细胞行为 ……………………… 027
 2.2　微区响应电活性生物医用材料 ……………………………………… 033
 2.3　纳米功能化电活性材料 ……………………………………………… 043
 2.4　本章小结 ……………………………………………………………… 052
 本章参考文献 ……………………………………………………………… 053

第3章　外场响应表/界面 …………………………………………………… 060
 3.1　外场响应表/界面设计原理 ………………………………………… 060
 3.2　光场响应薄膜及其生物学效应 ……………………………………… 064
 3.3　电场响应薄膜及其生物学效应 ……………………………………… 078
 3.4　本章小结 ……………………………………………………………… 090
 本章参考文献 ……………………………………………………………… 092

第 4 章　阳极氧化技术及应用 　098
　4.1　阳极氧化技术 　098
　4.2　医用钛表面阳极氧化涂层及其生物学性能 　107
　4.3　装载活性成分的阳极氧化涂层 　120
　4.4　其他医用金属表面阳极氧化涂层 　123
　4.5　本章小结 　131
　本章参考文献 　132

第 5 章　微弧氧化生物医用涂层 　150
　5.1　微弧氧化技术 　150
　5.2　微弧氧化生物医用涂层设计 　151
　5.3　钛合金微弧氧化生物活性涂层 　152
　5.4　镁合金微弧氧化可控降解涂层 　168
　5.5　微弧氧化抗菌涂层 　175
　5.6　本章小结 　180
　本章参考文献 　180

第 6 章　高分子自组装技术及应用 　182
　6.1　高分子自组装原理 　182
　6.2　高分子自组装的动力及策略 　189
　6.3　高分子自组装材料及其生物学效应 　200
　6.4　高分子自组装的发展趋势 　207
　6.5　本章小结 　211
　本章参考文献 　212

第 7 章　水热处理技术及纳米陶瓷涂层 　221
　7.1　水热处理技术 　221
　7.2　羟基磷灰石涂层 　222
　7.3　硅酸钙体系涂层 　227
　7.4　碱式钛酸涂层 　228
　7.5　其他生物功能涂层 　229
　7.6　本章小结 　231
　本章参考文献 　231

第 8 章 磁控溅射技术及应用 ... 235
- 8.1 磁控溅射技术 ... 235
- 8.2 医疗器械材料磁控溅射表面工程 ... 246
- 8.3 本章小结 ... 254
- 本章参考文献 ... 255

第 9 章 激光表面工程技术及应用 ... 276
- 9.1 激光表面工程技术 ... 276
- 9.2 激光表面工程技术的医疗健康应用 ... 286
- 9.3 生物医药激光表面工程技术的发展及展望 ... 307
- 9.4 本章小结 ... 311
- 本章参考文献 ... 312

第 10 章 离子注入技术及应用 ... 324
- 10.1 离子注入技术 ... 324
- 10.2 离子注入效应及应用 ... 325
- 10.3 本章小结 ... 341
- 本章参考文献 ... 342

第 11 章 柔性医疗器械表面工程 ... 349
- 11.1 柔性医疗器械发展和应用 ... 349
- 11.2 传统导管类柔性医疗器械 ... 350
- 11.3 新型柔性电子医疗器械 ... 355
- 11.4 本章小结 ... 361
- 本章参考文献 ... 362

第 12 章 牙种植体表面工程 ... 370
- 12.1 种植体结构 ... 370
- 12.2 种植体形态 ... 376
- 12.3 种植体表面工程 ... 379
- 12.4 种植体表面功能化进展 ... 383
- 12.5 本章小结 ... 395
- 本章参考文献 ... 396

第 13 章 人工髋关节表面工程 ... 417
- 13.1 人工髋关节结构及表面需求 ... 417

13.2 商业人工髋关节表面工程概述 …………………………………… 421
13.3 人工髋关节表面工程新进展 …………………………………… 424
13.4 本章小结 ……………………………………………………… 432
本章参考文献 ……………………………………………………… 433

第 14 章　心血管支架表面工程 …………………………………… 441

14.1 心血管支架应用概述 …………………………………………… 441
14.2 心血管支架的发展历史 ………………………………………… 442
14.3 导致血管支架失效的重要因素 ………………………………… 445
14.4 血管支架表面工程 ……………………………………………… 452
14.5 本章小结 ……………………………………………………… 492
本章参考文献 ……………………………………………………… 492

名词索引 ……………………………………………………………… 524

第1章
植入式医疗器械界面过程及表面工程

1.1 植入式医疗器械概述

医疗器械(medical device)是用于人类疾病(或状况)诊断、治愈、缓解、治疗或预防的仪器(instrument)、装置(apparatus)、工具(implement)、机器(machine)、发明(contrivance)、体外试剂或其他类似或相关物件,包括所有组件、部件或附件[1]。医疗器械植入人体可支撑、替代或增强人体组织生物功能,在现代医学中不可替代。据估计,目前有超过50万种医疗器械在全球范围内销售,用于医学治疗[2]。全世界每年售出超1亿个导尿管[3],超1000万颗种植牙[4],以及超100万台心血管电子设备被植入[5]。随着老年人口数量的增加,植入式医疗器械手术量预计未来几年将迅速攀升。根据预测,到2030年美国全膝关节置换手术(TKA)将增长85%,达到126万例[6]。到2040年德国TKA总数预计将增加45%,接近25万例;此外,全髋关节置换术(THA)发病率预计将增加到每10万居民437例[7]。到2060年英国TKA和THA置换数量预计也将增加近40%[8]。据我国第四次口腔健康普查显示,居民因龋病、牙周病等多发口腔疾病引起的牙齿缺失超过50亿颗,牙种植体需求量高达4000万颗/年[9],可见牙种植体市场规模很大。随着我国人口的老龄化深度加剧,植入式医疗器械需求量巨大。以上海市为例,《上海市民政事业发展"十四五"规划》指出,2020 年底,全市户籍人口中,60 岁及以上老年人口有 533.5 万人,占户籍总人口的 36.1%;80 岁及以上高龄老年人口有 82.5 万人,占 60 岁及以上户籍老年人口的 15.5%。54 岁至 64 岁人群中,缺牙比例高达 40%,然而目前使用种植牙的比例只有 1.2%。随着人们生活水平的不断提高,健康意识逐渐加强,种植牙的需求潜力将进一步释放。

治疗目的不同,植入式医疗器械在人体内的停留时间也不同。服役时间比较短的医疗器械,如骨板、克氏针、导尿管等,治疗结束后通常用手术取出。更多植入式医疗器械,如人工关节(髋关节、膝关节等)、种植牙、心血管支架等需要在人体内长期服役,因此通常要求这类医疗器械与人体组织融为一体,以便达到最佳治疗效果。然而,目前临床使用的植入式医疗器械常常不可避免地引起人体急性炎症反应,如果控制不好,极易转为慢性炎症,甚至增加失效、感染风险,这也给材料表面科学与工程技术以用武之地。

本章将介绍植入式医疗器械的重要概念,医疗器械与人体相互作用的主要表/界面过程,并概述现代医疗器械表面工程技术的重要进展,为专业领域师生的学习和研究提供基本思路,也为医疗器械表/界面设计、制造提供技术参考。

1.2 生物相容性

因为用于治疗人类疾病,所以医疗器械表/界面工程必须遵循生物相容性(biocompatibility)原则。"生物相容性"这个词最早在 1970 年被提及,但早在 1940 年关于植入材料宿主反应的研究就已有报道[10-11]。生物相容性的定义有很多个版本,其中学术界和监管机构广泛认可的是 1986 年英国切斯特首届生物材料定义共识会上的版本,即生物相容性是指在某一特定应用中,材料在适当宿主反应条件下发挥作用的能力[12]。在 2018 年我国成都生物材料定义共识会上,这一定义仍然获得了 97.9% 的赞成票,将不作修改继续沿用[1]。然而,该"生物相容性"定义仅仅是概念上的约定,其处理实际问题时的可操作性并不明确,主要体现在三个方面[13]:①该定义过于笼统,无助于推进生物相容性认知;②该定义不能增进特定机制和过程的理解,无助于生物医用材料创新;③该定义可能不适用于与众多应用场景相关的所有"材料-组织"相互作用。鉴于此,英国利物浦

第1章　植入式医疗器械界面过程及表面工程

大学威廉姆斯教授曾建议将"生物相容性"定义修改为：生物材料在特定治疗中发挥预期功能，不对材料接收者（宿主）或治疗受益人产生任何局部或全身不良影响，而在该特定情境下产生最恰当有益的细胞或组织反应，改善治疗相关临床表现的能力[13]。由此可见，生物相容性要与特定治疗场景联系起来考察，其本质是特定"材料－生物系统"的特征，不应视为材料本征性质[14]。值得指出的是，同一材料可以不同方式影响不同的生物系统，且这种影响可能随时间或患者个体差异而变化。因此，生物相容性评估要与材料预期用途（intended use）紧密联系，才能有效选择评估方法、试验条件（如细胞系、动物模型、考察时间点等），从而获得科学结果。

此外，对植入式医疗器械材料而言，"材料－生物系统"具有本质不相容性[15]。通常情况下，植入式医疗器械材料不可能设计成"生物相容"（其不是材料本质性质），人体也不太可能"亲切地接纳"植入材料，而更多地"认为"它们具有潜在威胁。人体具有强大精密的异物识别和防御系统，一旦侦测到异物就会激活主动清除机制，致病细菌或病毒被人体有效识别并清除就是依赖这套防御系统。医疗器械植入人体后，将很快被人体识别，从而面临"被清除"的局面。因此，充分了解生物相容性的关键是确定影响特定情境"材料－生物系统"相互作用的化学/生物化学、物理/生理或其他相关机制。表1.1列出了影响宿主反应的主要材料性质及类别。可见与材料类别相关联的众多性质可影响生物系统[13]。虽然这些材料性质可大致分为体性质和表面性质，但对特定医疗器械材料而言，其通常包括多个可影响生物系统的性质，这些性质往往相互联系、相互作用，且随着材料与生物系统相互作用时间而变化，要明确这些材料性质影响宿主反应的过程和机制并非易事。例如，纳米银形成时常以低表面能晶面（如{111}面）为表面从而产生孪晶亚结构（典型例子如图1.1左下插入图）[16]，其表面带电量可能因接触溶液的pH、离子强度、电解质类型改变而变化[17]，其表面也可能从生物溶液中吸附蛋白质[18]，甚至与其他纳米银颗粒（或其他纳米特征区）发生非加和相互作用[19]，从而改变纳米银颗粒的体（表）面性质（如尺寸、形状、表面电量、溶解性等），影响细胞行为的有效范围、形式和强度[20]。"材料－生物系统"相互作用的复杂性可能导致相关研究结果可重复性差，甚至不同课题组之间研究结果相悖的情况时有发生。这一现象在"材料－生物系统"纳米尺度效应研究中尤为突出[21]，致使相关研究结果临床转化时面临困境。

表1.1 影响宿主反应的主要材料性质及类别

材料性质[13]	性质类别
材料基底化学组成、微米(或纳米)结构、形态	体性质
结晶度、晶体取向	体(表)面性质
弹性系数(弹性模量、剪切模量、泊松比)	体(表)面性质
含水量、亲(疏)水平衡	体(表)面性质
宏观、微观、纳米尺度孔隙率	体(表)面性质
表面化学成分、化学梯度、表面分子迁移率	表面性质
表面拓扑形貌	表面性质
表面能	表面性质
表面电学(电子)性质	表面性质
金属腐蚀参数、离子释放特性、金属离子毒性	表面性质
高分子降解特性、降解产物形态和毒性	表面性质
高分子可浸出物、添加剂、催化剂、污染物及其毒性	表面性质
陶瓷材料溶解(降解)特性、降解产物毒性	体(表)面性质
磨屑释放特征	表面性质

传统生物相容性评价范式是先将材料视为不移动、化学稳定(不与生理成分反应)、不随时间变化的固体;处理实际生物相容问题时,再将具体复杂条件加入其中,例如材料表面或可溶组分的化学反应、与微米尺度材料特征的反应、与纳米尺度材料特征的反应、受药物药理影响的反应等[15]。对于生物活性材料,如具有骨诱导、免疫调节、抗菌等功能的材料,其生物相容性评估应将材料表面和与之直接相关的局部宿主组织共同构成的界面视为调控生物系统的"生物活性区(the bioactivity zone)"[22]。基于该理念,材料表面对生物系统的影响可能仅限于与材料直接接触的宿主组织,也可能延伸至较远的宿主正常组织,并且将材料表面生物活性区外对人体的作用视为全身性影响。因此,生物活性区宽度可能是单细胞尺寸,也可能大于1 mm。在生物活性区,可观察到对细胞黏附信号通路和炎症(免疫)调节信号通路的影响,对骨组织调控通路的影响及其调节成骨细胞(破骨细胞)平衡的规律,对细菌细胞膜的影响,表面拓扑诱导的细胞力学转导效应,主动干预凝血及内皮化过程的规律等[22]。针对纳米材料和纳米结构表面的生物学效应研究,Cao等曾提出"材料纳米效应网络"思路(图1.1)[20],即依据材料性质影响宿主反应的作用形式和范围,将纳米材料物理化学性质分为三类:近程效应、远程效应和协同效应。近程效应是生物系统接近纳米材料系统才

被动起作用的材料性质(如表面微纳结构、润湿性、表面电荷等);远程效应是纳米材料系统释放或产生活性物质主动影响较远生物系统的材料性质(如颗粒释放、金属离子释放、活性氧(ROS)产生等);协同效应是纳米材料系统内各子系统(纳米效应微区)的相互作用。Cao 等发现镶嵌式纳米银的抗菌活性与纳米银颗粒间距相关[23],正是纳米效应微区之间协同效应的代表证据。材料纳米效应网络思路有助于勾勒出不同材料性质之间的复杂相关联系和相互影响,以便有效制订试验方案,更准确地揭示"材料-生物系统"相互作用过程和机制[20]。

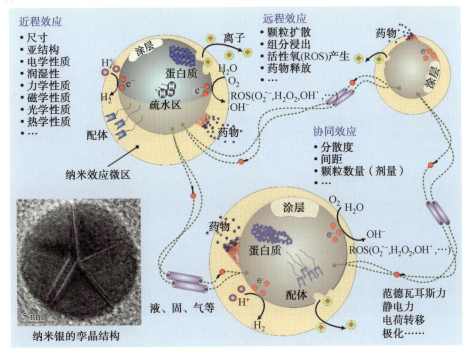

图 1.1　材料纳米效应网络[20]

1.3　宿主反应

医疗器械植入会引起人体(宿主)的一系列反应(表 1.2),包括蛋白质或生物大分子与医疗器械材料表面的相互作用;炎症和(或)免疫反应的启动;组织修复和(或)再生过程的启动[13]。这些事件大多发生在医疗器械表面与人体组织构成的界面处,可见材料表/界面工程对植入式医疗器械的治疗效果具有举足轻重的地位。

表1.2 宿主对材料的主要反应及涉及范围

宿主反应[13]	涉及范围
蛋白质吸附和解吸附	蛋白质水平
补体激活	蛋白质水平
凝血级联反应激活，血小板黏附、活化、聚集	蛋白质（细胞）水平
抗体产生、免疫细胞反应	蛋白质（细胞）水平
中性粒细胞激活	细胞水平
巨噬细胞活化、异物巨细胞产生、肉芽组织形成	细胞（组织）水平
急性超敏（过敏）反应	组织水平
皮肤迟发超敏反应	组织水平
成纤维细胞的行为和纤维化	细胞（组织）水平
组织修复（再生）细胞反应（如骨组织中成骨和破骨细胞、内皮细胞增殖）	细胞（组织）水平

1.3.1 蛋白质吸附

人体固有蛋白质吸附是影响医疗器械植入效果的关键步骤。医疗器械植入过程中不可避免地与体液（如血液、细胞间液、泪液、唾液、尿液等）接触，其中蛋白质将在数秒内自发地吸附在植入器械表面[24]，并对后续细胞功能、组织修复起着决定性作用[25]。例如，医疗器械植入过程中，纤维蛋白原将立即吸附在与体液接触的表面，并影响器械与人体细胞的相互作用及后续组织整合过程[26]。通常，纤维蛋白原在生物材料（包括金属和高分子材料）上吸附将促进致病细菌黏附，不利于预防植入相关感染[27]。材料表面蛋白质吸附是一种普遍但复杂的现象。蛋白质从溶液中吸附到材料表面的主要影响因素包括溶液温度、溶液pH、溶液离子强度、蛋白质本身性质、材料表面性质等（表1.3）[28-29]。

表1.3 影响蛋白质从溶液向材料表面吸附的主要因素[28-29,32]

影响因素	一般规律
溶液温度	温度升高，蛋白质吸附量增加
溶液pH	与基材遵循"异性相吸，同性相斥"规律（pH<pI，蛋白质带正电；pH>pI，蛋白质带负电）
溶液离子强度或离子种类（可由材料表面释放）	离子强度升高，"异性相吸"减弱，蛋白质吸附减少；"同性相斥"增强，蛋白质吸附增加；霍夫梅斯特序列

续表 1.3

影响因素	一般规律
蛋白质性质(尺寸、结构稳定性和组成)	小尺寸蛋白质吸附不易发生构象变化;大尺寸蛋白质通常具有两种以上吸附态(吸附能不同);临床实际通常是多蛋白质吸附,因此蛋白质吸附层组成的控制虽然复杂但很关键
材料表面能	蛋白质倾向于在高表面张力表面吸附
材料表面极性	蛋白质倾向于在非极性表面吸附
材料表面电荷	蛋白质倾向于在带电表面吸附
材料表面形貌	材料表面越粗糙,蛋白质吸附量越大

蛋白质吸附驱动力是熵增益[30],因此溶液温度升高,材料表面蛋白质吸附量通常增加[28]。溶液 pH 可影响蛋白质的静电性质,即 pH＜pI(蛋白质等电点)时,蛋白质带正电;pH＞pI 时,蛋白质带负电,因此可影响蛋白质与材料表面基于静电"异性相吸,同性相斥"的吸附过程;当 pH≈pI 时,因蛋白质之间的静电排斥效应最弱,此时蛋白质更倾向于双层(或多层)吸附[31]。溶液中离子强度(氯化钠浓度)增大,带同种电性蛋白质间(或蛋白质与材料间)的静电排斥增强,蛋白质吸附量增加;而带异种电性蛋白质间(或蛋白质与材料间)的静电吸引减小,蛋白质吸附量减少[32]。这一规律有助于理解多组分蛋白质体系的竞争吸附或协同吸附规律[33-34]。离子影响蛋白质由特定溶液中沉淀析出的规律,通常符合霍夫梅斯特序列(Hofmeister series),又称感胶离子序(lyotropic series)规律。阴离子由强到弱沉淀蛋白质的规律是:CO_3^{2-}＞SO_4^{2-}＞$S_2O_3^{2-}$＞$H_2PO_4^-$＞F^-＞Cl^-＞Br^-≈NO_3^-＞I^-＞ClO_4^-＞SCN^-;阳离子由强到弱沉淀蛋白质的规律是:$(CH_3)_4N^+$＞Cs^+＞Rb^+＞NH_4^+＞K^+＞Na^+＞Li^+＞Mg^{2+}＞Ca^{2+}[35]。蛋白质本身性质(如尺寸和结构)也是影响其材料表面吸附的重要因素。在材料表面吸附后,尺寸较小的蛋白质(如溶菌酶)结构改变倾向较小;而尺寸较大的蛋白质(如免疫球蛋白)因具有亲疏水、极性、带电性不同的多个局部可能存在两个或多个吸附能不同的状态,将发生吸附构象变化[28]。材料表面能、表面极性、表面电荷、表面形貌、润湿性、化学组成等性质也是决定蛋白质吸附过程的重要因素。蛋白质倾向于吸附在高表面张力、非极性、带电的材料表面[28]。研究显示,材料表面越粗糙、表面积越大,蛋白质吸附量越大[29]。血浆中蛋白质吸附受表面润湿性影响显著,疏水的聚合物(如聚丙烯和聚二甲基硅氧烷)比亲水的聚合物(如甲基丙烯酸羟乙酯)吸附的蛋白质多[36],因此亲水表面改性的钛植入体可显著减少蛋白质吸附,进而抑制血栓形成[37]。在润湿性相同的条件下,银、金、铜表面比聚

合物表面吸附的蛋白质多[38]，表明材料表面化学组成也是蛋白质吸附的影响因素之一。材料和蛋白质表面均可随体液 pH 改变而变化，从而带正电或带负电，因此材料表面电位影响蛋白质吸附的规律通常表现为"异性相吸，同性相斥"[39]。此外，蛋白质在材料表面吸附后，将发生空间结构转变，即变性(denaturation)，且蛋白质在疏水材料表面吸附时的变性程度比在亲水材料表面吸附时大[40]。

蛋白质吸附是医疗器械植入的普遍现象。医疗器械植入通常造成组织损伤，从而发生材料-血液相互作用。血浆中蛋白质率先(数秒时间)吸附于材料表面，形成 2~5 nm 厚的蛋白质基质层，并发展成以纤维蛋白为主的血栓层，直接介导后续细胞功能和组织修复[41]。血浆中的蛋白质有成百上千种，在材料表面往往呈多组元竞争吸附规律(Vroman 效应)[42]，因此应考虑材料与血浆相互作用时间影响吸附蛋白质组成的规律[43]。蛋白质吸附作为"植入式医疗器械-人体"界面反应的第一步，应得到研究人员的足够重视。

1.3.2　免疫反应

免疫系统持续监控人体以及时侦测组织损伤、病原体或外来物质入侵。一旦识别到威胁，免疫系统将协调复杂炎症级联反应，清除受损细胞、病原体，恢复组织稳态，并记忆入侵特征(适应性免疫)[44]，紧接着发生蛋白质吸附反应，启动急性炎症反应。急性炎症是人体对组织损伤、病原体侵袭、材料植入的自然防御反应[41]。反应初期(20 min 内)，细胞损伤相关模式分子或病原体相关模式分子激活常驻巨噬细胞产生细胞因子、蛋白酶和氧自由基等，以募集循环中性粒细胞到炎症位置(持续聚集约 2 h)，非特异性地清除病原体；随后(24 h 内)，循环单核细胞也将被募集到炎症位置(该过程可持续长达 72 h)，进一步分化为渗出性巨噬细胞清除死细胞或病原体[45]。"威胁"被清除后，这些免疫细胞可转为抗炎表型，分泌活性介质刺激细胞再生、组织修复和血管生成，最终消除炎症[46]。人体通过急性炎症清除外来威胁，恢复人体稳态，对组织修复至关重要[47]。但是，如果急性炎症过度或失调，可能导致慢性炎症甚至疾病[48]。中性粒细胞和巨噬细胞对"威胁"采取的是无差别清除策略，且不会记忆"威胁"特征(不同时间或位置应对"威胁"的方式基本相同)，属先天性免疫(innate immunity)[44]。就感染而言，专职抗原提呈的先天免疫性树突细胞(dendritic cells)向淋巴结迁移，并介导T 细胞和 B 细胞参与的、具有记忆功能的适应性免疫反应(adaptive immunity)，从而可更快、更有效地清除"威胁"[44]。尽管树突细胞是连接先天性免疫和适应性免疫的桥梁，但植入材料与树突细胞相互作用研究仍然非常少。

近年，具有免疫调节功能的生物医药材料研发成为热点领域。目前研究多集中在材料物理化学性质对中性粒细胞、巨噬细胞功能、表型的影响规律和机制方面。这些细胞的黏附行为受材料表面化学、拓扑结构、润湿性、刚度等性质影响。通常聚四氟乙烯和涤纶可促使中性粒细胞产生氧自由基并介导细胞过早死亡,而聚苯乙烯则不会[49];但是,聚苯乙烯表面如有划痕结构却可诱导中性粒细胞产生更多活性氧,从而快速死亡[50]。中性粒细胞可快速黏附在大颗粒喷砂酸蚀的钛表面,并分泌胞外诱捕网(neutrophil extracellular traps,NETs)[51];然而,中性粒细胞在亲水钛表面黏附时,其促炎因子或酶、NETs的分泌量都将减少[52]。研究表明,虽然微米或纳米结构的氧化硅薄膜没有促进巨噬细胞分泌白介素(IL)—6,但细胞吞噬能力较平面材料显著增强[53]。有学者发现表面微图案性质(如材料表面微柱尺寸和间距)是巨噬细胞启动抗炎表型的关键参数[54]。光滑钛表面可诱导巨噬细胞高表达 IL—1β、IL—6 和肿瘤坏死因子—α(TNF—α),呈 M1 促炎表型;而粗糙亲水钛表面则诱导巨噬细胞高表达 IL—4 和 IL—10,呈 M2 抗炎表型[55]。此外,刚度(stiffness)较小的聚乙二醇或聚丙烯酰胺材料往往使巨噬细胞呈抗炎表型[56-57]。更重要的是,抗菌材料使用不当也将显著损害人体免疫功能。例如,有研究显示,钛表面电镀银层释放过量银离子,可降低中性粒细胞吞噬活性[58];游离态纳米银可迅速进入中性粒细胞内,导致细胞非正常死亡[59],可能损害人体的先天性免疫能力[60]。这些是医疗器械材料设计、制造应综合考虑的因素。

1.3.3 组织再生(修复)

生物材料广义上包括天然材料(自体组织和异体组织)和人工合成材料。自体组织移植(如髂骨、皮肤)因免疫系统排斥反应小,可为人体细胞迁移、增殖、分化提供理想的微环境。但是,自体组织移植通常需要额外手术,且取材量通常受限。异体组织移植也因免疫排斥反应和疾病传播风险高而受到限制。因此,人工合成生物材料植入已成为现代医学的主要救治手段。人工合成生物材料能满足特定人体应用场景的大多数需求,但人工合成材料表面通常不具有生物信号调节功能,缺乏引导材料—人体细胞相互作用的活性(即生物活性),难以快速、高质量地促进组织再生、修复,使植入器械或材料与人体融为一体而获得最佳治疗效果。如前所述,医疗器械植入后将迅速被人体先天免疫系统(中性粒细胞、巨噬细胞)"侦测",从而激活人体无差别"清除"指令,即免疫反应。免疫反应与植入器械表面组织修复、再生(即组织整合)密切相关。在先天性免疫反应阶段,巨噬细胞及其多种表型可清除受损组织碎片,重塑细胞外基质并合成多种细胞因子和生长因子,在人体组织稳态恢复过程中起主导作用;在先天性免疫反应之后的适应性免疫反应阶段，T 细胞被认为在组织修复和再生过程中起关键作用[61]。虽然免疫反应调控植入材料表面骨组织整合的效果近年已得到确认[62]，但是免疫反应调控植入材料表面组织整合的机制目前尚不明确。现阶段，关于医疗器械表面组织整合的研究通常越过蛋白质吸附、免疫反应过程，而直接评价材料与组织细胞的相互作用；相信随着人们对医疗器械材料—人体组织表/界面过程理解的深入，这一现象将会很快改变。事实上，所有医疗器械植入都可引起人体免疫反应，但反应的剧烈程度与临床表现差别很大[63]，如果控制不好（即急性炎症过度或失调），将阻碍材料表面与人体组织发生良性相互作用，不利于医疗器械的功能发挥[64]。医疗器械—人体组织未紧密结合的最常见临床症状——纤维包裹就是植入材料刺激人体炎症反应，在组织损伤区域募集中性粒细胞和巨噬细胞分泌细胞因子，刺激成纤维细胞迁移，并沉积富含胶原蛋白的致密"瘢痕"组织[65]。研究表明，影响纤维包裹的材料因素有表面孔隙率、拓扑结构、化学组成、刚度等[65-67]。纤维包裹层阻止人体组织与医疗器械密切结合（组织整合），可使医疗器械结构失稳、降低治疗效果甚至导致植入失败。植入材料表面改性是减小纤维包裹的有效手段。韩国的 Park 等采用磁控溅射辅助等离子体浸没离子注入（sputtering—based plasma immersion ion implantation）技术，将钽引入硅胶植入材料表面，发现其表面纳米粗糙度可有效抑制纤维包裹形成[68]。此外，生物活性肽，如细胞整合素识别精氨酸—甘氨酸—天冬氨酸（arginine—glycine—aspartic acid，RGD），可模仿组织再生信号微环境促进材料—人体细胞相互作用，因此生物活性肽改性植入材料表面也是生物材料表面工程的重要方向[69]。

1.4 腐蚀（降解）

19 世纪末 20 世纪初消毒技术的发明和成熟[70-71]，为医疗器械在人体内的大规模使用提供了条件，此后各种商用金属被制成医疗器械用于人体疾病治疗。由碳钢制得的骨板（Lane 钢板）是当时骨折内固定的首选器械[72-73]。但是，这种骨板在人体内短短几周就会被腐蚀坍塌，失去力学性能[74-75]。后来，人们又先后尝试了多种金属材料（如钒钢、钴基合金、不锈钢等），最终在 20 世纪 50 年代找到最耐腐蚀的金属钛和钽[75-76]。现代植入式医疗器械主要由钛基合金、钴基合金和不锈钢制造（钽因密度大使用量较少）[77]。然而，人的体液成分复杂，是腐蚀性非常强的介质；更重要的是在医疗器械植入初期，免疫反应（巨噬细胞）过程可使材料表面局部活性氧浓度升高,加速植入材料腐蚀,这使得体外耐腐蚀性非常强的钛基材料在体内环境也可被腐蚀[78-79]。不仅所有金属材料在人体内会被腐蚀,所有高分子材料在人体内也同样会退化(降解)[80-81]。大多数情况下,材料的腐蚀或降解将不利于植入式医疗器械功能发挥(如力学性能快速退化),甚至可能因材料中有毒组分在腐蚀或降解过程中释放,而引起人体的严重毒性反应,例如 Ti—6Al—4V 合金常被制成种植牙,然而其中的钒释放可能引起牙龈成纤维细胞(gingival fibroblasts)毒性[82]。既然人体内植入材料腐蚀或降解不可避免,近年人们开始尝试利用材料在人体内的腐蚀过程,开发可降解植入式医疗器械。因此,可降解金属或高分子材料研究得到了国内外的广泛关注,先后开发了多种可降解植入材料(如镁、铁、锌、聚乳酸等),其中铁基可降解支架正开展临床试验,目前效果良好。

1.5 医疗器械植入相关感染

细菌感染是植入式医疗器械临床应用常见且严重的并发症之一[2]。在美国,医疗器械植入相关感染约占医院内感染的 26%[83]。欧盟国家每年医院内感染人数约为 320 万,其中登记死亡人数为 3.7 万[84]。治疗医疗器械植入相关感染的经济负担非常高。例如,在美国,髋关节和膝关节假体感染后,其平均翻修费用可高达 8 万美元和 6 万美元[85],预计 2030 年,单关节置换假体相关感染美国每年总成本将上升到 18.5 亿美元[86]。不仅主要由金属(钛、钴铬合金、不锈钢等)制造的植入式医疗器械容易发生细菌感染,而且由硅胶、聚四氟乙烯、塑料等高分子材料制造的医疗器械也同样容易感染(表 1.4)。但是,因医疗器械治疗目的不同,感染率差异较大。如表 1.4 所示[87],虽然制造原材料相同,踝关节假体(2.4%~8.9%)的感染率高于髋关节(0.4%~2.4%)和膝关节(1%~2%);如翻修情况,这一数值可分别高达 12% 和 22%[88]。导尿管可为致病细菌提供入侵途径,无形中增加了感染风险,因此这类器械的感染率高达 13.7 例每千导管日(cases per 1 000 catheter—days,是用于衡量医疗环境中使用导管相关的并发症发生率的指标,该比率的计算方法是将病例数除以导管总天数,然后乘以 1 000 以表示每 1 000 个导管天数的比率。其中,导管总天数计算是将每根导管使用的天数乘以该时间段内使用的导管数量)。骨折处血供不足且常伴有细菌污染,因此骨固定系统尤其老年患者感染率较高(可达 32%)。口腔内有超过 500 种共生细菌,这使种植牙感染预防变得非常困难。据报道,实施牙种植术后 3~5 年感染发病率约为9%,术后10年以上的感染率可高达26%[89]。随着植入式医疗器械累计使用量的不断增加,预期感染病例总数将逐年增加。例如,我国台湾地区2013年共记录了728例髋关节和膝关节感染病例,预计到2035年将增加至3500例以上[85]。革兰氏阳性葡萄球菌是医疗器械植入感染的最常见菌种,致使医疗器械感染的细菌种类可随人体解剖位置变化。统计显示,10%~40%的脊柱、20%的骨折和35%~55%的足部(踝关节)手术相关感染与革兰氏阴性致病细菌相关[90]。更重要的是,许多感染病例由多种致病细菌引起,例如15%~30%的脊柱、20%~30%的骨折和30%~80%的足部(踝关节)手术相关感染与多种致病细菌相关[90]。不同细菌菌株可能具有不同代谢和致病机制,这给确定病原体、治疗植入相关感染带来了很大挑战。

表1.4 典型医疗器械的制造材料和感染率[87]

器械	制造材料	感染率
踝关节假体	金属(钛)、陶瓷、高分子(聚乙烯)等	2.4%~8.9%
髋关节假体	金属(钛、不锈钢)、陶瓷(氧化铝、氧化锆)、高分子(聚乙烯、聚醚醚酮)、复合材料等	0.4%~2.4%
膝关节假体	金属(钛、钴铬合金)、陶瓷(氧化锆、氮化钛)、高分子(聚乙烯)等	1%~2%
隆胸填充物	硅胶	1%~10.2%
心血管支架	聚四氟乙烯、聚对苯二甲酸乙二醇酯、镍钛合金等	0.16%~6%
心血管电子设备(心脏起搏器)	钛、塑料、聚四氟乙烯、金、铜等	0.9%~7%
人工耳蜗	聚四氟乙烯、铂铱合金、硅胶、钛、陶瓷等	1%~8%
脑刺激植入体	不锈钢、铂、氧化钛、氧化铱等	2%~10%
导尿管	橡胶、聚异戊二烯、聚合物乙酸乙烯、聚四氟乙烯、水凝胶等	0.1~13.7例每千导管日
内固定系统	不锈钢、钴铬合金、钛合金等	7%~32%
种植牙	钛、陶瓷(氧化锆、氧化铝)等	6%~47%

植入相关感染发生时间点具有不确定特征,即感染可能在术后几天或几周内发生,也可能在术后几年甚至几十年后才出现[87]。英国曾报道一位84岁女性患者,因自己偶然划破皮肤软组织而引起45年前整形手术植入的使用效果非常好的(甚至患者已忘记植入过)下巴植入物感染[91]。可见,医疗器械表面组织整

合与抗菌功能必需相向而行,如果组织整合不好或退化,感染风险也将随之增加。致使感染的细菌来源非常复杂,除不同解剖位置细菌种类差异外,致病细菌也可血源性引起"异地"感染。美国曾报道一位患者,因复发性牙周炎链球菌(*Streptococcus viridans*)晚期(植入手术 25 年后)血行引起胸部填充物周围感染[92]。患者户外活动、旅行,甚至在家中与宠物相处,可能遭遇环境细菌或动物细菌源侵入体内,引起医疗器械植入相关感染[93-95]。植入相关感染,除与细菌污染密切相关外,还与人体免疫系统侦测功能失灵或受损有关。某些致病细菌具有免疫逃逸特征,其在医疗器械表面定植初期不容易被人体免疫系统侦测、清除,从而易引发无症状(如剧烈疼痛、发红、发烧等)慢性感染。例如,美国曾报道一位患者因表皮葡萄球菌(*Staphylococcus epidermidis*)免疫逃逸,植入物周围感染持续了 30 年之久[96]。生长缓慢、厌氧的革兰氏阳性痤疮丙酸杆菌(*Cutibacterium acnes*,常驻结膜)可引起硅胶或钽金属制造的眼眶植入物出现晚期感染(术后几年甚至几十年)[97]。一些环境或动物病原体通常不会威胁免疫正常的人,但可在具有免疫缺陷人体内引起植入相关感染。例如,猫、狗等动物胃肠道中常见的琥珀酸厌氧螺菌(*Anaerobiospirillum succiniciproducens*),可在免疫功能低下患者中诱发髋关节假体感染[98]。服用药物或基础疾病也可能增加医疗器械植入相关感染风险。报道显示,熟食肉类和乳制品常见病原体李斯特菌(*Listeria monocytogenes*)可引起有糖尿病和哮喘病史患者的关节假体感染[99]。叶酸拮抗药物甲氨蝶呤(methotrexate)可影响中性粒细胞趋化、诱发 T 细胞凋亡、激活条件致病菌,服用这类药物可显著增加植入相关感染风险[100]。不同种类的致病细菌,其个体形貌(morphologies)和群体排列(arrangements)差异较大。球菌(cocci)直径为 0.5～2.0 μm;杆菌(rods)直径为 0.5～1.0 μm,长度为 1～10 μm;螺旋细菌(spiral bacteria)直径为 0.1～1 μm,长度则可达 20 μm[101]。细菌形貌和排列还可随生长环境(培养溶液、黏附表面等)和生长阶段而变化[102-103]。此外,致病菌在与抗菌剂对抗过程中形成了系统防御策略(图 1.2),包括:①分泌聚合物细菌生物膜以保护自己免受抗菌剂攻击;②重塑表面以减少抗菌剂吸收;③合成前驱体以修改抗菌剂的细菌内外靶标;④产生酶以使抗菌剂失活;⑤利用外排泵将抗菌剂排到细菌外。[104-106]正因如此,近些年细菌抗生素耐药问题越来越突出,其中,耐甲氧西林金黄色葡萄球菌(MRSA)和多重耐药细菌(MDR)已成为全球的主要威胁[104]。受耐药细菌威胁的植入相关感染患者需要承担高昂治疗费用且死亡风险显著增加[107-108]。医疗器械表面抗菌功能化设计、制造需要综合考虑上述影响植入器械感染的因素,否则其临床应用前景不容乐观。

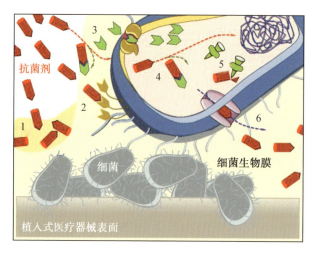

图 1.2 细菌的系统防御策略（此图依据文献[104-106]由作者绘制）
1—细菌生物膜保护；2—减少吸收；3—细菌外修改抗生素靶向目标；4—细菌内修改抗生素靶向目标；5—使抗生素失活；6—外排

1.6 医疗器械表面工程技术

植入式医疗器械与生命系统（如体液、人体蛋白质和细胞、致病细菌等）的相互作用过程，大多始于医疗器械材料与生命系统的界面处。因此，表面工程是医疗器械先进性和治疗效果的关键所在，已成为医疗器械材料研发领域的热点和前沿方向。本章基于表面处理过程对基材施行影响途径和效果的两个重要因素，即是否向基材表面传质（增材和非增材）和改性层与基材在晶体层面的结合方式（晶内结合和晶间结合），将常用表面工程技术分为四类（图1.3），即非增材－晶内结合、非增材－晶间结合、增材－晶内结合和增材－晶间结合。在表面处理过程中，如向基材传质（增材），这些增加的材料组分可能给医疗器械材料带来新的功能，如向钛表面添加钙，可能增加钛表面的骨整合性能，而向钛表面添加银，可能赋予钛表面抗菌功能；如果增加的材料组分对人体耐受浓度较低甚至对人体有毒，就可能损害组织修复和医疗器械植入的治疗效果。表面处理所制得改性层与基材的结合形式，决定了改性层的服役途径和效果。例如，向基材表面增加不可降解组分，通常希望所采用的表面工程技术能在基材表面形成晶内结合的改性层，以获得更好的"改性层－基材"结合强度；否则改性层脱落，可能引起组织吸收、纤维包裹、无菌松动等,严重影响治疗效果。而向基材表面增加可降解组分,所采用表面工程技术在基材表面制备具有适当"改性层－基材"结合强度的改性层(晶间结合改性层也可能满足需求),确保改性层在预期降解周期内不发生突然局部脱落即可。

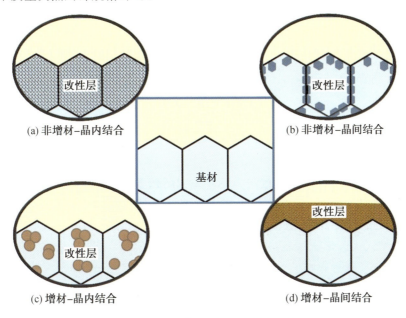

图 1.3　医疗器械表面工程技术分类

基于上述医疗器械表面工程技术分类思路,非增材－晶内结合表面工程技术主要包括机械加工、研磨、抛光、喷砂、喷丸等。这些技术可以在材料表面制备特定形貌(粗糙度)或缺陷(位错)的强化改性层。非增材－晶内结合表面工程技术主要包括表面热处理技术,如火焰加热、感应加热、激光、电子束表面热处理等,这些技术可改变基材表面成分(化学组分扩散)和显微组织(相变),可能使改性层与基材形成晶内结合(晶内第二相析出)或晶间结合(晶界第二相析出,图1.3(b))。增材－晶内结合表面工程技术主要包括离子注入、渗氮、渗氧、渗碳等,这些技术可在基材表面制备晶内结合的改性层,获得强界面结合。增材－晶间结合表面工程技术主要包括涂层技术,如等离子喷涂、电沉积、电子束蒸发沉积、磁控溅射沉积、等离子体聚合沉积、微弧氧化、阳极氧化、溶胶－凝胶、水热反应沉积、层层自组装等,这些技术通常在基材表面制备晶间结合的改性层。需要指出的是,改性技术是增材或非增材;表面处理后,改性层与基材是晶内结合或晶间结合,需要具体分析。例如,激光表面工程技术(详细介绍见第 9 章)仅用于表面热处理,则为非增材表面技术,但如激光表面热处理过程中在基材表面铺设粉末(激光熔覆),就成为增材表面技术。又如,通常等离子体喷涂所制备的涂层与基材为晶间结合形式,但因热喷涂向基材传质温度较高,喷涂材料与基材可因热效应发生扩散反应,从而形成晶间结合形式。该热效应对低熔点喷涂材料和低熔点基材可能更显著,例如镁合金表面的等离子喷涂[109]。此外,改性层与基材的结合通常为晶内结合和晶间结合复合形式。例如,等离子渗氮表面工艺,当基材中氮浓度较低时,通常为晶内结合,而随着渗氮时间延长,可再生长晶间结合的化合物表层[110]。

1.7 本章小结

本章围绕植入式医疗器械与人体系统(体液、蛋白、细胞)相互作用的表/界面过程,介绍医疗器械材料生物相容性的内涵和外延,总结材料表面蛋白质吸附、免疫反应、组织再生(修复)、腐蚀(降解)及器械植入感染相关影响因素和规律,强调植入式医疗器械表面工程的必要性和科学意义。此外,依据现代表面工程技术对基材施行影响的途径和改性层与基材的结合形式,提出医疗器械表面工程技术的四种分类,即非增材-晶内结合、非增材-晶间结合、增材-晶内结合和增材-晶间结合。这些规律和思路,有助于读者理解后续章节,即生物医用材料内部电学调控原理和生物学效应,外场响应表/界面设计原理和生物学效应,阳极氧化、微弧氧化、水热处理、磁控溅射、激光表面工程、高分子自组装等研究进展,以及典型植入式医疗器械(柔性医疗器械、心血管支架、牙种植体)的表面工程现状和发展。

本章参考文献

[1] WILLIAMS D, ZHANG X. Definitions of biomaterials for the twenty-first century[M]. Amsterdam: Elsevier, 2019.

[2] ARCIOLA C R, CAMPOCCIA D, MONTANARO L. Implant infections: adhesion, biofilm formation and immune evasion[J]. Nat Rev Microbiol, 2018, 16: 397-409.

[3] SAINT S, WIESE J, AMORY J K, et al. Are physicians aware of which of

their patients have indwelling urinary catheters?[J]. Am J Med,2000,109(6):476-480.

[4] ANDERSEN O Z,OFFERMANNS V,SILLASSEN M,et al. Accelerated bone ingrowth by local delivery of strontium from surface functionalized titanium implants[J]. Biomaterials,2013,34(24):5883-5890.

[5] MOND H G,PROCLEMER A. The 11th world survey of cardiac pacing and implantable cardioverter-defibrillators:calendar year 2009-a world society of arrhythmia's project[J]. Pacing Clinical Electrophis,2011,34(8):1013-1027.

[6] SLOAN M,PREMKUMAR A,SHETH N P. Projected volume of primary total joint arthroplasty in the U.S.,2014 to 2030[J]. The Journal Bone and Joint Surgery,2018,100(17):1455-1460.

[7] RUPP M,LAU E,KURTZ S M,et al. Projections of primary TKA and THA in Germany from 2016 through 2040[J]. Clin Orthop Relat Res,2020,478(7):1622-1633.

[8] MATHARU G S,CULLIFORD D J,BLOM A W,et al. Projections for primary hip and knee replacement surgery up to the year 2060:an analysis based on data from the national joint registry for England,Wales,Northern Ireland and the Isle of Man[J]. Ann R Coll Surg Engl,2022,104(6):443-448.

[9] GUO J,BAN J H,LI G,et al. Status of tooth loss and denture restoration in Chinese adult population:findings from the 4th national oral health survey[J]. Chin J Dent Res,2018,21(4):249-257.

[10] RATNER B D. The biocompatibility manifesto:biocompatibility for the twenty-first century[J]. J Cardiovasc Transl Res,2011,4(5):523-527.

[11] HOMSYC A. Bio-compatibility in selection of materials for implantation[J]. J Biomed Mater Res,1970,4(3):341-356.

[12] WILLIAMS D F. Definitions in biomaterials[M]. Amsterdam:Elsevier,1987.

[13] WILLIAMS D F. On the mechanisms of biocompatibility[J]. Biomaterials,2008,29(20):2941-2953.

[14] WILLIAMS D F. There is no such thing as a biocompatible material[J]. Biomaterials,2014,35(38):10009-10014.

[15] WILLIAMS D F. Biocompatibility pathways:biomaterials-induced sterile inflammation, mechanotransduction, and principles of biocompatibility control[J]. ACS Biomater Sci Eng,2017,3(1):2-35.

[16] MARKS L D. Surface structure and energetics of multiply twinned particles[J]. Philos Mag Part A,1984,49(1):81-93.

[17] EL BADAWY A M, LUXTON T P, SILVA R G, et al. Impact of environmental conditions (pH,ionic strength,and electrolyte type) on the surface charge and aggregation of silver nanoparticles suspensions[J]. Environ Sci Technol,2010,44(4):1260-1266.

[18] SHANNAHAN J H,LAI X Y,KE P C,et al. Silver nanoparticle protein corona composition in cell culture media [J]. PLoS One, 2013, 8(9):e74001.

[19] BATISTA C A,LARSON R G,KOTOV N A. Nonadditivity of nanoparticle interactions[J]. Science,2015,350(6257):1242477.

[20] LEONG H S, BUTLER K S, BRINKER C J, et al. On the issue of transparency and reproducibility in nanomedicine[J]. Nat Nanotechnol, 2019,14(7):629-635.

[21] TROPSHA A, MILLS K C, HICKEY A J. Reproducibility, sharing and progress in nanomaterial databases [J]. Nat Nanotechnol, 2017, 12:1111-1114.

[22] WILLIAMS D F. Biocompatibility pathways and mechanisms for bioactive materials:the bioactivity zone[J]. Bioact Mater,2022,10:306-322.

[23] CAO H L,QIAO Y Q,MENG F H,et al. Spacing-dependent antimicrobial efficacy of immobilized silver nanoparticles[J]. J Phys Chem Lett,2014,5(4):743-748.

[24] HUANG L, SHAO D, WANG Y, et al. Human body-fluid proteome:quantitative profiling and computational prediction[J]. Brief Bioinform,2021,22(1):315-333.

[25] JÄGER M, JENNISSEN H P, HAVERSATH M, et al. Intrasurgical protein layer on titanium arthroplasty explants:from the big twelve to the implant proteome[J]. Proteomics Clin Appl,2019,13(2):e1800168.

[26] HORBETT T A. Fibrinogen adsorption to biomaterials[J]. J Biomed Mater Res A,2018,106(10):2777-2788.

[27] VASCONCELOS D M, FALENTIN-DAUDRÉ C, BLANQUAERT D, et al. Role of protein environment and bioactive polymer grafting in the S. epidermidis response to titanium alloy for biomedical applications[J]. Mater Sci Eng C Mater Biol Appl,2014,45:176-183.

[28] RABE M, VERDES D, SEEGER S. Understanding protein adsorption phenomena at solid surfaces[J]. Adv Colloid Interface Sci,2011,162(1/2):87-106.

[29] RECHENDORFF K, HOVGAARD M B, FOSS M, et al. Enhancement of protein adsorption induced by surface roughness[J]. Langmuir,2006,22(26):10885-10888.

[30] KOUTSOUKOS P G, NORDE W, LYKLEMA J. Proteinadsorption on hematite (α-Fe_2O_3) surfaces[J]. J Colloid Interface Sci,1983,95(2):385-397.

[31] HÖÖK F, RODAHL M, KASEMO B, et al. Structural changes in hemoglobin during adsorption to solid surfaces: effects of pH, ionic strength, and ligand binding[J]. Proc Natl Acad Sci USA,1998,95(21):12271-12276.

[32] JONES K L, O'MELIA C R. Protein and humic acid adsorption onto hydrophilic membrane surfaces: effects of pH and ionic strength[J]. J Membr Sci,2000,165(1):31-46.

[33] RABE M, VERDES D, ZIMMERMANN J, et al. Surface organization and cooperativity during nonspecific protein adsorption events[J]. J Phys Chem B,2008,112(44):13971-13980.

[34] FANG F, SZLEIFER I. Competitive adsorption in model charged protein mixtures:equilibrium isotherms and kinetics behavior[J]. J Chem Phys,2003,119(2):1053-1065.

[35] HYDE A M, ZULTANSKI S L, WALDMAN J H, et al. General principles and strategies for salting-out informed by the hofmeister series[J]. Org Process Res Dev,2017,21(9):1355-1370.

[36] LEE R G, KIM S W. Adsorption of proteins onto hydrophobic polymer surfaces:adsorption isotherms and kinetics[J]. J Biomed Mater Res,1974,8(5):251-259.

[37] GEGENSCHATZ-SCHMID K, BUZZI S, GROSSMANN J, et al. Reduced

thrombogenicity of surface-treated Nitinol implants steered by altered protein adsorption[J]. Acta Biomater,2022,137:331-345.

[38] WILLIAMS R L,WILLIAMS D F. Albumin adsorption on metal surfaces [J]. Biomaterials,1988,9(3):206-212.

[39] ISOSHIMA K,UENO T,ARAI Y,et al. The change of surface charge by lithium ion coating enhances protein adsorption on titanium[J]. J Mech Behav Biomed Mater,2019,100:103393.

[40] YANO Y F. Kinetics of protein unfolding at interfaces[J]. J Phys Condens Matter,2012,24(50):503101.

[41] KLOPFLEISCH R,JUNG F. The pathology of the foreign body reaction against biomaterials[J]. J Biomed Mater Res A,2017,105(3):927-940.

[42] VROMAN L. The importance of surfaces in contact phase reactions[J]. Semin Thromb Hemost,1987,13(1):79-85.

[43] VROMAN L. Finding seconds count after contact with blood (and that is all I did)[J]. Colloids Surf B Biointerfaces,2008,62(1):1-4.

[44] DELLACHERIE M O,SEO B R,MOONEY D J. Macroscale biomaterials strategies for local immunomodulation[J]. Nat Rev Mater,2019,4:379-397.

[45] TU Z X,ZHONG Y L,HU H Z,et al. Design of therapeutic biomaterials to control inflammation[J]. Nat Rev Mater,2022,7:557-574.

[46] BUCKLEY C D,GILROY D W,SERHAN C N,et al. The resolution of inflammation[J]. Nat Rev Immunol,2013,13(1):59-66.

[47] ROCKK L,LATZ E,ONTIVEROS F,et al. The sterile inflammatory response[J]. Annu Rev Immunol,2010,28:321-342.

[48] FURMAN D,CAMPISI J,VERDIN E,et al. Chronic inflammation in the etiology of disease across the life span[J]. Nat Med,2019,25(12):1822-1832.

[49] NADZAM G S,DE LA CRUZ C,GRECO R S,et al. Neutrophil adhesion to vascular prosthetic surfaces triggers nonapoptotic cell death[J]. Ann Surg,2000,231(4):587-599.

[50] CHANG S,POPOWICH Y,GRECO R S,et al. Neutrophil survival on biomaterials is determined by surface topography[J]. J Vasc Surg,2003,37(5):1082-1090.

[51] VITKOV L,KRAUTGARTNER W D,OBERMAYER A,et al. The initial inflammatory response to bioactive implants is characterized by NETosis [J]. PLoS One,2015,10(3):e0121359.

[52] ABARICIA J O,SHAH A H,MUSSELMAN R M,et al. Hydrophilic titanium surfaces reduce neutrophil inflammatory response and NETosis [J]. Biomater Sci,2020,8(8):2289-2299.

[53] MAKAREMI S,LUU H,BOYLE J P,et al. The topography of silica films modulates primary macrophage morphology and function [J]. Adv Materials Inter,2019,6(21):1900677.

[54] VASSEY M J,FIGUEREDO G P,SCURR D J,et al. Immune modulation by design: using topography to control human monocyte attachment and macrophage differentiation[J]. Adv Sci,2020,7(11):1903392.

[55] HOTCHKISS K M,REDDY G B,HYZY S L,et al. Titanium surface characteristics, including topography and wettability, alter macrophage activation[J]. Acta Biomater,2016,31:425-434.

[56] BLAKNEY A K,SWARTZLANDER M D,BRYANT S J. The effects of substrate stiffness on the in vitro activation of macrophages and in vivo host response to poly(ethylene glycol)-based hydrogels[J]. J Biomed Mater Res A,2012,100(6):1375-1386.

[57] SRIDHARAN R,CAVANAGH B,CAMERON A R,et al. Material stiffness influences the polarization state,function and migration mode of macrophages[J]. Acta Biomater,2019,89:47-59.

[58] CROES M, BAKHSHANDEH S, VAN HENGEL I A J, et al. Antibacterial and immunogenic behavior of silver coatings on additively manufactured porous titanium[J]. Acta Biomater,2018,81:315-327.

[59] LIZ R,SIMARD J C,LEONARDI L B,et al. Silver nanoparticles rapidly induce atypical human neutrophil cell death by a process involving inflammatory caspases and reactive oxygen species and induce neutrophil extracellular traps release upon cell adhesion[J]. Int Immunopharmacol, 2015,28(1):616-625.

[60] HUANG M R,YE K,HU T,et al. Silver nanoparticles attenuate the antimicrobial activity of the innate immune system by inhibiting neutrophil-mediated phagocytosis and reactive oxygen species production[J]. Int J

Nanomedicine,2021,16:1345-1360.

[61] JULIER Z,PARK A J,BRIQUEZ P S,et al. Promoting tissue regeneration by modulating the immune system[J]. Acta Biomater,2017,53:13-28.

[62] XIAO L,MA Y P,CRAWFORD R,et al. The interplay between hemostasis and immune response in biomaterial development for osteogenesis[J]. Mater Today,2022,54:202-224.

[63] WARD W K. A review of the foreign-body response to subcutaneously-implanted devices: the role of macrophages and cytokines in biofouling and fibrosis[J]. J Diabetes Sci Technol,2008,2(5):768-777.

[64] CHRISTO S N,DIENER K R,BACHHUKA A,et al. Innate immunity and biomaterials at the nexus:friends or foes[J]. Biomed Res Int,2015,2015:342304.

[65] HERNANDEZ J L,PARK J,YAO S,et al. Effect of tissue microenvironment on fibrous capsule formation to biomaterial-coated implants[J]. Biomaterials,2021,273:120806.

[66] SUSKA F,EMANUELSSON L,JOHANSSON A,et al. Fibrous capsule formation around titanium and copper[J]. J Biomed Mater Res A,2008,85(4):888-896.

[67] NOSKOVICOVA N,SCHUSTER R,VAN PUTTEN S,et al. Suppression of the fibrotic encapsulation of silicone implants by inhibiting the mechanical activation of pro-fibrotic TGF-B[J]. Nat Biomed Eng,2021,5(12):1437-1456.

[68] PARK C,LEE S W,KIM J,et al. Reduced fibrous capsule formation at nano-engineered silicone surfaces via tantalum ion implantation[J]. Biomater Sci,2019,7(7):2907-2919.

[69] OLIVER-CERVELLÓ L,MARTIN-GÓMEZ H,MAS-MORUNO C. New trends in the development of multifunctional peptides to functionalize biomaterials[J]. J Pept Sci,2022,28(1):e3335.

[70] LISTER J. On a new method of treating compound fracture,abscess,etc.:with observations on the conditions of suppuration[J]. The Lancet,1867,89(2272):326-329.

[71] LANE W A. X. The operative treatment of fractures[J]. Ann Surg,1909,50(6):1106-1113.

[72] LANE W A. Clinical remarks on the operative treatment of fractures[J]. BMJ,1907,1(2418):1037-1038.

[73] LANE W A. Some remarks on the treatment of fractures[J]. Br Med J,1895,1(1790):861-863.

[74] HERNIGOU P,PARIAT J. History of internal fixation (part 1): early developments with wires and plates before World War Ⅱ[J]. Int Orthop,2017,41(6):1273-1283.

[75] BURKE G L. The corrosion of metals in tissues; and an introduction to tantalum[J]. Can Med Assoc J,1940,43(2):125-128.

[76] LEVENTHAL G S. Titanium,a metal for surgery[J]. J Bone Joint Surg Am,1951,33(2):473-474.

[77] NIINOMI M,NAKAI M,HIEDA J. Development of new metallic alloys for biomedical applications[J]. Acta Biomater,2012,8(11):3888-3903.

[78] PRANDO D,BRENNA A,DIAMANTI M V,et al. Corrosion of titanium: part 1:aggressive environments and main forms of degradation[J]. J Appl Biomater Funct Mater,2017,15(4):e291-e302.

[79] PRESTAT M,THIERRY D. Corrosion of titanium under simulated inflammation conditions:clinical context and in vitro investigations[J]. Acta Biomater,2021,136:72-87.

[80] WILLIAMS D F. Mechanisms of biodegradation of implantable polymers[J]. Clin Mater,1992,10(1/2):9-12.

[81] GÖPFERICH A. Mechanisms of polymer degradation and erosion[J]. Biomaterials,1996,17(2):103-114.

[82] WILLIS J,LI S W,CREAN S J,et al. Is titanium alloy Ti-6Al-4V cytotoxic to gingival fibroblasts—a systematic review[J]. Clinical & Exp Dental Res,2021,7(6):1037-1044.

[83] MAGILL S S,EDWARDS J R,FRIDKIN S K,et al. Survey of health care-associated infections[J]. N Engl J Med,2014,370(26):2542-2543.

[84] DADI N C T,RADOCHOVÁ B,VARGOVÁ J,et al. Impact of healthcare-associated infections connected to medical devices-an update[J]. Microorganisms,2021,9(11):2332.

[85] CHANG C H,LEE S H,LIN Y C,et al. Increased periprosthetic hip and knee infection projected from 2014 to 2035 in Taiwan[J]. J Infect Public

Health,2020,13(11):1768-1773.

[86] PREMKUMAR A,KOLIN D A,FARLEY K X,et al. Projected economic burden of periprosthetic joint infection of the hip and knee in the United States[J]. J Arthroplasty,2021,36(5):1484-1489.

[87] CAO H,QIAO S,QIN H,et al. Antibacterial designs for implantable medical devices:evolutions and challenges[J]. J Funct Biomater,2022,13(3):86.

[88] GBEJUADE H O,LOVERING A M,WEBB J C. The role of microbial biofilms in prosthetic joint infections[J]. Acta Orthop,2015,86(2):147-158.

[89] NEELY A L,MAALHAGH-FARD A. Successful management of early peri-implant infection and bone loss using a multidisciplinary treatment approach[J]. Clin Adv Periodontics,2018,8(1):5-10.

[90] MASTERS E A,RICCIARDI B F,DE MESY BENTLEY K L,et al. Skeletal infections:microbial pathogenesis, immunity and clinical management[J]. Nat Rev Microbiol,2022,20:385-400.

[91] BAIN C J,ODILI J. Late infection of an alloplastic chin implant masquerading as squamous cell carcinoma[J]. J Plast Reconstr Aesthet Surg,2012,65(6):e151-e152.

[92] CHANG J,LEE G W. Late hematogenous bacterial infections of breast implants:two case reports of unique bacterial infections[J]. Ann Plast Surg,2011,67(1):14-16.

[93] HALL B R,BILLUE K L,SANDERS S E,et al. Salmonella infection of breast implant associated with traveler's diarrhea:a case report[J]. JPRAS Open,2018,18:59-64.

[94] SHENAI M B,FALCONER R,ROGERS S. A Cupriavidus pauculus infection in a patient with a deep brain stimulation implant[J]. Cureus,2019,11(11):e6104.

[95] HANNOUILLE J,BELGRADO J P,VANKERCHOVE S,et al. Breast implant infection with pasteurella Canis:first case-report[J]. JPRAS Open,2019,21:86-88.

[96] BEIDAS O E,RABB C H,SAWAN K T,et al. The pseudomeningocoele that wasn't:case report of an adult who presented with a late infection of

an implant[J]. J Plast Reconstr Aesthet Surg,2011,64(9):1228-1231.

[97] VICHITVEJPAISAL P,DALVIN L A,LALLY S E,et al. Delayed implant infection with Cutibacterium acnes (Propionibacterium acnes) 30 years after silicone sheet orbital floor implant[J]. Orbit,2020,39(2):139-142.

[98] MADDEN G R,POULTER M D,CRAWFORD M P,et al. Case report: anaerobiospirillum prosthetic joint infection in a heart transplant recipient [J]. BMC Musculoskelet Disord,2019,20(1):301.

[99] PAZIUK T,LEVICOFF E,TAN T,et al. Periprosthetic joint infection with Listeria monocytogenes:a case report[J]. JBJS Case Connect,2020, 10(2):e19.00489.

[100] OSES M,ORDÁS C M,FELIZ C,et al. Disease-modifying anti-rheumatic drugs as a risk factor for delayed DBS implant infection[J]. Parkinsonism Relat Disord,2018,55:143-144.

[101] RYAN K J,AHMAD N,ALSPAUGH J A,et al. Sherris medical microbiology [M]. The United States of America:McGraw-Hill Education,7th Edition,2018.

[102] MÄNNIK J,DRIESSEN R,GALAJDA P,et al. Bacterial growth and motility in sub-micron constrictions[J]. Proc Natl Acad Sci USA,2009, 106(35):14861-14866.

[103] PIANETTI A,BATTISTELLI M,CITTERIO B,et al. Morphological changes of Aeromonas hydrophila in response to osmotic stress[J]. Micron,2009,40(4):426-433.

[104] MAKABENTA J M V,NABAWY A,LI C H,et al. Nanomaterial-based therapeutics for antibiotic-resistant bacterial infections [J]. Nat Rev Microbiol,2021,19(1):23-36.

[105] NADEEM S F,GOHAR U F,TAHIR S F,et al. Antimicrobial resistance:more than 70 years of war between humans and bacteria[J]. Crit Rev Microbiol,2020,46(5):578-599.

[106] CIOFU O,MOSER C,JENSEN P Ø,et al. Tolerance and resistance of microbial biofilms[J]. Nat Rev Microbiol,2022,20:621-635.

[107] NAYLOR N R,ATUN R,ZHU N N,et al. Estimating the burden of antimicrobial resistance: a systematic literature review [J]. Antimicrob

Resist Infect Control,2018,7:58.

[108] LI B,WEBSTER T J. Bacteria antibiotic resistance:new challenges and opportunities for implant-associated orthopedic infections[J]. J Orthop Res,2018,36(1):22-32.

[109] KUBATÍK T F,PALA Z,NEUFUSS K,et al. Metallurgical bond between magnesium AZ91 alloy and aluminium plasma sprayed coatings[J]. Surf Coat Technol,2015,282:163-170.

[110] LEI M K,ZHANG Z L. Plasma source ion nitriding of pure iron:formation of an iron nitride layer and hardened diffusion layer at low temperature[J]. Surf Coat Technol,1997,91(1/2):25-31.

第 2 章

电活性表/界面的生物学响应

2.1 电活性表/界面调控蛋白质吸附及细胞行为

植入式医疗器械表面直接与人体组织细胞相互作用,因此医疗器械材料表/界面性质可直接决定植入式医疗器械与人体组织的适配性及其治疗效果。以往研究多集中于医疗器械材料表面成分、物相组成、亲疏水性、拓扑结构和力学性能等调控人体组织细胞行为的规律和机制方面[1];而材料电学特征影响蛋白质吸附和细胞行为的研究较少。事实上,人体许多组织由具有压电性能的材料体系构成[2-3]。人体骨组织就是一种具有力-电响应性能的天然电活性材料,前期研究证实,骨组织的压电性能源于骨内压电性胶原纤维分子。压电胶原纤维具有 α 螺旋非对称结构,是骨组织力-电耦合的基本结构单元,具有压电特性的胶原分子空间排列成纤维,并矿化形成骨基质基本组分之一[4]。压电性胶原纤维结构和非压电性结构交替排列形成骨组织(图 2.1)[5],产生骨内电活性表/界面。除骨组织外,肌腱组织、神经组织和肌肉组织等均具有类似电学活性,这为设计制造具有电学活性表/界面的生物材料以引导组织快速再生和修复奠定了生物学基础。此外,研究显示外加电场可通过诱导致病细菌产生过量活性氧、降低呼吸频率、增加水合离子阻力等机制损伤、杀灭细菌[6]。外加电场可与二氧化钛纳米管薄膜中氟离子协同诱发细菌氧化应激反应,阻断细菌呼吸链,使细菌内活性氧大幅升高并氧化 DNA、脂质和蛋白质，最终导致致病细菌死亡[7]。可见，探查合成电活性材料与生命系统相互作用规律，有助于研发生物适配性植入材料，为植入式医疗器械表面高安全、有效组织整合和抗菌功能设计及制造提供科学和技术参考。

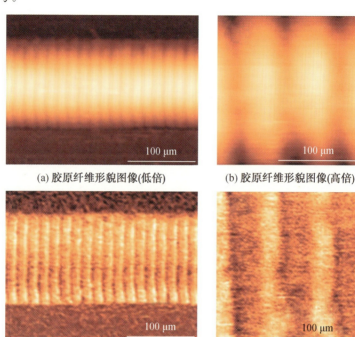

图 2.1　单根胶原纤维的高分辨率压电响应力显微镜图像（PFM）[5]

2.1.1　电活性表/界面与蛋白质相互作用

生物医用材料进入体内后，来自周围体液的蛋白质会在材料表面自发吸附，进而影响后续细胞行为。调控植入材料表面吸附蛋白质的空间特异性及吸附量是优化细胞功能、改善组织再生和修复的关键。蛋白质在植入医疗器械表面的非特异性吸附受人体液中蛋白质浓度差、蛋白质与医疗器械材料表面相互作用等因素影响（评见第1章）。其中，促使蛋白质分子与材料表面结合的力，通常包括静电力、氢键、范德瓦耳斯力等。蛋白质吸附是一个复杂的动态过程，体外试验结果显示溶液中蛋白质浓度、溶液温度、材料－蛋白质接触时间是影响蛋白质吸附行为的重要因素[8]；蛋白质本身的性质（分子尺寸和形状、构象和序列、表面电荷、结构特点等）[9-10]和植入体表面的特性（表面电荷、拓扑结构、化学性质、亲疏水性及表面能等)[11-13]对蛋白质吸附行为起决定性作用。

近年来,在植入材料表面构筑图案结构(或拓扑结构),以调控材料－蛋白质相互作用成为研究热点。一方面,图案化结构直接影响材料表面粗糙度及表面积,为蛋白质提供更多吸附位点和相互作用概率;另一方面,图案的几何尺寸和形状可显著影响蛋白质吸附种类、吸附数量及吸附构象等[9]。不同尺寸和形状的蛋白质分子能够特异地"识别"材料表面图案结构,选择性地沿着一定几何尺寸宽度和深度的凹槽吸附。材料表面图案在成骨细胞识别其"连接"分子(纤维连接蛋白)的"贴壁"过程中起着显著作用,因此,成骨细胞在粗糙度较大材料表面的附着效果更好[14]。Galli 等[15]在硅和钛表面制备化学组分分布均匀、与蛋白质尺寸大小相近的纳米拓扑结构;蛋白质吸附试验发现,蛋白质的吸附密度与材料表面拓扑结构特征高度相关。蛋白质分子中存在的极性带电官能团氨基和材料表面电荷性质可影响溶液中的离子分布,因此,静电力被认为是驱动蛋白质与植入材料相互作用的主要动力之一[16]。有研究报道表面电荷可影响牛血清白蛋白在羟基磷灰石颗粒表面的吸附行为[16];然而,由于缺乏理想材料模型,材料表面空间电荷分布调控蛋白质吸附的作用规律和机制仍不清晰。材料表面电荷空间分布模型设计和构建是揭示材料电信号、调控蛋白质选择性空间吸附、介导组织细胞功能的重要途径,具有重要的科学意义。

2.1.2 电活性表/界面调控细胞行为

生物内生电场是维持体内新陈代谢、引导一系列细胞行为的基础,对胚胎发育和受损组织愈合具有重要的作用。目前已在人体和动物组织内发现具有可探测强度的电场[17]。在 2~4 d 的小鸡胚胎中探测到 20 mV/mm 的电场,且该电场可以调控尾巴的生长[18]。这一研究发现证明内生电场在胚胎发育过程中的重要作用[19]。在再生医学方面,研究结果显示低强度电场可以引导动物神经沿负轴方向伸展,同时控制肌肉细胞的双轴生长。药物控制内生电场进而调控伤口处的角膜细胞的生长取向及分裂的频率,显示伤口处内生电场对于伤口修复的重要作用。内生电场可调控长程蛋白质相互作用,调控化学反应过程中的电子转移,并影响疾病状态细胞的反应动力学。外源电场是通过外加电源施加的,通常通过电极施加于组织或细胞的电场[20]。

研究表明电场可调控细胞内的钙水平,这种二次信使可以驱动序列细胞内过程和信号通路,从而调控干细胞增殖和分化行为。细胞表面受体在外电场作用下可发生重排,从而决定细胞择优排列和细胞有丝分裂过程中分裂平面的取向。趋电过程亦可驱动肌动蛋白形核和聚合,从而激活细胞骨架结构重组[5](图 2.2)。

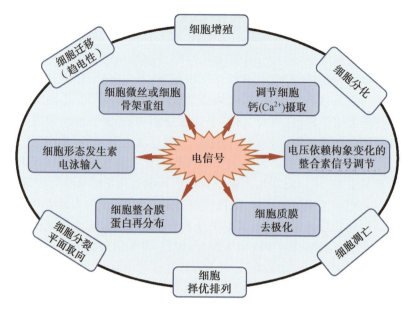

图 2.2 细胞尺度的生物电场调控机制[5]
（图片引用经 Elsevier 授权）

受骨组织电学性质启发，研究人员发现在体外条件下施加电刺激（外源电刺激）可调控植入材料表面细胞的成骨分化行为。Cui 等研究电学装置产生电场调控聚电解质膜表面成骨细胞分化的规律，发现聚电解质膜本征材料性质与所施加外电场刺激耦合促进成骨细胞分化[21]。有研究利用自制造电学转换装置对培养在人造细胞外基质上的骨髓间充质干细胞施加外界电场，发现仅在使用成骨诱导培养基的条件下，电刺激才能促进细胞成骨分化[22]。另有研究发现，导电高分子可作为电刺激媒介，调控骨髓间充质干细胞在植入材料表面的成骨分化过程[23-24]。上述研究报道，为利用外加电场刺激改善骨内植入器械表面成骨活性、提高其骨整合率提供了可行方案。

虽然外加电信号促进骨再生的效果显著，但直接将外源电刺激施加于细胞或骨组织以实现骨再生（修复）目的，仍然存在较大局限。主要原因在于外源电刺激装置通常较为复杂，难以作为植入式医疗器械用于组织修复治疗；此外，外加电场引发热效应和细胞长程迁移也极大地限制了其临床应用[25]。调控植入材料本征电学性质（内源电刺激），以直接刺激植入体周围骨细胞和骨组织，有望解决上述外源电刺激临床应用的限制。

前人研究发现骨内压电性质主要源于线性排列的胶原分子[2,26];动物骨组织由胶原分子组装成具有压电性能的胶原纤维,并进一步矿化形成多级结构[27]。可见,骨组织本身就是一种具有微区空间特异性的电功能材料,这种压电骨结构可通过力-电耦合作用将机械能转化为空间分布的表面微区电场,从而对周围骨细胞施加电刺激,自然地调控骨再生和修复过程。尽管哺乳动物细胞膜为绝缘体,带电功能表面的电刺激仍可通过刺激细胞膜表面离子通道和受体配体作用过程等,介导细胞内新陈代谢和信号转导过程[28]。植入材料的内源电刺激表面工程及其生物学规律已成为生物医用材料研发的热点领域。

2.1.3 电活性组织修复材料

早在19世纪,德国外科医生Julius Wolff就指出骨可沿着主应力方向生长,但具体原因当时并未明确。直到19世纪40年代,日本科学家发现人体骨组织的压电性,才开启了骨组织电学及电刺激骨再生(修复)研究的序幕。后续研究发现,电刺激可影响钙离子通道功能;压电力显微镜分析显示骨组织压电常数约为8 pC/N,且其压电场具有多级空间分布特征(图2.3)[29]。

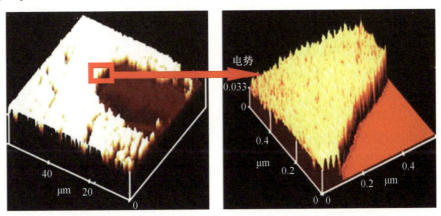

(a) 微米分辨率的压电响应   (b) 纳米分辨率的压电响应

图2.3 人体胫骨界面的压电力显微镜图[29]

早期研究,通常利用外源电刺激装置实现电场加载。近年,具有内源电刺激特征的电活性材料逐渐被开发,并用于骨缺损修复研究中。其中,调控半导体骨修复材料表面缺陷,诱发微区电场及其生物学效应的研究较多。Li等采用磁控溅射和真空热处理复合技术控制半导体氧化铈纳米颗粒的四价与三价铈比例,发现大鼠骨髓间充质干细胞活性及成骨功能和氧化铈中四价与三价铈比例呈正相关,且较高的四价与三价铈比例可诱导巨噬细胞 M2 型分化,显著促进骨组织修复[30]。采用激光选区辐照技术,通过控制二氧化钛物相结构和载流子密度可构建异质结构内建微区静电场,发现该微区内建静电场可显著促进干细胞成骨分化和骨组织再生(图 2.4)[31]。上述内源电刺激策略可直接在临床常用植入材料,如钛及其合金表面实现,拓宽了电刺激引导组织再生和修复的临床应用适应性。

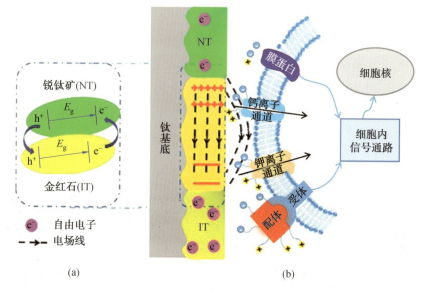

图 2.4 微区内建静电场的产生机制及其与干细胞相互作用[31]
(a)锐钛矿结构二氧化钛(NT)与金红石结构二氧化钛(IT)异质界面电势差产生内源微区静电场的机理;NT 可由水热工艺制得,IT 可结合水热工艺和激光辐照诱导微区相变制得。(b)干细胞表面与二氧化钛微区内源静电场的相互作用,即微区内源静电场可介导干细胞极化并传导信号至细胞核以激活成骨相关基因表达,促进成骨分化

Liu 等模仿骨组织结构制备了钛酸钡和羟基磷灰石复合支架,发现该支架可促进骨细胞增殖和成骨分化,但该研究认为支架有无压电性质对成骨性能影响不大[32]。这可能是由于羟基磷灰石在支架中的无序分布扰乱了钛酸钡微区电学调控效果;此外,因为难以施加动态载荷,所以支架力电耦合效应无法充分发挥。研究将钛酸钡加入二氧化钛陶瓷中,发现钛酸钡的压电性能可抑制二氧化钛陶瓷晶粒长大,从而使陶瓷材料具有与骨匹配的力学性能,促进骨细胞功能[33]。Bagchi 等采用静电纺丝工艺将钛酸钡微米颗粒掺入聚己内酯中制得压电功能膜,发现可促进前成骨细胞骨钙素基因表达[34]。邓旭亮等研制了钛酸钡纳米颗

粒掺杂的聚偏氟乙烯压电膜,可产生持续、均匀的表面电势施加在骨缺损部位,促进大鼠颅骨缺损修复[35]。Dubey 等将铌酸钾钠压电陶瓷与羟基磷灰石复合,构建出具有压电性能的三明治结构,发现其可促进细胞增殖和分化,有望作为整形外科植入体应用[36]。

近年还发现,将功能小分子,如柠檬酸、氨基酸、多巴胺和萘磺酸等掺入导电聚合物中可调控材料表面电学、力学和润湿性能,进而提升材料的促成骨活性。本书作者曾利用可逆电势控制材料表面亲疏水性,进而调控材料表面蛋白质吸附和成骨细胞功能。研究发现硫酸软骨素和抗菌多肽 OP-145 共掺杂的聚吡咯(PPy)纳米结构具有"开关"特性,可通过电刺激实现成骨和抗菌功能转换[37]。Iandolo 等报道了一种聚己酸内酯/聚(3,4-亚乙二氧基噻吩)-聚(苯乙烯磺酸)电活性复合支架,其呈现了类似骨组织的三维多孔结构和优异电化学性能,是较为理想的体内电刺激材料[38]。此外,石墨烯、碳纳米管与导电聚合物和水凝胶复合所构建的电活性水凝胶材料,因为可为骨组织再生和修复提供时空可控三维电学微环境,所以受到了生物材料科学与工程领域工作者的广泛关注。

2.2 微区响应电活性生物医用材料

材料表面与生理环境中蛋白质相互作用过程及结果对材料表面后续细胞黏附、生长和迁移等行为和功能有着重要影响。生物医用材料一旦进入生物系统,其中蛋白质会自发地吸附到材料表面,并调节后续细胞和组织反应。生物医用材料选择性调节蛋白质吸附的能力将最终决定细胞的命运和植入器械的临床效果。通过过去几十年的研究积累,人们对各类材料与人体蛋白质相互作用过程和机理有了较系统和深入的理解。蛋白质吸附受材料物理化学性质,如表面形貌、亲水性、化学成分和带电性等影响。材料表面添加电荷可增加其吸引带相反电荷蛋白质的可能性,并且吸附蛋白质量随着电荷密度的增加而增加[39]。虽然人们普遍认同静电相互作用在生物医用材料与人体生命系统"交流"过程中所发挥的重要作用,但利用材料表面电荷控制蛋白质吸附位点、空间特异性及后续细胞行为,还不容易实现。鉴于此,本书作者研究团队提出构建表面电荷非均质空间分布的材料模型(不引入任何化学基团或外部刺激),以精确控制蛋白质选择性吸附和细胞功能(图 2.5)[40]。研究采用激光诱导相变技术,在铌酸钾钠陶瓷($K_{0.5}Na_{0.5}NbO_3$,KNN)基底上构建激光辐照相变(L-KNN)微区和未激光辐照 KNN 微区交替规则排列的表面结构。因 L-KNN 微区和 KNN 微区相结构存在差异,材料经高压极化后呈现出微区表面电势差,即 KNN 微区较 L—KNN 微区电势高。该表面结构可通过纯内源静电场调控蛋白质选择性吸附并介导特异性细胞功能,为电活性生物医用材料设计提供可行方案。

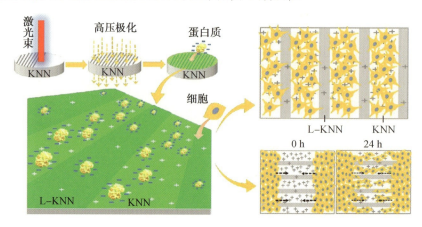

图 2.5 表面电荷非均质空间分布材料模型的构建及生物学效应示意图[40]

2.2.1 微区响应铌酸钾钠陶瓷的制备

采用压片成形再烧结工艺制备铌酸钾钠陶瓷的具体过程为:分别称取五氧化二铌、碳酸钠和碳酸钾于无水乙醇中共混,将混合物放入聚四氟乙烯球磨罐中,使用玛瑙研磨球进行球磨。将球磨后的混合物静置分层,弃上清液后将沉淀物置于鼓风干燥箱中烘干,并在马弗炉中 750 ℃ 煅烧 2 h 制得预烧粉体。将预烧粉体与聚乙烯醇黏结剂混合、充分研磨并过筛,以实现粉体造粒。将造粒粉置于模具中 20 MPa 下预压制 3 min 得到圆片陶瓷生胚,再以 200 MPa 等静压成形。将成形样品置于马弗炉中于 1 080 ℃ 条件下烧结制得 KNN 样品。应用激光打印机对陶瓷样品表面进行激光辐照处理,通过控制激光扫描路线(激光功率为 3 W、扫描速度为 100 mm/s),可制备 L—KNN 微区和 KNN 微区规则交替排列的表面结构。经高压极化后,样品表面 L—KNN 微区和 KNN 微区将因相结构差异呈现电势差[40]。

采用扫描电子显微镜(SEM)观察样品表面形貌,结果如图 2.6 所示。可见,所制得 KNN 表面为颗粒均匀堆集构成的多孔结构。L—KNN 微区和 KNN 微区规则交替排列的表面结构为条纹状及块状。高压极化前后,各组样品表面形貌均无显著变化。

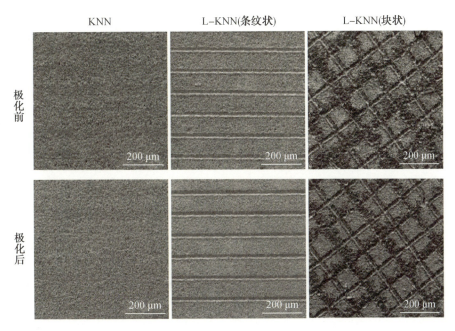

图 2.6 KNN 及 L—KNN 高压极化前后的 SEM 表面形貌[40]

陶瓷表面 X 射线能谱(EDS)分析表明材料化学组分为 Nb、K、Na、O、C 元素,与陶瓷制备添加五氧化二铌、碳酸钾、碳酸钠等一致。激光辐照和高压极化处理并不会引入新的化学组分,不改变陶瓷表面化学组成。X 射线光电子能谱(XPS)分析也显示陶瓷激光诱导相变处理前后化学组成没有发生变化,与 EDS 结果一致。铌酸钾钠陶瓷中四方相和正交相的比例决定了陶瓷的压电性能。铌酸钾钠陶瓷 X 射线衍射(XRD)谱图中 45°角附近的{002}和{200}峰强比例可以表征其物相组成,即当{002}与{200}衍射峰的强度比为 2∶1 时,材料为单一正交相;当{002}与{200}衍射峰的强度比为 1∶2 时,材料为单一的四方相[40]。对比铌酸钾钠陶瓷激光辐照处理前后的 XRD 谱图(图 2.7),可见激光辐照处理后陶瓷 45°角附近{002}与{200}衍射峰强度比显著下降,显示 L—KNN 中四方相比例较 KNN 高,因此激光辐照处理可在铌酸钾钠陶瓷表面构建具有电学差异的微区结构。亲疏水性是影响医用材料生物学行为的重要因素。接触角测试显示,KNN 和 L—KNN 在高压极化前后均保持超亲水性(接触角为零,这与陶瓷样品的多孔结构特征有关)。

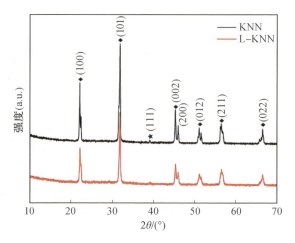

图 2.7　KNN 及 L-KNN 高压极化前后的 XRD 谱图[40]

2.2.2　微区响应铌酸钾钠陶瓷的电学性质

采用扫描开尔文探针力显微镜(SKPM)检测陶瓷高压极化前后的表面电势。如图 2.8 所示，鉴于 KNN 的非对称中心结构特征，其经 1.5 kV/cm 的直流电场极化 15 min 后(120 ℃条件下)，表面电势较极化前增加了约 100 mV[40]。

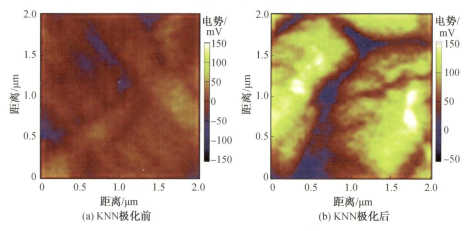

图 2.8　KNN 极化前后的表面电势图[40]
(图片引用经 Royal Society of Chemistry 授权)

如上所述，KNN 经激光辐照处理的微区(L-KNN)将发生物相转变，导致四方相增多(图 2.7)。因此，在铌酸钾钠陶瓷表面构建电畴取向差异的 KNN 和

L—KNN 微区，即可调控材料表面电学性能。采用 SKPM 检测 L—KNN 微区高压极化前后的表面电势发现，高压极化后 L—KNN 电势增加较小（图 2.9），使得陶瓷表面原 KNN 较 L—KNN 电势约高 60 mV；而高压极化前，KNN 较 L—KNN 电势约高 30 mV（测试数据未展示）[40]。由此可见，如保持激光辐照处理的扫描功率和速率不变（控制铌酸钾钠陶瓷相变），可在铌酸钾钠陶瓷表面构建不受形貌、化学组成和亲疏水性影响，但电荷空间分布微区可控（通过改变激光辐照扫描路径实现）的材料表面。这可为研究材料表面电荷与蛋白质、细胞的相互作用规律和机制提供理想模型和途径。

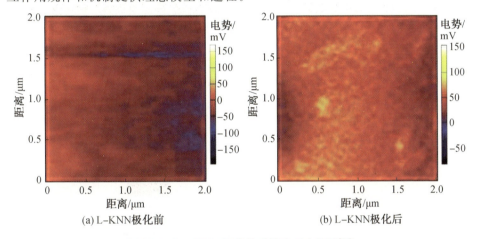

图 2.9 L—KNN 极化前后的表面电势图[40]

2.2.3 微区响应铌酸钾钠陶瓷的蛋白质吸附

通常，蛋白质在溶液中将发生极性基团解离，在特定 pH 下使蛋白质表面净电荷为零，该 pH 即为蛋白质等电点（pI）。当蛋白质所处环境 pH 大于或小于 pI 时，该蛋白质将相应地表现为带负电或正电。牛血清蛋白（BSA）等电点 pI 为 5.1，其在生理溶液（PBS，pH 7.4）中呈现负电性。高压极化可显著增加 KNN 表面电荷密度，从而影响材料表面吸附蛋白质的能力。试验显示，高压极化可显著增加牛血清蛋白在 KNN 的吸附量。图 2.10(a) 和图 2.10(b) 为高压极化前后 KNN 表面所吸附 BSA 的"花青素 2"标记荧光图，可见材料表面极化后的红色荧光较极化前亮，这与图 2.10(c) 所示荧光强度数据一致。此外，图 2.10(d) 所示材料表面吸附 BSA 定量检测数据也同样显示极化后 KNN 表面 BSA 吸附量显著高于极化前[40]。可见，材料表面电荷密度与 BSA 吸附量呈正相关。

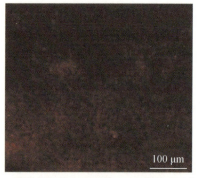
(a) 极化前样品表面吸附BSA后的荧光图像

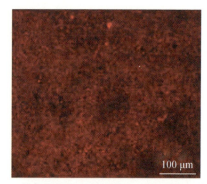
(b) 极化后样品表面吸附BSA后的荧光图像

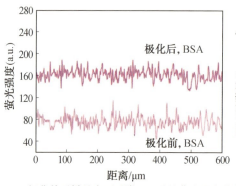
(c) 极化前后样品表面吸附BSA后的荧光强度分布

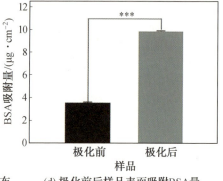
(d) 极化前后样品表面吸附BSA量

图 2.10 极化前后 KNN 材料表面 BSA 吸附规律[40]

(＊＊＊表示 $P<0.001, n=5$)

BSA 在 L－KNN 表面的吸附形貌和规律如图 2.11 所示,可见,因样品表面 KNN 微区电势高于 L－KNN 微区,BSA 吸附量也呈现 KNN 微区高于 L－ KNN 微区的规律;高压极化后,KNN 微区 BSA 吸附量高于 L－KNN 微区的趋势更显著(图 2.11)。傅里叶变换红外光谱(FTIR)可在 BSA 吸附的条纹状 L－ KNN 样品表面检测到 3 308 cm^{-1} 和 1 639 cm^{-1} 的新吸收峰,且极化后的峰较极化前强。该吸收峰与蛋白质中 N—H 伸缩振动(3 310～3 270 cm^{-1})和 C═O 伸缩振动(1 700～1 600 cm^{-1})相对应[40]。XPS 可检测到材料吸附 BSA 后新的 N 元素峰。N 元素是蛋白质区别于铌酸钾钠陶瓷的组分,其峰强在材料表面极化后达到最高,表明极化后材料吸附更多蛋白质,与红外试验结果一致。

为展示空间电荷分布调控蛋白质吸附的普适性和可重复性,将细胞黏附直接相关的纤维连接蛋白(FN,简称纤连蛋白,与 BSA 等电点相近)与 L－KNN 共

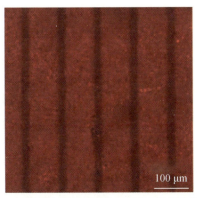
(a) 极化前样品表面吸附BSA后的荧光图像

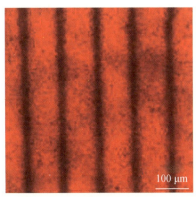
(b) 极化后样品表面吸附BSA后的荧光图像

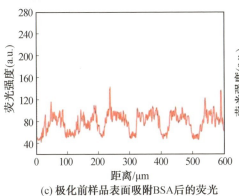
(c) 极化前样品表面吸附BSA后的荧光强度分布

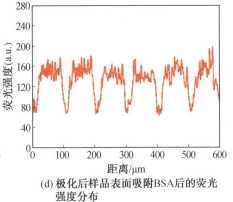
(d) 极化后样品表面吸附BSA后的荧光强度分布

图 2.11　BSA 在 L－KNN 表面的吸附形貌和规律[40]

培养,并采用免疫荧光染色表征蛋白质在材料表面的吸附规律。结果显示,材料表面未辐照区域较激光辐照区域荧光强度强,且极化后材料表面荧光强度整体更强(图2.12)。该结果与 BSA 在材料表面的吸附规律类似(图2.11),表明空间电荷分布对等电点相近蛋白质吸附的调控规律相同。

采用免疫荧光染色表征纤连蛋白在块状 L－KNN 表面的吸附规律。结果如图 2.13 所示,材料表面未辐照区域较激光辐照区域荧光强度强,且因未辐照区域和激光辐照区域电势差增大(图2.8 和图2.9),极化后材料表面未辐照区域的荧光强度增强更显著,材料表面对蛋白质吸附呈现空间选择性。如第 1 章所述,人体固有蛋白质吸附对后续细胞功能、组织修复起着决定性作用,是影响医疗器械植入效果的关键步骤。由此可见,构建具有电荷空间分布特征的材料表面,可通过控制蛋白质吸附的空间分布,调控细胞黏附的空间分布,从而为生物医用材料微区功能定制和多功能协同提供新思路。

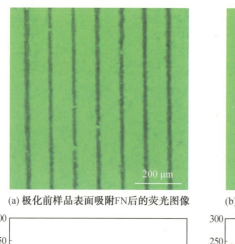
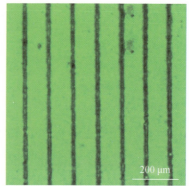

(a) 极化前样品表面吸附FN后的荧光图像　　(b) 极化后样品表面吸附FN后的荧光图像

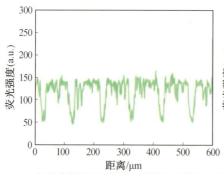
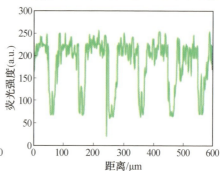

(c) 极化前样品表面吸附FN后的荧光强度分布　(d) 极化后样品表面吸附FN后的荧光强度分布

图 2.12　FN 在条纹状 L—KNN 表面的吸附规律[40]

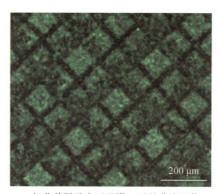
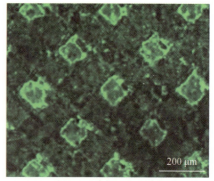

(a) 极化前样品表面吸附FN后的荧光图像　　(b) 极化后样品表面吸附FN后的荧光图像

图 2.13　FN 在块状 L—KNN 表面的吸附规律[40]

2.2.4 微区响应铌酸钾钠陶瓷的细胞黏附

为研究微区响应铌酸钾钠陶瓷影响细胞铺展、增殖和迁移的规律,将小鼠前成骨细胞(MC3T3)接种到材料表面培养一定时间后,采用免疫荧光染色技术表征细胞黏附形态。细胞与材料共培养 24 h 后的荧光染色形态如图 2.14 所示[40]。

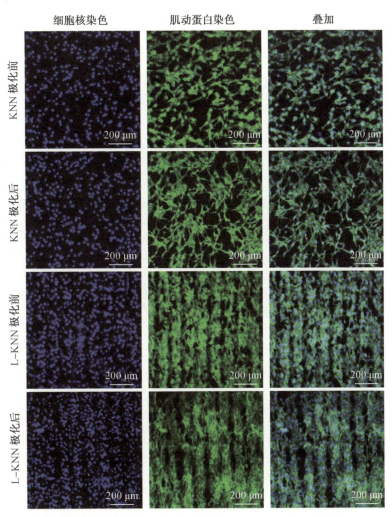

图 2.14　小鼠前成骨细胞在 KNN 和 L—KNN(条纹状)表面的荧光染色形态[40]

由图 2.14 可见,高压极化后,未激光辐照处理的 KNN 表面更有利于细胞黏附(细胞黏附数量、生成丝状伪足较极化前多),但无论极化与否,细胞在材料表面均呈无规则黏附。分析认为,极化后 KNN 表面能够促进细胞铺展和增殖,与其表面电荷密度增加,促进蛋白质吸附有关。激光辐照处理 KNN 表面,高压极化有助于细胞黏附,且细胞黏附区域呈现与 L—KNN 条纹一致的取向规律。可见,利用激光辐照处理微区和未激光辐照处理微区的电势差异,在材料表面所构建的空间分布电场可使细胞选区黏附、取向生长并快速增殖。将小鼠前成骨细胞(MC3T3)接种到块状 L—KNN 表面,也发现类似规律(图 2.15)[40],即高压极化后,黏附细胞数量和丝状伪足更多,且呈选区黏附形态(细胞倾向黏附于电荷密度较高的 KNN 微区)。

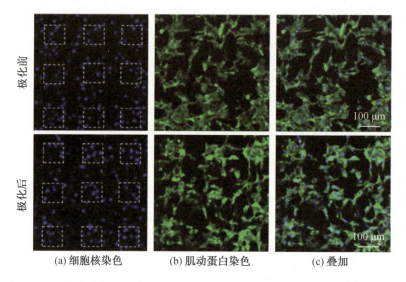

(a) 细胞核染色　　(b) 肌动蛋白染色　　(c) 叠加

图 2.15　小鼠前成骨细胞在 L—KNN(块状)的黏附形态[40](标尺均为 100 μm)

细胞迁移能力是影响组织愈合的关键因素。采用体外划痕试验研究铌酸钾钠陶瓷表面空间分布电荷影响细胞迁移的规律,即将细胞接种到材料表面,培养一定时间待细胞增殖并铺满材料表面时制造相同宽度的细胞薄膜划痕,继续培养一定时间观察细胞薄膜划痕愈合速度。如图 2.16 所示,KNN 高压极化后细胞薄膜划痕愈合较极化前更快(培养 24 h 后,高压极化的 KNN 表面细胞薄膜划痕面积比例下降至 23.6%),表明表面电荷密度增加可显著促进细胞迁移[40]。L—KNN 的细胞薄膜划痕愈合速度更快。培养 24 h 后,极化前 L—KNN 表面细胞薄膜划痕面积比例下降至 58.8%,而极化后 L—KNN 表面细胞薄膜划痕基本愈合。可见增加材料表面电荷密度并使电荷呈现空间取向分布,可显著加速材料表面细胞迁移,具有加速组织愈合的良好预期。

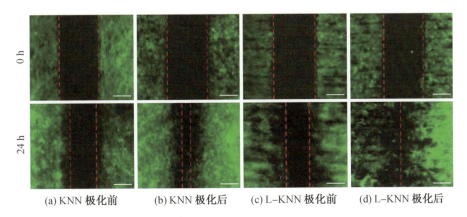

(a) KNN 极化前　(b) KNN 极化后　(c) L-KNN 极化前　(d) L-KNN 极化后

图 2.16　小鼠前成骨细胞在 KNN 表面的迁移（L—KNN 为条纹状）[40]
（标尺均为 0.2 μm）

上述利用铌酸钾钠陶瓷表面激光诱导相变原理调控表面电荷空间分布，介导蛋白质选择吸附、细胞取向黏附和生长的规律，为电活性生物材料设计和制造提供了新思路。

2.3　纳米功能化电活性材料

随着人均寿命的延长及医疗技术的进步，植入材料需求越来越大，与此同时，与植入手术相关的感染也越来越多[41-42]。医疗器械和植入手术工具在使用前大多需要经过严格的灭菌操作，尽管消毒技术和无菌手术取得了很大进步，但细菌感染仍是植入材料（如导尿管、人工假体、皮下传感器和神经电极等）临床应用的重大阻碍。从细胞水平来说，植入相关感染是由细菌黏附在植入体表面引起的。材料一经植入，细菌和周围组织细胞可在材料表面竞争黏附。通常认为，组织整合先于细菌黏附，可阻止细菌在植入体表面黏附；但细菌黏附先于组织整合，则可能因宿主免疫不能阻止细菌繁殖而随着时间推移在人体组织－植入材料界面处形成生物膜[43]。然而，由于传统抗生素治疗对细菌生物膜感染的治疗效果欠佳[44]，因此植入相关感染一旦发生，患者将遭受更多病痛，还需额外承担巨大治疗费用。

在植入体－组织界面构建抗菌涂层是防止植入相关感染的有效方法。为此，人们通常使用抗生素[45]、金属离子[46]、壳聚糖[47-48]、抗菌肽[49]等具有良好抗菌活性的材料。虽然使用这些抗菌材料能够获得较好抗菌效果，但也产生了一些副作用。例如,抗生素虽能杀死细菌,但也加剧了抗生素的耐药问题[50-51]。导电聚合物具有良好的电刺激可控性、掺杂可逆性、易制备性及优异的生物相容性,可用作组织修复材料。目前,导电聚合物在组织工程领域的应用研究主要集中在神经植入电极修复和硬组织修复方面[24]。在人体内植入神经电极,可利用电刺激修复中枢神经系统,或通过神经电调节恢复神经系统功能性平衡;采用纳米结构导电聚合物改性植入体表面,可增加人体组织与植入体的界面接触,促进组织修复。此外,研究表明当表面带负电荷的细菌与带正电荷的阳离子聚合物表面接触时,细菌将因其表面电势平衡被破坏而死亡[52],这为开发导电聚合物的抗菌功能奠定了基础。

2.3.1 聚吡咯纳米结构构建

作者采用无模板电化学聚合法,以强负电基团分子磺基水杨酸(SSA)为掺杂剂,在钛表面构建带正电荷的导电聚吡咯-磺基水杨酸纳米棒阵列(PSN),研究材料的抗菌性和生物相容性。将钛片依次用去离子水、无水乙醇、丙酮超声清洗 20 min,除去杂质和油污。再采用传统三电极体系(以钛片为工作电极、铜片为对电极、饱和甘汞电极为参比电极),以 0.2 mol/L 吡咯和 0.2 mol/L 盐酸混合溶液为电解质,在电化学工作站控制下进行电化学聚合(采用恒压法:反应电位为 0.9 V,反应时间为 30 s)。电化学聚合反应完毕后,工作电极钛表面将沉积一层致密均匀的黑色聚吡咯薄膜(预成核层),用去离子水冲洗 3 遍去除表面杂质,置于超净工作台干燥备用。再应用传统三电极体系(以沉积聚吡咯成薄膜的钛为工作电极、铜片为对电极、饱和甘汞电极为参比电极),以磷酸缓冲盐溶液为电解质(调控磺基水杨酸浓度和溶液 pH),在电化学工作站控制下进行电化学聚合(采用恒流法)。电化学聚合反应完毕后,用去离子水冲洗 3 遍去除表面杂质,置于超净工作台干燥备用。

显微形貌观察显示,经两步电化学聚合处理后,钛表面均匀沉积了聚吡咯/磺基水杨酸纳米棒阵列(图 2.17)。场发射扫描电子显微镜(图 2.17(a)和图 2.17(b))和 3D 原子力显微镜(图 2.17(c))显示,聚吡咯/磺基水杨酸纳米棒直径大约为 100 nm。傅里叶变换红外光谱(图 2.17(d))表明,聚吡咯的特征吸收峰在 1 535 cm^{-1} 和 1 454 cm^{-1} 处,这是由 C=C 双键和 C—N 键的伸缩振动引起的[53]。对于大多数含—COOH 基团的化合物,特征吸收峰均在 1 660~1 700 cm^{-1} 变动[54]。图 2.17 中所示 1 700 cm^{-1} 处的峰是 C=O 键伸缩振动峰,这是磺基水杨酸分子上的羧基特征峰。在 804 cm^{-1} 和 883 cm^{-1} 处的峰是 C—H 键的伸缩振动峰。在 1 164 cm^{-1}、1 082 cm^{-1} 和 1 031 cm^{-1} 处的峰[55],同时出现

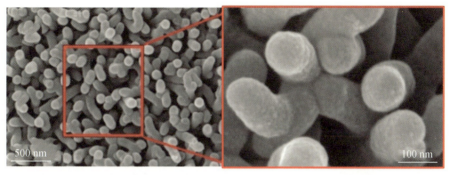

(a) 场发射扫描电子显微镜图像(低倍)　　(b) 场发射扫描电子显微镜图像(高倍)

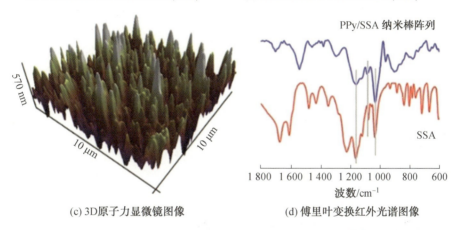

(c) 3D原子力显微镜图像　　(d) 傅里叶变换红外光谱图像

图 2.17　聚吡咯/磺基水杨酸纳米棒阵列结构特征[54]

在磺基水杨酸分子和聚吡咯/磺基水杨酸纳米棒阵列中,这表明磺基水杨酸分子成功地掺杂进入聚吡咯链中。聚吡咯/磺基水杨酸纳米棒的 XPS 全谱图显示,其组成元素包括 C、N、O 和 S。C1s 峰可分为 284.6 eV、285.4 eV 和 286.6 eV 3 个峰。最低能级峰位于 284.6 eV 处,属于吡咯环和磺基水杨酸中的苯环 β—碳。中间峰 285.4 eV 属于吡咯环中的 C—N 键和磺基水杨酸中的 C—S 键。最高能级峰 286.6 eV 属于聚合物链中的 C—O 键和 C═O 键。N1s 峰分为 399.9 eV 和 397.9 eV 两个峰。399.9 eV 处的峰属于聚合物中的中性氮原子,397.9 eV 处的峰属于去质子化的氮原子(—N$^+$—)[56]。O1s 信号峰也分成两个峰,531.9 eV 属于 C—OH 基团,而 533.4 eV 则属于磺酸根(—SO$_3^-$)基团。S2p 信号峰位于 168.4 eV,属于掺杂剂磺基水杨酸中的磺酸根基团[54,57]。综上分析可知,聚吡咯/磺基水杨酸纳米棒阵列的主要组成元素来源于聚吡咯和磺基水杨酸,表面掺杂剂分子成功整合进入聚吡咯骨架。

图 2.18 所示为不同 pH 电解质溶液对聚吡咯/磺基水杨酸纳米棒阵列形貌的影响[54]。在酸性条件下(pH 6.2),钛表面所沉积薄膜由纳米颗粒组成;在偏中性条件下(pH 6.8),电化学聚合成有序纳米棒阵列结构;在碱性条件下(pH 8.0),所制备薄膜为纳米颗粒和纳米线共存的多级结构,底层由纳米颗粒紧密堆积而成,颗粒层上则由粗细不均匀的纳米线构成[54]。柠檬酸可通过氢键作用引导吡咯单体有序排列、聚合成取向纳米结构。吡咯单体在溶液中存在两种状态:溶解于溶剂的吡咯分子和以胶束状态存在的吡咯液滴。当吡咯浓度足够低(远低于临界胶束浓度),吡咯会以分子状态溶解于溶液中[58],随吡咯浓度增加,超过临界胶束浓度,若干游离吡咯分子就会团簇形成吡咯胶束,此时液滴状态和分子状态共存。在酸性条件下,吡咯单体溶解度大;随溶液 pH 增大,单体溶解度减小[54]。在吡咯浓度一定的溶液中,吡咯分子和吡咯液滴以一种动态平衡方式共存,并且随 pH 变化而变化。在酸性条件下,吡咯单体多以游离吡咯形式存在,少部分以液滴形式存在。由于溶解于溶剂中的吡咯分子浓度比吡咯液滴的浓度高出几个数量级,电化学聚合过程中所使用的掺杂剂磺基水杨酸将先与游离吡咯分子结合聚合成无规膜状态,剩余掺杂剂分子再与液滴态吡咯结合生成纳米颗粒。在适宜 pH 条件下,掺杂剂分子可引导液滴态吡咯有序排列,一旦电化学聚合引发,便可生成有序聚吡咯纳米棒结构。当 pH 升高至溶液量碱性,吡咯大都以液滴状态存在,故生成纳米颗粒和纳米线共存的多级结构[54]。

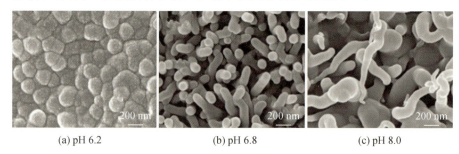

(a) pH 6.2　　　　(b) pH 6.8　　　　(c) pH 8.0

图 2.18　不同 pH 电解质溶液对聚吡咯/磺基水杨酸纳米棒阵列形貌的影响[54]

萘磺酸作为模板制备聚吡咯纳米结构已有文献报道[59]。磺基水杨酸具有与萘磺酸类似的分子结构,因此磺基水杨酸在聚吡咯纳米结构形成过程中,可能起到与萘磺酸类似的模板引导效果。溶液中游离吡咯分子和吡咯液滴能够捕获磺基水杨酸形成"络合物"而稳定下来,在电势引导下,吡咯液滴和磺基水杨酸的"络合物"向预成核层表面迁移并聚合。在纳米吡咯液滴引发聚合后,磺基水杨酸将由氢键引导聚吡咯链有序排列。如图 2.19 所示,当磺基水杨酸浓度较低(0.01 mol/L)时,磺基水杨酸将先与游离的吡咯分子结合,剩余的磺基水杨酸再与部分吡咯液滴结合[54]。大部分吡咯液滴处于无规则分散状态,因此堆积成纳米结构。当磺基水杨酸浓度为 0.02 mol/L 时,正好与游离吡咯分子及吡咯液滴结合完全,故聚合成有序纳米棒。当磺基水杨酸浓度进一步增加,过剩的磺基水杨酸分子将以氢键引导吡咯液滴排列,聚合成互穿纳米线结构[54]。

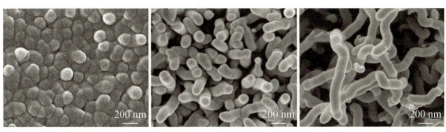

(a) 磺基水杨酸浓度为0.01 mol/L　(b) 磺基水杨酸浓度为0.02 mol/L　(c) 磺基水杨酸浓度为0.05 mol/L

图 2.19　磺基水杨酸浓度对聚吡咯/磺基水杨酸纳米棒阵列结构的影响[54]

将电解质磷酸缓冲盐溶液的 pH 设置为 6.8,其中磺基水杨酸和吡咯的浓度分别调整为 0.02 mol/L 和 0.2 mol/L,在电流密度为 0.9 mA/cm^2 的情况下,研究聚合时间对聚吡咯/磺基水杨酸纳米棒阵列结构的影响规律,如图 2.20 所示。

由图 2.20 可见,在聚合最初的 30 s,吡咯液滴迅速吸附在成核位点,少数聚合成无规则、表面粗糙的薄膜。随反应时间延长至 1 min,吸附在成核位点的吡咯液滴开始迅速发生聚合,形成紧密堆积的纳米颗粒。进一步延长电化学聚合反应时间,吡咯单体继续有序排列,聚合形成规整聚吡咯纳米棒结构[54]。由上述

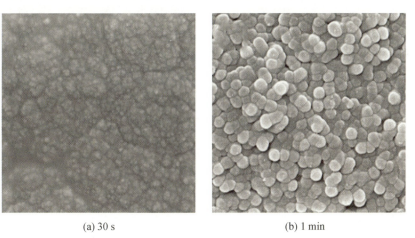

(a) 30 s　　　　　　　　　　(b) 1 min

图 2.20　聚合时间对聚吡咯/磺基水杨酸纳米棒阵列结构的影响[54](标尺均为 400 nm)

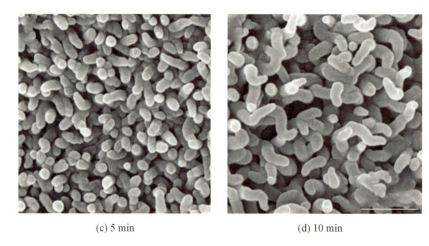

(c) 5 min   (d) 10 min

续图 2.20

聚吡咯/磺基水杨酸纳米棒阵列形貌随时间变化规律可见磺基水杨酸引导聚吡咯纳米结构生长为胶束自组装过程。

2.3.2 聚吡咯纳米结构的电学性能

聚吡咯是由具有共轭 π 键的高分子经化学或电化学"掺杂"使其由绝缘体转变为导体的一类高聚物材料。根据掺杂剂的离子所带正、负电荷的不同,其掺杂可分为阴离子(p—型掺杂)和阳离子(n—型掺杂)。通过选用阴离子掺杂剂,当吡咯聚合成聚吡咯大分子时,阴离子掺杂剂进入聚吡咯分子链中。因此,阴离子掺杂所形成的聚吡咯大分子是一类阳离子聚合物。通过选用带有不同负离子基团的掺杂剂,可以改变聚吡咯主链的电荷密度。磺基水杨酸含有一个磺酸基和一个羧基基团,在溶液中极易电离形成带有强负电的离子,因此有望通过磺基水杨酸的掺杂,提高聚吡咯的表面电势。如图 2.21 所示,SKPM 检测结果表明,聚吡咯/盐酸平面结构(PCI)的表面平均电势为105.3 mV(图 2.21(a)),聚吡咯/磺基水杨酸平面结构(PSI)的表面平均电势为163.7 mV(图 2.21(b)),聚吡咯/磺基水杨酸纳米棒阵列的表面平均电势为 175.6 mV(图 2.21(c))[54]。可见,引入带有强负电基团的磺基水杨酸可提升聚吡咯薄膜的表面电势,表面纳米化后因具有更大比表面积,可进一步提高聚吡咯/磺基水杨酸薄膜的表面电势。

循环伏安法是在固定面积的工作电极和参比电极之间加上对称三角波扫描电压,记录工作电极电流与施加电位的关系曲线,即循环伏安图(CV 曲线)。由循环伏安图的波形、氧化还原电流数值及其比值、峰电位等可判断工作电极表面的反应过程和机理。为测试聚吡咯/磺基水杨酸纳米棒阵列的电化学性质,以聚

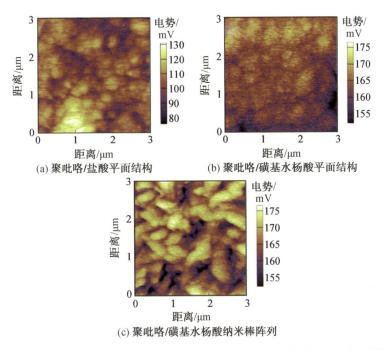

图 2.21 聚吡咯/磺基水杨酸纳米棒阵列及其对照组的表面电势 SKPM 谱图[54]

吡咯复合膜为工作电极,铂片为对电极,饱和甘汞电极为参比电极,在磷酸缓冲盐溶液中进行循环伏安扫描(扫描区间为 $-0.8\ V$ 到 $0.8\ V$,扫描速度为 $50\ mV/s$)。结果(图 2.22)显示,PSN 的循环伏安曲线出现一对氧化还原宽峰,分别是 $-0.2\ V$ 和 $-0.6\ V$ 附近的还原峰[54]。

因为聚吡咯薄膜中掺杂离子为磺基水杨酸根离子,其属于阴离子,所以上述氧化还原峰主要对应掺杂剂离子的迁入和迁出。氧化还原峰较宽是因为膜层较厚,离子迁移需要一定时间。此外,PSN 和 PSI 两者的氧化还原峰位置大致相同且对称性极好,但 PSN 样品的氧化电流强度和还原电流强度比 PSI 样品强。PCI 的循环伏安曲线则呈现近似方形,未检测到明显的氧化还原峰。由上述结果可见,构建纳米棒阵列结构可增加聚吡咯薄膜的比表面积,从而使薄膜掺杂离子与溶液离子交换更加容易;而平面聚吡咯薄膜与电解质溶液实际接触的表面积很小,离子交换则不明显。CV 曲线所围面积正比于电容量,由图 2.22 可知 PCI 的电容量最小,而 PSN 的电容量则较平面膜层大幅提升。由循环伏安曲线可得以下结论[54]:①PSI 和 PCI 均呈现氧化还原活性,但磺基水杨酸掺杂聚吡咯的电活性优于盐酸掺杂聚吡咯;②PSN 比 PSI 的电流强度和电容量大,表明 PSN 吡咯有更大的活性表面积与电解液进行物质交换。

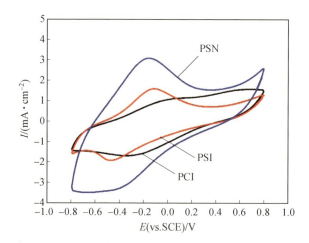

图 2.22 聚吡咯/磺基水杨酸纳米棒阵列及对照组的循环伏安曲线[54]

2.3.3 聚吡咯纳米结构的生物学性能

材料表面浸润性是影响其生物相容性的重要参数。测试结果显示 PCI 的静态水接触角为 $104°±1.5°$,PSI 的静态水接触角为 $83.5°±2.4°$,而 PSN 表面的接触角为 $63.8°±2.5°$。聚吡咯表面上述亲疏水性变化,与聚吡咯中引入亲水性掺杂剂磺基水杨酸有关[54]。磺基水杨酸富含羧基和羟基,它们均为亲水性基团,故聚吡咯中所掺杂磺基水杨酸表面暴露的官能团可使材料表面更亲水,这与 PSI 较 PCI 的水接触角小一致。此外,PSN 的亲水性较 PSI 更小,这是因为纳米棒阵列较平面结构比表面积大,其磺基水杨酸所暴露亲水基团更多,因此更容易被溶液浸润。

将 PSN 及其对照组与金黄色葡萄球菌共培养 24 h 后涂 LB 营养琼脂平板,评价 PSN 的抗菌率。结果显示,PCI 和 PSI 涂板后仍然可见较多菌落,而 PSN 则仅有若干个菌落(抗菌率高达 95%)。但是,相比于空白平板,三种聚吡咯薄膜均具有一定的抗菌性。PCI 的抗菌性与导电聚吡咯本身为阳离子聚合物有关(细菌表面带负电,如被材料静电吸附,则可因表面电荷平衡被破坏而死亡)。细菌细胞膜表面含有大量巯基,其参与细菌细胞内多种氧化还原反应。研究表明,破坏细菌细胞膜表面的氧化还原过程,可以扰乱细菌新陈代谢从而达到抗菌目的。采用巯基氧检测试剂盒评价 PSN 的巯基氧化能力,结果显示 PSN 的巯基氧化能力显著强于 PCI 和 PSI 样品。样品巯基氧化能力强弱与样品平板菌落计数抗菌试验结果一致,表明 PSN 的抗菌效应与其氧化细菌表面巯基相关。

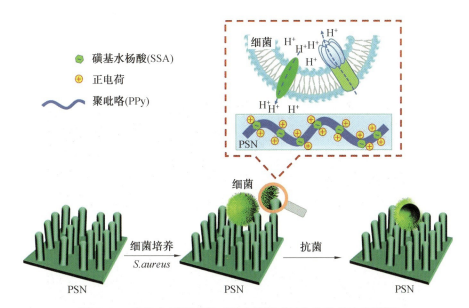

图 2.23 聚吡咯/磺基水杨酸纳米棒阵列的抗菌机理示意图[54]

基于上述试验结果,认为 PSN 的抗菌机理(图 2.23[54])为:带正电的阳离子聚吡咯可氧化细菌表面巯基,破坏细菌质子平衡,抑制细菌增殖甚至死亡。聚合过程中,吡咯失去电子被氧化聚合成聚吡咯大分子链而使主链带正电荷,因此导电聚吡咯本身是一种带正电的阳离子聚合物[52]。阴离子掺杂剂通常以离子对形式存在于聚吡咯链中,起平衡电荷的作用。聚吡咯表面带正电荷,易于从富电子物质得到电子而被还原。巯基是一类极易被氧化的物质,当细菌与聚吡咯表面接触,细菌表面的巯基会被聚吡咯氧化[60]。巯基参与细菌细胞膜表面还原态烟酰胺腺嘌呤二核苷磷酸(NADPH)和氧化态烟酰胺腺嘌呤二核苷磷酸($NADP^+$)之间的转变过程[61]。当细菌表面巯基被聚吡咯氧化后,细菌赖以生存的质子耦合电子转移链的平衡就会被打破[62]。细菌细胞膜内外的质子耦合电子转移链平衡破坏将影响细菌内环境稳定性,阻碍细菌合成能量物质——腺嘌呤核苷三磷酸(ATP),导致细菌生长受到抑制甚至死亡。磺基水杨酸苯环上带有一个羧基和一个磺酸基,属于强有机酸,在溶液中易电离呈负离子态。将带强负电基团的磺基水杨酸掺杂到聚吡咯中,就会引起聚吡咯表面正电荷集中,从而使材料具有更强的氧化能力,因此磺基水杨酸掺杂聚吡咯较盐酸掺杂抗菌率高。

材料表面可显著影响细胞黏附形态,是细胞增殖、分化的基础。为评估 PSN 影响细胞黏附、增殖的规律,采用黄绿素(AM)与碘化丙锭(PI)复染技术,评估细胞在材料表面培养一定时间后的死亡情况,采用微丝绿色荧光探针(FITC 标记鬼笔环肽)与4′,6-二脒基-2-苯基吲哚(DAPI)复染技术,评价细胞在材料表面的黏附和铺展行为。如图2.24所示,PSN及其对照样品均未呈现显著细胞毒性(图2.24(a)~(c));细胞在PSN及其对照样品表面黏附,呈多边形,伪足长而细,铺展良好(图2.24(d)~(f)),说明PSN具有良好的细胞相容性。

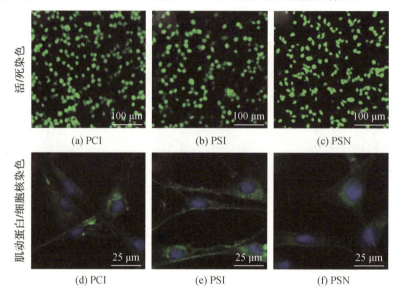

图2.24 聚吡咯/磺基水杨酸纳米棒阵列及对照样品的细胞相容性[54]

2.4 本章小结

电活性表/界面调控生物活性已在再生医学领域取得了显著进展,能够实现材料电信号调控蛋白质吸附、细胞黏附、细胞迁移和细胞分化等功能,在植入式医疗器械表面功能化方面具有巨大潜力。然而,只有解决植入材料与宿主组织适配整合的系列科学问题才能为最终临床应用铺平道路。未来研究仍需要深入解析生物组织和细胞等天然材料电活性表/界面性质,明确利于人体组织、器官再生修复级联反应过程的电学特征和调控规律。在此基础上,研究人工合成材料表面与人体细胞、组织之间电信号转导规律和机制,能够在分子生物学和电生理学水平系统了解植入材料表/界面电学性质与人体组织电学特征的适配规律,为植入医疗器械表面细胞和组织功能激活奠定电学基础。

植入材料表/界面的电活性仿生设计和制造是植入式医疗器械(如人工髋关

节、种植牙等)表面工程领域的重要方向。材料物理化学特性(如成分、物相、浸润性、生物因子、力学特性和拓扑结构等)调控细胞、组织功能的作用规律是目前生物材料领域关注的重点;未来植入材料表面电学特征(电荷量、值、分布等)与宿主细胞、组织等天然电学系统的相互作用将成为研究热点。依据人体组织电学特性构建导电或压电响应功能表面涂层,以调控植入器械表面电势量值及其分布特性,进而调控植入器械进入人体后的蛋白质吸附、免疫应答、血管化及后续组织再生的过程,是植入医疗器械表面生物学精准调控的重要方向。总之,随着生物系统天然电响应机制的深入理解和合成生物材料人工电活性调控的不断创新,电活性表/界面研究将成为植入式医疗器械表面科学与工程的新增长点。

本章参考文献

[1] MURPHY W L, MCDEVITT T C, ENGLER A J. Materials as stem cell regulators[J]. Nat Mater, 2014, 13: 547-557.

[2] SHAMOS M H, LAVINE L S, SHAMOS M I. Piezoelectric effect in bone [J]. Nature, 1963, 197: 81.

[3] D'ALESSANDRO D, RICCI C, MILAZZO M, et al. Piezoelectric signals in vascularized bone regeneration[J]. Biomolecules, 2021, 11(11): 1731.

[4] ZHOU Z, QIAN D, MINARY-JOLANDAN M. Molecular mechanism of polarization and piezoelectric effect in super-twisted collagen[J]. ACS Biomater Sci Eng, 2016, 2(6): 929-936.

[5] MINARY-JOLANDAN M, YU M F. Uncovering nanoscale electromechanical heterogeneity in the subfibrillar structure of collagen fibrils responsible for the piezoelectricity of bone[J]. ACS nano, 2009, 3 (7): 1859-1863.

[6] DEL POZO J L, ROUSE M S, MANDREKAR J N, et al. The electricidal effect: reduction of Staphylococcus and pseudomonas biofilms by prolonged exposure to low-intensity electrical current[J]. Antimicrob Agents Chemother, 2009, 53(1): 41-45.

[7] ERCAN B, KUMMER K M, TARQUINIO K M, et al. Decreased Staphylococcus aureus biofilm growth on anodized nanotubular titanium and the effect of electrical stimulation[J]. Acta Biomater, 2011, 7(7): 3003-3012.

[8] VOGLER E A. Protein adsorption in three dimensions[J]. Biomaterials, 2012,33(5):1201-1237.

[9] FIRKOWSKA-BODEN I,ZHANG X Y,JANDT K D. Controlling protein adsorption through nanostructured polymeric surfaces[J]. Adv Healthc Mater,2018,7(1):1700995.

[10] BRASH J L, HORBETT T A, LATOUR R A, et al. The blood compatibility challenge. part 2: protein adsorption phenomena governing blood reactivity[J]. Acta Biomater,2019,94:11-24.

[11] XU R, CUI X Z, XIN Q W, et al. Zwitterionic PMCP-functionalized titanium surface resists protein adsorption, promotes cell adhesion, and enhances osteogenic activity[J]. Colloids Surf B Biointerfaces, 2021, 206:111928.

[12] GUO S S,PRANANTYO D,KANG E T,et al. Dominant albumin-surface interactions under independent control of surface charge and wettability [J]. Langmuir,2018,34(5):1953-1966.

[13] HTWE E E, NAKAMA Y, YAMAMOTO Y, et al. Adsorption characteristics of various proteins on a metal surface in the presence of an external electric potential[J]. Colloids Surf B Biointerfaces, 2018, 166: 262-268.

[14] BRETT P M, HARLE J, SALIH V, et al. Roughness response genes in osteoblasts[J]. Bone,2004,35(1):124-133.

[15] GALLI C,COLLAUD COEN M,HAUERT R,et al. Creation of nanostructures to study the topographical dependency of protein adsorption[J]. Colloids Surf B Biointerfaces,2002,26(3):255-267.

[16] PASCHE S,VÖRÖS J,GRIESSER H J,et al. Effects of ionic strength and surface charge on protein adsorption at PEGylated surfaces[J]. J Phys Chem B,2005,109(37):17545-17552.

[17] SAUER H, BEKHITE M M, HESCHELER J, et al. Redox control of angiogenic factors and CD31-positive vessel-like structures in mouse embryonic stem cells after direct current electrical field stimulation[J]. Exp Cell Res,2005,304(2):380-390.

[18] NUCCITELLI R. Endogenous electric fields in embryos during development,regeneration and wound healing[J]. Radiat Prot Dosimetry,

2003,106(4):375-383.

[19] HAAN N,SONG B. Therapeutic application of electric fields in the injured nervous system[J]. Adv Wound Care,2014,3(2):156-165.

[20] SONG B,ZHAO M,FORRESTER J V,et al. Electrical cues regulate the orientation and frequency of cell division and the rate of wound healing in vivo[J]. Proc Natl Acad Sci USA,2002,99(21):13577-13582.

[21] CUI H T,WANG Y,CUI L G,et al. In vitro studies on regulation of osteogenic activities by electrical stimulus on biodegradable electroactive polyelectrolyte multilayers[J]. Biomacromolecules,2014,15(8):3146-3157.

[22] HESS R,JAESCHKE A,NEUBERT H,et al. Synergistic effect of defined artificial extracellular matrices and pulsed electric fields on osteogenic differentiation of human MSCs[J]. Biomaterials,2012,33(35):8975-8985.

[23] HARDY J G,VILLANCIO-WOLTER M K,SUKHAVASI R C,et al. Electrical stimulation of human mesenchymal stem cells on conductive nanofibers enhances their differentiation toward osteogenic outcomes[J]. Macromol Rapid Commun,2015,36(21):1884-1890.

[24] SONG S,MCCONNELL K W,AMORES D,et al. Electrical stimulation of human neural stem cells via conductive polymer nerve guides enhances peripheral nerve recovery[J]. Biomaterials,2021,275:120982.

[25] COHEN D J,JAMES NELSON W,MAHARBIZ M M. Galvanotactic control of collective cell migration in epithelial monolayers[J]. Nat Mater,2014,13:409-417.

[26] WIELAND D C,KRYWKA C,MICK E,et al. Investigation of the inverse piezoelectric effect of trabecular bone on a micrometer length scale using synchrotron radiation[J]. Acta Biomater,2015,25:339-346.

[27] MINARY-JOLANDAN M,YU M F. Uncovering nanoscale electromechanical heterogeneity in the subfibrillar structure of collagen fibrils responsible for the piezoelectricity of bone[J]. ACS Nano,2009,3(7):1859-1863.

[28] ALLEN G M,MOGILNER A,THERIOT J A. Electrophoresis of cellular membrane components creates the directional cue guiding keratocyte galvanotaxis[J]. Curr Biol,2013,23(7):560-568.

[29] HALPERIN C,MUTCHNIK S,AGRONIN A,et al. Piezoelectric effect in

human bones studied in nanometer scale[J]. Nano Lett,2004,4(7):1253-1256.

[30] LI J H,WEN J,LI B,et al. Valence state manipulation of cerium oxide nanoparticles on a titanium surface for modulating cell fate and bone formation[J]. Adv Sci,2018,5(2):1700678.

[31] NING C Y,YU P,ZHU Y,et al. Built-in microscale electrostatic fields induced by anatase-rutile-phase transition in selective areas promote osteogenesis[J]. NPG Asia Mater,2016,8:e243.

[32] LIU B L,CHEN L J,SHAO C S,et al. Improved osteoblasts growth on osteomimetic hydroxyapatite/BaTiO$_3$ composites with aligned lamellar porous structure[J]. Mater Sci Eng C Mater Biol Appl,2016,61:8-14.

[33] LI Z S,QU Y,ZHANG X D,et al. Bioactive nano-titania ceramics with biomechanical compatibility prepared by doping with piezoelectric BaTiO$_3$[J]. Acta Biomater,2009,5(6):2189-2195.

[34] BAGCHI A,MEKA S R,RAO B N,et al. Perovskite ceramic nanoparticles in polymer composites for augmenting bone tissue regeneration[J]. Nanotechnology,2014,25(48):485101.

[35] ZHANG X H,ZHANG C G,LIN Y H,et al. Nanocomposite membranes enhance bone regeneration through restoring physiological electric microenvironment[J]. ACS Nano,2016,10(8):7279-7286.

[36] DUBEY A K,KAKIMOTO K,OBATA A,et al. Enhanced polarization of hydroxyapatite using the design concept of functionally graded materials with sodium potassium niobate[J]. RSC Adv,2014,4(47):24601-24611.

[37] LIAO J W,CHEN W G,YANG M J,et al. Conducting photopolymers on orthopeadic implants having a switch of priority between promoting osteogenic and antibacterial activity[J]. Mater Horiz,2018,5(3):545-552.

[38] IANDOLO D,RAVICHANDRAN A,LIU X J,et al. Development and characterization of organic electronic scaffolds for bone tissue engineering [J]. Adv Healthc Mater,2016,5(12):1505-1512.

[39] KULKARNI M,MAZARE A,PARK J,et al. Protein interactions with layers of TiO$_2$ nanotube and nanopore arrays:Morphology and surface charge influence[J]. Acta Biomater,2016,45:357-366.

[40] ZHANG K J,XING J,CHEN J Q,et al. A spatially varying charge model

for regulating site-selective protein adsorption and cell behaviors[J]. Biomater Sci,2019,7(3):876-888.

[41] WU S L,LIU X M,YEUNG K W K,et al. Biomimetic porous scaffolds for bone tissue engineering[J]. Mat Sci Eng R Rep,2014,80:1-36.

[42] ZHANG XY,ZHANG G N,CHAI M Z,et al. Synergistic antibacterial activity of physical-chemical multi-mechanism by TiO_2 nanorod arrays for safe biofilm eradication on implant[J]. Bioact Mater,2021,6(1):12-25.

[43] ARCIOLA C R,CAMPOCCIA D,SPEZIALE P,et al. Biofilm formation in Staphylococcus implant infections. a review of molecular mechanisms and implications for biofilm-resistant materials[J]. Biomaterials,2012,33(26):5967-5982.

[44] HETRICK E M, SCHOENFISCH M H. Reducing implant-related infections:active release strategies[J]. Chem Soc Rev,2006,35(9):780-789.

[45] PICHAVANT L, AMADOR G, JACQUELINE C,et al. pH-controlled delivery of gentamicin sulfate from orthopedic devices preventing nosocomial infections[J]. J Control Release,2012,162(2):373-381.

[46] ERAKOVI S,JANKOVI A,VELJOVI D,et al. Corrosion stability and bioactivity in simulated body fluid of silver/hydroxyapatite and silver/hydroxyapatite/lignin coatings on titanium obtained by electrophoretic deposition[J]. J Phys Chem B,2013,117(6):1633-1643.

[47] OH J,KIM S J,OH M K,et al. Antibacterial properties of main-chain cationic polymers prepared through amine-epoxy 'click' polymerization [J]. RSC Adv,2020,10(45):26752-26755.

[48] ZAPATA M E V,TOVAR C D G,HERNANDEZ J H M. The role of chitosan and graphene oxide in bioactive and antibacterial properties of acrylic bone cements[J]. Biomolecules,2020,10(12):E1616.

[49] HOLMBERG K V,ABDOLHOSSEINI M,LI Y P,et al. Bio-inspired stable antimicrobial peptide coatings for dental applications[J]. Acta Biomater,2013,9(9):8224-8231.

[50] SADOWSKA J M,GENOUD K J,KELLY D J,et al. Bone biomaterials for overcoming antimicrobial resistance: advances in non-antibiotic antimicrobial approaches for regeneration of infected osseous tissue[J].

Mater Today,2021,46:136-154.

[51] SLOTS J,RAMS T E. Antibiotics in periodontal therapy: advantages and disadvantages[J]. J Clin Periodontol,1990,17(7):479-493.

[52] NAZARZADEH ZARE E,MANSOUR LAKOURAJ M,MOHSENI M. Biodegradable polypyrrole/dextrin conductive nanocomposite: synthesis, characterization, antioxidant and antibacterial activity [J]. Synth Met, 2014,187:9-16.

[53] SHARMA M,WATERHOUSE G I,LOADER S W,et al. High surface area polypyrrole scaffolds for tunable drug delivery[J]. Int J Pharm,2013, 443(1/2):163-168.

[54] ZHOU W H,LU L,CHEN D F,et al. Construction of high surface potential polypyrrole nanorods with enhanced antibacterial properties[J]. J Mater Chem B,2018,6(19):3128-3135.

[55] LI Y,BOBER P,TRCHOVÁ M,et al. Polypyrrole prepared in the presence of methyl orange and ethyl orange: nanotubes versus globules in conductivity enhancement[J]. J Mater Chem C,2017,5(17):4236-4245.

[56] HWANG D K,SONG D,JEON S S,et al. Ultrathin polypyrrole nanosheets doped with HCl as counter electrodes in dye-sensitized solar cells[J]. J Mater Chem A,2014,2(3):859-865.

[57] ALIZADEH N,AKBARINEJAD A,GHOORCHIAN A. Photophysical diversity of water-soluble fluorescent conjugated polymers induced by surfactant stabilizers for rapid and highly selective determination of 2,4, 6-trinitrotoluene traces[J]. ACS Appl Mater Interfaces,2016,8(37): 24901-24908.

[58] LIAO J W,WU S L,YIN Z Y,et al. Surface-dependent self-assembly of conducting polypyrrole nanotube arrays in template-free electrochemical polymerization[J]. ACS Appl Mater Interfaces,2014,6(14):10946-10951.

[59] LIAO J W,ZHANG Y,TAN G X,et al. Nanostructured PPy coating on titanium fabricated via template-free electrochemical polymerization in PBS [J]. Surf Coat Technol,2013,228:S41-S43.

[60] KIM I Y,PARK S,KIM H,et al. Strongly-coupled freestanding hybrid films of graphene and layered titanate nanosheets: an effective way to tailor the physicochemical and antibacterial properties of graphene film

[J]. Adv Funct Materials,2014,24(16):2288-2294.

[61] FLANNAGAN R S,COSÍO G,GRINSTEIN S. Antimicrobial mechanisms of phagocytes and bacterial evasion strategies[J]. Nat Rev Microbiol,2009,7:355-366.

[62] ZOU X,ZHANG L,WANG Z,et al. Mechanisms of the antimicrobial activities of graphene materials[J]. J Am Chem Soc,2016,138(7):2064-2077.

第3章
外场响应表/界面

3.1 外场响应表/界面设计原理

随着生物医疗技术的不断发展,生物材料(器件)在医药、生物、人工器官和组织工程等领域有着广泛的应用,为提高患者的健康水平和降低医疗成本发挥了重要的贡献[1-2]。生物材料对生物体及生物体对生物材料的反应对调节并发症和评估生物材料的优劣都起着重要作用,其中,材料与生物体界面处的相互作用有着至关重要的影响。生物材料作为植入体进入生物体后,大量的炎症、创伤愈合及异物反应都是从界面或表面开始的。因此,通过调控材料表面的物理化学性质及其与生物分子、蛋白质和细胞之间的相互作用,能够大幅度提高生物材料(器件)的性能。本章主要从材料表面与细胞的相互作用,以及外场响应表/界面的细胞响应来介绍外场表/界面的设计原理。

3.1.1 材料表面与细胞的相互作用

在生物材料与生物体相互作用的过程中,材料表面与细胞直接作用,其相互作用的效果直接决定着生物材料是否能够满足实际需求[3]。近年来,大量的研究表明生物材料表面特性,如表面结构特性、表面化学特性和表面物理特性等,能够决定细胞的黏附、增殖、分化和脱附行为。基于生物材料表面与生物体之间动态生物物理化学相互作用,材料表面特性与蛋白质、细胞膜、细胞、DNA 和细胞器之间产生了一系列的相互作用,从而对细胞乃至生物体产生深远的影响[4],并最终指导组织(器官)的修复和功能保持[5-6]。

材料表面特性指导细胞行为主要通过材料与细胞之间的相互作用实现,但是,材料-细胞界面是一个复杂的动态微环境,细胞和材料之间的相互作用决定了彼此。材料表面性质被细胞感知,并决定细胞命运,其中材料表面拓扑结构、化学成分、亲水性、温度、表面电势及电荷等都可以影响甚至调控细胞黏度、增殖分化"等行为"[7]。

在大多数情况下,细胞与材料的相互作用并不是直接进行的,当生物材料进入生物体内后,最先到达界面的是水及无机盐离子,然后是蛋白质,最后是细胞。因此,细胞可通过材料吸附蛋白质的介导而发挥功能。而材料表面吸附的蛋白质会直接影响细胞信号通路传导及细胞功能,因此在细胞与材料作用的初期,细胞外基质——胞外蛋白质对细胞表型起到关键作用。而蛋白质在材料表面的吸附是由多因素调控的:蛋白质的吸附数量、吸附率及吸附稳定性取决于蛋白质自身的物理化学性质(尺寸、柔性及带电性等)、材料表面特性(表面化学组成、表面能、电荷及表面形貌等)以及二者相互作用的环境(pH、离子浓度、温度及溶液组成等)[8]。因此,材料表面特性的调控常被用来控制蛋白质与材料界面的相互作用,进而介导细胞行为。

材料表面特性不仅能通过控制蛋白质与材料界面的相互作用来调控细胞,还能够在细胞生长周期的后期通过调控细胞膜电位来调控细胞的行为。由膜电位超极化介导的信号,在细胞分化后期阶段可以被转导影响细胞行为。因此,通过采用材料表面电势作用(人为地通过恒压、恒流电源向细胞中引入电荷,产生动作电位变化的过程)提供适当的生理环境已被用于操纵跨膜电位以调节细胞生长、分化和细胞功能[9]。由于材料表面特性能够调控细胞行为,因此可以通过调控材料表面特性来调控细胞行为。

3.1.2 外场响应材料及细胞响应

除了材料表面的固有物理特性能够影响细胞响应行为外,近年来,大量研究尝试通过搭建动态可调的细胞培养表面以模拟细胞外基质(ECM)动态信号,从而调控细胞响应行为。其中,外场刺激响应或智能材料表现出了良好的动态可调的应用前景,这类材料可以通过外场刺激,如常用的温度场、pH 场、磁场、电场和光场,改变其表面的物理特性,例如拓扑结构、力学特性和表面电势等,从而实现动态调控细胞或 ECM 微环境,并定向可控地决定细胞的命运[10]。

温度场响应材料的主要作用原理是通过温度的改变来调控温敏型材料的表面性质从而调控细胞的行为,其中一个典型的温敏材料是聚 N-异丙基丙烯酰胺(PNIPAAm),该聚合物的低临界溶解温度(LCST)为 32 ℃,常被用来制备温度场响应材料。当温度高于 32 ℃ 时,该聚合物可溶于水;当温度低于 32 ℃ 时,聚合物链内部相互作用较强,产生进一步联结作用而导致其不能溶于水[11-12]。Okano 等[13]利用 PNIPAAm 的温敏特性在不同温度下发生相转变造成的亲疏水转变来调控表面蛋白质的吸附和脱附,进而实现细胞的脱附。细胞培养的环境温度为 37 ℃,PNIPAAm 表面略疏水,有利于细胞的黏附和铺展,当细胞培养完成后,将环境温度调节到 32 ℃,PNIPAAm 发生相转变而变得亲水,导致蛋白质的脱附,并进一步发生细胞片层的脱附。当温度较高时,蛋白质会嵌入聚合物的链中,而温度较低时,聚合物会发生脱水作用,蛋白质会被从链中推出,从而实现脱附效应。

材料的 pH 响应性主要通过在膜表面引入 pH 敏感共聚物或者聚合物,如聚苯烯酸、聚甲基丙烯酸二甲氨基乙酯、聚乙烯基吡啶、聚甲基丙烯酸等,当环境 pH 发生变化时,聚电解质链段随之发生构象转变,进一步导致膜孔径等性能的变化。pH 调控下响应膜的形貌会发生变化,如膜的孔径或者网尺寸会随着 pH 的变化而发生收缩和扩展,这类膜在药物控制释放、流量调节、传感器、自清洁表面、尺寸和电荷选择性过滤方面应用广泛[14-16]。Chen 等[17]利用壳聚糖在 pH 变动条件下的响应性来进行细胞脱附,免去酶处理与冲洗步骤。Hela 细胞在 pH 为 6.99 和 7.20 的条件下能够很好地在壳聚糖表面附着和铺展,当 pH 调节到 7.65 时,超过 90% 的细胞能够顺利从壳聚糖表面脱附(1 h 左右),纤连蛋白在壳聚糖表面也表现出类似的吸脱附规律。该试验中的壳聚糖经过改性之后等电点在 7.4 左右,当培养环境的 pH 为 6.99 和 7.20 时,壳聚糖表面带正电,对负电性的纤连蛋白有较强的静电吸附作用,细胞也能更好地黏附和铺展,而经过一定时间培养之后,将 pH 调节到 7.65,壳聚糖表面带负电,对负电性的纤连蛋白会产生静电排斥作用,导致 Hela 细胞脱附。蛋白质与多糖在等电点前后表现出不同的电性,从而具有一定的 pH 响应性,然而由于人体正常细胞的 pH 环境在 6.8~7.4 之间,响应区间过小,pH 型响应系统在生物体的应用受到了一定的限制。

温度场、pH 场在体内相对稳定响应区间过小,而且外场作用后会改变溶液的组成及自身特性,从而造成不利影响,但光场、电场、磁场这些外场刺激响应范围广且可以避免上述负面影响。

材料的磁响应性主要通过两种方法实现:一种是通过在薄膜中加入各向异性的纳米磁性颗粒,这些磁性颗粒会在磁场作用下发生位移,导致薄膜本身性能发生变化；另一种是直接在材料表面固定一层具有磁响应性的基体的改性方式。Zhuang 等[18-19]采用变压和磁助力的方法制备得到矿化强弱交替和取向性的胶原涂层，弱矿化的胶原涂层为细胞的附着提供了更多位点，其本身的拓扑结构也能够改变细胞在涂层表面的铺展状态，从而提高细胞的亲和性，引发细胞骨架重排，促进细胞成骨分化。Zhuang 等[20]通过将胶原涂层与磁性颗粒结合来赋予涂层一定的磁响应性，结合胶原本身的溶胀性，当薄膜中超顺磁的磁性颗粒在匀强磁场中发生磁矩旋转时，涂层会发生磁响应形变，而胶原网络的形变会给细胞带来力学刺激。细胞在磁性涂层和外加磁场的共同作用下表现出较高的成骨分化能力，并且胶原涂层的高度取向性使得不同磁场施加角度给予细胞不同方向的力学刺激，在其所获得力学刺激方向和本身细胞取向一致时，细胞可获得最强的成骨分化性能。

光场响应材料的响应方式有很多种，当光场施加到光响应材料上时，材料可能会产生光热效应、光电效应、光致亲疏水性效应、光化学效应、光声效应等，这些特性会改变材料表面的温度、电势、亲水性等，从而调控细胞的行为。偶氮苯是一种光敏分子，紫外光（UV）照射下可实现从反式到顺式的异构化转变，该过程快速且完全可逆。Auernheimer 等[21]利用偶氮苯的性质，实现了 UV 可控细胞黏附到脱附的调控。首先将精氨酰－甘氨酰－天冬氨酸（RGD）寡肽偶联到偶氮苯衍生物上，然后在聚甲基丙烯酸甲酯（PMMA）表面制备该复合物涂层，偶氮苯负责控制 RGD 与 PMMA 之间的距离，从而控制细胞脱附。当偶氮苯衍生物为反式构象时，RGD 暴露在表面，细胞可以很好地黏附在基板表面；当 365 nm 波段 UV（UV365）照射后，偶氮苯异构化为顺式结构，该结构使得偶氮苯偶联的 RGD 寡肽与表面的距离缩短，RGD 更接近 PMMA 表面，原有的细胞结合位点被破坏，最终导致细胞脱附。

电场是最常见的外场刺激源，其不仅可以用来刺激生物材料的表面性质变化，对细胞自身也有一定的调控作用。通过掺入生物相容性的导电聚合物，例如 PPy[22]、聚苯胺（PANI）[23]和聚（3,4－亚乙二氧基－噻吩）（PEDOT）[24]，能够设计出包括多孔支架、涂层和膜在内的各种导电基底，大量研究表明，通过电场刺激能够促进细胞迁移、增殖和分化。例如，Liu 等[25]在 PPy 平面叉指电极（IDE）上研究了电刺激时间对成骨细胞成骨分化的影响，结果表明，适当时间的每日刺激能明显上调 ALP 蛋白和成骨相关基因（ALP、Col－Ⅰ、Runx2 和 OCN）的表达。通过合适的外场调控可以使材料产生良好的生物学效应，第 3.2 节和 3.3 节将从原理和应用上具体讲述光场响应和电场响应薄膜材料及其生物学效应。

3.2 光场响应薄膜及其生物学效应

光场因其易于施加、时空可控等优势被普遍应用于临床医学中。从紫外波段至近红外波段,光场响应材料种类繁多,如光敏基团(偶氮苯、螺吡喃)、半导体材料(TiO_2、ZnO、Si)、金属纳米材料(金纳米颗粒、银纳米颗粒)、碳基材料(碳纳米管、石墨烯)、黑磷等,为光场调控表面特征变化提供了基础。光场响应材料可通过光场调控材料表面特征而调控细胞的行为,具体利用的光场响应特征有光热效应、光电效应、光致亲疏水性效应、光化学效应、光声效应等,本节将以具体事例从光热效应和光电效应来介绍光场响应薄膜及其生物学效应。

3.2.1 光热响应薄膜

光热转换材料是指在光照条件下能够通过自身的光热转换机制将光能转换为热量的一类材料[26]。不同光热转换材料的转换机理不同:贵金属纳米粒子(如Au NCs、Ag NCs 等[27])主要通过表面电子振荡增强实现光热转换;半导体纳米晶(钨基纳米晶、金属氧硫族等)材料吸收辐射后通过表面等离子体共振效应,以热能形式释放;二维材料(如石墨烯及碳基复合材料[28])凭借特殊的结构在可见光到近红外光区域均有很强的光吸收,从而实现光热转换升温。

光热转换材料在生物材料领域的应用主要分为两个方面:①光热治疗,即采用较强的近红外光辐射肿瘤,通过产生局部高温杀伤肿瘤细胞,例如,Yang 等[29]研究证实聚乙二醇非共价键修饰的还原氧化石墨烯(nRGO—PEG)具有极高的被动靶向运输效率,且在近红外光下有很强的光吸收,通过静脉注射到目标部位后可以利用 808 nm 激光几乎完全消除肿瘤。②组织工程,即采用适当的光场辐射特定部位使其局部升温,刺激细胞产生应激反应以引导细胞的增殖或分化,Tong 等[30]利用近红外光照射黑磷/聚乳酸—羟基乙酸共聚物(PLGA)复合膜,证明光热效应能够通过增强热休克蛋白的表达来促进骨修复。光热转换材料在生物医学应用最突出的特点就是能够靶向性地对特定区域进行加热,但与直接加热相比虽然操作简便,但其作用范围过大,非特异性地对整体加热,难免对周围正常组织产生影响。因此能够靶向性加热的光热响应薄膜是一种比较有前途的生物材料。下面就以几种光热响应薄膜为例介绍其构建及生物学效应。

1. PDA/ECM、Gr/ECM 复合薄膜的构建及光热刺激下表面的细胞响应

在组织工程领域,骨髓间充质干细胞(BMSCs)是骨缺损修复领域的首选种子细胞,研究影响其成骨分化的因素对于构建适合细胞(组织)生长的支架材料至关重要。而温和的热刺激凭借良好的诱导 BMSCs 成骨分化的能力逐渐被广泛研究,若能实现针对目标区域的热刺激从而避免对周围正常组织细胞造成损伤将极大地推动热刺激诱导骨形成的应用。而 ECM 作为由细胞分泌且富含结构蛋白、功能蛋白、蛋白聚糖等大分子的天然生物材料具有良好的生物相容性,能模拟细胞微环境,调控细胞黏附、增殖和分化,是理想的组织工程材料。本节将介绍一种以细胞外基质为基础,分别添加具有光热效应的聚多巴胺(PDA)和石墨烯(Gr)的复合膜的构建,以及光热刺激对其表面细胞行为的调控。

PDA 具有与黑色素相似的光吸收性能,其在紫外光到可见光的范围内有宽波段的吸收。研究人员指出,紫外区域的强吸收源于 PDA 在聚合过程中产生了多巴色素、多巴吲哚等,甚至还会因为自聚过程延伸至对近红外区域的吸收[31],因此可作为光热疗剂用于光热治疗。由于 PDA 在潮湿状态下具有很强的黏附性能,因此其可以在大部分材料表面形成涂层,孙媛[32]利用其黏附性能在 Ti 基板和聚四氟乙烯(PTFE)基板上制备 PDA/ECM 涂层。该涂层的制备步骤如下:首先在 24 孔板中高密度培养小鼠胚胎成纤维细胞(NIH 3T3)并冻融循环去细胞获得 ECM,将 ECM 转移至通过静置沉积制备得到 PDA 薄膜表面修饰的基板上并置于 37 ℃恒温箱固定干燥 12 h,获得最终的 PDA/ECM 复合薄膜修饰的基板。

图 3.1(a)为采用万能拉伸试验法测得的 PDA/ECM 复合薄膜在 Ti 基板上的剪切应力曲线。结果表明,PDA-ECM 复合薄膜在 Ti 基板上的剪切强度为 10.5 MPa,而且即使经过剪切试验后,ECM 涂层也几乎完整保留在基板表面,即 PDA-ECM 复合薄膜的黏附强度高于实际测量值,由此确定 PDA-ECM 复合薄膜能与基板紧密结合,实现基板的表面改性。图 3.1(b)为红外热成像仪记录的白光 LED 灯照射下 PDA/ECM 复合薄膜的光热效应,数据表明各基板表面在光照后实现了升温,其中复合 PDA 后光照 20 min 升温达到 4.9 ℃,复合 PDA-ECM 后光照 20 min 升温达到 4.6 ℃,光热效应明显。碱性磷酸酶(ALP)是 BMSCs 成骨分化的早期指标,图 3.1(c)为不同光热刺激条件下干细胞的成骨分化行为。数据证明光热刺激后,试验组的 ALP 活力都有提高,在光热刺激 10 min 时效果最好。结合前面测定的光热曲线,光照 10 min,材料表面细胞能感受到略低于 3.9 ℃的升温变化,达到 41 ℃左右的升温刺激,这被证实是最利于干细胞分化的热刺激温度[33]。光照过短(5 min)或过长(20 min)均可能因为受热不足或受热过多而损伤细胞活力,影响其分化程度,而且在不添加外加诱导剂的情况下,直接短期温和的光热刺激甚至具有比外加诱导剂更好的促成骨分化

效果。细胞外基质的矿化行为是细胞成骨分化后期的标志,从图3.1(d)中可以看出 Ti-PDA/ECM 在光热刺激下的茜素红定量 OD 值高于对照组,说明光热刺激不仅作用于干细胞早期成骨分化,还能增强其后期的细胞外基质矿化,全程诱导干细胞的成骨分化。

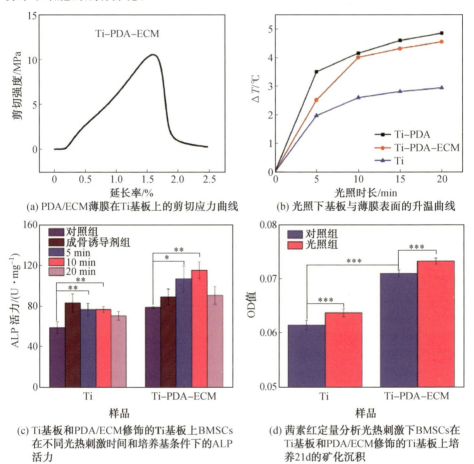

(a) PDA/ECM薄膜在Ti基板上的剪切应力曲线

(b) 光照下基板与薄膜表面的升温曲线

(c) Ti基板和PDA/ECM修饰的Ti基板上BMSCs在不同光热刺激时间和培养基条件下的ALP活力

(d) 茜素红定量分析光热刺激下BMSCs在Ti基板和PDA/ECM修饰的Ti基板上培养21d的矿化沉积

图 3.1 聚多巴胺(PDA)/细胞外基质(ECM)复合薄膜力学性能、光热效应及骨髓间充质干细胞(BMSCs)响应[32](统计学分析差异显著性:* 表示 $P<0.05$,* * 表示 $P<0.01$,* * * 表示 $P<0.001$)

以上说明 PDA/ECM 复合薄膜具有良好的机械性能及光热响应性,而且利用其光热响应性能够促进 BMSCs 的成骨分化。虽然 PDA/ECM 复合薄膜能广泛修饰各种基板,但是作为修饰涂层过于依赖于基板,无法单独成膜,故应用可能受限。

孙媛[32]等以 Gr 作为光热转换材料制备了 Gr/ECM 复合薄膜,并探究了其生物响应性。Gr/ECM 复合薄膜的制备步骤(图 3.2(a))如下:在细胞培养过程中加入不同浓度的纳米石墨烯水溶液,在细胞培养 7 d 后对细胞片层进行反复冻融得到不同浓度的 Gr/ECM 复合薄膜,根据石墨烯浓度分别命名为低复合浓度 Gr/ECM 复合薄膜(LG—ECM)、中复合浓度 Gr/ECM 复合薄膜(MG—ECM)和高复合浓度 Gr/ECM 复合薄膜(HG—ECM)。这种方法制备的复合薄膜作为光热转换材料的 Gr 均匀分散在 ECM 内部,与 PDA/ECM 复合薄膜不同,PDA/ECM 复合薄膜作为光热转换材料的 PDA 处于 ECM 的底部,光热效应产生的热量需要从底部传出。Gr/ECM 复合薄膜从结构上来讲有着更好的传热效率。红外热像仪记录了实时表面的温度变化(图 3.2(b))。光照后 Gr/ECM 复合薄膜表面有明显的温度升高,前 20 min 升温迅速,表面升温为 5.7~7.2 ℃,且石墨烯含量越高,温度变化越大。20 min 后趋于稳定,不再有明显的升温。图 3.2(c)为浸泡薄膜的培养基在光照下的升温曲线,所有的培养基在光照后出现了一致的升温情况,但温度变化明显低于(图 3.2(b))材料表面的升温变化。因为光照后材料迅速升温,与培养基接触的表面与培养基出现明显温差,热量从材料传递到培养基中,从而引起培养基的升温。说明光照不仅能加热材料表面,提高培养基的温度,还能够对细胞进行有效的热刺激。孙媛等通过光热刺激方式(时间、频率)的改变,进一步对光热刺激下复合薄膜表面细胞的增殖、分化、成骨相关基因表达、矿化等行为进行探究,并对热休克蛋白 70(HSP70)和细胞外调节蛋白激酶(EPK)信号通路进行检测来探究光热刺激诱导 BMSCs 成骨分化的机制。其机制为 Gr/ECM 复合薄膜在光场照射下会产生光热效应,在复合薄膜表面的细胞会感受到光热效应带来的热刺激,热刺激会使 HSP70 表达上调。HSP70 在热应激下的表达过程如图 3.3 所示,热激转录因子(HSF)转移到细胞核,与相应的启

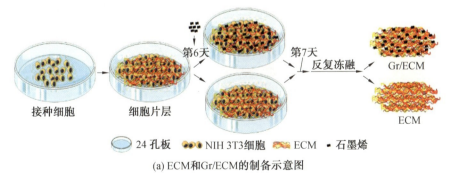

(a) ECM和Gr/ECM的制备示意图

图 3.2 Gr/ECM 复合薄膜的制备及升温曲线[32]

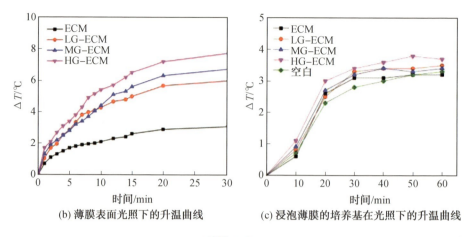

(b) 薄膜表面光照下的升温曲线　　(c) 浸泡薄膜的培养基在光照下的升温曲线

续图 3.2

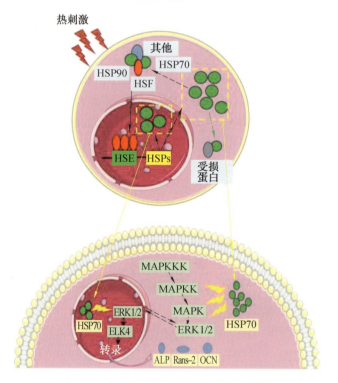

图 3.3　HSP70 在热应激下的表达过程[32]

动子结合，从而启动 HSP 基因的转录。增加的 HSP70 激活并上调了 $p-ERK$ 表达，从而激活 ERK 信号通路参与干细胞的成骨分化。

2. 具有光热效应的 TiNR/Col/AuNPs 复合涂层的构建及其生物学响应

姚利利[34]利用金纳米颗粒(AuNPs)良好的光热性能和胶原(Col)的热不稳定性能,在 TiO_2 纳米棒(TiNR)薄膜上旋涂 Col/AuNPs 层,制备了具有可见光响应性的 TiNR/Col/AuNPs 复合涂层,研究涂层的光热转换能力、可见光照射下胶原构型变化,分析可见光照对复合物释放和细胞摄入行为的调控作用,并探讨基于该复合涂层在可见光照下调控表面介导基因传递行为的机制。

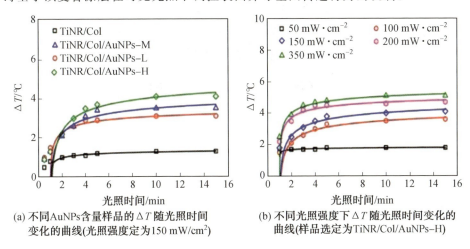

(a) 不同AuNPs含量样品的 ΔT 随光照时间变化的曲线(光照强度定为150 mW/cm²)

(b) 不同光照强度下 ΔT 随光照时间变化的曲线(样品选定为TiNR/Col/AuNPs-H)

图 3.4　TiNR/Col/AuNPs 复合涂层的光热性能[34]

图 3.4 为 TiNR/Col/AuNPs 复合涂层的光热性能。由于涂层的光热性能源自 AuNPs,因此 AuNPs 含量对涂层的光热转换能力产生了较大的影响,随着 AuNPs 含量的增加,ΔT 逐渐增加。随着光照时间的增加,ΔT 逐渐趋于平缓。这些结果说明 TiNR/Col/AuNPs 复合涂层具备优异的光热性能,而且可以通过改变 AuNPs 含量和光照强度来调控复合涂层的光热转换能力。在此基础上继续研究发现,光照能促进 Lipofectamine 2000 "转染试剂"/编码绿色荧光蛋白的报告基因 $pEGFP$(LF/GFP)的释放,还能够增加细胞对 LF/GFP 的摄入量,并进行了 TiNR/Col/AuNPs 复合涂层界面介导基因传递的机理探讨(图 3.5)。在一定强度的可见光照射下,一方面,涂层的光热效应导致涂层表面温度增加,胶原的三级螺旋结构发生解聚暴露侧链结构,有序构象向无序构象转变,这种构象转变过程扰乱了 LF/GFP 与涂层表面的静电吸附,导致 LF/GFP 释放;另一方面,涂层的光热效应导致细胞周围微环境温度升高,增大了细胞膜对 LF/GFP 的摄入;在两方面的共同作用下,光照促进了 TiNR/Col/AuNPs 复合涂层界面介导的基因传递过程。

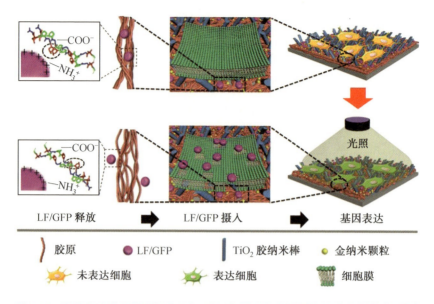

图 3.5 可见光场调控 TiNR/Col/AuNPs 涂层介导的基因传递的机理示意图[34]

3.2.2 光电响应薄膜

半导体材料在一定波长光的照射下会产生电子—空穴对,这使得半导体材料具有很好的光电效应,其中 TiO_2、ZnO、Si 等由于优异的光响应性及较好的生物相容性被广泛应用于生物医学领域。本节以三种光电响应材料为例介绍光电响应薄膜及其生物学效应。

1. TiO_2 基光电响应薄膜及其生物学效应

TiO_2 良好的化学稳定性及优异的生物相容性使其在生物医学领域受到了广泛应用。作为宽禁带半导体材料,TiO_2 可响应波长小于 380 nm 的紫外光,光生电子—空穴对又会改变材料表面的理化状态(亲疏水性、电荷状态等),因此作为界面"开关"材料受到了广泛关注。Hong 等[35]构建了基于锐钛矿 TiO_2 纳米薄膜的紫外光致开关表面,即紫外光致表面羟基产生及光生电子的积累可有效调控吸附蛋白构象,并最终实现细胞快速脱附,光致脱附的细胞可保持良好的活性及功能性,在组织工程及再生医疗领域表现出良好的应用前景。研究者常常通过掺杂(金属、非金属和过渡金属等)或与其他半导体复合的方式提高 TiO_2 的电子—空穴对分离性能,本节通过半导体的掺杂介绍 TiO_2 基光电响应薄膜及其生物学效应。

由于二元半导体材料的复合成分和结构相对简单,制备方法简便可行,因此是经常被采用的 TiO_2 改性方式[36]。ZnO 是一种物理、化学、生物等方面性能优良的半导体材料,常被用于发光二极管、环境(生物)传感器、光催化等领域[37]。由于 TiO_2 和 ZnO 能级位置的不同,在光源辐照下,TiO_2 中的光生空穴将从 TiO_2 的价带转移至 ZnO 的价带,而光生电子受激跃迁至 TiO_2 的导带;相反,ZnO 中的光生电子将从 ZnO 的导带转移至 TiO_2 的导带,而光生空穴则留在 ZnO 的价带,降低了电子-空穴对的复合概率[38]。此外,ZnO 具有较高的电子迁移速率和较长的电子寿命,这一特征也有利于改性后的 TiO_2 的性能得到提升。纳米点结构相比于块状材料具有更高的比表面积,这有利于产生更多的载流子,同时也有利于载流子的传输和分离。因此,纳米结构的 ZnO/TiO_2 复合纳米点薄膜有望作为一种光响应性的"开关"材料来调控细胞片层的脱附行为。

接下来介绍一种通过溶胶-凝胶及分相自组装技术制备的 ZnO/TiO_2 复合纳米点样品,以及 UV 光照射下 ZnO/TiO_2 复合纳米点样品的表面亲疏水性变化及细胞脱附行为。

姚利利[34]采用溶胶-凝胶技术,通过旋涂、煅烧等过程制备得到 ZnO/TiO_2 复合纳米点薄膜,具体过程:首先制备 ZnO/TiO_2 的混合溶胶溶液,在不断搅拌条件下依次加入无水乙醇、乙酰丙酮(AcAc)、水及钛酸四丁酯(TBOT),搅拌后按照不同的 Zn/Ti 摩尔比(0.01、0.03 和 0.1)加入醋酸锌,所制备的复合纳米点样品分别被命名为 TZD0.01、TZD0.03 和 TZD0.1。再次搅拌后加入聚乙烯吡咯烷酮(PVP),继续搅拌至溶液呈均匀的黄色透明状液体后得到 ZnO/TiO_2 前驱体溶胶。最后将前驱体溶胶旋涂至石英基板上进行煅烧得到纳米点。同时配制了不含醋酸锌的 TiO_2 溶胶,制备了 TiO_2 纳米点样品作为对照,并被命名为 TD。

图 3.6(a)为 ZnO/TiO_2 复合纳米点薄膜的"紫外-可见光(UV-Vis)"吸收光谱,图中显示,四种样品均在紫外区产生光吸收,而在可见光区无吸收。与 TD 相比,Zn 的引入使复合纳米点薄膜的 UV-Vis 吸收边产生短波方向移动,即蓝移。而且随着 Zn 含量的增加蓝移程度逐渐增加,说明材料的禁带宽度不断增大。对于 ZnO 和 TiO_2 复合材料禁带宽度的解释主要有两种:一种认为两种材料复合后,在光子的激发下,光生空穴将从 TiO_2 的价带转移至 ZnO 的价带,相反地光生电子将从 ZnO 的导带转移至 TiO_2 的导带,从而使光生电子-空穴对有效分离,提高光子利用率;另一种则认为 ZnO 的禁带宽度略高于 TiO_2,两种材料复合后 ZnO 会占据原来 TiO_2 的位置,从而导致禁带宽度处于两种材料之间[39-40]。

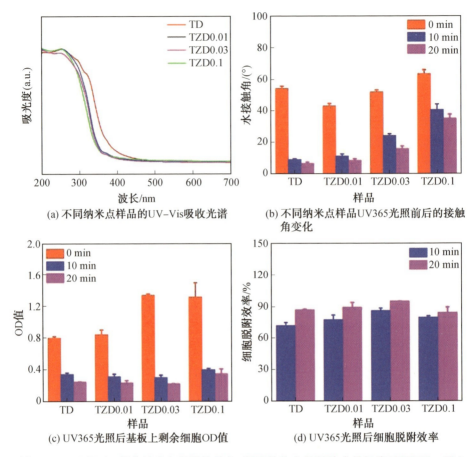

图 3.6　ZnO/TiO2 复合纳米点薄膜的吸光、润湿性和小鼠胚胎成骨细胞（MC3T3－E1）脱附响应[34]

TiO_2 基材料最显著的光响应特性之一是光致亲水性，该特性也是光场调控生物分子或细胞行为的关键。如图 3.6(b) 所示，随着 Zn 含量不断增加，薄膜的水接触角先减小后增大，四种薄膜的水接触角（WCA）在 40°～65°之间。UV365 光照下，四种薄膜水接触角均降低，并且光照 20 min 的下降幅度高于 10 min，但是随着 Zn 含量的增加水接触角的下降幅度降低。UV365 光照 20 min 后 TD 和 TZD0.01 表面变成超亲水状态。亲水性的改变有助于调控细胞的脱附行为，图 3.6(c) 为光致单细胞脱附行为的测试结果，结果显示光照 10 min 后，TD 的细胞脱附效率约为 71.1%，而三种复合纳米点薄膜的细胞脱附率均高于 TD，TZD0.03 表现最佳，约为 85.4%。光照 20 min 时，四种样品的细胞脱附效率均进一步提升，TZD0.03 依然表现最佳，约为 94.2%。以上结果说明，ZnO 作为掺杂的半导体能够提高 TiO$_2$ 的电子－空穴对分离性能，使 UV－Vis 吸收出现蓝移并且 UV365 光照下水接触角变化量降低，增强了 ZnO/TiO$_2$ 复合纳米点薄膜的细胞脱附效率。

2. Si 基光电响应薄膜及其生物学效应

Si 的禁带宽度为 1.2 eV，可有效吸收可见光及近红外光并产生光电子，内部构建了 p/n 结的硅（Si(p/n)）可产生光伏效应，因而广泛应用于现代光伏及电子工业领域[41]。此外，硅材料无毒，化学稳定性及生物相容性良好，且具有独特的光电特性，因此在生物传感等领域应用广泛[42-43]。材料表面性质，尤其是表面电荷和电场在调节蛋白质构象中起着关键作用[44]。而蛋白质吸附状态又可以显著影响细胞的黏附行为[45]。因此，利用 Si 基材料良好的光电响应性可以调控细胞行为。本节将介绍一种基于 Si(p/n) 的光电响应薄膜及其生物学效应。

王小召[46]通过碱溶液对硅片进行各向异性刻蚀，得到了 Si(p/n)。通过光伏效应测试（图 3.7），得知 Si(p/n) 具有良好的光伏效应及界面光响应。图 3.7(b) 内部插图为 Si(p/n) 产生光伏效应的原理：构建 p/n 结后，Si(p/n) 内部会形成内建电场，在可见光照射下，光生电子－空穴对在内建电场的作用下分离，带正电的空穴由 n 区流向 p 区，带负电的电子由 p 区流向 n 区，并最终在两端产生电势差。本节所述的 p/n 结为浅结，结深在 300～500 nm，而电子的有效质量很低，可以很容易地在表面实现电子累积。因此，利用 Si(p/n) 的光伏效应构建了一个可见光响应表面，且在表面可实现有效的光电调控。已知光生电子的产生能够有效促进细胞脱附效率，因此本节以 Si(p/n) 材料为例介绍光电响应薄膜的光致细

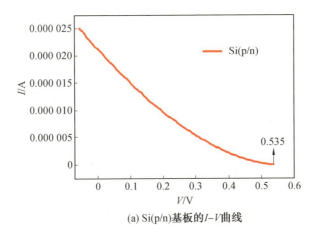

(a) Si(p/n)基板的 I-V 曲线

图 3.7　Si 基光电响应薄膜光伏效应测试[46]

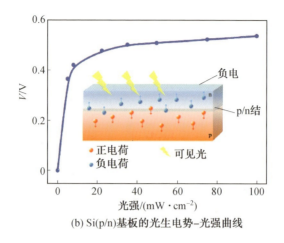

(b) Si(p/n)基板的光生电势-光强曲线

续图 3.7

胞脱附机制。王小召基于对模拟和试验结果的分析,总结了 Si(p/n)的可见光致细胞脱附机理,如图 3.8 所示。可见光照射后,Si(p/n)的光伏效应使其表面产生足够的光生电子累积,进而对吸附蛋白产生巨大的静电排斥力;而表面电荷密度的增加会增加表面吸附水层的密度及有序程度。静电排斥作用及表面水层的改变会协同促进预吸附 ECM 蛋白和细胞或细胞薄层的脱离。值得注意的是,这种蛋白质的光电脱离可能具有普适性。事实上,在许多植入式生物传感器和生物设备中,蛋白质的非特异性结合是相当普遍的,这不仅影响植入体的功能,而且不利于其长期稳定性,甚至会引起器件失效[47]。因此,适当的光照可以作为直接

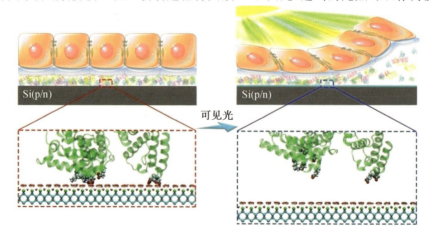

图 3.8 Si(p/n)的可见光致细胞脱附机理示意图[46]

控制蛋白质吸附行为的有效手段,并为这些问题提供新的解决方案。

3. Gr/Si 光电响应薄膜及其生物学效应

Gr 的功函数为 4.8～5.0 eV,当与功函数更低的 n 型半导体,如 n 型 Si(功函数约为 4.25 eV)接触后可形成肖特基结,肖特基结的存在使其有效吸收可见光而实现界面光电转化,并在 Gr 层实现有效的正电荷累积[48]。由 Si(p/n)的光伏效应引起的表面负电荷积累能够对蛋白质及细胞行为进行调控,基于石墨烯/n 型 Si(Gr/Si)的光致表面正电荷累积也应该能调控细胞的行为。

龙小军[49]将通过气相沉积法生长于铜基上的单层 Gr 转移到具有 n 型或 p 型掺杂的表现为半导体性质的 Si 材料基板上,制备出具有肖特基结特征的 Gr/Si 薄膜。当 Gr 转移到 Si 基板上之后,由于 Gr 和 Si 的费米能级不同,在 Gr 和 Si 接触界面处会形成肖特基结。由于 Si 的掺杂包括 n 型和 p 型,在光照刺激下,通过改变 Si 基板的掺杂状态可以控制 Gr 表面电荷富集特征,从而实现不同特性的电荷富集。图 3.9(a)所示为典型的 Gr 与 n−Si 之间形成肖特基结之后的光伏特性(J−V)曲线。在暗场下,J−V 曲线出现了 Gr/n−Si 肖特基结的整流效应。在可见光辐照刺激下(380～780 nm,100 mW/cm^2),Gr/n−Si 表现出了光电流响应,其中开路电压(V_{oc})为 0.26 V,短路电流密度(J_{sc})为 3.313 mA/cm^2,填充因子(FF)为 33.43%。从能带图可以更明显地看出 Gr/n−Si 肖特基结的能带变化。在暗场环境下,由于 Gr 和 n 型 Si 的费米能级不同,在 n−Si 中的载流子(e^-)倾向于移动到 Gr(Gr 在大气环境中表现为微弱的 p 型[50-51]),从而将费米能级在连接点处对齐。载流子的这种运动导致在 Gr−Si 界面附近形成空间电荷区和内置电场。在光照下,光致电子−空穴对通过肖特基结场分离,空穴被转移

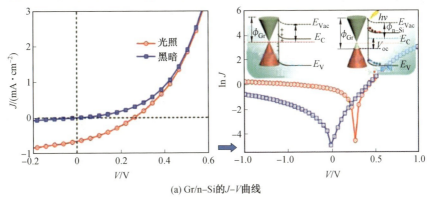

(a) Gr/n−Si 的 J−V 曲线

图 3.9 Gr 在 Si 基板上的光响应效应、伏安特性(J−V)和有无可见光光照下含肖特基结器件的能带图[49]

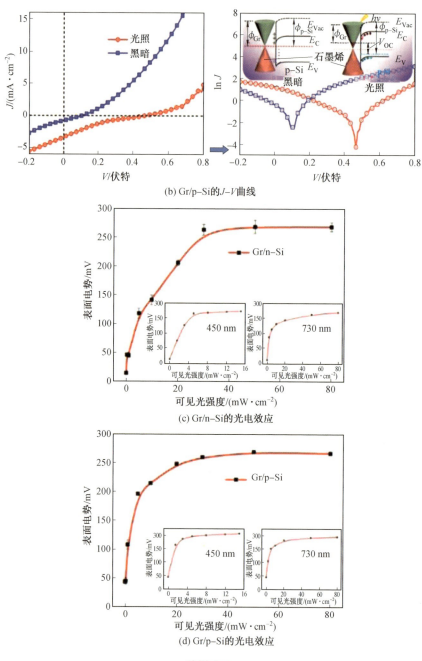

(b) Gr/p-Si的J-V曲线

(c) Gr/n-Si的光电效应

(d) Gr/p-Si的光电效应

续图 3.9

到 Gr 侧,而电子被转移到 n—Si。同样,通过 J—V 曲线验证了 Gr/p—Si 的肖特基结(图 3.9(b)),其中 V_{oc} 值达到 0.46 V,FF 为 16.78%。肖特基势垒在 Gr/p—Si 的界面处形成,部分载流子趋向于移动到 p—Si,p—Si 表面附近的能级将下移[52]。在光照下,与 Gr/n—Si 结的结果相比,光感应的自由电子和空穴将向相反的方向移动。此外,当所施加的可见光功率低于 30 mW/cm^2 时,V_{oc} 值随着入射光功率的增加而迅速增加,然后即使在较高的入射功率下也保持稳定。更进一步,与可见光照射下的结果相比,在 450 nm 或 730 nm 单色光照射下,检测到相似的光电效应(图 3.9(c)、(d))。因此,光伏特性测试结果表明,Gr 与 Si 之间存在肖特基结,并且由于肖特基结的存在,在光照刺激下,光生电荷会在 Gr 的表面富集,并产生表面电势。对于 Gr/n—Si,正电荷倾向于在 Gr 表面富集,并在 Gr 表面形成正的表面电势;对于 Gr/p—Si,负电荷倾向于在 Gr 表面富集,在 Gr 表面形成负的表面电势。图 3.10 为应用 SKPM 表征各样品的表面电势。各样品表面电势分布都比较均匀,这是因为 Gr/Si 表面平整且缺陷较少。p—Si 的平均表面电势为 28.6 mV,转移 Gr 之后为 −381.6 mV,这可以归因于存在 Gr/p—Si 肖特基结(图 3.10(a)和(b))。在 100 mW/cm^2 的可见光照射下,p—Si 和 Gr/p—Si 的平均表面电势分别为 60.1 mV 和 −928.6 mV(图 3.10(c)和(d))。这一结果表明,对于 p—Si,光照刺激也会影响其表面电势,即 Si 材料对可见光也有一定的响应性。

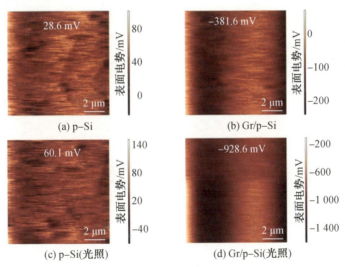

图 3.10　应用 SKPM 表征各样品的表面电势

对于 Gr/Si 材料,肖特基结的存在会使光生电荷在 Gr 表面富集,从而导致表面电势迅速改变。这些结果表明,光诱导的电荷积累确实改变了 Gr/Si 的表面电势,并且可能进一步影响细胞的响应行为。龙小军[49]在此基础上研究了光致表面电势对 BMSCs 分化的影响并探究具体机理,发现光致表面电势能够促进 BMSCs 的成骨分化。如图 3.11 所示,具有光响应性的 Gr/Si 表面因为表面电势刺激细胞电压门控的打开,影响了钙离子信号通路,以及细胞内外的钙离子浓度,且可通过增强对促分化因子的吸附来调节 BMSCs 的成骨分化。

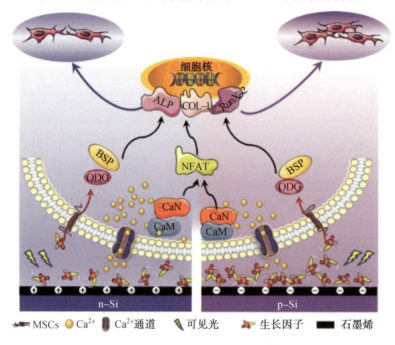

图 3.11 n—Si 和 p—Si 表面覆盖 Gr 的光致促 BMSCs 成骨分化机理示意图[67]

3.3 电场响应薄膜及其生物学效应

在组织工程中,生物电是有机体的一个组成部分,细胞膜电位及内源性电场在细胞迁移、增殖、分化和组织再生的调节中起着重要作用。最近,人们开发了一系列电场响应薄膜,可作为调节细胞命运和再生医学的生物物理线索,模拟自然生物电以促进组织再生。电场响应薄膜材料通过控制电位直接传递电信号到相应组织,或在电信号刺激下调节细胞微环境以介导细胞生物学行为。电场响应薄膜材料包括导电材料、压电材料、光伏材料和驻极体材料,其中导电材料和压电材料由于具有可控及稳定的特性受到人们的广泛研究。本节主要针对近期研究较多的导电材料和压电材料进行总结说明。

3.3.1 导电材料

对于可兴奋细胞(组织)的组织工程,导电材料可以在细胞－材料界面进行电信号传输,直接调控细胞－材料、细胞－基质或细胞－细胞界面的相互作用。由于其优异的电活性、生物相容性和环境稳定性,导电材料作为一种理想的修饰植入体材料被广泛选择。

最近研究报道了用于模拟自然组织微环境和细胞生态位的具有生物物理化学特性(例如,微(纳)米结构、刚度、官能团及导电性)的导电薄膜材料的制造。Wang 等[53]为改善医用钛的骨整合性能,通过电化学聚合多巴胺(DA)和吡咯合成了纳米结构电场响应薄膜。Ca^{2+}对掺杂多巴胺的邻苯二酚部分具有高亲和力,使 PPy/纳米线与矿物离子有效相互作用。结果表明,PPy/PDA 纳米线保留了有效的电响应,并加速了羟基磷灰石在模拟体液中的沉积,说明 PPy/PDA 纳米线涂层可用于促进钛种植体的骨整合。

1. 电场调控导电材料表面性质

电响应导电材料可通过电场改变调控材料表面性质(例如,氧化或还原态),进而增强细胞电生理微环境中的相关蛋白质吸附能力,介导相应的生物学效能。电响应材料在可逆调控材料表面性质与界面相互作用方面也得到了广泛应用。目前对 DA 的研究很多,作为左旋多巴(L－DOPA)的一种儿茶酚衍生物,DA 同时具有赖氨酸的氨基官能团和 L－DOPA 的邻苯二酚基团,此种结构与有机物或无机物表面(金属、金属氧化物、石英、玻璃、二氧化硅、陶瓷、聚合物等)能够产生共价或非共价作用,使其具有较强的黏附性。PDA 材料作为黏结剂,生物相容性好,且具有明显的电响应性,其本身可以作为二次反应的平台,也可用于吸附固定生物分子。PDA 本身具有良好的导电性,其在电刺激下能够发生氧化还原反应,从而表现出不同程度的氧化还原态。在外电场作用下,PDA 状态在氧化态与还原态之间可逆转变,从而可逆改变材料表面性质,使电场作用下可逆调控表面生物分子状态成为可能。PDA 本身黏结剂的特性也可对生物相容性不高的表面进行改性,固定外场响应性的膜层,以实现多种材料表面的外场响应膜改性。PDA 的黏附性与电响应特性结合起来对外场调控表面生物分子的状态研究具有一定意义,但 PDA 本身在外场作用下表面性质的变化有限,从而对其表面生物分子的吸脱附和构象调控能力有限。

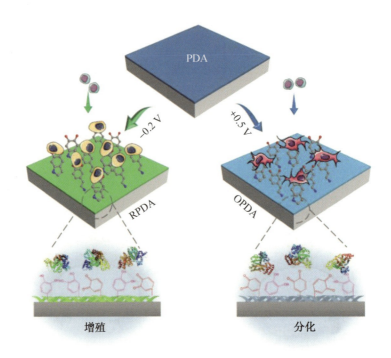

图 3.12 氧化态聚多巴胺(OPDA)和还原态聚多巴胺(RPDA)薄膜表面的细胞响应示意图[54]

朱翼飞[54]通过浸泡自聚合的方式在 Ti 基板表面制备 PDA 薄膜,对其施加正负电场来调控材料表面的氧化或还原状态,并通过 BSA 蛋白吸附试验来评估 PDA、RPDA 和 OPDA 三者在预吸附蛋白质之后,对蛋白质分子的吸附性能和构象调控作用。在不同氧化或还原态 PDA 表面分别预吸附 BSA 和功能性 BMP－2 两种蛋白,之后接种前成骨细胞来评估该改性薄膜通过调控蛋白质状态对后续细胞行为的调控作用。如图 3.12 所示,PDA 薄膜在＋0.5 V 电刺激条件下转变为 OPDA,在－0.2 V 电刺激下转变为 RPDA,两种不同氧化或还原态的 PDA 薄膜可以通过施加相反电场进行可逆转变。此种氧化态和还原态的转变通过表面的酚羟基和醌基的转变来实现,其对表面电位影响较大,进而对表面吸附的不同蛋白质具有不同的调控作用,其中 RPDA 在预吸附阻断蛋白 BSA 之后,通过对蛋白质的构象调控使得最终细胞表现出更好的黏附和增殖性能,OPDA 在预吸附 BMP－2 蛋白之后表现出较好的促成骨分化性能。

2. 电场调控导电材料药物释放

作为一种被广泛应用于生物医疗领域的智能响应性植入材料,电场响应材料可以根据实际治疗需求进行实时调控以实现更精确可控的药物输送。由于电场方向性强，强度可控，施加方式简单，是较为优秀的外场施加手段，并且部分导电聚合物由于其独特的性能，不仅能够高效承载药物，更能够及时精准地响应外电场，从而实现药物的可控释放。PPy 作为一种优异的导电聚合物，在电沉积过程中会结合负电性离子，从而可以实现对多种分子的共沉积，再结合其在电场刺激下的氧化态或还原态变化，对多种生物分子的选择性释放研究具有较大意义。Xie 等[55]通过将 PDA 和地塞米松（DEX）作为阴离子掺杂到 PPy 的骨架中制备得到具有电响应性的导电 PPy-PDA 微胶囊，PDA 的加入提高了 PPy 的导电性和黏合强度，复合薄膜本身具有良好的生物相容性。复合薄膜由于 PPy 的存在具有较好的电响应性，在负电压的刺激下，能够有效地释放地塞米松。通过 PDA 承载抗炎药物地塞米松可减缓炎症反应，但承载生物分子的 PDA 薄膜生物相容性会大幅度降低，因此在实现生物分子承载的同时，需要兼顾改性提高 PDA 薄膜的生物相容性。PDA 表面改性的进一步优化对电场响应材料在医疗领域的发展尤为重要。

朱翼飞[54]通过热碱处理 Ti 基板得到三维纳米纤维的基板，并进行喷金处理增强其导电性，之后采用阳极氧化法在基板表面电化学沉积一层包裹纳米纤维结构的 PDA 薄膜（承载地塞米松药物），在基板表面接种成纤维细胞，通过细胞培养在细胞生长过程中完成 ECM 与 PPy 薄膜的复合，利用反复冻融法敲除细胞核，最终得到 PPy/Dex/ECM 复合薄膜。PPy/Dex/ECM 复合薄膜表面存在足够多的 ECM，在保证复合薄膜良好生物相容性的同时，暴露出足够多的 PPy 纳米纤维用于抗炎药物释放，使得复合薄膜具有促成骨分化和抗炎双重功能。

PPy/Dex/ECM 复合薄膜的表面微观结构如图 3.13 所示。图 3.13(a)为随着 ECM 与 PPy/Dex 的复合，在 0.5 mA、120 s 参数下得到的复合薄膜，SEM 图中的白色小点为暴露在表面的 PPy 包裹的纳米纤维结构，纤维结构之间连接的灰色部分为细胞外基质，此种结构在表面保留了大面积生物相容性较好的细胞外基质，并且也留有较多的纤维结构用于药物释放，同时两者共同构建了三维纳米的空间微环境，对细胞黏附、增殖有一定的促进作用。进一步增加沉积时间得到的 PPy/Dex 薄膜与 ECM 复合之后得到的复合薄膜形貌（图 3.13(b)）与 0.5 mA、120 s 参数制备得到的复合薄膜相差较大，表面保留了更多成片的 ECM 薄膜，并且 ECM 薄膜具有一定的孔隙，透过孔隙可以看到下层的纳米纤维结构；再次加大沉积电流后得到的复合薄膜表面 ECM 完整性进一步增加（图 3.13(c)），随着纳米纤维结构的起伏而起伏，仍然保留了低谷形貌处的孔隙结构。

利用 PPy/Dex/ECM 复合薄膜的电场响应性药物释放性能，朱翼飞[54]研究

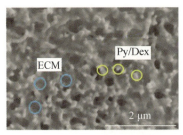
(a) 0.5 mA、120 s的SEM形貌

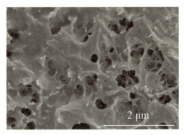
(b) 0.5 mA、300 s的SEM形貌

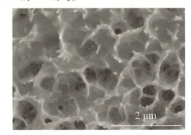
(c) 1 mA、120 s的SEM形貌

图 3.13　PPy/Dex/ECM 复合薄膜的"表面微观"结构[54]

了导电复合薄膜在不同电场施加方式和时间下的地塞米松药物释放情况。经计算浸泡时间为 1 d 的 PPy/Dex/ECM 复合薄膜在脉冲刺激下地塞米松释放量为 4.86 μg，恒电流刺激下释放量为 1.42 μg，脉冲刺激的释放量约为恒电流刺激释放量的 3.4 倍。而浸泡 3 d 之后的复合薄膜相应的释放量为 4.23 μg 和 1.25 μg，相较于浸泡 1 d 的样品电刺激地塞米松释放量有所减少，PPy/Dex/ECM 复合薄膜自然浸泡状态下药物本身作为平衡离子存在，与 PPy 主链结合较牢固而致使其释放困难，但随着时间推移还是存在一定的释放量，因而浸泡时间延长之后，相同电场刺激下释放量会小幅度地减少。也就是说，通过不同的电场刺激，PPy/Dex/ECM 复合薄膜均能够实现抗炎药物的释放，并且采用不同电场刺激参数可控制药物释放量。这种电场响应性导电材料的生物学效应也相应改变。前成骨细胞和间充质干细胞的接种试验证实了 PPy/Dex/ECM 复合薄膜中 ECM 的加入与地塞米松的释放（不同时间点释放）可显著提高促成骨分化性能。通过接种巨噬细胞考察 PPy/Dex/ECM 复合薄膜中 ECM 的加入与地塞米松的释放对抗炎性能的影响，结果显示，PPy/Dex/ECM 复合薄膜本身具有抗炎功能，在电场响应控制药物释放的基础上，抗炎性能还会得到进一步提升，对赋予植入体抗炎性能具有重要意义。

3. 时序电场调控导电材料选择性释放

细胞的生长环境复杂,并且不同生长阶段往往需要不同的功能生物分子,单因子调控能力有限,不能起到更有效的或者长期的促进作用。可控小分子药物释放被认为是最有希望解决慢性疾病和促进组织再生的生物医疗方法,其同样需要不同种类分子的分步作用。因而寻求对不同生物分子具有选择性调控作用的智能响应材料显得尤为重要。而在不同的外场刺激条件下,电场响应性导电材料与不同生物分子结合强度的变化使得小分子分阶段选择性释放成为可能。

聚吡咯作为具有良好电响应性的聚合物,其在电化学沉积过程中发生氧化反应,致使聚合而成的PPy主链带正电荷,从而结合沉积液中的负电离子以维持平衡状态,最终得到稳定的PPy薄膜。因此聚吡咯可以同时承载多种类型生物分子,并且PPy薄膜在不同电场下能够实现氧化态和还原态的切换,在此转换过程中,与PPy主链结合的分子会存在释放行为。由于生物分子的粒径和所带电荷的差异,其本身与PPy主链的结合强度不同,因而在不同的外场刺激条件下,不同生物分子与PPy主链的结合强度变化有异,使生物分子的选择性释放成为可能。

Zhu等[54]以BSA和肝素(Hep)两种不同等电点、不同分子粒径的生物分子为模型,以双层膜换液电化学沉积的方式来改善沉积生物分子PPy薄膜的生物相容性,分别制备以对甲苯磺酸钠和BSA/Hep双分子为掺杂剂的吡咯沉积液,以对甲苯磺酸钠沉积液先电化学沉积一层PPy薄膜作为底层,之后转移基板到BSA/Hep双分子沉积液中调整参数继续沉积一层PPy薄膜作为顶层,最终得到双层PPy/Hep/BSA薄膜(图3.14)。通过考察正负电场作用下复合薄膜中两种模型生物分子的释放情况,以实现选择性释放效果。当采用对电极的形式对"PPy/Hep/BSACBHP"双层薄膜施加负电场时,在-0.1 mA、10 min的刺激条件下,Hep的释放量与浸泡释放24 h的双分子释放量基本无区别,但随着刺激电流的增大,Hep的释放得到促进,且刺激电压越大,Hep释放量越多。相反,在-0.1 mA、10 min的刺激条件下,BSA的释放量约为浸泡释放24 h的双分子释放量的一半,进一步将刺激电流增大到-0.3 mA时,BSA的释放量变化不大,但当刺激电流增大至-0.5 mA时,BSA的释放受到抑制,释放量极少。而当采用对电极的形式对BHP双层薄膜施加正电场时,BHP双层薄膜中BSA和Hep的释放出现与负电刺激相反的趋势,在0.3 mA、10 min的刺激条件下Hep的释放受到抑制,BSA的释放得到促进。也就是说,电场响应导电BHP双层薄膜在不同电性外场下BSA和Hep双分子表现出相反的释放行为,若对BHP双层薄膜在不同的时间段施加正负电场可实现两种生物分子的选择性释放。Hep释放条件下 BHP 双层薄膜表面细胞的分化行为显示在 1 d 时通过电场控制 Hep 释放，细胞的成骨分化性能得到较大的提升，ALP 活性约为无 Hep 分子释放的两倍左右，但当 Hep 分子的释放时间为细胞培养 3 d 的时间点，则其对细胞的分化性能起到抑制作用。

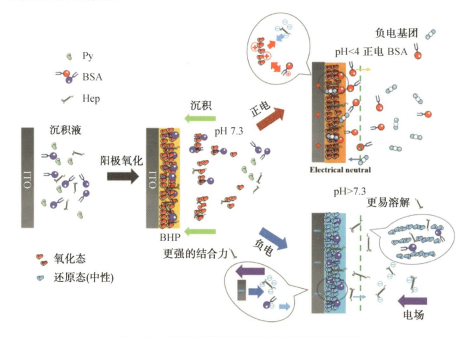

图 3.14　BHP 双层膜沉积及双分子释放机理图

3.3.2　压电材料

当生物材料植入体内时，具有不同表面电位的材料可能会通过吸附不同带电离子或带电蛋白质，间接或直接地作用于细胞膜的受体或离子通道，进而影响细胞的黏附、增殖和分化等行为。近年来，许多研究都已证明材料的表面电位与细胞的各种生长行为之间存在不可忽视的联系。压电材料可以产生压电电位来调节细胞的行为和命运，一般认为其刺激机制类似于通过导电材料进行电刺激，主要集中在膜电位、离子通路、膜受体和细胞－基质作用。但是，由于导电材料的应用通常与外部电源相关，因此增加了临床应用的复杂性。而压电材料可以提供内置的局部电刺激，具有精确的空间控制和持久性，能方便有效地对靶组织（细胞）产生电生理微环境，促进细胞成骨分化和组织再生的调节。压电材料主要有无机压电材料、有机压电材料和压电复合材料，考虑到植入体医疗器械的实用性,本节重点介绍有机压电材料及压电复合材料。

1. 压电材料表面电位大小调控细胞行为

到目前为止,已经开发了各种生物材料修饰方法来通过模拟生化和生物物理调节电位促进成骨分化。在这些方法中,在生物材料上创造表面电位已被证明是一种促进成骨分化的高效方法。大量研究表明,表面电位可通过上调成骨相关基因(如 $Runx2$、$Col-I$、OCN)表达,增加材料表面电位可增强细胞成骨分化。然而,表面电位的衰减使得人们难以理解带电表面上细胞成骨分化的潜在机制。因此,电偶极子的定向排列产生固有表面电位的压电材料受到越来越多的关注。在各种各样的压电材料中,聚合物材料可以很容易地在纳米尺度上进行剪裁,以实现低温和相对低成本的结构加工,具有灵活性高、质量轻、易变形等特性且保持了良好的铁电性和压电性。正因为这些优点,铁电材料已经引起了科学界的极大兴趣,为植入体材料、生物技术等领域的新型聚合物基器件的制造提供了新的、有前景的解决方案。

唐柏林[56]采用溶液浇铸法在 Ti 基板上制备了"聚偏氟乙烯三氟乙烯(P(VDF—TrFE))"铁电薄膜,并通过接触极化法对所制得的 P(VDF—TrFE)薄膜进行极化。控制极化电场强度,获得表面电位变化范围宽的 P(VDF—TrFE)薄膜(开尔文电势分别为 −3 mV、106 mV、391 mV、915 mV),同时其表面电位相当稳定(在 PBS 中浸泡 60 d 后几乎没有衰减)。在 P(VDF—TrFE)薄膜上培养 MC3T3—E1 细胞,发现随着其薄膜表面电位的增大(−3 mV、106 mV、391 mV、915 mV),细胞成骨分化能力呈现先升高后降低的抛物线趋势,表面电位为 391 mV 的薄膜上细胞表现出最强的成骨分化能力。采用 FN 绑定活性测试和分子动力学模拟对其作用机制进行研究表明在具有 391 mV 表面电位的薄膜上,FN 上的精氨酸—谷氨酸—天冬氨酸肽(RGD)黏附位点和脯氨酸—组氨酸—丝氨酸—精氨酸—天冬酰胺(PHSRN)协同位点的暴露程度达到最大间距最短,从而有利于细胞整合素 α5β1 与 FN 形成完全绑定的状态(β1−RGD+α5−PHSRN),而在薄膜表面电位过低(106 mV)或过高(915 mV)的 FN 上的 PHSRN 协同位点没有充分暴露,使得 α5β1 与 FN 只能形成部分绑定的状态(β1−RGD),并且基因和蛋白质检测结果表明,当 α5β1 与 FN 上的 RGD 和 PHSRN 位点都处于充分绑定状态时,可有效强化整合素介导局部黏着斑激酶/细胞外调节蛋白激酶(FAK/ERK)成骨分化信号通路。这一发现揭示了静态表面电位的调制可改变吸附蛋白的构型,介导与细胞整合素的相互作用(图 3.15),从而影响细胞成骨分化信号通路的激活程度。

压电材料的表面电位变化不仅可以有效调控骨组织修复,而且可以通过调

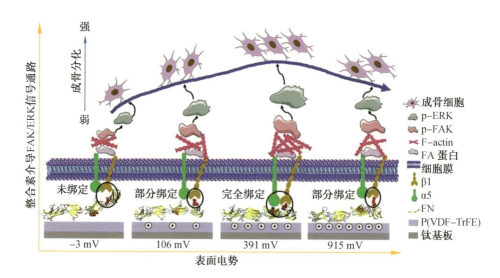

图 3.15　表面电位大小调控细胞成骨行为机理图[56]

控免疫细胞的极化影响骨免疫环境。Brodbeck 等[57]比较了聚丙烯酸的阴离子官能团和聚二甲氨基丙烯酰胺的阳离子官能团的影响。阴离子基底组 IL—10 升高，IL—8 降低，阳离子基底组 IL—10、IL—1RA 等重要的成骨细胞成熟细胞因子下调。结果表明，阴离子组对成骨细胞功能有正向影响，而阳离子组则倾向于上调促炎分泌并干扰成骨细胞激活。此外，二价阳离子可能使巨噬细胞极化，Ca^{2+} 和 Sr^{2+} 修饰的钛表面促进了巨噬细胞 Arg1、MR 和 CD163（M2 标志物）的表达，TGF—β1、PDGF—B 和 VEGF 也被观察到。巨噬细胞释放的骨形态发生蛋白 2（BMP—2）能够促进 MSCs 成骨分化，促进成骨。相较于不带电荷和负电荷，带正电荷的颗粒与巨噬细胞结合能力更强，通常会引起更显著的炎症反应。有研究表明，较高的表面电荷极大地增强了抗原载量和抗原向巨噬细胞的内化，促进 MHC Ⅱ 和 CD80 表达，增加 TNF—α 的分泌水平。

由于生理内源性电场或电位存在于损伤组织中，并被认为在创伤愈合中起重要作用，已经有人提出在伤口处诱导促成骨的免疫响应是改善骨再生的主要定向线索。巨噬细胞作为免疫反应中的重要组成部分，主要通过整合素识别细胞外信号，并将其转化为调节巨噬细胞极化的生物信号，这些信号可以通过调节膜张力、离子通道或膜电位激活离子通道。例如，整合素 αMβ2 和 α5β1 分别与巨噬细胞的促炎和抗炎过程相关；钾离子通道 Kv1.3 参与巨噬细胞膜电位维持，促进细胞因子分泌。表面电位已被证明能够调节细胞整合素和离子通道。因此，相较于其他材料表面特性，探索表面电位与巨噬细胞之间的相互作用对于调节细胞表型极化、促进骨整合极其重要。

基于免疫响应中巨噬细胞的 M1 和 M2 型极化对骨整合（成骨）的重要作用，以及材料表面特性有效调制细胞功能的效果，汪志英[58]以表面电荷作为对巨噬细胞功能调制的唯一作用变量，采用具有优异的生物相容性和铁电性的 P(VDF—TrFE)作为电响应性压电材料，通过电极化产生不同表面电位强度，开展电响应性压电材料对巨噬细胞极化的影响及其作用机制的分析研究，为骨内植入生物材料表面设计提供一种免疫调控的新思路（图 3.16）。

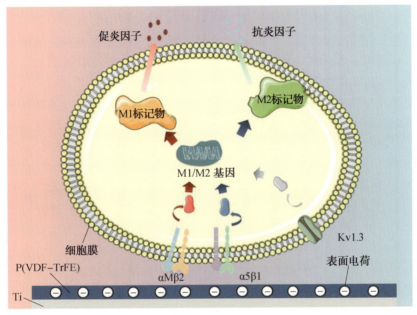

图 3.16　表面电位调控免疫细胞极化行为机理图[58]

汪志英[58]通过溶液浇铸法在钛基板上形成了 P(VDF—TrFE)薄膜，经热处理使薄膜具有优异的铁电性能；通过接触电极化法使薄膜表面获得不同强度的表面电位，成为电响应性压电材料。经 44 V/μm、55 V/μm、77 V/μm、188 V/μm 电场强度极化后，薄膜压电系数分别为 −6 pC/N、−12 pC/N、−18 pC/N、−22 pC/N，涂层表面电位（用 Zeta 电位评价）分别提高 19.7%、24.5%、30.4%、56.4%，这些电响应性压电材料保持了相似的表面形貌、粗糙度及亲水性。材料表面电位特性是通过细胞膜对细胞功能产生影响的。Wang 等选择 BMDMs 细胞膜上的功能位点——受体，整合素 αMβ2、α5β1，钾离子通道 Kv1.3，观察其与薄膜表面电位的相互作用，探究电响应性压电材料调控巨噬细胞极化的可能作用机制。结果表明，薄膜表面电位增加可同时上调整合素

αMβ2、α5β1和钾离子通道Kv1.3的表达，从而促进了巨噬细胞的极化；当薄膜具有高强度表面电位时，整合素α5β1上调更为明显，向M2极化程度进一步加强，说明整合素是调控巨噬细胞M2极化的关键因素。

2. 压电材料表面电位正负调控细胞行为

植入体的表面特性决定了组织修复的疗效和寿命。在各种表面特性中，压电材料表面电位已被证明能够通过吸附组织液中带电离子改变细胞周围带电离子浓度，或者特异性吸附带电蛋白质和生物因子，改变细胞外基质成分，从而影响细胞膜上离子通道的开启及细胞与吸附蛋白之间的作用，进而介导细胞成骨分化行为并促进组织修复。正极化的聚偏二氟乙烯（PVDF）薄膜已被证明能够通过影响吸附蛋白构象上调细胞成骨分化，而负极化的PVDF基纳米复合材料模拟内源性负电位的薄膜被证明可以通过调控细胞内外Ca^{2+}浓度促进干细胞向骨缺损区域募集并有效促进组织再生。由于正负表面电位均可改变微环境中的正负带电离子及吸附蛋白构象，因此本小节将针对正电位和负电位促进成骨能力的相对强弱或促进细胞成骨分化的最佳电位给出一个具有指导意义的、收敛的说法。

贾飞[59]采用具有强磁电耦合效应的铽镝铁/聚偏氟乙烯三氟乙烯（Terfenol-D/P(VDF-TrFE)）磁电薄膜来构建表面电位模型，通过溶液浇铸法及接触电极化法制备了一种表面电位稳定、电性正和负可变、电位强度可调的磁电复合薄膜。通过改变接触极化电场强度和方向获得了具有正、负表面电位的磁电复合薄膜，并且磁性颗粒Terfenol-D的添加使得该压电复合薄膜可以通过改变外加磁场强度获得可调的压电材料电场响应性。在0.3 T外加磁强驱动下，TD质量分数为13%的复合薄膜磁电耦合系数达到了15 V/(cm·T)，薄膜磁致表面电位达到60 mV。基于Terfenol-D/P(VDF-TrFE)磁电薄膜，评价了磁电薄膜表面正电位和负电位对MSCs黏附、增殖和分化等细胞行为的影响。正、负表面电位均可以有效调控MSCs行为，促进MSCs黏附与增殖，在±20 mV时有最佳的促进效果，且负电位促进作用更强；正电位和负电位表面细胞形态存在显著性差异，负电位薄膜上干细胞呈棒状，长径较大；正电位薄膜上干细胞为近似椭圆状，细胞铺展面积较大；压电复合薄膜正电位和负电位均可以促进MSCs成骨分化，随着磁致表面电位的增加，MSCs分化程度均呈抛物线趋势；在低磁致表面电位（0~35 mV）下，薄膜负电位促成骨性能优于正电位；在高磁致表面电位（35~55 mV）下，薄膜正电位促成骨性能更佳（图3.17）。

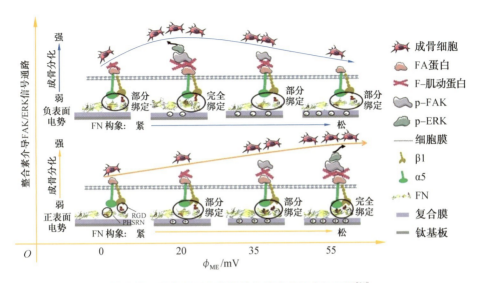

图 3.17　正负表面电位调控细胞成骨行为机理图[59]

3. 压电材料表面电位时序变化调控细胞行为

细胞能够通过在细胞整合素与材料表面吸附蛋白之间建立绑定来感知材料表面微环境。这是一个高度动态的绑定,其间,整合素通过调整整合素胞外域不断地探测和响应表面蛋白线索,从而产生有所区别的绑定状态,进而引导不同的细胞行为。细胞的不同行为可能需要不同的表面电位微环境。有文献指出,在整合素与 FN 的绑定过程中,整合素与 FN 上 RGD 黏附位点的绑定主导了细胞的黏附过程,但是不能有效激活细胞成骨分化信号通路,而当整合素与 FN 上的 RGD 黏附位点和 PHSRN 协同位点都绑定时,能够有效激活细胞成骨分化信号通路。因此,动态地改变材料的表面状态使细胞在不同时期获得不同的表面微环境或许能够进一步提高细胞的成骨分化能力。

唐柏林[56]在 P(VDF－TrFE)溶液中添加磁致伸缩的 $CoFe_2O_4$(CFO)纳米颗粒,通过溶液浇铸在 Ti 基板上制备了 CFO/P(VDF－TrFE)磁电薄膜。极化处理后,CFO/P(VDF－TrFE)薄膜的静态表面电位为 97 mV(开尔文电势)。当施加 0~0.3 T 范围的外磁场时,其薄膜表面电位的变化值高达 93 mV(磁致电势)。在 CFO/P(VDF－TrFE)薄膜上培养 MC3T3－E1 细胞,通过外磁场作用可在细胞培养期间改变薄膜表面电位,发现在细胞培养期间(7 d)的不同生长阶段施加不同强度外磁场,即薄膜表面电位动态变化,则细胞可展现出更强的成骨分化能力。

在细胞培养期间恒定施加外磁场,在黏附阶段(0~1 d),薄膜磁致电势为

53 mV(0.2 T)时细胞具有最佳促黏附效能;在增殖阶段(2~4 d),薄膜磁致电势为 88 mV(0.26 T)时细胞具有最佳促增殖效果;在分化阶段(5~7 d),细胞成骨分化对薄膜磁致电势变化不敏感。基于该结果,在细胞培养期间动态施加外磁场,产生薄膜表面磁致电势的动态变化,在黏附阶段和增殖阶段分别设定其对应的最佳表面电位,则培养 7 d 后显示,细胞的成骨分化能力显著提高。采用 FN 绑定活性测试和分子动力学模拟对其作用机制研究表明,在表面磁致电势为 53 mV 时 FN 上的 RGD 位点暴露程度达到最大,整合素 α5β1 与 FN 的绑定作用(β1—RGD)最强,提升了细胞的识别和黏附能力;当表面磁致电势增加到 88 mV 时 PHSRN 位点的暴露程度增加,α5—PHSRN 绑定作用显著增强(β1—RGD+α5—PHSRN)形成充分绑定状态 从而增强了细胞增殖和激活细胞成骨分化信号通路的能力(图 3.18)。因此,时序表面电位的调制,可动态改变吸附蛋白构型,动态介导与细胞整合素的相互作用及其实现作用最强化,从而在细胞生长过程中综合地提高细胞成骨分化信号通路激活程度。分阶段动态调制表面电位介导细胞成骨分化的策略展现出了其科学性和有效性。

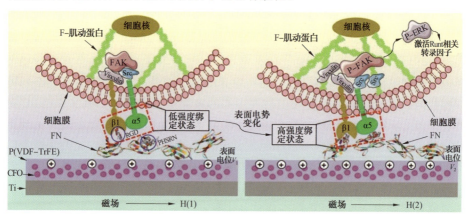

图 3.18　磁场调控表面电位时序变化介导细胞成骨行为机理图[73]
Vinculin—组蛋白;FAK—黏着斑激酶;Src—非受体酪氨酸激酶;p-FAK—磷酸化黏着斑激酶

3.4　本章小结

本章主要介绍了几种常见外场响应表/界面的设计原理,主要有温度场、pH

场、磁场、电场和光场,并简单地列举了其典型的应用。

温度场响应材料在应用于生物医疗方面时,由于其仅需要改变周围温度即可对材料进行改性,所以应用较便利,而且其温敏特征可以改变材料表面的亲水性、渗透性等特性,还有望应用于药物、生物分子及基因的可控传递[60]。但是,温敏材料一般需要较长时间的低温处理,并且会改变溶液本身的特性或者组成,部分细胞对温度的敏感性较高,因而会对细胞产生不利影响并伴随着一些非相关基因的表达。所以如何排除温度场响应材料对细胞的不利影响还有待于研究。

人体自身pH在不同部位表现不同,利用这一特点pH响应膜在药物释放、生物传感、分子识别等领域有着很大的应用前景[61-63]。但是,人体pH的响应范围过小,pH型响应系统在生物体领域的应用会受到一定的限制,而且pH的变化对pH敏感细胞的活性及功能性可能造成不利影响,因此pH响应薄膜如何在不影响细胞活性的条件下增强pH响应性需要有更深入的研究。

磁场具有能有效穿透组织的优点,因此便于施加,也比较容易在薄膜表面产生响应性,在组织工程、肿瘤治疗方面有着一定的应用前景[20,64]。而磁性纳米粒子和复合微球一般通过化学沉淀法和单体聚合法等多种方法制备得到,这些方法存在一定的局限性:制备过程复杂、粒径不均匀、溶胶毒性大等,并且磁性纳米粒子在接触细胞时存在胞吞作用,部分膜通过磁性纳米粒子的沉积得到磁响应性,不需要通过胞吞作用来发挥其生物性能,胞吞作用的存在会使这类磁响应性膜的特性复杂化,限制其潜在应用。因此磁性纳米颗粒的制备方法是磁响应薄膜发展的突破口。

光场响应薄膜因施加方式简单、精度高、时空可控性好以及良好的生物相容性在生物医疗领域有着广泛的应用前景。其中,光热响应薄膜被广泛应用于肿瘤治疗,但是由于光热效应过强可能会对许多组织造成不利影响,在组织工程领域应用较少。因此寻找合适的光热复合薄膜可能使光热响应薄膜在组织工程上也有更大的应用前景。而光电响应材料等其他光响应材料在光场下也都会产生一定的光热效应,如何消除额外的光热效应影响是当前需要解决的一个问题。

电响应薄膜在电场的作用下本身的性质变化能够引发表面蛋白质的吸附和脱附,进一步介导细胞的黏附、铺展、增殖等行为,也能够导致电响应性分子的键断裂,从而实现生物分子和细胞的脱附效应,在药物释放、细胞脱附、神经电极制备等方面都有着广泛的研究前景。但是,电场在生物体上的施加相较于光场、磁场等比较麻烦,如何构建便利的电场施加体系将是一个研究的难点。

本章参考文献

[1] RATNER B D. Biomaterials: been there, done that, and evolving into the future[J]. Annual Review of Biomedical Engineering, 2019, 21: 171-191.

[2] PEPPAS N A, LANGER R. New challenges in biomaterials[J]. Science, 1994, 263(5154): 1715-1720.

[3] BUDDY D, HOFFMAN A S. Biomaterials science: an introduction to materials in medicine[M]. 2版. 顾忠伟, 刘伟, 余耀庭, 译. 北京: 科学出版社, 2007.

[4] NEL A E, MÄDLER L, VELEGOL D, et al. Understanding biophysicochemical interactions at the nano-bio interface[J]. Nature Materials, 2009, 8(7): 543-557.

[5] LI Y L, XIAO Y, LIU C S. The horizon of materiobiology: a perspective on material-guided cell behaviors and tissue engineering[J]. Chemical Reviews, 2017, 117(5): 4376-4421.

[6] YANG Y, WANG K, GU X, et al. Biophysical regulation of cell behavior-cross talk between substrate stiffness and nanotopography[J]. Engineering, 2017, 3(1): 36-54.

[7] MURPHY W L, MCDEVITT T C, ENGLER A J. Materials as stem cell regulators[J]. Nature Materials, 2014, 13(6): 547-557.

[8] WANG K F, ZHOU C C, HONG Y L, et al. A review of protein adsorption on bioceramics[J]. Interface Focus, 2012, 2(3): 259-277.

[9] NAKAMURA M, SEKIJIMA Y, NAKAMURA S, et al. Role of blood coagulation components as intermediators of highosteoconductivity of electrically polarized hydroxyapatite[J]. Journal of Biomedical Materials Research Part A, 2006, 79(3): 627-634.

[10] UTO K, TSUI J H, DEFOREST C A, et al. Dynamically tunable cell culture platforms for tissue engineering and mechanobiology[J]. Progress in Polymer Science, 2017, 65: 53-82.

[11] TAI X M, MA J H, DU Z P, et al. The facile preparation for temperature sensitive silica/PNIPAAm composite microspheres[J]. Applied Surface Science, 2013, 268: 489-495.

[12] SU F, SHEN X, HU Y F, et al. Biocompatibility of thermo-responsiveP-

NIPAAm-PLLA-PNIPAAm triblock copolymer as potential drug carrier [J]. Polymers for Advanced Technologies,2015,26(12):1567-1574.

[13] OKANO T,YAMADA N,SAKAI H,et al. A novel recovery-system for cultured-cells using plasma-treated polystyrene dishes grafted with poly (N-isopropylacrylamide)[J]. Journal of Biomedical Materials Research,1993,27(10):1243-1251.

[14] XU S F,LU H Z,ZHENG X W,et al. Stimuli-responsive molecularly imprinted polymers: versatile functional materials [J]. Journal of Materials Chemistry C,2013,1(29):4406-4422.

[15] ROY S G,DE P. pH responsive polymers with amino acids in the side chains and their potential applications[J]. Journal of Applied Polymer Science,2014,131(20):41084.

[16] ALARN M A,MIAH M A J,AHMAD H. Synthesis and characterization of dual-responsive micrometer-sized core-shell composite polymer particles [J]. Polymers for Advanced Technologies,2008,19(3):181-185.

[17] CHEN Y H,CHUNG Y C,WANG I J,et al. Control of cell attachment on pH-responsive chitosan surface by precise adjustment of medium pH[J]. Biomaterials,2012,33(5):1336-1342.

[18] ZHUANG J J,LIN S Y,DONG L Q,et al. Magnetically assisted electro-deposition of aligned collagen coatings[J]. ACS Biomaterials Science & Engineering,2018,4(5):1528-1535.

[19] ZHUANG J J,LIN J,LI J,et al. Alternating potentials assisted electrochemical deposition of mineralized collagen coatings [J]. Colloids and Surfaces B-Biointerfaces,2015,136:479-487.

[20] ZHUANG J J,LIN S Y,DONG L Q,et al. Magnetically actuated mechanical stimuli on Fe_3O_4/mineralized collagen coatings to enhance osteogenic differentiation of the MC3T3-E1 cells[J]. Acta Biomaterialia,2018,71:49-60.

[21] AUERNHEIMER J,DAHMEN C,HERSEL U,et al. Photoswitched cell adhesion on surfaces with RGD peptides[J]. Journal of the American Chemical Society,2005,127(46):16107-16110.

[22] ZHANG J Y,LI M,KANG E T,et al. Electrical stimulation of adipose-derived mesenchymal stem cells in conductive scaffolds and the roles of voltage-gated ion channels[J]. Acta Biomaterialia,2016,32:46-56.

[23] QAZI T H, RAI R, BOCCACCINI A R. Tissue engineering of electrically responsive tissues using polyaniline based polymers: a review [J]. Biomaterials, 2014, 35(33): 9068-9086.

[24] GUEX A G, PUETZER J L, ARMGARTH A, et al. Highly porous scaffolds of PEDOT: PSS for bone tissue engineering [J]. Acta Biomaterialia, 2017, 62: 91-101.

[25] LIU Z G, DONG L Q, WANG L M, et al. Mediation of cellular osteogenic differentiation through daily stimulation time based on polypyrrole planar electrodes[J]. Scientific Reports, 2017, 7(1): 17926.

[26] CHEN X, CHEN Y T, YAN M, et al. Nanosecond photothermal effects in plasmonic nanostructures[J]. ACS Nano, 2012, 6(3): 2550-2557.

[27] LIU Z, CHENG L, ZHANG L, et al. Sub-100 nm hollow Au-Ag alloy urchin-shaped nanostructure with ultrahigh density of nanotips for photothermal cancer therapy[J]. Biomaterials, 2014, 35(13): 4099-4107.

[28] ANTARIS A L, ROBINSON J T, YAGHI O K, et al. Ultra-low doses of chirality sorted (6,5) carbon nanotubes for simultaneous tumor imaging and photothermal therapy[J]. ACS Nano, 2013, 7(4): 3644-3652.

[29] YANG K, WAN J M, ZHANG S, et al. The influence of surface chemistry and size of nanoscale graphene oxide on photothermal therapy of cancer using ultra-low laser power[J]. Biomaterials, 2012, 33(7): 2206-2214.

[30] TONG L P, LIAO Q, ZHAO Y T, et al. Near-infrared light control of bone regeneration with biodegradable photothermal osteoimplant[J]. Biomaterials, 2019, 193: 1-11.

[31] KUS H, LEE M, PAPK C B. Carbon-based nanomaterials for tissue engineering[J]. Advanced Healthcare Materials, 2013, 2(2): 244-260.

[32] 孙媛. 具有光热效应的细胞外基质复合膜的构建及其表面细胞响应[D]. 杭州: 浙江大学, 2020.

[33] SHUI C X, SCUTT A. Mild heat shock induces proliferation, alkaline phosphatase activity, and mineralization in human bone marrow stromal cells and Mg-63 cells in vitro[J]. Journal of Bone and Mineral Research, 2001, 16(4): 731-741.

[34] 姚利利. 基于光场响应的材料表面构建及其介导基因传递的研究[D]. 杭州: 浙江大学, 2020.

[35] HONG Y, YU M F, WENG W J, et al. Light-induced cell detachment for cell sheet technology[J]. Biomaterials, 2013, 34(1):11-18.

[36] VINODGOPAL K, KAMAT P V. Enhanced rates of photocatalytic degradation of an azo dye using SnO_2/TiO_2 coupled semiconductor thin films[J]. Environmental Science & Technology, 1995, 29(3):841-845.

[37] KANJWAL M A, BARAKAT N A M, SHEIKH F A, et al. Photocatalytic activity of $ZnO-TiO_2$ hierarchical nanostructure prepared by combined electrospinning and hydrothermal techniques [J]. Macromolecular Research, 2010, 18(3):233-240.

[38] LIU R L, YE H Y, XIONG X P, et al. Fabrication of TiO_2/ZnO composite nanofibers by electrospinning and their photocatalytic property [J]. Materials Chemistry and Physics, 2010, 121(3):432-439.

[39] LI S J, LIN Y, TAN W W, et al. Preparation and performance of dye-sensitized solar cells based on ZnO-modified TiO_2 electrodes [J]. International Journal of Minerals Metallurgy and Materials, 2010, 17(1):92-97.

[40] BENEHKOHALN P, GOMEZ M A, GAUVIN R, et al. Enabling aqueous electrophoretic growth of adherent nanotitania mesoporous films via intrafilm cathodic deposition of hydrous zinc oxide[J]. Electrochimica Acta, 2013, 87:169-179.

[41] HUSSAIN A M, HUSSAIN M M. CMOS-technology-enabled flexible and stretchable electronics for internet of everything applications [J]. Advanced Materials, 2016, 28(22):4219-4249.

[42] KANG S K, MURPHY R K J, HWANG S W, et al. Bioresorbable silicon electronic sensors for the brain[J]. Nature, 2016, 530(7588):71-76.

[43] ZHANG G J, HUANG M J, ANG J J, et al. Label-free detection of carbohydrate-protein interactions using nanoscale field-effect transistor biosensors[J]. Analytical Chemistry, 2013, 85(9):4392-4397.

[44] GUO S S, ZHU X Y, LI M, et al. Parallel control over surface charge and wettability using polyelectrolyte architecture: effect on protein adsorption and cell adhesion[J]. ACS Applied Materials & Interfaces, 2016, 8(44):30552-30563.

[45] PSARRA E, KÖNIG U, UEDA Y, et al. Nanostructured biointerfaces:

nanoarchitectonics of thermoresponsive polymer brushes impact protein adsorption and cell adhesion[J]. ACS Applied Materials & Interfaces, 2015,7(23):12516-12529.

[46] 王小召. 表面光生电荷对蛋白质分子的调控机制及其生物学效应[D]. 杭州:浙江大学,2018.

[47] FATTAHI P, YANG G, KIM G, et al. A review of organic and inorganic biomaterials for neural interfaces[J]. Advanced Materials, 2014, 26(12): 1846-1885.

[48] LI X M, ZHU H, W WANG K L, et al. Graphene-on-silicon Schottky junction solar cells[J]. Advanced Materials, 2010, 22(25):2743-2748.

[49] 龙小军. 基于石墨烯的光响应表面构建及其细胞响应研究[D]. 杭州:浙江大学,2020.

[50] LI X, ZHU H, WANG K, et al. Graphene-on-silicon Schottky junction solar cells[J]. Advanced Materials, 2010, 22(25):2743-2748.

[51] SINHA D, LEE J U. Ideal graphene/silicon Schottky junction diodes[J]. Nano Letters, 2014, 14(8):4660-4664.

[52] MOHAMMED M, LI Z R, CUI J B, et al. Junction investigation of graphene/silicon Schottky diodes[J]. Nanoscale Research Letters, 2012, 7(1):302.

[53] WANG Z, ZENG J, TAN G, et al. Incorporating catechol into electroactive polypyrrole nanowires on titanium to promote hydroxyapatite formation[J]. Bioactive Materials, 2018, 3(1):74-79.

[54] 朱翼飞. 基于光场、电场响应的薄膜构建及生物分子调控和释放研究[D]. 杭州:浙江大学,2019.

[55] XIE C M, LI P F, HAN L, et al. Electroresponsive and cell-affinitive polydopamine/polypyrrole composite microcapsules with a dual-function of on-demand drug delivery and cell stimulation for electrical therapy[J]. NPG Asia Materials, 2017, 9(3):e358.

[56] 唐柏林. P(VDF-TrFE)基功能薄膜表面电势调制及其与细胞的相互作用[D]. 杭州:浙江大学,2018.

[57] BRODBECK W G, NAKAYAMA Y, MATSUDA T, et al. Biomaterial surface chemistry dictates adherent monocyte/macrophage cytokine expression in vitro[J]. Cytokine, 2002, 18(6):311-319.

[58] 汪志英. P(VDF-TrFE)电活性涂层调制巨噬细胞极化的研究[D]. 杭州:浙江大学,2021.

[59] 贾飞. Terfenol-D/P(DVF-TrFE)磁电薄膜制备及其对MSCs成骨分化行为调制[D]. 杭州:浙江大学,2019.

[60] FRAZAR E M,SHAH R A,DZIUBLA T D,et al. Multifunctional temperature-responsive polymers as advanced biomaterials and beyond[J]. Journal of Applied Polymer Science,2020,137(25):48770.

[61] TAN L C,LIU J,ZHOU W H,et al. A novel thermal and pH responsive drug delivery system based on ZnO@PNIPAM hybrid nanoparticles[J]. Materials Science & Engineering C,2014,45:524-529.

[62] 李祥子,胡平静,朱振铎,等. pH响应型纳米药物载体的释药机制及性能研究进展[J]. 无机化学学报,2018,34(8):1399-1412.

[63] GUPTA P,VERMANI K,GARG S. Hydrogels:from controlled release to pH-responsive drug delivery[J]. Drug Discovery Today,2002,7(10):569-579.

[64] 付京,包国强,王化宁,等. 磁性热敏阿霉素脂质体聚集及释药特性的体外观察[J]. 吉林大学学报(医学版),2007,33(1):71-74.

第4章 阳极氧化技术及应用

4.1 阳极氧化技术

阳极氧化是一种传统的金属及其合金的表面处理技术。该技术将金属材料置于特定电解液中,以金属工件作为阳极,其他材料(石墨、铂等)作为阴极,在外加电场作用下于金属表面发生电化学反应生成氧化膜。阳极氧化可以在任何形状的金属(如铝、钛、不锈钢、锆、钽等)表面构建致密的氧化物膜层或自组装氧化物纳米孔或纳米管涂层。在工业领域,铝的阳极氧化研究和应用最为广泛。由于铝阳极氧化涂层具有优良的耐腐蚀性、耐磨性和装饰性等特点,已在建筑装饰和家具家电等领域得到应用,但该技术在生物医学领域的应用还处于起步阶段。近年来,学者们发现在含氟电解液中对医用钛等金属及其合金进行阳极氧化可制备出自组装氧化物纳米管涂层,该涂层不但可以直接调控细胞功能,而且是理想的药物载体。阳极氧化涂层的制备及生物学性能研究在全球范围内已迅速展开,并取得了许多可喜的研究成果。本章将对典型生物医用金属材料的阳极氧化涂层的形成机理、制备工艺和生物学性能及相关机制进行逐一阐述,以期推动阳极氧化技术在医用金属材料及相关医疗器械表面改性领域的临床应用,加速产业化进程。

4.1.1 阳极氧化原理

在阳极氧化反应中，阳极金属在电场作用下发生氧化反应(式(4.1))，对应的阴极发生还原反应(式(4.2))：

$$M \longrightarrow M^{n+} + n \cdot e^- \tag{4.1}$$

$$2n \cdot H_2O + 2n \cdot e^- \longrightarrow n \cdot H_2 \uparrow + 2n \cdot OH^- \tag{4.2}$$

基于金属的种类、电解液组成和阳极氧化参数等，阳极氧化反应有三种结果(图4.1(a))[1]：①金属离子溶解在电解液中，可观察到金属的腐蚀或电解抛光(图4.1(a)中的Ⅰ)；②金属离子与O^{2-}反应(O^{2-}由电解液中的H_2O提供)生成金属氧化物，如果金属氧化物不溶于电解液，则最终在金属表面形成致密的氧化层(图4.1(a)中的Ⅱ)；③在特定的电化学反应条件下，氧化物溶解与生成之间形成竞争平衡，导致自组装多孔氧化物层的形成(图4.1(a)中的Ⅲ)。例如，铝在酸性电解液中阳极氧化可在其表面形成高度自组装的六边形Al_2O_3纳米孔涂层(图4.1(b))[2]，Ti在含氟电解液中阳极氧化可形成有序的自组装TiO_2纳米管涂层(图4.1(c))。而在有些条件下，纳米管会快速无序生长(图4.1(a)中的Ⅳ和图4.1(d)或形成较厚的自组装介孔层(图4.1(a)中的Ⅴ)[3]。由于阳极氧化在钛及其合金表面可形成高度有序且尺寸可控的TiO_2纳米管涂层，在生物医学等领域有广阔的应用前景，国内外学者对其开展的研究也最深入，故本章将以纯Ti表面自组装阳极氧化为典型代表，概述阳极氧化原理。

在阳极氧化过程中，Ti作为阳极发生氧化反应：

$$Ti \longrightarrow Ti^{4+} + 4e^- \tag{4.3}$$

$$Ti^{4+} + 2H_2O \longrightarrow TiO_2 + 4H^+ \tag{4.4}$$

首先，Ti失去电子变为Ti^{4+}，然后与H_2O去质子化形成的O^{2-}结合，在钛表面生成一层致密的TiO_2。随后，在电场辅助作用下，Ti^{4+}向电解液/TiO_2界面迁移，同时O^{2-}向TiO_2/Ti界面迁移，实现TiO_2膜层的生长(图4.2(a))。虽然理论上TiO_2可在上述两个界面生长，但大多数条件下在TiO_2/Ti界面生长。当电解液中不存在氟离子(F^-)等侵蚀性离子，即在阳极只有式(4.3)和式(4.4)中的反应发生时，阳极氧化电流(I)可用式(4.5)表示为

$$I = A \cdot \exp(B \cdot U/d) \tag{4.5}$$

式中，A和B为试验常数；U为施加在氧化膜上的有效电压；d为氧化膜厚度。可见，随着氧化膜厚度的增加，氧化电流指数衰减(图4.2(b))。当电流衰减到足够小时，氧化物在TiO_2/Ti界面的生长速度和在电解液/TiO_2界面的溶解速度达到平衡，膜层厚度不再增加，最终氧化膜厚度可用式(4.6)定义为

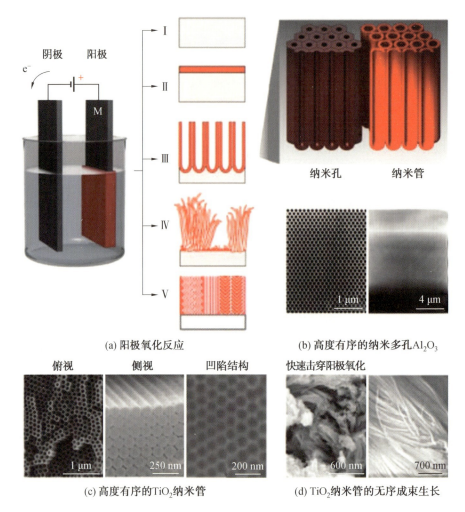

图 4.1 电化学阳极氧化过程和可能的阳极氧化结构

$$d = f \cdot U \tag{4.6}$$

式中,f 为氧化物生长因子,其值通常在 2~4 nm/V 之间。

如果电解液中存在 F^- 等可与 Ti 形成水溶性化合物的离子,则 Ti^{4+} 与 F^- 在电场辅助作用下在电解液/TiO_2 界面处直接络合(图 4.2(c)和式(4.7))或者生成的 TiO_2 膜层在 F^- 的侵蚀作用下发生化学溶解(式(4.8)),生成水溶性的 $[TiF_6]^{2-}$,即

$$Ti^{4+} + F^- \longrightarrow [TiF_6]^{2-} \tag{4.7}$$

$$TiO_2 + 4H^+ + 6F^- \longrightarrow [TiF_6]^{2-} + 2H_2O \tag{4.8}$$

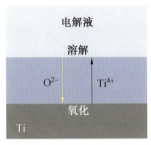
(a) 电解液中无F⁻情况下的离子迁移

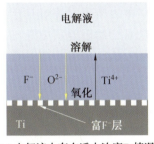
(c) 电解液中存在适中浓度F⁻情况下的离子迁移

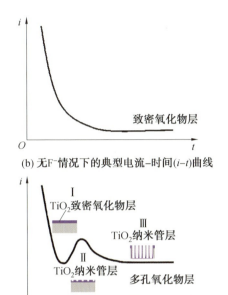
(b) 无F⁻情况下的典型电流-时间(i-t)曲线

(d) 适中浓度F⁻情况下的典型电流-时间(i-t)曲线

图 4.2 TiO_2 纳米管生长的原理和阶段

电解液中 F⁻ 浓度对于能否发生自组装阳极氧化形成 TiO_2 纳米管至关重要。若电解液中 F⁻ 浓度过低,对 TiO_2 膜层的侵蚀作用很弱,则在 Ti 表面仍然能形成致密的 TiO_2 膜层;与之相反,若电解液中 F⁻ 浓度过高,则生成的 TiO_2 膜层立即与 F⁻ 反应生成大量可溶性的 $[TiF_6]^{2-}$,在 Ti 表面产生电解抛光的效果。在电解液中 F⁻ 浓度适中(通常为 0.05~0.5 mol/L)的条件下,Ti 的氧化和溶解达到平衡,发生自组装阳极氧化,在 Ti 表面形成高度有序的 TiO_2 纳米管。其典型的电流-时间(i-t)曲线如图 4.2(d)所示,具体可分为三个阶段:①阳极氧化初期(第一阶段),与无 F⁻ 情况类似,由于致密 TiO_2 膜层的生长(式(4.3)和式(4.4)),氧化电流指数衰减(式(4.5));②第二阶段,电解液中的 F⁻ 侵蚀致密 TiO_2 膜层(式(4.8)),形成不规则纳米孔,使氧化层局部变薄,反应面积增加,导致电流增大;③第三阶段,不规则纳米孔之间相互竞争,逐渐达到平衡,使电流趋于稳定,形成规则的 TiO_2 纳米孔并逐渐演化为纳米管。

关于纳米孔演化为纳米管的机理,国内外学者给出了解释,但仍有争议。Schmuki 等认为,在电场辅助作用下,F⁻ 迁移至 TiO_2/Ti 界面形成富 F⁻ 层,TiO_2 纳米孔边界处富 F⁻ 层被电解液中的水溶解形成纳米管状结构[1]。当电解液中的水含量极低时,会形成 TiO$_2$ 纳米孔而非纳米管,这也从侧面印证了富 F$^-$ 层的溶解在纳米孔向纳米管演化过程中的重要作用[4-5]。而 Mor 等则认为,电解液中相对较低的离子移动性和较高的化学溶解度,导致形成的 TiO$_2$ 纳米孔壁很薄,因此在纳米孔之间存在未被氧化的金属 Ti。此部分 Ti 同样进行着电场辅助的氧化和溶解,从而使纳米孔转变为独立的纳米管[6]。

虽然上述自组装阳极氧化的场致溶解理论得到了广泛认可,但也有学者对此提出了质疑。他们认为,在阳极氧化过程中存在离子电流和电子电流,且随着时间延长,离子电流密度下降,电子电流密度上升,而电子电流会引起氧化物中氧气泡的产生。随着反应的进行,氧气泡在氧化层中逐渐长大并对氧化物形成压力。当气泡压力大于氧化物的压力时,氧气泡从氧化物阻挡层中逸出。氧化物围绕着氧气泡流动,然后形成纳米管。而电解液中的 F$^-$ 主要贡献为增大电子电流,从而促进氧气泡的形成[7-11]。

4.1.2 影响 TiO$_2$ 纳米管生长和几何特征的因素

1. 阳极氧化电解液组成

1999 年,Zwiling 等首次报道了 Ti 在含氢氟酸(HF)的水基电解液中阳极氧化生成厚度达 500 nm 的自组装有序 TiO$_2$ 纳米管涂层[12-13]。之后,人们认识到向电解液中添加少量 F$^-$ 是发生自组装阳极氧化的关键。Bauer 等研究了水基电解液中 F$^-$ 浓度对 TiO$_2$ 纳米管形成能力的影响,发现当 HF 质量分数为 0.025% 时 Ti 表面无 TiO$_2$ 纳米管形成,当 HF 质量分数为 0.3% 时可形成有序的纳米管,而当 HF 质量分数达到 0.5% 时大部分纳米管在 F$^-$ 的侵蚀作用下溶解[14]。进一步研究发现,电解液 pH 影响 TiO$_2$ 纳米管涂层厚度(如图 4.3(f)中酸性和中性水基电解液对纳米管涂层厚度的影响)。在酸性水基电解液中阳极氧化制备的 TiO$_2$ 纳米管长度一般不超过 500 nm,这是由纳米管顶部在 F$^-$ 刻蚀作用下的溶解速率较高所导致的[15]。在中性水基电解液中,TiO$_2$ 纳米管溶解速率大幅降低,纳米管长度可达 4.4 μm[16]。常见的酸性水基电解液主要有硫酸(H_2SO_4)、铬酸(H_2CrO_4)、磷酸(H_2PO_4)及混合酸等,F$^-$ 通常由 HF 引入。中性水基电解液主要包含无机酸盐(如 Na_2SO_4、Na_2PO_4、$(NH_4)_2SO_4$ 等),F$^-$ 通常由氟盐(NaF、KF、NH$_4$F 等)引入。典型酸性和中性水基电解液中制备的 TiO$_2$ 纳米管的形貌分别如图 4.3(a)和(b)所示。

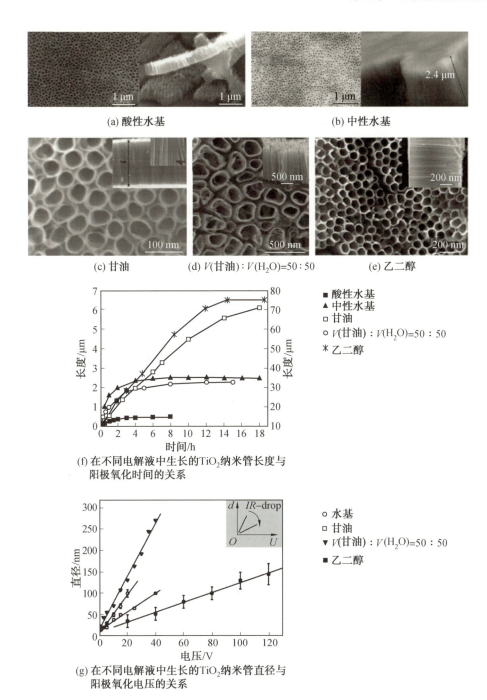

图 4.3 阳极氧化参数对 TiO_2 纳米管长度和直径的影响

虽然采用中性水基电解液制备的 TiO_2 纳米管长度有所提升,但仍然较短。采用含 F 的有机电解液可制备高长径比的 TiO_2 纳米管。常用的有机电解液主要有甘油、乙二醇、二乙二醇、甲酰胺及二甲基亚砜等,F^- 通常由 NH_4F 引入。图 4.3(c)、(d) 和 (e) 展示了在甘油和乙二醇电解液中制备的 TiO_2 纳米管的表面和横截面形貌。Paulose 等使用乙二醇基电解液体系成功地制备了长 134 μm 的 TiO_2 纳米管,并通过优化阳极氧化参数、电解液中的 NH_4F(质量分数为 0.6%)和 H_2O(体积分数为 3.5%)含量,将纳米管的长度进一步延长到 1 000 μm[17-18]。有机电解液中 F^- 浓度对 TiO_2 纳米管形成和生长的影响与水基电解液相似。电解液中适中的 F^- 浓度有利于纳米管形成和生长,而较高的 F^- 浓度会使纳米管顶部溶解速率加快,抑制 TiO_2 纳米管的生长。电解液中 H_2O 含量显著影响 TiO_2 纳米管生长速度和长度(如图 4.3(f) 中甘油和 V(甘油):$V(H_2O)$ = 50:50 电解液对纳米管生长的影响)。当电解液中 H_2O 体积分数较低时,其无法为纳米管底部氧化物的形成提供足够的 O^{2-},纳米管的生长速率较低;当电解液中水体积分数较高时,在 F^- 侵蚀作用下纳米管顶部溶解加速,限制了纳米管的长度。因此,确定适宜的水含量可以保证 TiO_2 纳米管快速稳定生长。对于乙二醇基电解液体系,由于乙二醇的吸湿性,电解液从环境中会吸收少量的 H_2O。在 NH_4F 质量分数低于 0.3% 时,电化学反应速率较低,从环境中吸收的 H_2O 可以满足 TiO_2 纳米管的形成和生长;在 NH_4F 质量分数大于 0.3% 时,电解液无额外添加 H_2O 的情况下会导致 Ti 基材的腐蚀。对于常用的 NH_4F 质量分数(0.1%~0.5%),通过向电解液体系中添加适量的 H_2O,可以保证持续稳定的(无腐蚀)阳极氧化反应,形成高度有序的 TiO_2 纳米管。对于含 0.3% NH_4F 的乙二醇电解液,TiO_2 纳米管快速生长的最佳含水量为 2%[19]。

2. 阳极氧化时间

如前文所述,在 TiO_2 纳米管稳定生长之前,阳极氧化时间决定了氧化层能否转变成纳米孔或纳米管。在氧化初期致密 TiO_2 膜层形成后,电解液中 F^- 刻蚀氧化层形成不规则纳米孔结构(持续时间一般小于 10 min),随后纳米孔逐渐演化为纳米管,并实现纳米管稳定生长,氧化电流随之达到稳定状态。

在稳态条件下,TiO_2 纳米管的长度与阳极氧化时间大致呈抛物线关系。纳米管的长度通常由其生长速率和溶解速率决定。在同一阳极氧化条件下,F^- 在电场辅助作用下对纳米管顶部的刻蚀速率相对稳定。阳极氧化初期,纳米管较短,电解液中 H_2O 和 F^- 通过纳米管向 Ti 基体/纳米管界面的迁移相对容易,纳米管底部的生长速率大于顶部 F^- 侵蚀作用下的溶解速率,纳米管持续生长。但随着纳米管的生长,电解液中 H_2O 和 F^- 向 Ti 基体/纳米管界面的迁移变得困难,纳米管生长速率降低。当纳米管的生长速率等于其溶解速率时,其长度不再增加。对于水基电解液体系,由于电解液黏度低,离子传输较为容易,纳米管溶解速率高,故纳米管达到生成和溶解平衡所需时间短,纳米管也较短;而对于高黏度的有机电解液体系,由于离子传输困难,纳米管的溶解速率低,故其达到生成和溶解平衡所需的时间长,纳米管也较长(图 4.3(f))。

3. 阳极氧化电压

阳极氧化电压首先影响纳米管的形成。当施加电压无法满足 F^- 稳定刻蚀 TiO_2 氧化层所需的电场力时,TiO_2 纳米管无法形成。当施加电压过高时会发生快速介电击穿,形成介孔层或快速生长的无序管状层。一般情况下,水基电解液中纳米管形成的阳极氧化电压范围为 1～30 V,而有机电解液可形成自组装纳米管结构的电压最高可达 140 V 以上。图 4.3(g)展示了一些在水基和有机电解液中生长的 TiO_2 纳米管直径与阳极氧化电压的典型关系。在不同电解液体系中,TiO_2 纳米管的直径都随着阳极氧化电压的增加呈线性增长。在不同电解液体系中,纳米管直径-电压依赖关系具有不同的斜率,在很大程度上可以归因于不同电解液体系的电导率差异和由此产生的 $IR-Drop$ 效应[25-28],即施加在阳极上的有效电压(U_{eff})为

$$U_{eff}=U_{nominal}-IR \tag{4.9}$$

式中,$U_{nominal}$ 为施加的名义电压;I 为电流;R 为电解液的电阻率。

H_2O 含量是影响电解液电阻率的重要因素。水含量越高,电解液电阻率越小,U_{eff} 越接近于名义电压 $U_{nominal}$。有机电解液电阻率大,U_{eff} 远小于 $U_{nominal}$,所以其纳米管形成所需的 $U_{nominal}$ 大于水基电解液。在有机电解液中形成 TiO_2 纳米管所需的最小 $U_{nominal}$ 通常在 5 V 左右,而在水机电解液中仅需 1 V,这也从侧面说明了有机电解液体系的电阻率更大,$IR-Drop$ 效应更明显。

TiO_2 纳米管的直径可用式(4.10)定义:

$$D=2f \cdot U_{eff} \tag{4.10}$$

式中,f 为 TiO_2 的生长因子。

由式(4.9)和式(4.10)可以看出,TiO_2 纳米管的直径与阳极氧化施加的名义电压 $U_{nominal}$ 正相关,即在 TiO_2 纳米管可形成的电压范围内,阳极氧化电压越大,形成的纳米管直径越大。但与水基电解液相比,在相同的 $U_{nominal}$ 下,有机电解液体系的 U_{eff} 小,故纳米管直径也小,在直径-电压关系图上表现为斜率更低(图 4.3(g))。对于有机电解液,适当增加 H_2O 含量可提高电解液的电导率,降低 $IR-Drop$ 效应,使 U_{eff} 升高,增加纳米管直径。

4. 阳极氧化温度

阳极氧化温度影响氧化物溶解速率和电场辅助作用下的离子迁移速率,进而影响纳米管的形成和生长速率。对于水基电解液,阳极氧化温度主要影响 F^- 刻蚀氧化物的速率,从而影响纳米管的形成和生长速度。当阳极氧化温度较低（≤10 ℃）时, F^- 刻蚀氧化层的速率缓慢,在一定时间内只会形成纳米孔结构[29]。当阳极氧化温度升高时,式(4.8)所示的化学反应速率提高,即氧化物溶解和水溶性 $[TiF_6]^{2-}$ 生成速度加快。在非稳态条件下, F^- 侵蚀氧化层和纳米孔转变为纳米管所需时间缩短;在稳态条件下,富氟层 F^- 刻蚀速率加快,纳米管生长速率随之提高。但较高温度下, F^- 对纳米管顶部的侵蚀加重,会破坏纳米管结构的完整性。70 ℃以上的温度不利于自组装纳米管的形成,因为化学蚀刻的速率超过了氧化速率,自组装所需的化学反应平衡被破坏。

对于有机电解液体系,阳极氧化温度影响电解液黏度和离子迁移速率。当阳极氧化温度较低（≤0 ℃）时,电解液黏度增加并且离子迁移速率较低, F^- 无法有效刻蚀氧化层,从而无法形成纳米管,只会在基材机械缺陷处形成无序多孔层或具有稀疏孔隙的未溶解氧化层[30]。为使纳米管形成并稳定生长,在低温下需要更大的阳极氧化电压（有时需 100 V 以上）。但较低温度下电解液气体溶解度高,电化学反应过程中生成的气体溶解在电解液中,能够防止在纳米管生长过程中出现气泡周期性堵塞现象,有利于形成管壁光滑的纳米管。随着阳极氧化温度升高,电解液黏度降低, $IR-Drop$ 效应减小,在有机溶液电解液体系中形成 TiO_2 纳米管所需电压随之降低,纳米管形成和生长速率加快,且纳米管直径和长度增加。但温度过高时,电解液中的 H_2O 易挥发,对电解液体系造成了一定影响,并且 F^- 对纳米管的侵蚀也会加重。因此,适宜的阳极氧化温度可以使 TiO_2 纳米管快速形成并稳定生长,且有利于提高纳米管的直径和长度。一般情况下,室温（20~25 ℃）条件即可满足在大多数水基和有机电解液中规则有序的 TiO_2 纳米管自组装生长。

5. 基体预处理

在阳极氧化过程中, TiO_2 纳米管顶部通常会出现无序层,阻碍了纳米管的充分暴露。该无序层的出现有多方面原因,其中一个主要原因是所用的 Ti 基材多为轧制的箔材或经机械抛光的板材。Ti 在轧制或机械抛光过程中,表面会产生内应力。应力层在阳极氧化过程中,电化学蚀刻均匀,导致出现了无序结构。采用电解抛光或酸蚀等可有效去除表面的应力层,抑制表面无序层的生长,生成规则有序的 TiO_2 纳米管[31-35]。另外一个导致无序层出现的原因是电解液中的

F⁻对纳米管顶部过度侵蚀,主要出现在阳极氧化时间较长以制备高长径比的TiO_2纳米管时。在阳极氧化前对Ti基体进行高温氧化预处理,使其表面形成金红石层,该层在阳极氧化过程中可以有效保护管顶,防止在含F⁻电解液中的过度化学腐蚀,抑制了"纳米草"或"纳米针"等无序氧化层结构的形成[36]。

4.2 医用钛表面阳极氧化涂层及其生物学性能

4.2.1 医用钛及其生物学应用

纯Ti的密度为4.5 g/cm³,弹性模量为105 GPa,均低于医用不锈钢和钴铬合金。Ti室温为具有密排六方结构的α相,可通过添加α和(或)β相稳定元素使其转变为α+β或β合金。α钛合金的耐腐蚀性好、变形能力强,但强度较低、耐磨性差;α+β钛合金具备较高的强度和加工性能;β钛合金的弹性模量低、强度高、抗疲劳性和韧性好,但密度大,加工范围小且成本高[37]。不同的性能使各种钛合金适合不同的生物医学应用。α钛合金可用于制造对承力要求较低的牙科种植体以及颅骨修复的Ti网眼板等。Ti-6Al-4V等α+β钛合金可用于制作髋关节、接骨板、髓内钉等。β钛较低的弹性模量(50~70 GPa),使其作为硬组织植入材料可以有效防止应力屏蔽导致的骨溶解和骨吸收,有望作为下一代骨修复材料。近等原子比的镍钛(NiTi)合金是一类特殊的钛合金,具有超弹性和形状记忆效应,常被用于制作血管和非血管支架及牙齿矫形丝等。

Ti及其合金具备优良耐腐蚀性和生物相容性的主要原因是其表面可自发形成一层致密的TiO_2保护膜,但该膜层生物活性差,作为骨替换材料的表面,不能很好地诱导新骨生长,与骨之间形成骨性结合。虽然该膜层作为血管支架材料的表面,不能有效抑制血栓形成和血管再狭窄,但通过表面处理可改变其表面组成和微结构等,满足不同的临床需求。阳极氧化因具有成本低、工艺稳定、无视线性限制等特点,被认为是一种非常有前景的医用钛合金表面改性技术。

4.2.2 医用钛表面TiO_2纳米管涂层的生物学性能

1. TiO_2纳米管作为骨科植入体涂层

Ti作为骨科植入体,需具备良好的骨整合性能。骨整合是指骨植入体与周围骨组织直接接触,无任何纤维组织介于其间,又称为骨性结合。骨整合是一个随时间动态变化的复杂过程,主要历经4个相互交叠且协同影响的阶段:血凝块形成、免疫反应、血管新生和新骨生成。通过阳极氧化在 Ti 植入体表面制备的 TiO₂ 纳米管涂层可对以上 4 个阶段所涉及的细胞功能进行调控。

(1) TiO₂ 纳米管(TNT)涂层介导血凝块的结构。

骨组织是高度血管化的组织，外科手术会导致软硬组织出血。因此，植入体植入后会不可避免地与血液接触。研究发现，小直径(比如 15 nm)的 TiO₂ 纳米管可促进血液中血小板的活化，进而介导致密血凝块结构的形成(图 4.4(a))。随后，血凝块中的单核细胞会分化为巨噬细胞，周围组织中的巨噬细胞也会被趋化因子招募至血凝块表面。巨噬细胞在受到外界环境刺激被激活后具有高度可塑性，可极化为促炎的 M1 型和促愈合的 M2 型两种典型表型。M1 型巨噬细胞分泌大量促炎症相关细胞因子(如白介素 6(IL-6)、白介素 1β(IL-1β)、肿瘤坏死因子 α(TNF-α)等)，增加破骨细胞的活性，导致骨吸收。与之相反，M2 型巨噬细胞通过分泌大量的细胞因子，如血管内皮生长因子(VEGF)和人骨形态发生蛋白 2(BMP-2)等，参与骨组织的修复与再生[38]。研究发现，致密的血凝块结构可使巨噬细胞极化为促组织愈合的 M2 表型，分泌促进骨整合的细胞因子 VEGF 和 BMP-2 等。同时，致密的血凝块结构本身可提高其中细胞释放血小板衍生因子(PDGF)和转化生长因子(TGF-β1)等的水平，直接促进成骨相关细胞的增殖和分化[39]。另有研究表明，致密血凝块中的细胞受血凝块结构的影响，可下调与炎症和破骨相关的长链非编码 RNA(LncRNAs)的表达水平，而上调与生长和成骨分化相关的 LncRNAs 的表达水平，提示其可通过靶向成骨相关细胞的 mRNAs 或 microNRAs 等多种机制促进骨整合[40]。与之相反，大直径纳米管(比如120 nm)表面形成的血凝块结构疏松，会抑制巨噬细胞的 M2 型极化及生长因子的释放，不利于骨整合。TiO₂ 纳米管介导血小板活化行为的主要因素有晶体结构和直径[41-42]。对于非晶态 TiO₂ 纳米管涂层，较小直径的纳米管可促进血小板黏附、活化及纤维蛋白网络的形成；对于锐钛矿或金红石相 TiO₂ 纳米管涂层，较大直径的纳米管有助于血小板黏附和活化水平的提高以及致密血凝块结构的形成[41]。对于相同直径的 TiO₂ 纳米管涂层，经退火处理改变其晶体结构可以改变其对血小板和血凝块的调控作用。非晶态和金红石相的纳米管可降低血小板黏附和活化，抑制纤维蛋白网络形成，而锐钛矿相纳米管则可以促进血小板黏附和活化，并激活纤维蛋白网络的形成[41-42]。TiO₂ 纳米管晶体结构和直径影响血小板活化的机制可能与其表面吸附蛋白质的种类和构象有关，仍有待进一步研究。

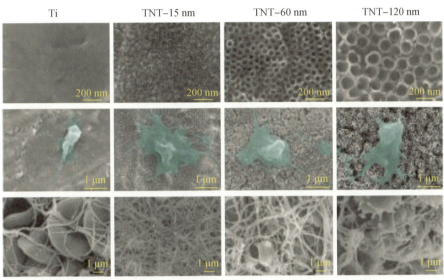

(a) 纳米管涂层对血小板黏附和活化水平以及血凝块结构的影响

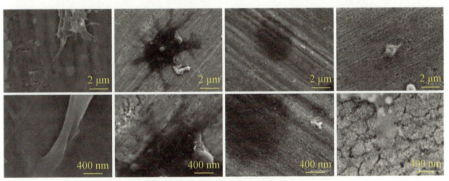

(b) 纳米管涂层对巨噬细胞形态和铺展行为的影响

图 4.4 不同直径的 TiO_2 纳米管对血小板、巨噬细胞和内皮细胞行为及功能的调控作用

注：$P<0.05$ 代表有统计学差异，$P<0.01$ 代表有显著的统计学差异。*和**代表与 Ti 相比较 $P<0.05$ 和 $P<0.01$；♯和♯♯代表与 TNT-15 nm 相比较 $P<0.05$ 和 $P<0.01$；&和&&代表与 TNT-60 nm 相比较 $P<0.05$ 和 $P<0.01$。

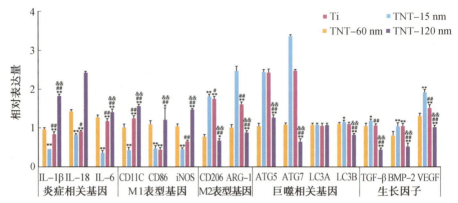

(c) 纳米管涂层对巨噬细胞炎性细胞因子、M1/M2标志基因、自噬相关基因和生长因子表达的调控作用

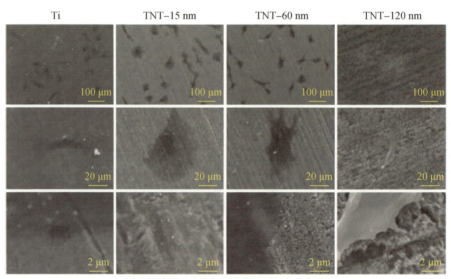

(d) 纳米管涂层对内皮细胞黏附和铺展行为的影响

续图 4.4

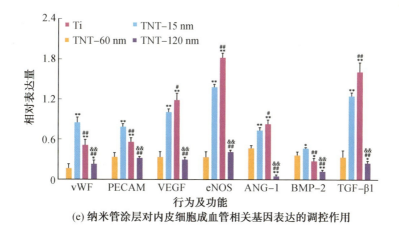

(e) 纳米管涂层对内皮细胞成血管相关基因表达的调控作用

续图 4.4

(2) TiO_2 纳米管涂层介导巨噬细胞的免疫反应。

植入体植入后 3~5 d,来自血浆或内皮细胞的纤溶酶原激活剂逐渐将血凝块中的纤溶酶原激活为有活性的纤溶酶,将血凝块溶解。此时,巨噬细胞等免疫细胞会直接与植入体表面接触。在植入初期,巨噬细胞通常为促炎的 M1 型,其在植入体骨整合过程中如果不能及时向 M2 型转变,将出现慢性炎症,最终使植入体被纤维组织包裹,无法与骨组织形成骨性结合,导致植入失败。研究发现,TiO_2 纳米管涂层可直接影响巨噬细胞极化。巨噬细胞在直径为 15 nm 的 TiO_2 纳米管涂层表面铺展良好且伸展出大量的板状伪足(图 4.4(b)),而较大直径的 TiO_2 纳米管涂层抑制巨噬细胞铺展,使其表现为 M1 型激活状态的球形[24]。小直径 TiO_2 纳米管涂层通过提高巨噬细胞的自噬水平,驱动巨噬细胞向促愈合的 M2 型极化,分泌 VEGF 和 BMP-2 等多种生长因子(图 4.4(c))。正因如此,该 TiO_2 纳米管涂层所调控的巨噬细胞免疫微环境可促进内皮细胞的血管新生和骨髓间充质干细胞(BMSC)的成骨分化。而较大直径的 TiO_2 纳米管(120 nm)介导巨噬细胞极化为促炎的 M1 型,分泌大量的炎性细胞因子,其所调控的免疫微环境不利于血管新生和骨生成。有研究表明,较大直径的 TiO_2 纳米管(110 nm)通过激活整合素或黏着斑激酶(FAK)介导的丝裂原激活的蛋白激酶(MAPK)和核因子 κB(NF-κB)信号通路显著增强巨噬细胞的早期炎症反应,调控巨噬细胞向 M1 型极化,同时促进其基质细胞衍生因子 1(SDF1)、白介素 8(IL-8)和趋化因子 CCL2 的基因表达[43]。同时,另一项研究也证明了大直径的 TiO_2 纳米管(约 100 nm)可以通过 FAK-MAPK 信号通路诱导巨噬细胞 M1 型极化,触发其炎症反应[44]。与大直径的 TiO_2 纳米管相比,小直径(约 30 nm)纳米管可以最大限度地暴露细胞黏附蛋白（如纤连蛋白）中的整合素结合域（如RGD），激活巨噬细胞整合素介导的FAK－磷脂酰肌醇3激酶（PI3K）信号转导，从而抑制NF－κB信号通路和炎症反应发生[45]。此外，小直径的TiO_2纳米管涂层通过激活整合素β1/FAK信号，上调MAPK信号转导中的细胞外调节蛋白激酶（ERK）级联反应，下调c－Jun氨基末端激酶（JNK）/p38信号级联，从而抑制巨噬细胞炎性因子的分泌和向多核破骨细胞的分化[46]。

（3）TiO_2纳米管涂层介导内皮细胞的血管新生。

宿主免疫反应结束后，内皮细胞、成骨细胞及BMSC等被募集到植入体周围进行组织修复与再生。其中，内皮细胞主导的血管新生在新骨生成和骨整合过程中发挥了关键作用。营养物质和细胞因子的传输及代谢产物转运均依赖于新生血管。与未经表面处理的Ti相比，TiO_2纳米管涂层因其纳米尺度效应，可显著调控内皮细胞的黏附、铺展、增殖、迁移及血管生成[24,47-49]。如图4.4（d）、（e）所示，直径为15 nm和60 nm的TiO_2纳米管涂层可促进内皮细胞的黏附和铺展，显著上调成血管相关基因的表达水平[24]，而120 nm直径的纳米管涂层抑制内皮细胞的成血管活性。内皮细胞感知到TiO_2纳米管结构特征，其细胞伪足和突起能够深入纳米管孔中进行接触刺激，小直径纳米管有利于黏着斑形成[48]。同时，内皮细胞展现出更有组织的肌动蛋白骨架纤维排列和更多的细胞伪足，结合局部黏着斑的形成和分解，增强了细胞的迁移能力。此外，TiO_2纳米管可介导内皮细胞合成和分泌黏着斑蛋白、VEGF、一氧化氮合酶（eNOS）、内皮素（EDN）和一氧化氮（NO），显著上调内皮细胞活性、黏附、增殖、肌动蛋白骨架组装及维持血管张力[48-49]。

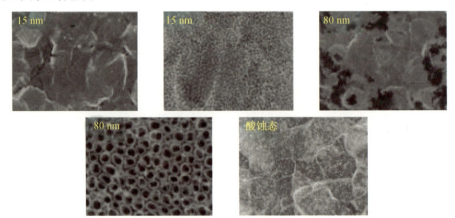

(a) 酸蚀后和酸蚀/阳极氧化后样品表面的SEM形貌

图4.5 Ti表面微坑/纳米管结构对成骨细胞成骨分化的影响[53]

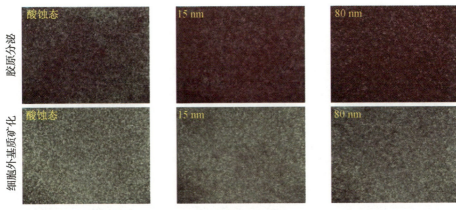

(b) 微坑/纳米管结构对成骨细胞胶原分泌和细胞外基质矿化的影响

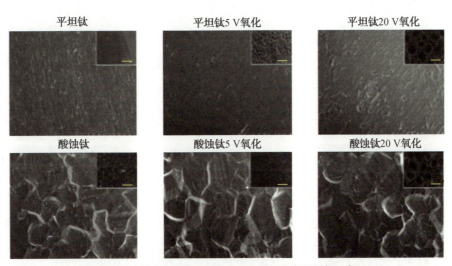

(c) 阳极氧化和酸蚀/阳极氧化后样品表面的SEM形貌(插图标尺为100 nm)

续图 4.5

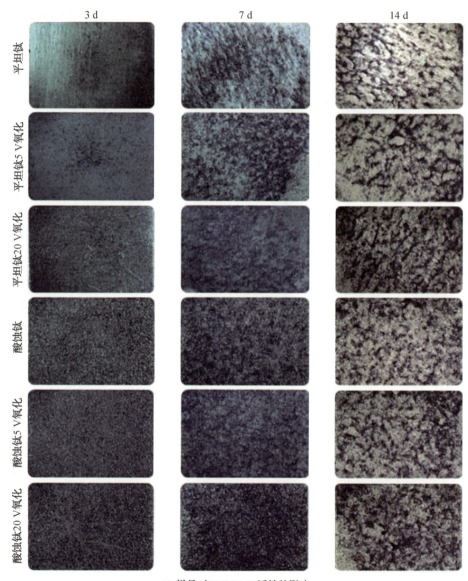

(d) 样品对BMSC ALP活性的影响

续图 4.5

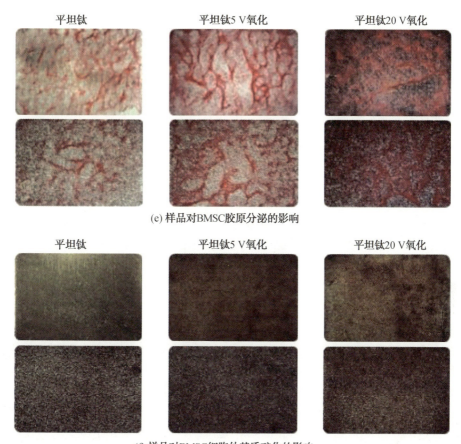

(e) 样品对BMSC胶原分泌的影响

(f) 样品对BMSC细胞外基质矿化的影响

续图 4.5

(4) TiO_2 纳米管涂层介导成骨细胞和骨髓间充质干细胞的成骨分化。

植入体/骨组织界面处的新生骨量决定了植入体的骨整合水平。BMSC能否向成骨细胞定向分化、成骨细胞的数量及成骨细胞能否分泌足够的骨组织成分,直接决定了植入体表面的新生骨量。TiO_2 纳米管涂层可调控成骨细胞和BMSC的功能。直径为 50～120 nm 的 TiO_2 纳米管涂层可促进成骨细胞和BMSC的黏着斑形成及骨架拉伸[50-51]。此外,受较大尺寸 TiO_2 纳米管(80～170 nm)的调控,成骨细胞的成骨分化能力显著提升[52-53]。有研究表明,100 nm 左右管径的 TiO_2 纳米管涂层可以通过调节成骨细胞线粒体分裂—融合来促进成骨分化[54]。由于天然骨细胞外基质由纳米到微米尺度的功能组块组成,为了更好地促进骨再生和实现骨整合,植入体表面的微/纳米结构形貌有望产生良好的生物效应。张玉梅等发现结合纳米管和微坑形貌的 Ti 植入体表面对提高成骨细胞的成骨活性和成骨分化能力有显著影响[53,55-58]。利用 HF 酸蚀和阳极氧化在 Ti 表面构建的微坑/纳米管(直径为 80～100 nm)结构可明显促进成骨细胞的增殖、碱性磷酸酶(ALP)活性、胶原分泌及细胞外基质矿化(图 4.5(a)、(b)),极大地提高了成骨活性并加快了植入物周围的骨成熟。此外,微/纳米结构表面仍然保留微米形貌的机械互锁能力,因此是改善骨整合的理想选择。进一步研究发现,微坑/纳米管涂层可以促进成骨细胞黏附和铺展,激活整合素和钙黏蛋白介导的信号通路来调控细胞增殖和分化[55-58]。该结构上调了成骨细胞整合素 β1/3 和整合素连接激酶(ILK)的表达,活化的 ILK 启动 β-连环蛋白(β-catenin)信号并且磷酸化糖原合成激酶 3β(GSK3β)抑制 β-catenin 的降解[55]。β-catenin 信号进入细胞核后调控成骨分化相关基因的转录,增强了成骨细胞 ALP 活性、胶原分泌和细胞外基质矿化。同时,活化的 ILK 同样可以介导 MAPK 信号通路,激活 ERK/p38 信号转导,增强成骨细胞增殖和分化[56]。此外,微坑/纳米管结构表面因其微/纳米结构形貌特征可以引发 N-钙黏蛋白(N-Cad)/β-catenin 的相互作用,激活 β-catenin 信号通路并且诱导细胞的间接机械力信号转导,调控成骨细胞增殖和成骨分化[57]。微坑/纳米管结构还可介导自分泌调节途径,上调低密度脂蛋白受体相关蛋白 6(LRP6)和 Wnt3a 的表达,抑制 Dkk1/2 和分泌型卷曲相关蛋白 1/2(sFRP1/2)的表达,从而激活 Wnt/β-catenin 信号通路,提高成骨细胞的成骨活性并促进成骨分化[58]。与未经表面处理的 Ti 相比,TiO$_2$ 纳米管(直径为 25～80 nm)可以显著促进 BMSC 的黏附和铺展、ALP 活性、胶原分泌和细胞外基质矿化以及成骨相关基因表达[59]。如图 4.5(c)～(f)所示,微坑/纳米管表面进一步增强了 BMSC 的成骨活性和成骨分化能力,尤其是 80 nm 直径的 TiO$_2$ 纳米管结构促进作用最为明显。对于 TiO$_2$ 纳米管调控 BMSC 行为的机制,有的研究认为纳米管表面因其纳米级结构特征促进 BMSC 黏着斑形成和细胞铺展,从而通过介导其机械应力转导增强成骨分化能力[60]。受胞外信号调控,BMSC 提高其肌动蛋白合成和肌动蛋白纤维组装,从而激活下游启动因子组蛋白乙酰基转移酶 GCN5 并加强其功能来介导细胞成骨分化[61]。肌动蛋白聚合同样会激活转录效应因子 MKL1、YAP 和 TAZ 等,调控成骨相关基因转录,促进 BMSC 成骨分化[62]。此外,有研究表明,微坑/纳米管表面因其微/纳米拓扑应激源特性触发内质网应激并激活未折叠蛋白反应,显著诱导 BMSC 成骨分化[63]。同时,纳米管直径越大对内质网应激和 BMSC 成骨分化的促进作用越明显。随着近几年来基因测序技术的发展,TiO$_2$ 纳米管在非编码 RNA 水平对细胞的调控机制逐渐被发现,其中又以对 LncRNA

和MicroRNA的研究最为火热。与未经表面处理的Ti相比,TiO₂纳米管(直径约为70 nm)可以调控BMSC的LncRNA CCL3-AS来下调趋化因子CCL3的表达,从而减弱甚至消除其对成骨相关基因转录和成骨分化的抑制作用[64]。此外,TiO₂纳米管(直径约为80 nm)也可通过抑制p53/miR-23a/CXCL12信号通路来提高BMSC的成骨分化能力[65]。

高龄人群往往会因机体衰老导致骨退行性疾病的发生,如骨关节炎和骨质疏松症等。氧化应激在组织和细胞水平普遍伴随于退行性疾病。较大直径的TiO₂纳米管(直径约为110 nm)修饰的Ti植入体通过激活整合素α5β1介导的FAK/AKT/FOXO信号和Wnt/β-catenin信号通路,显著抑制成骨细胞因过氧化氢诱导的氧化应激反应和细胞凋亡,并且促进其成骨分化[66]。另一项研究同样表明,直径为110 nm的TiO₂纳米管涂层可以上调成骨细胞整合素α5β1的表达,促进黏着斑形成,从而激活胞内信号级联反应,抑制细胞内活性氧产生,提高细胞的抗氧化力和成骨能力[67]。此外,TiO₂纳米管(直径约为80 nm)可以激活BMSC中的FOXO1信号通路,提高超氧化物歧化酶2(SOD2)活性,下调细胞内活性氧水平并抑制细胞氧化应激反应和凋亡,从而提高细胞活性和成骨分化能力[68]。对于TiO₂纳米管对成骨细胞和BMSC的生物尺寸效应,一般认为在正常状态下,小直径的纳米管能够促进细胞黏附和增殖,而大直径的纳米管涂层更有助于提高细胞的成骨分化能力[53,59,66]。对于氧化应激状态下的成骨细胞和BMSC,较大直径的纳米管涂层更有利于细胞黏附、存活、抵抗氧化应激和成骨分化[66]。此外,稀疏分布的纳米管(管间距约为80 nm)与紧密分布的纳米管相比,更类似于自然骨细胞外基质中胶原纤维的横截面结构,其与植入物表面的流体供应构成生物界面,可以增强成骨细胞的初始黏附、迁移和成骨分化等生物学行为和功能,更好地促进骨整合[69-70]。大量的动物活体模型试验表明,Ti植入体表面的TiO₂纳米管涂层可有效地促进正常条件下的新骨生成和骨整合[71-73],并且显著地增强氧化应激病理条件下的骨再生和骨整合[46,68]。

2. TiO₂纳米管作为心血管支架涂层

除了在骨科的应用,TiO₂纳米管涂层在心血管领域也有潜在应用价值。对于接触血液的医疗植入物如血管支架,应尽量减少血小板在表面的黏附和活化,从而防止血栓形成。另外,支架材料会引起血管内炎症级联反应的发生,故如何降低炎症反应也是应重视的问题。此外,目前临床治疗血管狭窄使用的裸支架不能有效抑制血管平滑肌细胞的增殖,故存在内膜增生和血管再狭窄问题,而药物洗脱支架虽然可有效抑制平滑肌细胞增殖,很好地解决内膜增生问题,但其所携带的药物也抑制了内皮细胞功能,使其无法完全覆盖支架表面,导致出现了远期支架血栓问题。

TiO$_2$纳米管涂层在解决上述问题方面表现出了很好的潜力。相比于未经表面处理的Ti和较大直径的锐钛矿相TiO$_2$纳米管涂层,较小直径(约为30 nm)的纳米管涂层可以促进白蛋白吸附而抑制纤维蛋白原的吸附,从而降低血小板黏附率和溶血率,阻止纤维蛋白网络和血栓形成,表现出良好的血液相容性[74]。进一步研究发现,血小板几乎无法在经氧等离子体处理过的TiO$_2$纳米管(≤50 nm)涂层上黏附和活化,可有效地抑制凝血发生和血栓形成[75]。如图4.6(a)所示,未处理Ti表面处理的血小板数量多,铺展充分,与基底粘连紧密;TiO$_2$纳米管涂层上的血小板以伸展的树突状形态为主,与基底粘连性较低;经氧等离子处理后的TiO$_2$纳米管涂层上的血小板呈圆形树突状,铺展受到极大抑制,与基底粘连性极低。在表面自组装一层疏水单分子膜层的TiO$_2$纳米管(约为80 nm)涂层也表现出良好的抗血小板黏附和激活的性能[76]。在离体动物血液循环模型的评估中发现,TiO$_2$纳米管(直径约为15 nm)涂层展现了良好的血液相容性,材料周围血栓形成稀少[24]。此外,如本节前文所述,TiO$_2$纳米管晶体结构也可影响血小板活化,进而影响血栓形成。非晶态和金红石相TiO$_2$纳米管能够显著降低血小板黏附和活化,并且抑制纤维蛋白网络结构形成,具备优异的血液相容性[41-42,77]。

Tejal A. Desai等通过大量研究发现,TiO$_2$纳米管修饰的Ti金属血管支架可以有效解决内膜增生和血管再狭窄问题[78-81]。与未经表面处理的Ti相比,在TiO$_2$纳米管(约30 nm管径)涂层上生长的血管内皮细胞铺展面积更大,延伸出大量的伪足,呈现细长和伸展的形态,并且与涂层黏连紧密,细胞增殖能力和活力显著提升[78]。而血管平滑肌细胞表现出相反的细胞响应,其黏附和细胞铺展在纳米管涂层上受到抑制(图4.6(b)),增殖和迁移能力显著减弱。在兔活体髂动脉模型中,直径为90 nm的TiO$_2$纳米管修饰的血管支架与裸Ti支架相比,血管再狭窄率降低了30%,支架间的新生内膜显著减少,内皮和血管功能得到快速恢复[79]。对于TiO$_2$纳米管涂层减少内膜增生和再狭窄的潜在机制,研究发现TiO$_2$纳米管(直径约为30 nm)增强了平滑肌细胞平滑肌α肌动蛋白(SMA)的合成,而SMA通常抑制平滑肌细胞的增殖和分化[78]。此外,该纳米管涂层可上调内皮细胞前列环素I2((PGI2)的表达,从而抵抗血栓形成并抑制平滑肌细胞增殖。另一项研究表明,TiO$_2$纳米管(直径约为90 nm)涂层可下调平滑肌细胞表达和合成FAK,从而抑制其黏着斑形成、黏附及细胞铺展[80]。同时,该纳米管涂层可下调内皮细胞血管细胞黏附分子-1(VCAM-1)的表达,并减少平滑肌细胞单核细胞趋化蛋白-1(MCP-1)的分泌,从而抑制血管内的炎症级联反应,减

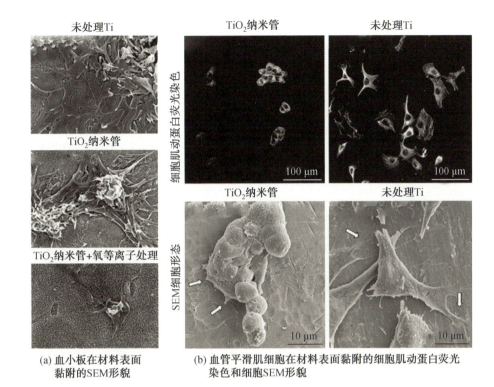

图 4.6 细胞在 Ti、TiO_2 纳米管及氧等离子处理的 TiO_2 纳米管表面的黏附

弱平滑肌细胞因炎性因子诱导的细胞增殖(减小约 42% 的细胞增殖率)。通过全基因组表达分析表明,TiO_2 纳米管涂层可激活细胞机械应力感应信号通路,细胞通过感知纳米管结构特征从而引发细胞响应[81]。同时,纳米管涂层可显著增强内皮细胞增殖和迁移相关基因的表达,降低平滑肌细胞增殖相关基因的转录,并抑制两种细胞中参与炎症和凝血的分子的表达。较小直径的 TiO_2 纳米管(≤50 nm)涂层减少了血液中血清淀粉样蛋白 A(SAA)的吸附[82]。SAA 在血管支架表面的积聚会引起机体对植入物的排异反应,并引发血管内炎症级联反应,促进血管细胞(如内皮细胞、平滑肌细胞等)释放炎性因子[83]。此外,如本节前文所述,较小直径的 TiO_2 纳米管(≤60 nm)可以抑制巨噬细胞炎性细胞因子的表达,促使巨噬细胞由促炎 M1 表型向促愈合 M2 表型转变[24]。因此,较小直径的 TiO_2 纳米管对血管内炎症级联反应表现出极大的抑制作用。

总的来说,较小直径的 TiO_2 纳米管(≤60 nm)修饰的 Ti 基心血管内植入物可以有效抑制血管内炎症反应,促进内皮细胞黏附、铺展、增殖和血管修复功能的恢复,减少平滑肌细胞的黏附和增殖,防止内膜增生和血管再狭窄。对纳米管涂层的再处理（热处理、氧等离子体处理和构建疏水膜层等）可以进一步降低血小板黏附和活化，提高其血液相容性，预防凝血和血栓形成。

4.3 装载活性成分的阳极氧化涂层

TiO_2 纳米管涂层可通过其形貌和晶体结构直接调控多种细胞的功能，故作为 Ti 植入物涂层具有很好的应用前景。但是，单纯形貌和晶体结构对细胞功能的调控作用有限。TiO_2 纳米管为上端开口的管状结构，因此是理想的药物载体。多种无机和有机生物活性成分，如硅（Si）、银（Ag）、铜（Cu）、锌（Zn）、锶（Sr）、镁（Mg）、羟基磷灰石、胶原蛋白及各类细胞因子等已被尝试装载到 TiO_2 纳米管中，发挥相应的生物学功能[48,84-87]。

4.3.1 装载无机功能元素的 TiO_2 纳米管

Si 对脊椎动物骨组织正常发育的重要作用早在 20 世纪 70 年代就已得到认可。据报道，Si 缺乏饮食会导致骨形成异常，而补充 Si 的饮食可以增强骨骼生长。进一步的研究表明，Si 可以通过硅烷醇基团直接与抗坏血酸结合，然后进入线粒体和成骨细胞的其他细胞器。细胞内 Si^{4+} 可以显著促进骨骼的主要有机成分 I 型胶原的分泌[88-90]。此外，Si 可以上调内皮细胞中 VEGF 和 NO 的表达，从而有助于血管新生[91]。通过在 Ti 表面磁控溅射制备一层 TiSi 涂层，然后对该涂层进行阳极氧化，可成功制备出 Si 掺杂的 TiO_2 纳米管涂层，该涂层可以在溶液中持续不断地释放 Si^{4+}。生物学评价结果表明，Si 掺杂 TiO_2 纳米管涂层对表面接种的成骨细胞和内皮细胞均表现出良好的生物相容性。Si 掺杂 TiO_2 纳米管涂层能够显著增强成骨细胞的铺展、增殖、ALP 活性、胶原分泌及基质矿化[92]。与此同时，Si 掺杂 TiO_2 纳米管涂层能够显著诱导内皮细胞的增殖，而含 Si^{4+} 的浸提液能够促进 NO 和 VEGF 的分泌，增强内皮细胞的成血管能力。

Mg 在骨骼系统中起着至关重要的作用，其含量在人体所有元素中排名第四[93]。Mg^{2+} 通过促进成骨细胞的分化和增殖参与骨代谢[94]。最近，越来越多的研究发现，Mg^{2+} 可以抑制炎性反应并开始应用于临床[95]。有学者将 TiO_2 纳米管涂层在含 Mg^{2+} 的溶液中进行水热处理，将 Mg 负载于纳米管中。与未负载 Mg 的 TiO_2 纳米管相比，含 Mg 样品上的巨噬细胞炎症相关基因（IL-6、IL-1β、TNF-α）的表达显著下调[96]。体内试验结果也表明，负载 Mg 的 TiO_2 纳米管涂层能够显著促进巨噬细胞向 M2 表型的极化，进而促进 BMSCs 的成骨分化。

Zn 是人体必需的微量元素[97],在核酸代谢、信号转导和基因表达等生物功能中起着至关重要的作用[98]。研究建议,成人每日 Zn 摄入量为 15 mg[99],缺 Zn 可导致骨骼生长迟缓[100]。此外,Zn 不易失活,其稳定的化学性质也更有利于在植入物表面修饰中的应用[101]。同时,Zn 在先天免疫系统和适应性免疫系统中都起着重要作用[102]。Zn 通过与 CD4 和 CD8 的细胞质尾部相互作用刺激自身磷酸化来调节 T 细胞活化[103]。此外,细胞因子信号通路也受 Zn 状态的影响。缺 Zn 一方面可增加 IL—6 的刺激效应,进而诱导 T/B 淋巴细胞的增殖;另一方面,Zn 缺乏可对 IL—4 信号产生不利影响,进而损害免疫系统[104-105]。也有报道称,Zn 可降低 TNF—α 和 IL—1β 的表达,并维持免疫稳态[106-107]。有学者将 Zn 通过水热的方法成功载入 TiO_2 纳米管涂层中,允许 Zn 以受控方式连续释放至少 3 周[108]。结果表明,具有合适直径的载 Zn 纳米管涂层可刺激巨噬细胞趋向促愈合的 M2 型分化,进而促进成骨细胞的成骨分化能力,从而诱导破骨/成骨平衡向成骨方向发展。此外,载 Zn 纳米管涂层还可以促进成骨细胞黏附和增殖,提高成骨相关基因的转录水平,改善早期成骨分化,促进成骨细胞的细胞外基质矿化。另有研究表明,Zn 掺杂除了能在骨修复领域发挥显著作用外,还可以明显改善 TiO_2 纳米管的血液相容性,因为它不仅可以增加环磷酸鸟苷酸(cGMP)的活性,而且可以显著降低血小板黏附和溶血率[109]。研究发现掺 Zn 的纳米管能增强内皮细胞的黏附和增殖,并上调 NO 和 VEGF 的表达[109]。因此,掺 Zn 的 TiO_2 纳米管涂层还可用于同时改善血液相容性并促进钛基血管内支架的内皮化。

细菌感染是硬组织植入体植入后面临的一个主要威胁[110]。TiO_2 纳米管涂层可以装载 $Ag^{[111]}$、$Zn^{[112]}$ 和 $Cu^{[113]}$ 等无机抗菌剂,以对抗细菌感染。将 TiO_2 纳米管涂层在 $AgNO_3$ 溶液中浸泡,然后在紫外线下照射,可以将附着于纳米管壁上的 Ag^+ 还原为 Ag 单质并生长为 Ag 纳米颗粒。负载 Ag 纳米颗粒的 TiO_2 纳米管涂层,即使经过长达一个月的浸泡,其对浮游和黏附的金黄色葡萄球菌仍具有很好的抗菌能力。但是,由于 Ag 纳米颗粒仅通过物理作用吸附于 TiO_2 纳米管壁上,存在脱落风险,因此其产生了明显的细胞毒性,显著抑制了成骨细胞的增殖和 ALP 的活性[114]。为解决上述问题,有文献报道,通过磁控溅射在 Ti 表面沉积 TiAg 涂层,然后对涂层进行阳极氧化制备负载 Ag_2O 纳米颗粒的 TiO_2 纳米管涂层。该涂层中,Ag_2O 纳米颗粒镶嵌在 TiO_2 纳米管壁中,不存在脱落导致的急性毒性风险,且 Ag^+ 可以缓慢释放。即使经过 4 周的浸泡,其对大肠杆菌和金黄色葡萄球菌的抗菌率仍保持在 95% 以上[115]。也有文献指出,通过低能(1 kV)Ag 离子注入,可将 Ag 以纳米颗粒的形式负载于 TiO_2 纳米管中,且 Ag 不会在纳米管顶端累积,具备长效抗菌能力,其良好的生物相容性也在动物水平上得到了验证[116]。与 Ag 相比,虽然 Cu 的抗菌能力稍弱,但其细胞毒性也较低[117]。此外,Cu^{2+} 不仅可以增强内皮细胞的迁移和增殖,还可以通过上调 VEGF 的表达促进血管新生[118]。此外,载 Cu 纳米管涂层可以显著上调内皮细胞的 NO 合成[119]。NO 主要通过促进内皮细胞功能及增加血管通透性参与血管生成过程[120]。丰富的毛细血管网络可通过向植入物/骨界面输送免疫细胞和分子,有助于对抗细菌感染。同时,新生血管可以将成骨相关细胞和细胞因子递送至骨损伤区域,有望改善植入体的骨整合[121]。因此,可缓释 Cu^{2+} 的 TiO_2 纳米管涂层在促进 Ti 基植入体的成骨、成血管和抗菌活性方面具有巨大潜力,有望更好地满足临床需求。TiO_2 纳米管涂层还可以同时装载两个或多个元素,赋予 Ti 植入体多功能性[122]。有学者将 Sr 和 Ag 元素同时掺杂到 TiO_2 纳米管涂层中,促进了成骨细胞和矿化结节的生长[123],且随着 Ag 的释放,样品也具有长效抗菌性能[124]。Zhang 等使用 PDA 修饰掺 Sr 的 TiO_2 纳米管的表面,螯合钐(Sm)并通过 PDA 控制 Sm^{3+} 释放。通过 Sm^{3+} 的释放赋予纳米管抗菌性,通过 Sr^{2+} 的释放促进 BMSC 的成骨分化[125]。

4.3.2 有机活性成分掺杂 TiO_2 纳米管

TiO_2 纳米管涂层除了可装载无机功能元素外,也可作为有机活性成分的载体,如 BMP-2[126]、地塞米松[127]和淫羊藿苷[128]等。BMP-2 由于具有较强的成骨活性,已被广泛用于牙科和骨科生物材料中以促进骨形成。BMP-2 在体内通过刺激 BMSCs 向成骨细胞分化及通过增加成骨细胞的数量来诱导新骨形成[129]。Bae 的研究证明,与光滑的纯 Ti 表面负载 BMP-2 相比,装载 BMP-2 的 TiO_2 纳米管涂层可以显著降低 BMP-2 的释放速率,并明显促进成骨细胞的生长、ALP 活性和钙矿物沉积[126]。负载淫羊藿苷的 TiO_2 纳米管则能促进骨髓细胞中骨形成相关基因的表达,促进成骨分化[128]。抗菌肽[130]和抗生素[131]也可被载入 TiO_2 纳米管涂层,赋予其抗菌性能。Ma 等将抗菌肽 HHC-36 负载到 TiO_2 纳米管涂层中,发现可以有效抑制金黄色葡萄球菌感染[132]。负载抗菌肽 GL13K 的 TiO_2 纳米管涂层可对具核梭杆菌和牙龈卟啉单胞菌产生显著抑制作用[133]。另有研究表明,负载庆大霉素的 TiO_2 纳米管涂层可显著抑制大鼠的细菌感染[134]。

外泌体(exosome)是由细胞经过"内吞-融合-外排"等一系列调控过程而形成并可分泌至胞外的直径为 40~150 nm 的亚细胞双层膜囊泡,其内含有与细胞来源相关的蛋白质、miRNA 及 mRNA 等物质[135]。外泌体既可以通过质膜受体直接激活受体细胞,也可以转运蛋白质、mRNA、miRNA 甚至细胞器进入受体细胞内,同时也可以携带处于不同病理状态下的细胞所含有的特异性物质,从而在生理学和病理学上都发挥重要作用[136]。免疫细胞衍生的外泌体对免疫反应和炎症调控具有重要作用[137]。其中,巨噬细胞来源的外泌体是外周血中最丰富的来源之一[138]。有研究将 BMP-2 活化后的巨噬细胞分泌的外泌体装载到 TiO_2 纳米管涂层中,研究其对 BMSC 成骨分化的影响。结果表明,BMSC 能够持续摄取 TiO_2 纳米管涂层释放的外泌体[139]。与未添加外泌体的组别相比,其成骨分化能力得到显著增强。与传统的 TiO_2 纳米管涂层掺杂成分相比,负载外泌体的策略在组织修复领域有更为广阔的发展前景。

4.4 其他医用金属表面阳极氧化涂层

4.4.1 医用 NiTi 合金表面阳极氧化涂层

1. NiTi 合金及其生物医学应用

近等原子比的 NiTi 合金是一种特殊的 Ti 合金,其具有独特的形状记忆效应和超弹性[140]。此外,由于其高耐腐蚀性、耐磨损性和良好的生物相容性,在口腔科、妇科、骨科和心血管等医学领域有着广泛的应用[141-142]。特别值得一提的是,NiTi 合金的弹性模量与人体骨骼接近,因此可以很好地与骨组织的机械性能相匹配,有效降低应力屏蔽效应,避免植入体周围骨吸收造成的松动和植入失败等问题的发生[143]。尽管 NiTi 合金在生物医学领域的应用取得了良好的临床效果,但其某些与表面相关的特性(如腐蚀行为和生物功能性)不能很好地满足临床需求。通过表面改性能够显著改善 NiTi 合金表面的物理化学性质,以满足不同的应用。阳极氧化是一种 NiTi 合金表面改性的理想方法,可在其表面生长高度有序的 Ni-Ti-O 纳米管和纳米孔涂层,以满足不同的临床需求。

2. Ni-Ti-O 纳米管涂层及其生物学性能

2010 年,Kim 等率先发现通过在乙二醇基电解液中对 NiTi 合金进行阳极氧化,可以在其表面生长有序的 Ni-Ti-O 纳米管涂层。与纯 Ti 相比,由于合金中存在大量 Ni 元素,NiTi 合金的阳极氧化对电化学参量更加敏感。有文献系统研究了阳极氧化电压、电解液组成和温度及氧化时间对 Ni-Ti-O 纳米管形成能力和形貌特征的影响[144]。发现 Ni-Ti-O 纳米管可在 5~90 V 的氧化电压下形成,纳米管的直径和长度均随电压的升高先急剧增加后缓慢减小。在 10~

50 ℃范围内,随着温度的升高,纳米管的直径先增加后减小,而长度线性减小。当氧化时间达到 60 min 时,纳米管长度已达到最大值。能形成纳米管的电解液中 H_2O 体积分数范围很小(0～1.0%),且在此范围内随着 H_2O 体积分数的增加,纳米管的长度和直径线性增加。电解液中 NH_4F 质量分数在 0.02%～0.8% 时,可形成纳米管,且纳米管的长度和直径随 NH_4F 质量分数的增加先增加后减小。总体来说,Ni—Ti—O 纳米管的尺寸变化范围较 TiO_2 纳米管小很多,其直径通常在 15～70 nm 之间调控,长度可在 45～1320 nm 之间调控。与 NiTi 合金基体相比,由于阳极氧化过程中 Ni 的优先溶解,Ni—Ti—O 纳米管中的 Ni 含量显著低于基体,Ni 和 Ti 的原子数分数通常在 0.3 左右。

在 NiTi 合金表面制备的 Ni—Ti—O 纳米管具有较好的生物应用前景[145]。更重要的是,即使纳米管释放的 Ni 离子量远远高于 NiTi 合金基体,但对细胞功能没有明显的影响,与未经表面处理的 NiTi 合金相比,纳米管上细胞的铺展性有所改善[144](图 4.7)。这种现象可能是由于纳米管的结构可以促进整合素聚集和粘着形成,进而介导细胞骨架组装和细胞铺展。与此同时,Desai 及其同事已经证明,Ni—Ti—O 纳米管不仅能够促进内皮细胞的迁移和增殖,还能抑制血管平滑肌细胞胶原分泌和 MMP—2 的表达,这意味着该结构有望作为一种基于 NiTi 的血管支架涂层[146-147]。此外,与 TiO_2 纳米管类似,Ni—Ti—O 纳米管一端开口的形貌赋予了其良好的载药潜力。

3. Ni—Ti—O 纳米孔涂层及其生物学性能

NiTi 合金在含 F 离子和 Cl 离子的乙二醇基电解液中进行阳极氧化,可生成不同的纳米结构,前者为纳米管,而后者为纳米孔[148]。电解液中 H_2O 含量是影响 NiTi 合金阳极氧化行为的重要参数。H_2O 的体积分数为 3% 时会产生不规则的表面形貌,当 H_2O 的体积分数在 5%～11% 范围内,材料表面出现规则的纳米孔,且随着体积分数的增加,纳米孔长度从 18.3 μm 增加到 41 μm(图 4.8)。进一步增加 H_2O 的体积分数至 19% 时,纳米孔结构的有序性降低,横截面呈现无序性。影响纳米孔结构的另一个重要参量是氧化电压。在 2.5 V 氧化时,试样的表面形貌类似于机械抛光的结果,只能观察到随机分布的白色凸起点。相比于 10 V 氧化,5 V 氧化的试样表面出现不规则的大孔结构(直径为 100～300 nm)。虽然较大的氧化电压(20 V)可以产生纳米孔结构,但其长度有限。此外,纳米孔长度随氧化时间的增加而增加,且呈现线性关系。当氧化时间从 5 min 增加到 320 min 时,纳米孔长度从 4.0 μm 增加到 160 μm。进一步增加氧化时间,由于相对较高的内应力,纳米孔涂层自动从试样表面剥落。

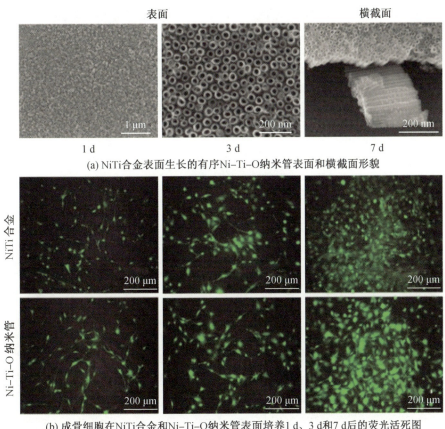

(a) NiTi合金表面生长的有序Ni-Ti-O纳米管表面和横截面形貌

(b) 成骨细胞在NiTi合金和Ni-Ti-O纳米管表面培养1 d、3 d和7 d后的荧光活死图

图 4.7 NiTi合金表面制备纳米管及其对成骨细胞黏附的影响

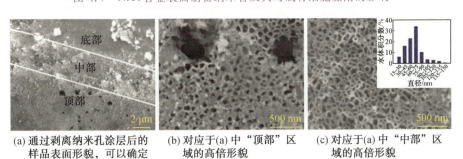

(a) 通过剥离纳米孔涂层后的样品表面形貌,可以确定3个不同的区域

(b) 对应于(a)中"顶部"区域的高倍形貌

(c) 对应于(a)中"中部"区域的高倍形貌

图 4.8 Ni—Ti—O 纳米孔涂层的表面和横截面形貌[148]

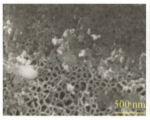 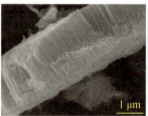 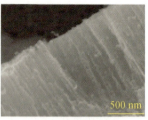

(d) 对应于(a)中"底部"区域的高倍形貌　　(e) 纳米孔的横截面形貌　　(f) 在(e)中横截面的高倍顶部图像

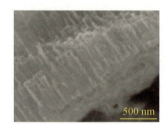

(g) 在(e)中横截面的高倍底部图像

续图 4.8

Hang 等在 NiTi 合金表面制备了 0.55～114 μm 长的 Ni—Ti—O 纳米孔，研究腐蚀行为、Ni^{2+} 释放、细胞相容性和抗菌能力对纳米孔长度的依赖性[149]。发现耐腐蚀性和 Ni^{2+} 释放量均随纳米孔长度的增加而增加。当纳米孔长度小于 11 μm 时，样品表现出很好的细胞相容性，而当其长度在 1～11 μm 之间时，有很好的抗菌能力。与在 NiTi 合金表面构建的 Ni—Ti—O 纳米管相比，纳米孔的一个巨大优势是其长度(160 μm)远长于纳米管(约为 1.3 μm)，因此具备更高的载药潜力，如 Mg 和 Cu 可分别通过水热处理和电沉积技术被载入纳米孔涂层中[150-151]。通过改变阳极氧化时间(10 min 和 40 min)，可获得厚度为 1.8 μm(NP—10)和 10.4 μm(NP—40)的纳米孔涂层，进一步在醋酸镁溶液中进行水热处理，可成功将 Mg 以 $MgTiO_3$ 的形式负载于纳米孔中。BMSCs 活/死染色结果表明，所有负载 Mg 的样品均支持细胞生长，而 NP—40 因过量释放 Ni 离子而表现出轻微的细胞毒性。Mg 的负载量随着水热时间和纳米孔长度的增加而增加。释放量与纳米孔长度呈正相关，但延长水热时间会导致 Mg 离子释放减少，这可能是由于 $MgTiO_3$ 结晶度提高，溶解性变差。Mg 离子的释放会促进 BMSCs 的 I 型胶原分泌和细胞外基质矿化，验证了纳米孔作为药物载体的积极作用。此外，水热后的纳米孔具有理想的抗菌能力，显著优于未经表面处理的 NiTi 合金。

4.4.2 不锈钢表面阳极氧化涂层

1. 不锈钢及其生物医学应用

医用不锈钢由于具有良好的生物相容性、良好的力学性能、优异的耐腐蚀性及良好的加工成形性,已经成为临床广泛应用的医用植入材料和医疗工具材料。在骨科领域,医用不锈钢被广泛用于制作各种人工关节和骨折内固定器械,如人工髋关节、膝关节、肩关节、肘关节、腕关节、踝关节和指关节,以及各种截骨连接器、加压钢板、鹅头骨螺钉、脊椎钉、骨牵引钢丝、人工椎体。在牙科领域,医用不锈钢被广泛用于制作托槽、弓丝、带环、微种植体、义齿支架、卡环和牙齿矫形弓丝等。此外,医用不锈钢也是重要的心脏血管支架材料[152-154]。

医用植入不锈钢尽管具有优异的综合性能,但是在长期的临床使用中仍然存在一些难以避免的问题和不足。首先,医用不锈钢在生物环境中的腐蚀问题,医用不锈钢在人体内可发生缝隙腐蚀、晶间腐蚀、点蚀、微动腐蚀和应力腐蚀。一方面,腐蚀使不锈钢的力学性能退化,影响植入材料的使用寿命;另一方面,腐蚀导致不锈钢中 Ni 和 Cr 离子溶出,产生炎症和过敏反应,甚至有致畸和致癌的风险[155]。其次,不锈钢在人体内表现为生物惰性,植入人体后与周围组织无积极相互作用。通过阳极氧化表面处理可以有效地改善医用不锈钢的耐蚀性,进一步提高其生物相容性,甚至使表面具有生物活性。

2. 不锈钢表面纳米孔涂层

自 2000 年 Vignal 等采用高氯酸和乙二醇丁醚作为电解液,在不锈钢表面制备了直径为 100 nm 左右的纳米孔涂层以来[156],科研工作者对于不锈钢表面阳极氧化的研究开始步入一个新的阶段。Zhang 等用 0.3 mol/L NaH_2PO_4 水溶液作为电解液,将 316L 不锈钢在 30 V 电压下阳极氧化 15 min,制备直径为 100~300 nm 的纳米孔涂层[157]。以 H_2O_2 作为氧化剂添加到硫酸溶液中构成混合电解液,然后对不锈钢进行阳极氧化,可在其表面制备直径为 5~20 nm、厚度约为 5.5 μm 的 $FeCr_2O_4$ 纳米孔涂层[158]。上述水基电解液体系中物质扩散快,导致反应速率较快,形成孔壁较薄,且表面腐蚀缺口相对较多,故纳米孔不甚规则,而有机电解液体系中物质交换相对较为缓慢,其中的腐蚀酸对于金属表层氧化膜的腐蚀作用较为温和,更易制备出形状规则且较厚的纳米孔涂层。Kure 等用含 NH_4F 和 H_2O 的乙二醇电解液对 304L 不锈钢进行阳极氧化,制备出了纳米多孔涂层,截面形貌与阳极氧化铝膜类似,厚度为 3.5~4 μm[159]。Klimas 等在含 NH_4F 和 H_2O 的甘油电解液中通过阳极氧化制备了多孔阳极氧化膜。

二者均表明，使用含 F 的有机溶液作为电解液，所制备的阳极氧化膜在水中高度溶解，因为氧化膜是非晶的，并且具有高浓度的氟含量，因而需要进行退火处理，从而增强氧化膜的稳定性，而最终结果表明退火处理不会损坏氧化膜的形貌[160]。Ni 等在高氯酸体积分数为 5% 的的乙二醇电解液中成功制备了有序且均匀的纳米多孔蜂窝形态，这些结构具有长程有序性[161]。通过调节电压，可以得到直径不同（25 nm、50 nm 和 60 nm）的纳米孔（图 4.9）。

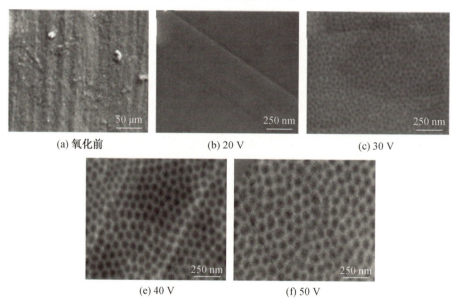

图 4.9　316L 不锈钢在阳极氧化前后的表面形貌[161]

Ni 等成功在不锈钢表面制备出高度有序的纳米孔涂层并在上面培养成纤维细胞。结果表明与未处理的不锈钢表面相比，纳米孔涂层能够显著促进细胞的黏附和增殖[161]。与此同时，纳米孔涂层表面吸附的纤连蛋白和玻连蛋白明显多于未改性的不锈钢表面。由于纤连蛋白和玻连蛋白都含有精氨酸－甘氨酸－天冬氨酸（RGD）肽序列，因此能够显著促进细胞在生物材料表面的黏附和增殖。然而，目前对不锈钢表面纳米孔介导的细胞响应研究较少，亟须进一步研究。

4.4.3　钽表面阳极氧化涂层及其生物学性能

1. 钽及其生物医学应用

钽（Ta）是一种过渡族难熔金属，于 1802 年被瑞典化学家埃克伯格（A. G. Ekeberg）发现，此后首先被制成 Ta 粉，后又被制成块体金属 Ta。Ta 具有独特的物理化学性能,其熔点高达 2 996 ℃,沸点为 5 427 ℃,密度为 16.6 g/cm³。纯 Ta 与骨组织的弹性模量相差较大,不利于骨结合。而多孔 Ta 作为新型的骨科植入材料,内部结构相互连通,纵横交织,具有高孔隙率、低弹性模量及高表面摩擦系数等物理特性。在力学性能方面,多孔 Ta 优于实体 Ta 和其他常用的医用金属材料。其特殊孔结构使其弹性模量介于人的松质骨和皮质骨之间,特别适用于骨置换、关节置换和人体组织填充。该结构可在提供力学强度的同时减少应力遮挡,利于应力传导,便于骨骼塑形,又兼具有优良的骨诱导性,因此广泛应用于骨科领域并取得了理想疗效。此外,与其他多孔材料相比,多孔 Ta 相对于松质骨和皮质骨的摩擦系数分别为 0.80 和 0.74,较传统金属材料高 40%~80%。这有助于与宿主骨界面结合,增强植入初期的稳定性。Ta 不仅具有良好的耐腐蚀性能,而且具有优异的延展性和韧性,可被拉拔成细丝或轧制成箔材。体内复杂的电解质环境和植入体上的各种应力容易引起骨内植入物的腐蚀。因此,耐腐蚀性是影响骨植入物成功与否的一个重要因素[162-163]。最近,Ta 在人工关节和椎体间植入物中的应用均表明 Ta 在体内仍具有很强的耐腐蚀性[164-166]。然而,Ta 表面自发形成的致密 Ta_2O_5 膜层不具有生物活性,而良好的表面生物活性能够诱导骨组织生长,提高骨整合质量,有利于植入体的早期和长期稳定[167-168]。通过对 Ta 进行阳极氧化形成有序的 Ta_2O_5 纳米管涂层,有望提高其生物活性,加速植入体周围新骨生成以提供更持久、稳定的骨整合能力。

2. Ta_2O_5 纳米管涂层及其生物学性能

Allam 等首次在 H_2SO_4 和 HF 电解液中通过阳极氧化法制备了 Ta_2O_5 纳米管涂层[169],其后的研究者多侧重于探讨阳极氧化工艺参数对纳米管结构的影响[170-173]。结果表明,氧化电压、电解液组成和氧化时间都是 Ta_2O_5 纳米管形成的重要影响因素,但近年来鲜有研究报道能够获得表面干净、开孔率高、管壁光滑、排列整齐的 Ta_2O_5 纳米管。基于 El-Sayed 等对高纵横比 Ta_2O_5 纳米管的研究[172],Ta 在含有 HF 的电解液中阳极氧化,F^- 是纳米管形成的关键性因素,但 TaF_5 会在 Ta 基体和 Ta_2O_5 纳米管涂层之间富集,弱化膜基结合力。有学者使用由浓 H_2SO_4 和 HF 组成的电解液,通过调整阳极氧化电压和时间,制备出三种类型的 Ta_2O_5 涂层[174]。当氧化电压在 10~70 V,氧化时间为 0~10 h 时,能够形成非晶束状 Ta_2O_5 纳米管涂层;当电压为 10~170 V,氧化时间为 30~50 h 时,可以得到高度有序的非晶 Ta_2O_5 纳米管涂层(图 4.10),纳米管顶部直径可在 40~270 nm 之间调节,长度为 5~91 μm;当电压为 180~200 V,氧化时间大于 50 h 时,能够得到结晶的 Ta_2O_5 薄膜,且该薄膜部分具备纳米管特征。然而,阳极氧化电压和时间对 Ta_2O_5 纳米管涂层生长机理的影响尚不明晰,需要进一步研究。

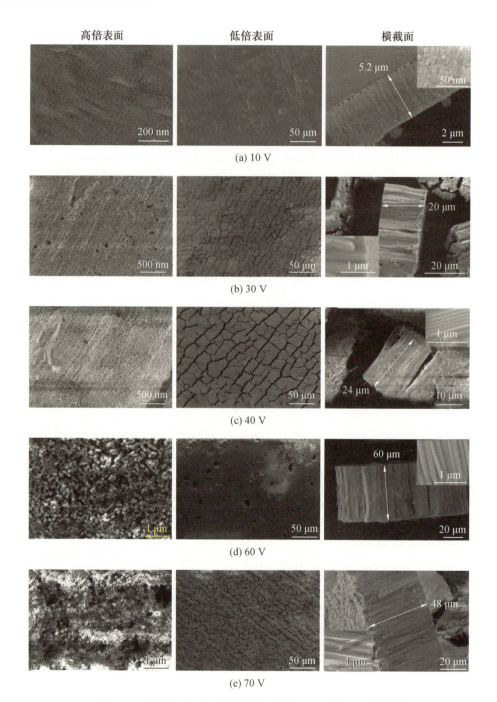

图 4.10　黏附式 Ta_2O_5 纳米管阵列的表面和横截面形貌[174]

材料吸附蛋白质的水平决定了其介导细胞黏附、迁移和增殖的能力,因此被视为评价生物材料相容性的一个重要因素[175]。血清白蛋白作为低水溶性蛋白,约占人体血浆蛋白的 60%[175]。由于分子量小,扩散系数快,白蛋白将首先到达并吸附到植入物表面,然后被其他分子量较大的蛋白质取代,如纤连蛋白[176]。纤连蛋白对金属氧化物表面具有较高的亲和力,其主要通过与细胞膜上的整合素受体结合介导细胞的黏附、迁移和分化行为[177]。研究发现,与未处理的 Ta 表面相比,Ta_2O_5 纳米管表面吸附的蛋白质数量明显增多[178]。随后的细胞试验也证明,培养 2 h 后,BMSC 在未经处理的 Ta 表面上呈圆形,而在纳米管表面呈多边形且伸出大量丝状伪足。培养 48 h 后,与未经处理的 Ta 表面上的 BMSC 相比,纳米管表面上的细胞显示出更规则的肌动蛋白骨架排列,多呈梭形(图 4.11)。细胞在材料表面的铺展形态与细胞功能直接相关,结合以往的研究,纳米管表面呈长梭形的 BMSC 更易向成骨细胞分化[179]。此外,与未经处理的 Ta 表面相比,Ta_2O_5 纳米管表面的 Osterix、ALP、Ⅰ型胶原蛋白(Col-Ⅰ)和骨钙素(OC)的表达在所有时间内均显著上调。综上,Ta_2O_5 纳米管能显著激活成骨相关基因表达,进而诱导 BMSC 向成骨细胞分化,提示 Ta_2O_5 纳米管能显著改善纯 Ta 的生物功能性,促进 Ta 植入体周围的成骨活性,有望提高 Ta 的骨整合能力。

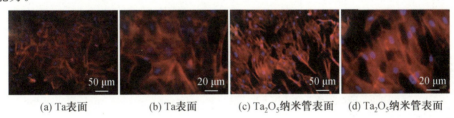

(a) Ta 表面　　(b) Ta 表面　　(c) Ta_2O_5 纳米管表面　　(d) Ta_2O_5 纳米管表面

图 4.11　培养 48 h 后 BMSC 在未经处理的 Ta 表面和 Ta_2O_5 纳米管表面上的细胞骨架组装荧光图[178]

4.5　本章小结

以 Ti 及其合金为代表的医用金属材料由于具有优异的力学性能、耐腐蚀性和生物相容性,目前仍然是医学领域应用最为广泛的生物材料。然而,作为骨科人工关节假体、牙科种植体和心血管支架等植入材料,它们表面自发形成的氧化膜只对耐腐蚀性有贡献,不具备生物功能性,无法很好地满足临床需求。因此,对其进行表面处理,改变表面形貌、组成和微结构等特征,赋予其生物功能,以更好地满足临床需求,已成为生物材料领域的重要研究方向。本章介绍了阳极氧化技术在医用金属材料表面改性领域的应用,主要总结了阳极氧化生长有序纳米氧化物涂层的原理与技术,以及各类氧化物涂层的特点和生物功能性。阳极氧化涂层不但可以通过其自身的有序纳米结构直接调控各类细胞的功能,而且可以作为药物载体进一步提高其生物功能。此外,阳极氧化技术是一种溶液基的表面处理技术,尤其适合形状复杂的植入医疗器械,其还具有工艺稳定、成本低、污染小等优点。综上,阳极氧化是一种非常有前景的金属基植入医疗器械表面处理技术。然而,要实现该技术的临床应用,至少要解决以下两点问题:①阳极氧化涂层与基体的结合力较弱,在受到外力或基体发生变形时存在脱落风险,不仅可能导致涂层失效,而且纳米结构可能进入周围组织产生毒性。虽然多种方法如退火和二次阳极氧化等已被尝试提高涂层与基体之间的结合力,也起到了一定效果,但是其是否满足临床需求仍然存疑。②纳米氧化物涂层脆性较大,在储存、运输和手术过程中可能产生脆性断裂。针对此问题,目前仍研究甚少,且没有很好的解决方案。但是在材料、化学、力学、生物学和医学等领域的科学家的共同努力下,阳极氧化涂层必将应用于临床,解决现有金属植入医疗器械存在的问题,造福广大患者。

本章参考文献

[1] ROY P, BERGER S, SCHMUKI P. TiO$_2$ nanotubes: synthesis and applications[J]. Angew Chem Int Ed, 2011, 50(13): 2904-2939.

[2] MASUDA H, YAMADA H, SATOH M, et al. Highly ordered nanochannel-array architecture in anodic alumina[J]. Appl Phys Lett, 1997, 71(19): 2770-2772.

[3] JHA H, ROY P, HAHN R, et al. Fast formation of aligned high-aspect ratio TiO$_2$ nanotube bundles that lead to increased open circuit voltage when used in dye sensitized solar cells[J]. Electrochem Commun, 2011, 13(3): 302-305.

[4] WEI W, BERGER S, HAUSER C, et al. Transition of TiO$_2$ nanotubes to nanopores for electrolytes with very low water contents[J]. Electrochem Commun, 2010, 12(9): 1184-1186.

[5] ALI G, CHEN C, YOO S H, et al. Fabrication of complete titania nanoporous structures via electrochemical anodization of Ti[J]. Nanoscale Res Lett, 2011, 6(1): 332.

[6] MOR G K, VARGHESE O K, PAULOSE M, et al. Fabrication of tapered, conical-shaped titania nanotubes[J]. J Mater Res, 2003, 18(11): 2588-2593.

[7] ZHOU Q Y, TIAN M M, YING Z R, et al. Dense films formed during Ti anodization in NH_4F electrolyte: evidence against the field-assisted dissolution reactions of fluoride ions[J]. Electrochem Commun, 2020, 111: 106663.

[8] YU M S, LI C, YANG Y B, et al. Cavities between the double walls of nanotubes: evidence of oxygen evolution beneath an anion-contaminated layer [J]. Electrochem Commun, 2018, 90: 34-38.

[9] HUANG W Q, XU H Q, YING Z R, et al. Split TiO_2 nanotubes-Evidence of oxygen evolution during Ti anodization[J]. Electrochem Commun, 2019, 106: 106532.

[10] ZHOU Q Y, NIU D M, FENG X J, et al. Debunking the effect of water content on anodizing current: evidence against the traditional dissolution theory[J]. Electrochem Commun, 2020, 119: 106815.

[11] YU M S, CHEN Y, LI C, et al. Studies of oxide growth location on anodization of Al and Ti provide evidence against the field-assisted dissolution and field-assisted ejection theories[J]. Electrochem Commun, 2018, 87: 76-80.

[12] ZWILLING V, AUCOUTURIER M, DARQUE-CERETTI E. Anodic oxidation of titanium and TA6V alloy in chromic media. an electrochemical approach[J]. Electrochim Acta, 1999, 45(6): 921-929.

[13] ZWILLING V, DARQUE-CERETTI E, BOUTRY-FORVEILLE A, et al. Structure and physicochemistry of anodic oxide films on titanium and TA6V alloy[J]. Surf Interface Anal, 1999, 27(7): 629-637.

[14] BAUER S, KLEBER S, SCHMUKI P. TiO_2 nanotubes: tailoring the geometry in H_3PO_4/HF electrolytes[J]. Electrochem Commun, 2006, 8 (8): 1321-1325.

[15] GONG D W, GRIMES C A, VARGHESE O K, et al. Titanium oxide nanotube arrays prepared by anodic oxidation[J]. J Mater Res, 2001, 16

(12):3331-3334.

[16] CAI Q Y, PAULOSE M, GRIMES C A, et al. The effect of electrolyte composition on the fabrication of self-organized titanium oxide nanotube arrays by anodic oxidation[J]. J Mater Res, 2005, 20(1):230-236.

[17] PAULOSE M, SHANKAR K, YORIYA S, et al. Anodic growth of highly ordered TiO_2 nanotube arrays to 134 μm in length[J]. J Phys Chem B, 2006, 110(33):16179-16184.

[18] PAULOSE M, PRAKASAM H E, VARGHESE O K, et al. TiO_2 nanotube arrays of 1 000 μm length by anodization of titanium foil: phenol red diffusion[J]. J Phys Chem C, 2007, 111(41):14992-14997.

[19] PRAKASAM H E, SHANKAR K, PAULOSE M, et al. A new benchmark for TiO_2 nanotube array growth by anodization[J]. J Phys Chem C, 2007, 111(20):7235-7241.

[20] BERANEK R, HILDEBRAND H, SCHMUKI P. Self-organized porous titanium oxide prepared in H_2SO_4/HF electrolytes[J]. Electrochem Solid-State Lett, 2003, 6(3):B12.

[21] MACAK J M, SIROTNA K, SCHMUKI P. Self-organized porous titanium oxide prepared in Na_2SO_4/NaF electrolytes[J]. Electrochim Acta, 2005, 50(18):3679-3684.

[22] MACAK J M, TSUCHIYA H, TAVEIRA L, et al. Smooth anodic TiO_2 nanotubes[J]. Angew Chem Int Ed, 2005, 44(45):7463-7465.

[23] MACAK J M, HILDEBRAND H, MARTEN-JAHNS U, et al. Mechanistic aspects and growth of large diameter self-organized TiO_2 nanotubes[J]. J Electroanal Chem, 2008, 621(2):254-266.

[24] BAI L, YANG Y, MENDHI J, et al. The effects of TiO_2 nanotube arrays with different diameters on macrophage/endothelial cell response and ex vivo hemocompatibility[J]. J Mater Chem B, 2018, 6(39):6322-6333.

[25] MACAK J M, SCHMUKI P. Anodic growth of self-organized anodic TiO_2 nanotubes in viscous electrolytes[J]. Electrochim Acta, 2006, 52(3):1258-1264.

[26] LECLERE D J, VELOTA A, SKELDON P, et al. Tracer investigation of pore formation in anodic titania[J]. J Electrochem Soc, 2008, 155(9):C487.

[27] LEE K, KIM J, KIM H, et al. Effect of electrolyte conductivity on the formation of a nanotubular TiO_2 photoanode for a dye-sensitized solar cell [J]. J Korean Phy Soc, 2009, 54(3): 1027-1031.

[28] VALOTA A, LECLERE D J, HASHIMOTO T, et al. The efficiency of nanotube formation on titanium anodized under voltage and current control in fluoride/glycerol electrolyte [J]. Nanotechnology, 2008, 19(35): 355701.

[29] MOHAN L, DENNIS C, PADMAPRIYA N, et al. Effect of electrolyte temperature and anodization time on formation of TiO_2 nanotubes for biomedical applications [J]. Mater Today Commun, 2020, 23: 101103.

[30] LAZAROUK S K, SASINOVICH D A, KUPREEVA O V, et al. Effect of the electrolyte temperature on the formation and structure of porous anodic titania film [J]. Thin Solid Films, 2012, 526: 41-46.

[31] LU K, TIAN Z P, GELDMEIER J A. Polishing effect on anodic titania nanotube formation [J]. Electrochim Acta, 2011, 56(17): 6014-6020.

[32] SHIN Y, LEE S. Self-organized regular arrays of anodic TiO_2 nanotubes [J]. Nano Lett, 2008, 8(10): 3171-3173.

[33] APOLINÁRIO A, SOUSA C T, VENTURA J, et al. Tailoring the Ti surface via electropolishing nanopatterning as a route to obtain highly ordered TiO_2 nanotubes [J]. Nanotechnology, 2014, 25(48): 485301.

[34] ALBERTINK F, TAVARES A, PEREYRA I. Optimized Ti polishing techniques for enhanced order in TiO_2 NT arrays [J]. Appl Surf Sci, 2013, 284: 772-779.

[35] KIM D, GHICOV A, SCHMUKI P. TiO_2 Nanotube arrays: elimination of disordered top layers ("nanograss") for improved photoconversion efficiency in dye-sensitized solar cells [J]. Electrochem Commun, 2008, 10(12): 1835-1838.

[36] SONG Y Y, LYNCH R, KIM D, et al. TiO_2 nanotubes: efficient suppression of top etching during anodic growth: key to improved high aspect ratio geometries [J]. Electrochem Solid-State Lett, 2009, 12(7): C17.

[37] LIU X, CHU P, DING C. Surface modification of titanium, titanium alloys, and related materials for biomedical applications [J]. Mater Sci Eng

R Rep,2004,47(3/4):49-121.

[38] GALARRAGA-VINUEZA M E, OBREJA K, RAMANAUSKAITE A, et al. Macrophage polarization in peri-implantitis lesions[J]. Clin Oral Investig,2021,25(4):2335-2344.

[39] BAI L, ZHAO Y, CHEN P R, et al. Targeting early healing phase with titania nanotube arrays on tunable diameters to accelerate bone regeneration and osseointegration[J]. Small,2021,17(4):2006287.

[40] BAI L, CHEN P R, TANG B, et al. Correlation between LncRNA profiles in the blood clot formed on nano-scaled implant surfaces and osseointegration[J]. Nanomaterials,2021,11(3):674.

[41] HUANG Q L, YANG Y, ZHENG D J, et al. Effect of construction of TiO_2 nanotubes on platelet behaviors: structure-property relationships[J]. Acta Biomater,2017,51:505-512.

[42] ZHANG L, LIAO X H, FOK A, et al. Effect of crystalline phase changes in titania (TiO_2) nanotube coatings on platelet adhesion and activation[J]. Mater Sci Eng C Mater Biol Appl,2018,82:91-101.

[43] SHEN X K, YU Y L, MA P P, et al. Titania nanotubes promote osteogenesis via mediating crosstalk between macrophages and MSCs under oxidative stress[J]. Colloids Surf B Biointerfaces,2019,180:39-48.

[44] HE Y D, LUO J, ZHANG Y L, et al. The unique regulation of implant surface nanostructure on macrophages M1 polarization[J]. Mater Sci Eng C Mater Biol Appl,2020,106:110221.

[45] QI H N, SHI M S, NI Y Q, et al. Size-confined effects of nanostructures on fibronectin-induced macrophage inflammation on titanium implants[J]. Adv Healthc Mater,2021,10(20):2100994.

[46] HE Y D, LI Z, DING X, et al. Nanoporous titanium implant surface promotes osteogenesis by suppressing osteoclastogenesis via integrin β1/FAKpY397/MAPK pathway[J]. Bioact Mater,2022,8:109-123.

[47] WU Z, WANG S G, CHANG J, et al. TiO-nanotubes enhance vascularization and osteogenic differentiation through stimulating interactions between bone marrow stromal cells and endothelial cells[J]. J Biomed Nanotechnol,2018,14(4):765-777.

[48] BRAMMER K S, OH S, GALLAGHER J O, et al. Enhanced cellular mobility guided by TiO_2 nanotube surfaces[J]. Nano Lett,2008,8(3):

786-793.

[49] BELTRÁN-PARTIDA E, VALDÉZ-SALAS B, MORENO-ULLOA A, et al. Improved in vitro angiogenic behavior on anodized titanium dioxide nanotubes[J]. J Nanobiotechnology, 2017, 15(1):10.

[50] MEYERINK J G, KOTA D, WOOD S T, et al. Transparent titanium dioxide nanotubes: processing, characterization, and application in establishing cellular response mechanisms[J]. Acta Biomater, 2018, 79: 364-374.

[51] KHAW J S, BOWEN C R, CARTMELL S H. Effect of TiO_2 nanotube pore diameter on human mesenchymal stem cells and human osteoblasts [J]. Nanomaterials (Basel), 2020, 10(11):2117.

[52] ZHANG Y, LUO R, TAN J, et al. Osteoblast behaviors on titania nanotube and mesopore layers[J]. Regen Biomater, 2017, 4(2):81-87.

[53] ZHAO L Z, MEI S L, CHU P K, et al. The influence of hierarchical hybrid micro/nano-textured titanium surface with titania nanotubes on osteoblast functions[J]. Biomaterials, 2010, 31(19):5072-5082.

[54] WANG L, HUANG X, DAI T Q, et al. The role of mitochondrial dynamics in the TiO_2 nanotube-accelerated osteogenic differentiation of MC3T3-E1 cells[J]. Biochem Biophys Res Commun, 2021, 535:33-38.

[55] WANG W, ZHAO L Z, WU K M, et al. The role of integrin-linked kinase/β-catenin pathway in the enhanced MG63 differentiation by micro/nano-textured topography[J]. Biomaterials, 2013, 34(3):631-640.

[56] WANG W, LIU Q, ZHANG Y M, et al. Involvement of ILK/ERK1/2 and ILK/p38 pathways in mediating the enhanced osteoblast differentiation by micro/nanotopography[J]. Acta Biomater, 2014, 10(8):3705-3715.

[57] LIU Q, WANG W, ZHANG L, et al. Involvement of N-cadherin/β-catenin interaction in the micro/nanotopography induced indirect mechanotransduction [J]. Biomaterials, 2014, 35(24):6206-6218.

[58] WANG W, ZHAO L Z, MA Q L, et al. The role of the Wnt/β-catenin pathway in the effect of implant topography on MG63 differentiation[J]. Biomaterials, 2012, 33(32):7993-8002.

[59] ZHAO L Z, LIU L, WU Z F, et al. Effects of micropitted/nanotubular titania topographies on bone mesenchymal stem cell osteogenic differentiation [J].

Biomaterials,2012,33(9):2629-2641.

[60] CHANG Y Y,SHAO Y K,LIU Y C,et al. Mechanical strain promotes osteogenic differentiation of mesenchymal stem cells on TiO_2 nanotubes substrate[J]. Biochem Biophys Res Commun,2019,511(4):840-846.

[61] LIU Y C,TONG Z C,WANG C,et al. TiO_2 nanotubes regulate histone acetylation through F-actin to induce the osteogenic differentiation of BMSCs[J]. Artif Cells Nanomed Biotechnol,2021,49(1):398-406.

[62] TONG Z C,LIU Y C,XIA R Z,et al. F-actin regulates osteoblastic differentiation of mesenchymal stem cells on TiO_2 nanotubes through MKL1 and YAP/TAZ[J]. Nanoscale Res Lett,2020,15(1):183.

[63] MENGQI S,WEN S,BOXIN Z,et al. Micro/nano topography with altered nanotube diameter differentially trigger endoplasmic reticulum stress to mediate bone mesenchymal stem cell osteogenic differentiation[J]. Biomed Mater,2020,16(1):015024.

[64] JIN Z Y,YAN X F,SHEN K,et al. TiO_2 nanotubes promote osteogenic differentiation of mesenchymal stem cells via regulation of lncRNA CCL3-AS[J]. Colloids Surf B Biointerfaces,2019,181:416-425.

[65] ZHUANG X M,ZHOU B,YUAN K F. Role of p53 mediated miR-23a/CXCL12 pathway in osteogenic differentiation of bone mesenchymal stem cells on nanostructured titanium surfaces[J]. Biomed Pharmacother,2019,112:108649.

[66] YU Y,SHEN X,LUO Z,et al. Osteogenesis potential of different titania nanotubes in oxidative stress microenvironment[J]. Biomaterials,2018,167:44-57.

[67] MA P P,YU Y L,YIE K H R,et al. Effects of titanium with different micro/nano structures on the ability of osteoblasts to resist oxidative stress[J]. Mater Sci Eng C Mater Biol Appl,2021,123:111969.

[68] HUANG J Y,LI R Q,YANG J H,et al. Bioadaptation of implants to In vitro and In vivo oxidative stress pathological conditions via nanotopography-induced FoxO1 signaling pathways to enhance Osteoimmunal regeneration[J]. Bioact Mater,2021,6(10):3164-3176.

[69] MEI S L,ZHAO L Z,WANG W,et al. Biomimetic titanium alloy with sparsely distributed nanotubes could enhance osteoblast functions[J]. Adv

Eng Mater,2012,14(4):B166-B174.

[70] NECULA M G,MAZARE A,ION R N,et al. Lateral spacing of TiO_2 nanotubes modulates osteoblast behavior[J]. Materials,2019,12(18):2956.

[71] WANG N,LI H Y,LÜ W L,et al. Effects of TiO_2 nanotubes with different diameters on gene expression and osseointegration of implants in minipigs[J]. Biomaterials,2011,32(29):6900-6911.

[72] GULATI K,MAHER S,FINDLAY D M,et al. Titania nanotubes for orchestrating osteogenesis at the bone-implant interface[J]. Nanomed-Nanotechnol Biol Med,2016,11(14):1847-1864.

[73] DING X L,ZHOU L,WANG J X,et al. The effects of hierarchical micro/nanosurfaces decorated with TiO_2 nanotubes on the bioactivity of titanium implants in vitro and in vivo[J]. Int J Nanomedicine,2015,10:6955-6973.

[74] GONG Z,HU Y,GAO F,et al. Effects of diameters and crystals of titanium dioxide nanotube arrays on blood compatibility and endothelial cell behaviors[J]. Colloids Surf B Biointerfaces,2019,184:110521.

[75] JUNKAR I,KULKARNI M,BEN-INA M,et al. Titanium dioxide nanotube arrays for cardiovascular stent applications[J]. ACS Omega,2020,5(13):7280-7289.

[76] YANG Y,LAI Y K,ZHANG Q Q,et al. A novel electrochemical strategy for improving blood compatibility of titanium-based biomaterials[J]. Colloids Surf B Biointerfaces,2010,79(1):309-313.

[77] HUANG Q L,YANG Y,HU R G,et al. Reduced platelet adhesion and improved corrosion resistance of superhydrophobic TiO_2 nanotube-coated 316L stainless steel[J]. Colloids Surf B Biointerfaces,2015,125:134-141.

[78] PENG L,ELTGROTH M L,LATEMPA T J,et al. The effect of TiO_2 nanotubes on endothelial function and smooth muscle proliferation[J]. Biomaterials,2009,30(7):1268-1272.

[79] NUHN H,BLANCO C E,DESAI T A. Nanoengineered stent surface to reduce in-stent restenosis in vivo[J]. ACS Appl Mater Interfaces,2017,9(23):19677-19686.

[80] CAO Y Q,DESAI T A. TiO_2-based nanotopographical cues attenuate the restenotic phenotype in primary human vascular endothelial and smooth

muscle cells[J]. ACS Biomater Sci Eng,2020,6(2):923-932.

[81] PENG L, BARCZAK A J, BARBEAU R A, et al. Whole genome expression analysis reveals differential effects of TiO_2 nanotubes on vascular cells[J]. Nano Lett,2010,10(1):143-148.

[82] KULKARNI M, FLAŠKER A, LOKAR M, et al. Binding of plasma proteins to titanium dioxide nanotubes with different diameters[J]. Int J Nanomedicine,2015,10:1359-1373.

[83] FLAŠKER A, KULKARNI M, MRAK-POLJŠAK K, et al. Binding of human coronary artery endothelial cells to plasma-treated titanium dioxide nanotubes of different diameters[J]. J Biomed Mater Res A,2016,104(5):1113-1120.

[84] LAI M, CAI K Y, ZHAO L, et al. Surface functionalization of TiO_2 nanotubes with bone morphogenetic protein 2 and its synergistic effect on the differentiation of mesenchymal stem cells[J]. Biomacromolecules,2011,12(4):1097-1105.

[85] ROYS C, PAULOSE M, GRIMES C A. The effect of TiO_2 nanotubes in the enhancement of blood clotting for the control of hemorrhage[J]. Biomaterials,2007,28(31):4667-4672.

[86] SHRESTHA N K, MACAK J M, SCHMIDT-STEIN F, et al. Magnetically guided titania nanotubes for site-selective photocatalysis and drug release [J]. Angew Chem Int Ed,2009,48(5):969-972.

[87] SONG Y Y, ROY P, PARAMASIVAM I, et al. Voltage-induced payload release and wettability control on TiO_2 and TiO_2 nanotubes[J]. Angew Chem Int Ed,2010,49(2):351-354.

[88] CARLISLE E M. Silicon as a trace nutrient[J]. Sci Total Environ,1988,73(1/2):95-106.

[89] CARLISLE E M. Silicon:an essential element for the chick[J]. Science,1972,178(4061):619-621.

[90] CARLISLE E M. Proceedings:silicon as an essential element[J]. Fed Proc,1974,33(6):1758-1766.

[91] BOULETREAU P J, WARREN S M, SPECTOR J A, et al. Hypoxia and VEGF up-regulate BMP-2 mRNA and protein expression in microvascular endothelial cells:implications for fracture healing[J]. Plast Reconstr Surg,

2002,109(7):2384-2397.

[92] BAI L,WU R F,WANG Y Y,et al. Osteogenic and angiogenic activities of silicon-incorporated TiO_2 nanotube arrays[J]. J Mater Chem B,2016,4(33):5548-5559.

[93] KRUIS W,PHUONG NGUYEN G. Iron deficiency,zinc,magnesium, vitamin deficiencies in Crohn's disease:substitute or not? [J]. Dig Dis, 2016,34(1/2):105-111.

[94] MAMMOLI F,CASTIGLIONI S,PARENTI S,et al. Magnesium is a key regulator of the balance between osteoclast and osteoblast differentiation in the presence of vitamin D [J]. Int J Mol Sci,2019,20(2):385.

[95] NIELSEN F H. Magnesium,inflammation,and obesity in chronic disease [J]. Nutr Rev,2010,68(6):333-340.

[96] QIAO X R,YANG J,SHANG Y L,et al. Magnesium-doped nanostructured titanium surface modulates macrophage-mediated inflammatory response for ameliorative osseointegration[J]. Int J Nanomedicine,2020,15:7185-7198.

[97] CHASAPIS C T,LOUTSIDOU A C,SPILIOPOULOU C A,et al. Zinc and human health:an update[J]. Arch Toxicol,2012,86(4):521-534.

[98] MARET W. Zinc coordination environments in proteins determine zinc functions[J]. J Trace Elem Med Biol,2005,19(1):7-12.

[99] ROYCHOWDHURY T,TOKUNAGA H,ANDO M. Survey of arsenic and other heavy metals in food composites and drinking water and estimation of dietary intake by the villagers from an arsenic-affected area of West Bengal,India[J]. Sci Total Environ,2003,308(1/2/3):15-35.

[100] O'CONNOR J P,KANJILAL D,TEITELBAUM M,et al. Zinc as a therapeutic agent in bone regeneration[J]. Materials,2020,13(10):2211.

[101] YE Z,LU L,WONG M. Zinc-oxide thin-film transistor with self-aligned source/drain regions doped with implanted boron for enhanced thermal stability[J]. IEEE Trans Electron Devices,2012,59(2):393-399.

[102] BONAVENTURA P,BENEDETTI G,ALBARÈDE F,et al. Zinc and its role in immunity and inflammation[J]. Autoimmun Rev,2015,14(4): 277-285.

[103] HÖNSCHEID A,DUBBEN S,RINK L,et al. Zinc differentially regulates mitogen-activated protein kinases in human T cells[J]. J Nutr Biochem,

[104] GAMMOH N Z, RINK L. Zinc in infection and inflammation[J]. Nutrients,2017,9(6):624.

[105] GRUBER K,MAYWALD M,ROSENKRANZ E,et al. Zinc deficiency adversely influences interleukin-4 and interleukin-6 signaling[J]. J Biol Regul Homeost Agents,2013,27(3):661-671.

[106] GRANDJEAN-LAQUERRIERE A, LAQUERRIERE P, JALLOT E, et al. Influence of the zinc concentration of sol-gel derived zinc substituted hydroxyapatite on cytokine production by human monocytes in vitro[J]. Biomaterials,2006,27(17):3195-3200.

[107] VELARD F,BRAUX J,AMEDEE J,et al. Inflammatory cell response to calcium phosphate biomaterial particles:an overview[J]. Acta Biomater, 2013,9(2):4956-4963.

[108] CHEN B, YOU Y P, MA A B, et al. Zn-incorporated TiO_2 nanotube surface improves osteogenesis ability through influencing immunomodulatory function of macrophages[J]. Int J Nanomedicine,2020,15:2095-2118.

[109] PAN C J,HU Y D,GONG Z H,et al. Improved blood compatibility and endothelialization of titanium oxide nanotube arrays on titanium surface by zinc doping[J]. ACS Biomater Sci Eng,2020,6(4):2072-2083.

[110] ZIMMERLI W,SENDI P. Pathogenesis of implant-associated infection: the role of the host[J]. Semin Immunopathol,2011,33(3):295-306.

[111] SHIVARAM A, BOSE S, BANDYOPADHYAY A. Understanding long-term silver release from surface modified porous titanium implants[J]. Acta Biomater,2017,58:550-560.

[112] HUO K F,ZHANG X M,WANG H R,et al. Osteogenic activity and antibacterial effects on titanium surfaces modified with Zn-incorporated nanotube arrays[J]. Biomaterials,2013,34(13):3467-3478.

[113] ZONG M X, BAI L, LIU Y L, et al. Antibacterial ability and angiogenic activity of Cu-Ti-O nanotube arrays[J]. Mater Sci Eng C Mater Biol Appl,2017,71:93-99.

[114] ZHAO L Z,WANG H R,HUO K F,et al. Antibacterial nano-structured titania coating incorporated with silver nanoparticles[J]. Biomaterials, 2011,32(24):5706-5716.

[115] GAO A, HANG R Q, HUANG X B, et al. The effects of titania nanotubes with embedded silver oxide nanoparticles on bacteria and osteoblasts[J]. Biomaterials, 2014, 35(13): 4223-4235.

[116] MEI S L, WANG H Y, WANG W, et al. Antibacterial effects and biocompatibility of titanium surfaces with graded silver incorporation in titania nanotubes[J]. Biomaterials, 2014, 35(14): 4255-4265.

[117] FREITAS T S, MARQUES T M F, BARROS L N L C, et al. Synthesis of Cu-TiNT, characterization, and antibacterial properties evaluation[J]. Mater Today Chem, 2021, 21: 100539.

[118] SEN C K, KHANNA S, VENOJARVI M, et al. Copper-induced vascular endothelial growth factor expression and wound healing[J]. Am J Physiol Heart Circ Physiol, 2002, 282(5): H1821-H1827.

[119] JIANG L, YAO H, LUO X, et al. Polydopamine-modified copper-doped titanium dioxide nanotube arrays for copper-catalyzed controlled endogenous nitric oxide release and improved re-endothelialization[J]. ACS Appl Bio Mater, 2020, 3(5): 3123-3136.

[120] YETIK-ANACAK G, CATRAVAS J D. Nitric oxide and the endothelium: history and impact on cardiovascular disease[J]. Vascul Pharmacol, 2006, 45(5): 268-276.

[121] KUSUMBE A P, RAMASAMY S K, ADAMS R H. Coupling of angiogenesis and osteogenesis by a specific vessel subtype in bone[J]. Nature, 2014, 507: 323-328.

[122] YAN Y J, ZHANG X J, HUANG Y, et al. Antibacterial and bioactivity of silver substituted hydroxyapatite/TiO_2 nanotube composite coatings on titanium[J]. Appl Surf Sci, 2014, 314: 348-357.

[123] HUANG Y, ZHANG X J, ZHANG H L, et al. Fabrication of silver- and strontium-doped hydroxyapatite/TiO_2 nanotube bilayer coatings for enhancing bactericidal effect and osteoinductivity[J]. Ceram Int, 2017, 43(1): 992-1007.

[124] CHENG H, XIONG W, FANG Z, et al. Strontium (Sr) and silver (Ag) loaded nanotubular structures with combined osteoinductive and antimicrobial activities[J]. Acta Biomater, 2016, 31: 388-400.

[125] ZHANG X J, HUANG Y, WANG B B, et al. A functionalized Sm/Sr doped TiO_2 nanotube array on titanium implant enables exceptional

bone-implant integration and also self-antibacterial activity[J]. Ceram Int, 2020, 46(10): 14796-14807.

[126] BAE I H, YUN K D, KIM H S, et al. Anodic oxidized nanotubular titanium implants enhance bone morphogenetic protein-2 delivery[J]. J Biomed Mater Res B Appl Biomater, 2010, 93(2): 484-491.

[127] YANG S, WANG M, ZHANG H, et al. Influence of dexamethasone-loaded TNTs on the proliferation and osteogenic differentiation of rat mesenchymal stem cells[J]. RSC Adv, 2014, 4(110): 65163-65172.

[128] ZHANG Y L, LIU C D, CHEN L J, et al. Icariin-loaded TiO_2 nanotubes for regulation of the bioactivity of bone marrow cells[J]. J Nanomater, 2018, 2018: 1810846.

[129] CELESTE A J, IANNAZZI J A, TAYLOR R C, et al. Identification of transforming growth factor beta family members present in bone-inductive protein purified from bovine bone[J]. Proc Natl Acad Sci U S A, 1990, 87(24): 9843-9847.

[130] KAZEMZADEH-NARBAT M, LAI B F, DING C F, et al. Multilayered coating on titanium for controlled release of antimicrobial peptides for the prevention of implant-associated infections[J]. Biomaterials, 2013, 34(24): 5969-5977.

[131] GULATI K, AW M S, LOSIC D. Drug-eluting Ti wires with titania nanotube arrays for bone fixation and reduced bone infection[J]. Nanoscale Res Lett, 2011, 6(1): 571.

[132] MA M H, KAZEMZADEH-NARBAT M, HUI Y, et al. Local delivery of antimicrobial peptides using self-organized TiO_2 nanotube arrays for peri-implant infections[J]. J Biomed Mater Res A, 2012, 100(2): 278-285.

[133] LI T, WANG N, CHEN S, et al. Antibacterial activity and cytocompatibility of an implant coating consisting of TiO_2 nanotubes combined with a GL13K antimicrobial peptide[J]. Int J Nanomedicine, 2017, 12: 2995-3007.

[134] YANG Y, AO H Y, YANG S B, et al. In vivo evaluation of the anti-infection potential of gentamicin-loaded nanotubes on titania implants[J]. Int J Nanomedicine, 2016, 11: 2223-2234.

[135] HESSVIK N P, LLORENTE A. Current knowledge on exosome

biogenesis and release[J]. Cell Mol Life Sci,2018,75(2):193-208.

[136] DELCAYRE A, ESTELLES A, SPERINDE J, et al. Exosome Display technology: applications to the development of new diagnostics and therapeutics[J]. Blood Cells Mol Dis,2005,35(2):158-168.

[137] BARROS F M, CARNEIRO F, MACHADO J C, et al. Exosomes and immune response in cancer: friends or foes? [J]. Front Immunol,2018, 9:730.

[138] YING W, RIOPEL M, BANDYOPADHYAY G, et al. Adipose tissue macrophage-derived exosomal miRNAs can modulate in vivo and in vitro insulin sensitivity[J]. Cell,2017,171(2):372-384.

[139] WEI F, LI M T, CRAWFORD R, et al. Exosome-integrated titanium oxide nanotubes for targeted bone regeneration[J]. Acta Biomater,2019, 86:480-492.

[140] SHARMA N, JANGRA K K, RAJ T, Fabrication of NiTi alloy: a review [J]. P I Mech Eng L J Mat,2015,232(3):250-269.

[141] DUNNE C F, ROCHE K, TWOMEY B, et al. Deposition of hydroxyapatite onto shape memory NiTi wire[J]. Mater Lett,2016,176: 185-188.

[142] LI H F, CONG Y, ZHENG Y F, et al. In vitro investigation of NiTiW shape memory alloy as potential biomaterial with enhanced radiopacity [J]. Mater Sci Eng C Mater Biol Appl,2016,60:554-559.

[143] NOYAMA Y, MIURA T, ISHIMOTO T, et al. Bone loss and reduced bone quality of the human femur after total hip arthroplasty under stress-shielding effects by titanium-based implant[J]. Mater Trans,2012,53 (3):565-570.

[144] HANG R Q, LIU Y L, ZHAO L Z, et al. Fabrication of Ni-Ti-O nanotube arrays by anodization of NiTi alloy and their potential applications[J]. Sci Rep,2014,4:7547.

[145] HANG R Q, LIU Y L, GAO A, et al. Highly ordered Ni-Ti-O nanotubes for non-enzymatic glucose detection[J]. Mater Sci Eng C Mater Biol Appl,2015,51:37-42.

[146] LEE P P, CERCHIARI A, DESAI T A. Nitinol-based nanotubular coatings for the modulation of human vascular cell function[J]. Nano

Lett,2014,14(9):5021-5028.

[147] LEE P P,DESAI T A. Nitinol-based nanotubular arrays with controlled diameters upregulate human vascular cell ECM production[J]. ACS Biomater Sci Eng,2016,2(3):409-414.

[148] HANG R Q,LIU Y L,GAO A,et al. Fabrication of Ni-Ti-O nanoporous film on NiTi alloy in ethylene glycol containing NaCl[J]. Surf Coat Technol,2017,321:136-145.

[149] HANG R,LIU Y,BAI L,et al. Length-dependent corrosion behavior, Ni^{2+} release, cytocompatibility, and antibacterial ability of Ni-Ti-O nanopores anodically grown on biomedical NiTi alloy[J]. Mater Sci Eng C Mater Biol Appl,2018,89:1-7.

[150] WENG Z M,BAI L,LIU Y L,et al. Osteogenic activity, antibacterial ability, and Ni release of Mg-incorporated Ni-Ti-O nanopore coatings on NiTi alloy[J]. Appl Surf Sci,2019,486:441-451.

[151] ZHANG J M,SUN Y H,ZHAO Y,et al. Antibacterial ability and cytocompatibility of Cu-incorporated Ni-Ti-O nanopores on NiTi alloy[J]. Rare Met,2019,38(6):552-560.

[152] WANG J P,WANG Y,ZHAO Y Y,et al. EGCG regulates cell apoptosis of human umbilical vein endothelial cells grown on 316L stainless steel for stent implantation[J]. Drug Des Devel Ther,2021,15:493-499.

[153] SLODOWNIK D,DANENBERG C,MERKIN D,et al. Coronary stent restenosis and the association with allergy to metal content of 316L stainless steel[J]. Cardiovasc J Afr,2018,29(1):43-45.

[154] YAO H,LI J G,LI N,et al. Surface modification of cardiovascular stent material 316L SS with estradiol-loaded poly(trimethylene carbonate) film for better biocompatibility[J]. Polymers,2017,9(11):598.

[155] WATAHA J C,RATANASATHIEN S,HANKS C T,et al. In vitro IL-1β and TNF-α release from THP-1 monocytes in response to metal ions[J]. Dent Mater,1996,12(5/6):322-327.

[156] VIGNAL V,ROUX J C,FLANDROIS S,et al. Nanoscopic studies of stainless steel electropolishing[J]. Corros Sci,2000,42(6):1041-1053.

[157] ZHANG C,NI H W,CHEN R S,et al. Enzyme-free glucose sensor fabricated by nanorods decorated nanopore arrays on biomedical stainless

steel[J]. Electroanalysis, 2016, 28(4):794-799.

[158] ASOH H, NAKATANI M, ONO S. Fabrication of thick nanoporous oxide films on stainless steel via DC anodization and subsequent biofunctionalization[J]. Surf Coat Technol, 2016, 307:441-451.

[159] KURE K, KONNO Y, TSUJI E, et al. Formation of self-organized nanoporous anodic films on Type 304 stainless steel[J]. Electrochem Commun, 2012, 21:1-4.

[160] KLIMAS V, PAKŠTAS V, VRUBLEVSKY I, et al. Fabrication and characterization of anodic films onto the type-304 stainless steel in glycerol electrolyte[J]. J Phys Chem C, 2013, 117(40):20730-20737.

[161] NI S Y, SUN L L, ERCAN B, et al. A mechanism for the enhanced attachment and proliferation of fibroblasts on anodized 316L stainless steel with nano-pit arrays[J]. J Biomed Mater Res B Appl Biomater, 2014, 102(6):1297-1303.

[162] BERMÚDEZ M D, CARRIÓN F J, MARTÍNEZ-NICOLÁS G, et al. Erosion-corrosion of stainless steels, titanium, tantalum and zirconium [J]. Wear, 2005, 258(1/2/3/4):693-700.

[163] ZITTER H, PLENK H Jr. The electrochemical behavior of metallic implant materials as an indicator of their biocompatibility[J]. J Biomed Mater Res, 1987, 21(7):881-896.

[164] FERNÁNDEZ-FAIREN M, SALA P, DUFOO M Jr, et al. Anterior cervical fusion with tantalum implant: a prospective randomized controlled study[J]. Spine, 2008, 33(5):465-472.

[165] KAMATH A F, LEE G C, SHETH N P, et al. Prospective results of uncemented tantalum monoblock tibia in total knee arthroplasty: minimum 5-year follow-up in patients younger than 55 years[J]. J Arthroplasty, 2011, 26(8):1390-1395.

[166] MENEGHINI R M, FORD K S, MCCOLLOUGH C H, et al. Bone remodeling around porous metal cementless acetabular components[J]. J Arthroplasty, 2010, 25(5):741-747.

[167] SCHLEE M, VAN DER SCHOOR W P, VAN DER SCHOOR A R. Immediate loading of trabecular metal-enhanced titanium dental implants: interim results from an international proof-of-principle study

[J]. Clin Implant Dent Relat Res,2015,17(Suppl 1):e308-e320.

[168] PAPI P,JAMSHIR S,BRAUNER E,et al. Clinical evaluation with 18 months follow-up of new PTTM enhanced dental implants in maxillo-facial post-oncological patients[J]. Ann Stomatol (Roma),2014,5(4):136-141.

[169] ALLAM N K,FENG X J,GRIMES C A. Self-assembled fabrication of vertically oriented Ta_2O_5 nanotube arrays, and membranes thereof, by one-step tantalum anodization[J]. Chem Mater,2008,20(20):6477-6481.

[170] MOMENI M M, MIRHOSSEINI M, CHAVOSHI M. Fabrication of Ta_2O_5 nanostructure films via electrochemical anodisation of tantalum [J]. Surf Eng,2017,33(2):83-89.

[171] SIEBER I V, SCHMUKI P. Porous tantalum oxide prepared by electrochemical anodic oxidation [J]. J Electrochem Soc, 2005, 152(9):C639.

[172] EL-SAYED H A,BIRSS V I. Controlled interconversion of nanoarray of Ta dimples and high aspect ratio Ta oxide nanotubes[J]. Nano Lett,2009,9(4):1350-1355.

[173] SUNEESH P V, CHANDHINI K, RAMACHANDRAN T, et al. Tantalum oxide honeycomb architectures for the development of a non-enzymatic glucose sensor with wide detection range [J]. Biosens Bioelectron,2013,50:472-477.

[174] CHEN WZ,TU Q M,WU H L,et al. Study on morphology evolution of anodic tantalum oxide films in different using stages of H_2SO_4/HF electrolyte[J]. Electrochim Acta,2017,236:140-153.

[175] ROSENGRENÅ, PAVLOVIC E, OSCARSSON S, et al. Plasma protein adsorption pattern on characterized ceramic biomaterials [J]. Biomaterials,2002,23(4):1237-1247.

[176] KOTWAL A, SCHMIDT C E. Electrical stimulation alters protein adsorption and nerve cell interactions with electrically conducting biomaterials[J]. Biomaterials,2001,22(10):1055-1064.

[177] KESELOWSKY B G,BRIDGES A W,BURNS K L,et al. Role of plasma fibronectin in the foreign body response to biomaterials[J]. Biomaterials,2007,28(25):3626-3631.

[178] WANG N,LI H Y,WANG J S,et al. Study on the anticorrosion,biocompatibility,and osteoinductivity of tantalum decorated with tantalum oxide nanotube array films[J]. ACS Appl Mater Interfaces,2012,4(9):4516-4523.

[179] TEE S Y,FU J P,CHEN C S,et al. Cell shape and substrate rigidity both regulate cell stiffness[J]. Biophys J,2011,100(5):L25-L27.

第 5 章
微弧氧化生物医用涂层

5.1 微弧氧化技术

采用微弧氧化(microarc oxidation,MAO)技术在医用钛或镁合金表面构建生物活性(抗菌)涂层,已成为医用金属功能化改性的重要手段。纯钛及钛合金(包括 3D 打印多孔钛合金)是硬骨组织替换首选材料,但钛合金表面无生物活性,易在其表面产生纤维(软)组织而导致与骨组织结合强度低,严重影响骨整合能力。本章主要介绍微弧氧化及复合处理(如水热处理、水汽处理)技术调控钛合金表面生物活性涂层成分及结构,改善表面生物活性,减小与骨组织的力学失配程度。可降解镁合金(包括 3D 打印多孔镁合金)可用于短期植入器件(如硬骨替换、临时承载骨固定及心血管、腔道介入治疗支架),但在复杂生理系统环境中镁合金植入物腐蚀降解速率过快,在组织没有完全愈合实现其基本功能之前就丧失了机械力学完整性。本章通过微弧氧化及水热处理技术调控镁合金表面涂层结构,进而调控镁合金的降解速率,以适应不同植入环境对降解速率的匹配要求。此外,钛合金与镁合金植入体的初期炎症是临床上需要解决的另一难题,本章还介绍了生物活性与抗菌复合涂层的构建与性能。

医用金属表面微弧氧化技术,又称等离子体电解氧化(plasma electrolytic

oxidation,PEO)技术,是将医用金属(钛、镁、锆、钽、铌合金及其复合材料)或它们的 3D 打印多孔植入体浸入碱性电解液中,通过施加高电压使金属表面发生击穿微弧放电,进而微弧放电微区的局部高温高压作用使基体金属发生氧化,在基体金属表面形成以基体元素氧化物为主、电解液所含元素参与掺杂(混合)改性的功能化陶瓷涂层[1-2]。金属表面生物涂层的组成、结构与性能,可通过电解液成分选择与电参数的匹配进行优化设计,进而可获得生物活性(抗菌)功能性涂层。

微弧氧化设备系统(图 5.1)主要由高压脉冲电源、电解槽、搅拌系统和冷却系统等组成。通过调整脉冲电源两半周期的电容,可以对正负电参数(电压、频率、占空比等)的幅值比率进行单独调节,从而拓展了微弧氧化涂层生长与涂层微观结构的调控范围。金属植入体试样(工件)作为阳极,与电解槽的不锈钢内衬形成对等电极。用去离子水配制溶液,溶液温度一般控制在 50 ℃ 以内,对于涂层生长要求严格的电解液,也可通过冷却系统精确控温。

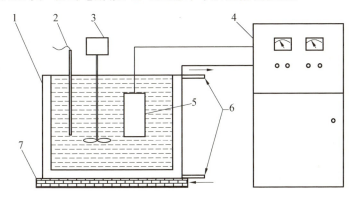

图 5.1 微弧氧化设备系统示意图
1—电解槽;2—热电偶;3—搅拌器;4—电源;5—工件;6—冷却系统;7—绝缘板

5.2 微弧氧化生物医用涂层设计

5.2.1 生物活性涂层设计原则

微弧氧化生物活性涂层设计需要考虑如下两个方面:①生物活性元素的引入。通过微弧氧化电解液组成设计,可以将生物活性元素(如 Ca、P、Si 和 Sr 等)

引入涂层中,使其在体液条件下在植入体表面形成一层类骨磷灰石层。其中,Ca和P元素都是骨骼的基础组成元素,有利于羟基磷灰石的形核生长,植入体内后,材料表面会形成一层与骨无机成分相似的类骨磷灰石物质,该类骨磷灰石层能选择性吸附血清中的蛋白质,增强成骨细胞的黏附和分化能力,促进胶原纤维的分泌和矿化。Si元素在骨的形成和矿化过程中也起到非常重要的作用,在结缔组织和软骨的形成过程中Si元素是不可缺少的,可促进黏多糖与蛋白质的结合,形成纤维性结构,从而增加结缔组织的弹性和强度,维持结构的完整性;此外,Si元素还可在骨组织的钙化初期起到提高钙化速率的作用。Sr、Zr和Mg元素都是人体内的微量元素,可以调节骨组织的结构,改善骨的强度,促进骨细胞的生理活性。②多级微纳结构构建。通过溶液(电参数)设计,获得合适孔径的多级微纳结构,可有效调控表面细胞与组织的附着行为,孔径在50 μm以上的大孔对成骨的生成起到了非常重要的影响。一般来说,当孔径大于10 μm时,能使细胞长入小孔内;孔径在15~50 μm时,可长入且形成纤维组织;孔径在50~100 μm时,可形成类骨样组织;而孔径大于150 μm时,有利于在孔内形成矿化骨组织。

5.2.2 抗菌涂层设计原则

对微弧氧化生物活性涂层进行抗菌功能改性的设计,可以通过以下三种途径实现:①合金化。通过在金属中加入无机抗菌剂(如Ag、Cu、Zn等),再进行微弧氧化,抗菌剂通过植入体降解过程缓慢进入机体。②一步法。在微弧氧化电解液中加入抗菌剂,通过微弧氧化放电过程,使抗菌剂形成于涂层中。③两步法。利用微弧氧化涂层的多孔性,使抗菌剂进入孔中,在植入之后通过缓慢地从孔中渗出而发挥作用,或者在微弧氧化涂层的基础上进行封孔或在功能化改性的过程中引入抗菌剂。

5.3 钛合金微弧氧化生物活性涂层

5.3.1 钛合金一步微弧氧化生物活性涂层

为了提高微弧氧化涂层的生物活性,通过在电解液中引入可溶性的含钙、磷、硅的化合物组分,将生物活性元素引入涂层中,为此,设计的电解液组成为:乙酸钙 8.8 g/L,磷酸二氢钙 6.3 g/L,硅酸钠 7.1 g/L,乙二胺四乙酸二钠

15 g/L,氢氧化钠 5 g/L。本节讨论微弧氧化电压(主要影响因素)对 MAO 涂层中含钙、磷、硅活性成分的引入及组织结构的影响。不同微弧氧化电压时制备 MAO 涂层的 XRD 谱图如图 5.2 所示。涂层主要由非晶相和少量的锐钛矿二氧化钛相组成。经 200 V 微弧氧化处理后,可观察到微弱的锐钛矿型二氧化钛相衍射峰(图 5.2(a))。随着微弧氧化电压的升高,锐钛矿型二氧化钛相衍射峰强度增强(图 5.2(a)~(e))。同时,在 $2\theta=20°\sim35°$ 之间还出现非晶宽峰,表明涂层中有非晶相生成(图 5.2(f))。随着微弧氧化电压的升高,微弧放电区域能量增大,加剧了氧化反应,促进 MAO 涂层中锐钛矿型二氧化钛的形成。XRD 谱图中未检测到含钙、磷、硅和钠元素的晶体物相生成,它们主要以非晶相形式存在于涂层中。

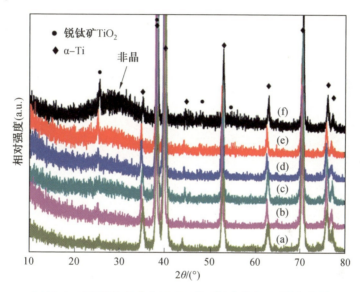

图 5.2 不同微弧氧化电压时制备 MAO 涂层的 XRD 谱图
(a) 220 V;(b) 250 V;(c) 300 V;(d) 350 V;(e) 400 V;(f) 450 V

图 5.3 为不同电压时制备的 MAO 涂层的表面 SEM 形貌。在低电压 (200~250 V)时,钛试样表面局部区域生成细小的微孔,且微孔形状不规则。当电压逐渐升高(300~450 V)时,涂层表面微孔尺寸增加,微孔的数量减少。随电压升高,涂层厚度由 200 V 时的 1 μm 增加至 450 V 时的 8 μm 左右。图 5.4 为不同电压时制备的 MAO 涂层的表面元素及含量。可见,涂层中均含有 Ti、O、Ca、Si、P 和 Na 元素;随电压升高,涂层中 Ti 元素含量减少,而 O、Ca、Si、P 和 Na 元素含量增多;当电压升至 300 V 以上时,涂层中 Ca、P、Si 和 Na 的含量明显增

多,且 Ca 和 Na 元素随电压升高呈线性上升趋势,而 P 和 Si 元素含量基本保持不变。由以上变化规律可知,通过调节电压可以在一定范围内调控 MAO 涂层中的元素含量。通常微弧氧化涂层表面可分为两个特征区域,即微孔周围和微弧放电孔内。X 射线能谱分析显示,相关化学组分(Ti、O、Ca、Si、P 和 Na)在微孔周围分布都较均匀;在微弧放电孔内 Ti 元素含量较高,而 Ca、Si、P、Na 和 O 元素在孔内的含量相对较低。

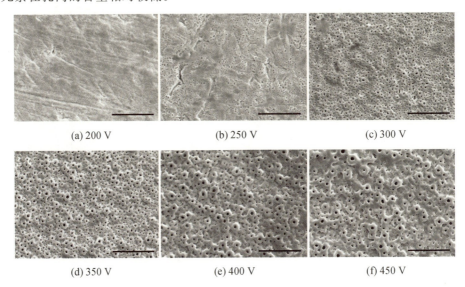

图 5.3 不同电压时制备的 MAO 涂层的表面 SEM 形貌(标尺均为 40 μm)

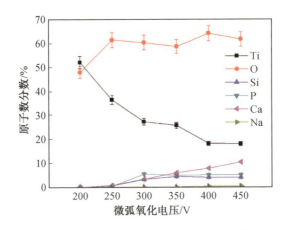

图 5.4 不同电压时制备的 MAO 涂层的表面元素及含量[3]

5.3.2 钛合金亚毫米(微米)多级孔生物活性涂层

钛合金表面常规一步微弧氧化涂层表面微孔的孔径在微米级(不超过 10 μm),不利于骨细胞的黏附生长及骨组织的长入。基于此,本书作者创新性提出二步和三步微弧氧化处理(各步电解液组分见表 5.1),在微弧氧化过程的同时,使钛合金表面生长出亚毫米(微米)多级孔微弧氧化生物活性涂层。在基础电解液中引入 $NaNO_3$,则电离出的 NO_3^- 可被放电等离子体激活,在局部放电区域与 MAO 涂层和钛基底发生腐蚀反应,并在腐蚀宏孔的表面形成致密的 Ti_3O_5 氧化层。宏孔的尺寸和分布可通过改变二步微弧氧化电解液中的 NaOH 质量浓度进行调控。随 NaOH 浓度增加,宏孔尺寸减小但数量增多,且趋近于圆形。三步微弧氧化处理后可在试样表面(宏孔区域和平坦区域)形成完整的 MAO 涂层,由于宏孔结构和孔内物相对氧化反应的抑制作用,宏孔内有 OH^- 官能团生成。

表 5.1　三步微弧氧化工艺各步电解液组分

步骤	NaOH 质量浓度/(g·L^{-1})					
	乙二胺四乙酸二钠	硅酸钠	乙酸钙	磷酸二氢钙	氢氧化钠	硝酸钠
一步	15	7.1	8.8	6.3	5	—
二步	15	7.1	8.8	6.3	20	8.5
三步	15	7.1	8.8	6.3	20	

1. 二步微弧氧化构建亚毫米(微米)多级孔涂层

图 5.5 为不同 NaOH 质量浓度电解液二步微弧氧化处理前后试样的表面宏观形貌。由图可见,NaOH 质量浓度(0 g/L、5 g/L、10 g/L、15 g/L 和 20 g/L)可调控表面孔径与孔数量,常规 MAO 涂层表面光滑(图 5.5(a)),而二步微弧氧化试样表面粗糙,生成大量亚毫米宏孔(图 5.5(b)~(e))。随电解液中 NaOH 质量浓度的增大,宏孔的数量显著增加,且宏孔的形态从不规则状向圆形转变。

图 5.6 为不同 NaOH 质量浓度电解液二步微弧氧化处理后试样的表面 SEM 形貌。随 NaOH 质量浓度增大,宏孔形状趋向于圆形,数量也随之增多,但各个宏孔倾向于相互连接。统计结果表明,随 NaOH 质量浓度的增大(5 g/L、10 g/L、15 g/L 和 20 g/L),宏孔的尺寸减小,分别为 0.6~1.2 mm、0.4~0.5 mm、0.2~0.3 mm 和 0.08~0.18 mm。而在远离宏孔的平坦区域,试样表面仍保持着微弧氧化涂层特有的微观多孔表面结构,微孔孔径为 0.6~2.0 μm。

由此可知，二步微弧氧化处理后试样表面具有宏观和微观双级多孔结构，表现出毫米或微米复合多孔结构特征。此外，在宏孔内可以观察到微米级峰簇，说明宏孔区域存在强烈的点蚀现象。

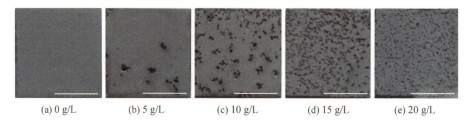

图 5.5　不同 NaOH 质量浓度电解液二步微弧氧化处理前后试样的表面宏观形貌(标尺均为 5 mm)

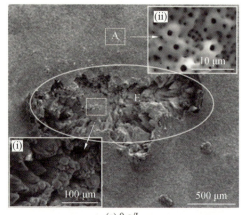

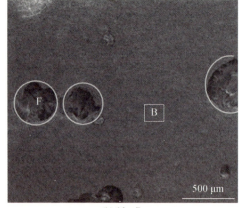

图 5.6　不同 NaOH 质量浓度电解液二步微弧氧化处理后试样的表面 SEM 形貌

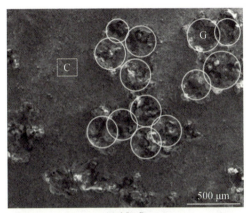

(c) 15 g/L

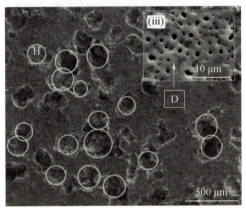

(d) 20 g/L

续图 5.6

统计分析显示,随二步微弧氧化电解液中 NaOH 质量浓度的增大,亚毫米宏孔的密度显著增加,由 5 g/L 时的 26 孔/mm^2 上升到 20 g/L 时的 806 孔/mm^2,宏孔平均直径则由 1.0 mm 减小至 0.16 mm。

采用 X 射线能谱分析试样表面平坦区域(图 5.6 中的 A、B、C 和 D)和宏孔区域(图 5.6 中的 E、F、G 和 H)的元素含量,结果显示涂层均由 Ti、O、Ca、P、Si 和 Na 元素组成。在平坦区域,随 NaOH 质量浓度的增大,涂层中 O、Ca、P、Si 和 Na 元素的含量略有降低,Ti 元素的含量略有增加;宏孔区域仅含有微量的 Ca、P、Si 和 Na 元素,随 NaOH 质量浓度的增大,宏孔中 Ti 元素含量降低,O、Ca、P、Si 和 Na 元素的含量增大。宏孔内 O、Ca、P、Si 和 Na 元素含量随 NaOH 质量浓度的增大而增多,说明宏孔内氧化程度随 NaOH 质量浓度增加而增强。

2. 三步微弧氧化构建亚毫米/微米多级孔涂层

图 5.7 为各 MAO 工艺涂层的表面宏观形貌。常规一步 MAO 涂层表面光滑(图 5.7(a)),二步 MAO(图 5.7(b))和三步 MAO(图 5.7(c))涂层表面粗糙,生成大量亚毫米宏孔,且二步 MAO 涂层表面为黑色,三步 MAO 涂层表面宏孔为白色。

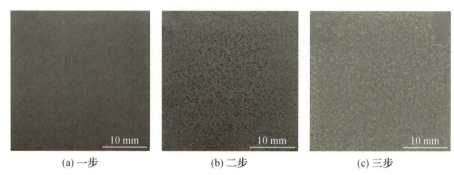

图 5.7　各 MAO 工艺涂层的表面宏观形貌

图 5.8 为各 MAO 工艺涂层表面 SEM 形貌。与常规一步 MAO 工艺类似,二步 MAO 和三步 MAO 的平坦区域均呈微弧氧化涂层特有的微观多孔结构特征(图 5.8(d)和图 5.8(f)),孔径为 0.6~2 μm。而二步 MAO 工艺的宏孔表面由一层无孔致密的氧化层覆盖(图 5.8(e)),能谱分析显示,Ti 和 O 的原子数分数分别为 32.1% 和 63.5%。三步 MAO 工艺所得涂层宏孔下亦为微孔结构(图 5.8(g)),但宏孔区域的微孔密度(39×10^4 孔/mm^2)较平坦区域小(1.37×10^5 孔/mm^2)。

图 5.9 为各 MAO 工艺涂层截面的 SEM 形貌。与表面 SEM 形貌规律一致,一步 MAO 工艺不能制得宏孔(图 5.9(a)),而二步和三步 MAO 工艺可在钛表面制得宏孔(宏孔深度约为 70 μm);二步 MAO 工艺所得宏孔为致密氧化物层(图 5.9(b)),而三步 MAO 工艺所得宏孔为疏松微孔结构氧化涂层(图 5.9(c))。同样电压下,涂层厚度也由一步 MAO 的 3.9 μm 增加到三步 MAO 的 12.3 μm。能谱分析显示宏孔内引入元素含量(Ca、P、Si 的原子数分数分别为 6.5%、3.2%、3.7%)略低于平坦区域(Ca、P、Si 的原子数分数分别为 7.4%、3.6%、4.1%),可能与宏孔区域比表面积增加削弱微弧氧化强度有关。

3. 毫米(微米)多级孔涂层诱导磷灰石沉积能力

常规一步 MAO、二步 MAO 和三步 MAO 工艺涂层表面在模拟体液(SBF)中浸泡不同时间后进行扫描电镜观察(图 5.10)。SBF 浸泡 14 d 后,三步 MAO

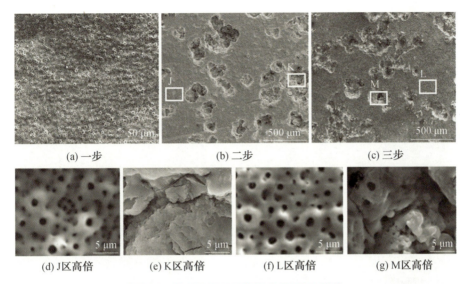

图 5.8 各 MAO 工艺涂层表面 SEM 形貌

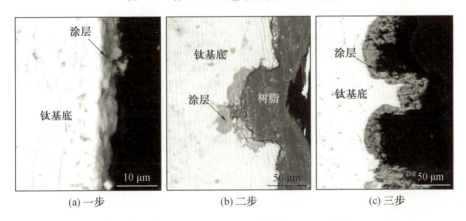

图 5.9 各 MAO 工艺涂层截面的 SEM 形貌

涂层的宏孔区域可观察到纳米网状多孔结构沉积层(图 5.10(c)，EDS 结果显示 Ca、P、O 的原子数分数分别为 23.9%、12.8% 和 54.3%)，而一步 MAO 和二步 MAO 涂层表面未观察到显著的磷灰石沉积层(图 5.10(a)、(b))。SBF 浸泡 21 d 后，一步 MAO 涂层表面仍无显著沉积(图 5.10(d))，在二步 MAO 涂层宏孔区域可观察到沉积物形核(图 5.10(e))，而三步 MAO 涂层宏孔区域已几乎被沉积物完全填满(图 5.10(f)，EDS 结果显示主要成分为 Ca、P 和 O)。SBF 浸泡时间延长至 28 d 时，各 MAO 工艺所得涂层表面均能观察到由 Ca、P 和 O 元素组成的沉积物(图 5.10(g)、(h) 和 (i))。可见，三步 MAO 涂层具有较常规一步 MAO

和二步 MAO 涂层更快速的磷灰石诱导活性。

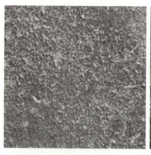 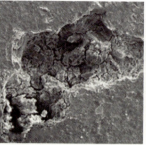 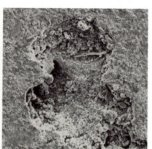

(a) 常规一步MAO涂层在SBF中浸泡14 d的形貌　(b) 常规二步MAO涂层在SBF中浸泡14 d的形貌　(c) 常规三步MAO涂层在SBF中浸泡14 d的形貌

 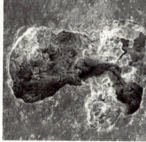 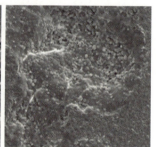

(d) 常规一步MAO涂层在SBF中浸泡21 d的形貌　(e) 常规二步MAO涂层在SBF中浸泡21 d的形貌　(f) 常规三步MAO涂层在SBF中浸泡21 d的形貌

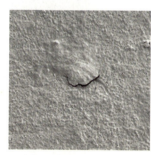 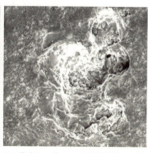 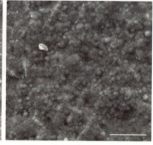

(g) 常规一步MAO涂层在SBF中浸泡28 d的形貌　(h) 常规二步MAO涂层在SBF中浸泡28 d的形貌　(i) 常规三步MAO涂层在SBF中浸泡28 d的形貌

图 5.10　各 MAO 工艺涂层模拟体液浸泡不同时间后的 SEM 形貌(标尺均为 10 μm)

进一步对三步 MAO 涂层在 SBF 中浸泡 28 d 样品进行 X 射线衍射分析,可检测到磷灰石 2θ 角位于 26.3°和 32.5°的衍射特征峰(图 5.11(a)),证实图 5.10(c)、(f)和(i)中观察到的主要由 Ca、P 和 O 组成的网状多孔结构沉积物为磷灰石。傅里叶变换红外光谱(FT-IR)可检测到—OH 官能团位于 1 651 cm^{-1} 和

$3\,470\ cm^{-1}$,PO_4^{3-} 官能团位于 $1\,033\ cm^{-1}$、$602\ cm^{-1}$ 和 $566\ cm^{-1}$(位于 $1\,033\ cm^{-1}$ 的特征峰不对称可能与 HPO_4^{2-} 官能团位于 $1\,099\ cm^{-1}$ 和 $956\ cm^{-1}$ 的特征峰重叠有关),CO_3^{2-} 官能团位于 $1\,462\ cm^{-1}$、$1\,421\ cm^{-1}$ 和 $872\ cm^{-1}$ 的特征吸收峰(图 5.11(b)),证实三步 MAO 涂层在 SBF 中浸泡的表面沉积物为含碳酸根结构的羟基磷灰石。三步 MAO 涂层较大的比表面积、较多的钛和硅羟基官能团是诱导 MAO 毫米(微米)多级孔涂层表面磷灰石快速沉积的决定性因素。

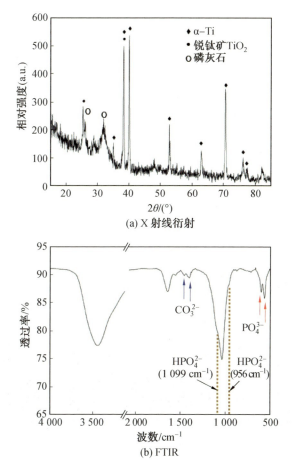

图 5.11　三步 MAO 涂层 SBF 浸泡 28 d 表面沉积层结构

4. 毫米(微米)多级孔涂层骨整合性能

将未 MAO 处理、常规一步 MAO 处理、三步 MAO 处理(毫米(微米)多级孔涂层)的钛样品植入动物体内,评价材料与骨组织的相互作用。植入体宏观形貌如图 5.12 所示,未 MAO 处理和常规一步 MAO 处理的植入体表面较光滑(图 5.12(a)、(b)),而三步 MAO 处理的植入体表面因具有大量亚毫米宏孔结构显得更为粗糙(图 5.12(c))。

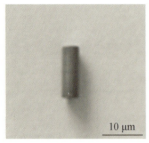 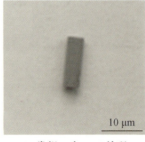 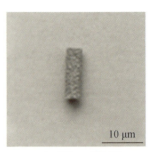

(a) 未MAO处理　　　　　(b) 常规一步MAO处理　　　　(c) 三步MAO处理

图 5.12　各表面处理工艺钛植入体宏观形貌

术后 12 周硬组织切片分析显示,骨组织以植入体为中心进行重构,且常规一步 MAO 处理和三步 MAO 处理植入体周围新骨量远高于未 MAO 处理钛植入体。进一步对植入体-骨组织进行界面分析(图 5.13),结果显示未 MAO 处理钛植入体与新骨几乎完全被软组织隔开(图 5.13(a)白亮区域,即第 1 章所述"纤维包裹"),说明该植入体未形成有效骨整合。常规一步 MAO 和三步 MAO 处理的植入体与骨组织仅见部分区域存在软组织隔离(图 5.13(b)、(c)白亮区域),说明 MAO 处理可改善钛植入体骨整合性能。更重要的是,三步 MAO 处理植入体表面宏孔内可见新骨长入(图 5.13(c)),说明毫米(微米)多级孔结构具有优异的植入体-骨组织互锁稳定性。

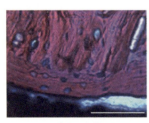 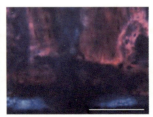 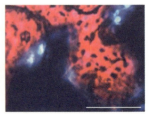

(a) 未MAO处理　　　　　(b) 常规一步MAO处理　　　　(c) 三步MAO处理

图 5.13　各表面处理工艺钛植入体与骨组织的结合(标尺均为 100 μm)

5.3.3　钛表面微弧氧化涂层的水汽处理改性

采用水汽技术在微弧氧化涂层表面沉积纳米羟基磷灰石(HA),构建微(纳多)级结构,可进一步改善钛表面生物活性。水汽技术采用与水热技术相同的反应釜装置,但不把材料浸泡在溶液中,而是悬于溶液之上,利用反应体系在特定条件下的蒸汽(如 NaOH)与材料表面反应,沉积新材料。采用水汽技术可在 MAO 涂层表面沉积锐钛矿纳米颗粒、HA 纳米线,并形成钛羟基官能团。此过程可修复材料表面裂纹和内部缺陷使 MAO 涂层致密化,从而改善涂层自身力学性能。相较于水热处理技术,水汽处理 MAO 涂层表面 Ca、P 活性组分流失少,可加速 MAO 涂层诱导磷灰石从 SBF 中沉积(提前至 7 d 以内),且结合强度更高,有助于改善生物相容性。本节将重点阐述钛表面 MAO 涂层水汽处理的结构演变和生物学响应机制。

1. 水汽处理 MAO 涂层的结构演变

钛表面常规一步 MAO 涂层经过不同浓度 NaOH 溶液水汽处理的 XRD 谱图如图 5.14 所示。原始 MAO 涂层主要由非晶相和少量锐钛矿 TiO_2 组成(图 5.14(a)),水汽处理后锐钛矿 TiO_2 相位于 25.7°和 38.2°的特征衍射显著增强,表明水汽处理可使 MAO 涂层中原非晶相晶化。当反应溶液中 NaOH 浓度超过 0.01 mol/L 时(图 5.14(d)~(f)),涂层表面可检测到 HA 位于 31.8°、32.9°和 34.0°的特征衍射峰,说明在此反应条件下可在 MAO 涂层表面沉积 HA。此外,当反应溶液中 NaOH 浓度达到 1 mol/L 时(图 5.14(f)),涂层表面还可检测到 14.1°、16.4°、28.6°、30.0°和 32.3°处的衍射峰,对应$(NaOH)_2(H_2O)_7$ 的沉积。

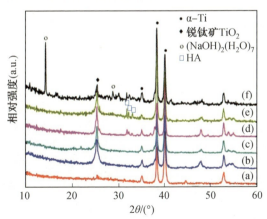

图 5.14　钛表面常规一步 MAO 涂层经过不同浓度
NaOH 溶液水汽处理的 XRD 谱图
(a)原始涂层;(b)无 NaOH(纯水);(c)0.001 mol/L;
(d)0.01 mol/L;(e)0.1 mol/L;(f)1 mol/L

钛表面常规一步 MAO 涂层在不同浓度 NaOH 溶液水汽处理的表面 SEM 形貌如图 5.15 所示。

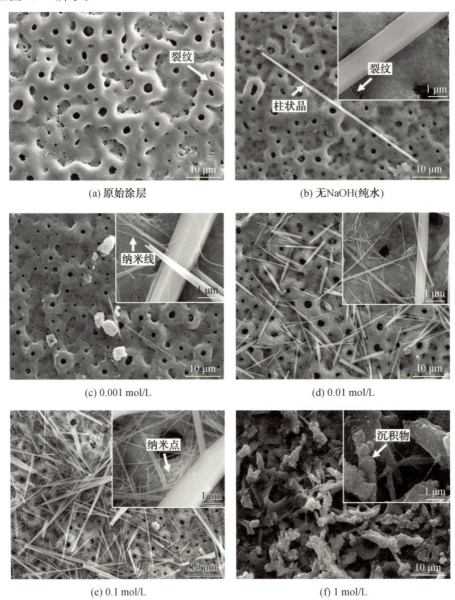

图 5.15 钛表面常规一步 MAO 涂层在不同浓度 NaOH 溶液水汽处理的表面 SEM 形貌

MAO 涂层水汽处理后,其表面微孔结构仍可保留,可生成柱状晶和纳米点结构,且随溶液中 NaOH 浓度增大,柱状晶和纳米线数量增多(其长径比随之减小)。MAO 涂层经纯水(无 NaON)水汽处理,其表面裂纹可部分愈合(图 5.15(b));经 NaOH 溶液水汽处理其表面裂纹可完全愈合(图 5.15(c)~(f)),使涂层致密化。此外,当 NaOH 浓度达到 1 mol/L 时,涂层表面可观察到颗粒状堆积的沉积物(图 5.15(f)),结合图 5.14 的 XRD 结果,该沉积物应为 $(NaOH)_2(H_2O)_7$。涂层表面 X 射线能谱分析显示,上述柱状晶主要由 Ca、P 和 O 组成,这与 HA 的化学组成一致。NaOH 浓度在 0~0.1 mol/L 范围时,涂层表面 Ti 含量随 NaOH 浓度增大而减小,O 含量略增大,其他化学组分(Ca、P、Si 和 Na)含量基本保持不变。O 含量的增大与水汽处理时 OH^- 与涂层表面反应相一致。

2. 水汽处理 MAO 涂层诱导磷灰石能力

钛表面常规一步 MAO 涂层在不同浓度 NaOH 溶液上水汽处理后 SBF 诱导磷灰石沉积的 SEM 形貌如图 5.16 所示。

SBF 中浸泡 7 d,原始 MAO 涂层表面无显著变化,仍然保持着其微孔表面结构(图 5.16(a))。但经水汽处理的样品表面可见溶胶-凝胶覆盖层。NaOH 浓度在 0.01 mol/L 以上时水汽处理的样品可见棒状晶"溶解"(图 5.16(d)、(m))。NaOH 浓度为 0.1 mol/L 以上时,水汽处理的样品可见磷灰石形核(图 5.16(e)、(n))。SBF 中浸泡 14 d,原始 MAO 涂层表面和经纯水(无 NaOH)水汽处理的 MAO 涂层表面亦可见部分区域被溶胶-凝胶层覆盖(图 5.16(g)、(h))。在 NaOH 浓度为 0.001 mol/L 以上水汽处理的样品均可见含 Ca、P 和 O 组成的纳米网状多孔沉积层(图 5.16(i)~(l)及(o)~(r))。

钛表面常规一步 MAO 涂层在不同浓度 NaOH 溶液水汽处理后 SBF 浸泡 14 d 的 XRD 衍射谱如图 5.17 所示。NaOH 浓度为 0.01 mol/L 以上水汽处理的样品均可见磷灰石位于 25.9°和 32.3°的特征衍射峰(图 5.17(d)~(f)),证实 SEM 观察到的纳米网状多孔沉积层为磷灰石(图 5.16(o)~(r))。经 NaOH(浓度为 1 mol/L)水汽处理的样品,其图 5.14(f)中与 $(NaOH)_2(H_2O)_7$ 对应的衍射峰已不能检测到(图 5.17(f))。此外,随着 NaOH 浓度的增大,样品表面磷灰石的衍射峰先增强后减弱,经 0.1 mol/L NaOH 水汽处理的样品磷灰石衍射峰最强(图 5.17(e))。这一规律说明 $(NaOH)_2(H_2O)_7$ 沉积可削弱 MAO 涂层诱导磷灰石沉积。FTIR 亦可检测到 CO_3^{2-} 位于 1 462 cm^{-1}、1 421 cm^{-1} 和 872 cm^{-1} 的特征吸收峰,SBF 浸泡后 MAO 表面沉积物为含碳酸根的羟基磷灰石。

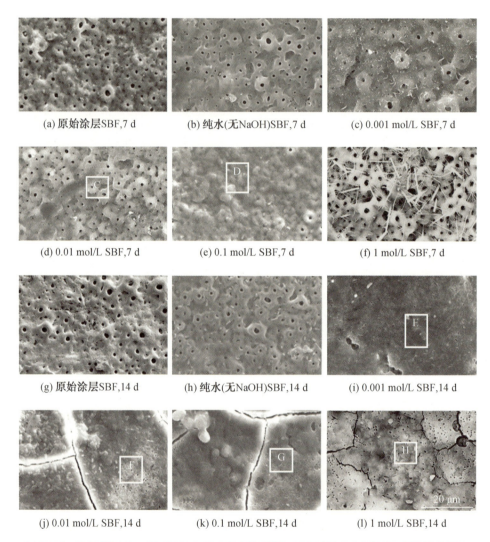

图 5.16　钛表面常规一步 MAO 涂层在不同浓度 NaOH 溶液水汽处理后 SBF 诱导磷灰石沉积的 SEM 形貌（图(a)～(l)标尺为 20 μm，图(m)～(r)标尺为 3 μm）

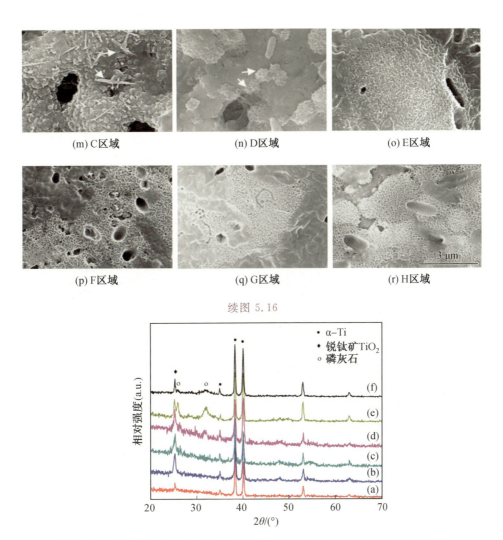

续图 5.16

图 5.17 钛表面常规一步 MAO 涂层在不同浓度 NaOH 溶液水汽处理后
SBF 浸泡 14 d 的 XRD 衍射谱
(a)原始图层;(b)无 NaOH(纯水);(c)0.001 mol/L;(d)0.01 mol/L;
(e)0.1 mol/L;(f)1 mol/L

3. 水汽处理 MAO 涂层的骨整合能力

将未 MAO 处理、常规一步 MAO 和常规一步 MAO 经水汽处理的植入体置于动物体内,评价其与骨组织的整合性能。术后 12 周时进行硬组织切片,分析结果显示,经水汽处理的 MAO 植入体周围新骨量远高于未 MAO 处理和常规一步 MAO 处理植入体。此外，未 MAO 处理(图 5.18(a))和常规一步 MAO 处理(图 5.18(b))植入体与新骨之间被纤维组织分隔的区域远高于经水汽处理的常规一步 MAO 植入体(图 5.18(c))，表明水汽处理 MAO 涂层具有更好的骨整合性能。

由上述可见，水汽处理可在 MAO 处理的钛表面沉积主要由 Ca、P 和 O 组成的可降解活性层，从而提升 MAO 涂层诱导磷灰石的沉积活性和骨整合性能。因此，水汽处理是赋予 MAO 钛表面优异生物活性的有效方法，可为新一代先进骨内植入医疗器械提供有效解决方案。

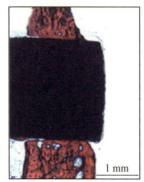 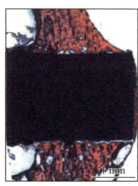 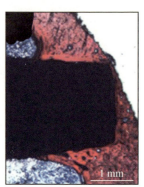

(a) 未MAO处理　　　　　(b) 一步MAO处理　　　　(c) 一步MAO+水汽处理

图 5.18　各表面处理工艺钛植入体与骨组织的结合

5.4　镁合金微弧氧化可控降解涂层

5.4.1　微弧氧化可控降解涂层

采用含有 Ca、P、Si 成分的电解液(硅酸钠质量浓度为 15 g/L、氢氧化钠质量浓度为 10 g/L、磷酸二氢钙质量浓度为 15 g/L)对镁合金微弧氧化处理(氧化电压为 400 V，占空比为 8%，频率为 600 Hz)。控制氧化时间为 5 min 和 20 min，可获得 10 μm、20 μm 厚的 MAO 涂层。涂层的表面和截面形貌如图 5.19 所示，可见不同厚度 MAO 涂层表面具有 MAO 工艺特有的微孔结构，且随涂层厚度增加，涂层表面尺寸较大微孔数量略有增加；涂层截面分析显示，涂层厚度较均一，MAO 涂层与镁基底界面结合良好。

涂层的 XRD 衍射分析(图 5.20)显示，不同厚度 MAO 涂层的物相组成无显

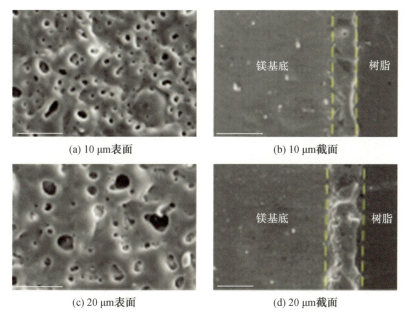

图 5.19 镁合金不同厚度 MAO 涂层的表面和截面形貌(标尺均为 20 μm)

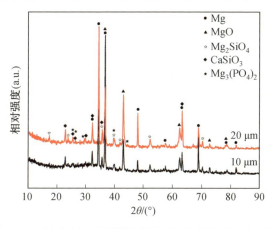

图 5.20 镁合金表面不同厚度 MAO 涂层的 XRD 衍射谱

著差别,均由 MgO、Mg_2SiO_4、$CaSiO_3$、$Mg_3(PO_4)_2$ 等相组成。将 XRD 分析结果与微弧氧化电解液组成相关联,推测 MAO 涂层形成过程中发生了如下化学反应:

$$Mg^{2+} + 2OH^- \longrightarrow Mg(OH)_2 \tag{5.1}$$

$$Mg(OH)_2 \longrightarrow MgO + H_2O \tag{5.2}$$

$$2Mg^{2+} + SiO_3^{2-} + 2OH^- \longrightarrow Mg_2SiO_4 + H_2O \qquad (5.3)$$

$$Ca^{2+} + SiO_3^{2-} \longrightarrow CaSiO_3 \qquad (5.4)$$

$$H_2PO_4^- + OH^- \longrightarrow HPO_4^{2-} + H_2O \qquad (5.5)$$

$$HPO_4^{2-} + OH^- \longrightarrow PO_4^{3-} + H_2O \qquad (5.6)$$

$$3Mg^{2+} + 2PO_4^{3-} \longrightarrow Mg_3(PO_4)_2 \qquad (5.7)$$

采用动电位极化曲线评估涂层在模拟体液中的耐腐蚀性。结果可见,未处理镁合金的腐蚀电位为 -1.65 V(图 5.21(a)),MAO 处理可使腐蚀电位略向正移,10 μm、20 μm 厚 MAO 涂层的腐蚀电位分别为 -1.63 V(图 5.21(b)) 和 -1.62 V(图 5.21(c))。MAO 处理可显著降低腐蚀电流密度,10 μm、20 μm 厚 MAO 涂层的腐蚀电流密度分别为 2.47×10^{-5} A/cm^2 和 1.60×10^{-5} A/cm^2,较未 MAO 处理样品降低了 1 个数量级。由此可见,镁合金腐蚀速度(降解速度)可通过控制 MAO 涂层厚度来调控。

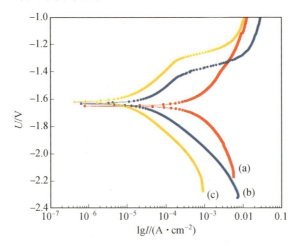

图 5.21　镁合金不同厚度 MAO 涂层在模拟体液中的动电位极化曲线

5.4.2　复合可控降解涂层

将 MAO 技术与水热技术结合,可构建复合可控降解涂层。例如,对镁合金 MAO 涂层进行碱水热处理,可使涂层微孔封闭,构建多层复合涂层,为进一步降低镁合金腐蚀速率提供可能。图 5.22 为水热处理(0.5 mol/L 的 NaOH 溶液,填充比为 50%,处理温度为 150 ℃)不同时间 MAO 镁合金涂层的表面形貌变化。可见,未水热处理的 MAO 涂层表面为典型火山口状微孔形貌,微孔直径由

2～3 μm 较大孔和 0.5～1 μm 较小孔组成(图 5.22(a))。适当碱水热处理时(2～8 h),可在 MAO 原纳米尺度光滑涂层表面制备纳米晶粒层(图 5.22(b)和(f)、图 5.22(c)和(g)、图 5.22(d)和(h))。当水热处理时间过长,达到 16 h 时涂层剥落严重(图 5.22(e))。进一步分析涂层相结构变化,表明 MAO 涂层主要相为 MgO、Mg_2SiO_4 和 $CaSiO_3$,碱水热处理后可检测到新相 $Mg(OH)_2$,且随处理时间延长 $Mg(OH)_2$ 相的含量显著增加。

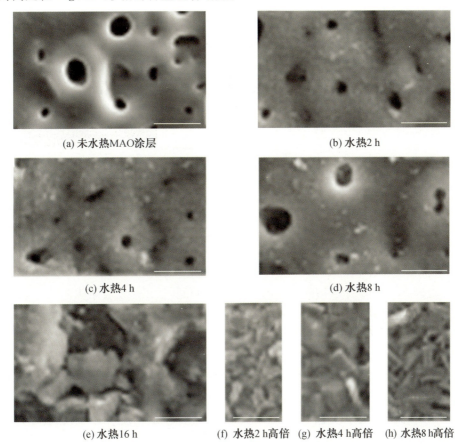

(a) 未水热MAO涂层　　　　　　　　(b) 水热2 h

(c) 水热4 h　　　　　　　　(d) 水热8 h

(e) 水热16 h　　(f) 水热2 h高倍　(g) 水热4 h高倍　(h) 水热8 h高倍

图 5.22　水热处理不同时间 MAO 镁合金涂层的表面形貌变化(图(a)～(e)标尺为 5 μm,图(f)～(h)标尺为 500 nm)

水热处理不同时间镁合金 MAO 涂层的横截面结构变化如图 5.23 所示。可见碱水热处理 MAO 涂层不仅表面结构发生了变化(图 5.22),其内部结构也随处理时间延长而发生变化,即图 5.23(a)中原 MAO 涂层与镁基底在碱水热处理过程中发生界面反应,生成新的 $Mg(OH)_2$ 内层。如图 5.23(b)所示,碱水热处

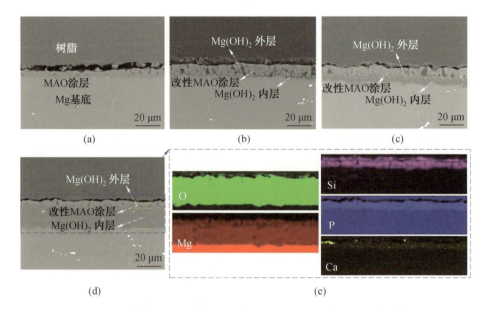

图 5.23　水热处理不同时间镁合金 MAO 涂层的横截面结构变化

理 2 h 即可见新的 Mg(OH)$_2$ 内层形成,且该层随碱水热处理时间延长逐渐增厚,处理 4 h Mg(OH)$_2$ 内层厚度约为 5 μm(图 5.23(c)),处理 8 h Mg(OH)$_2$ 内层厚度约为 20 μm(图 5.23(d))。涂层区域化学组分的能谱面分布结果显示,其组成由 Ca、P、Si、O 组成(水热 8 h 样品的检测结果如图 5.23(e)所示)。可见,碱水热处理 MAO 涂层为 Mg(OH)$_2$、MAO、Mg(OH)$_2$ 三层复合结构。

采用模拟体液浸泡试验评估水热处理不同时间镁合金 MAO 涂层的腐蚀性能,结果如图 5.24 所示。由图 5.24(a)可见,未处理 MAO 涂层表面浸泡 4 d 即可见点蚀,浸泡 7 d 后涂层表面可见一定程度剥落。碱水热处理 2 h MAO 涂层在模拟体液中浸泡 4 d 可见点状腐蚀产物,浸泡 14 d 可见大块涂层剥落。碱水热处理 4 h MAO 涂层在模拟体液中浸泡 14 d 可见少量涂层剥落。碱水热处理 8 h MAO 涂层在模拟体液中浸泡 2 d 可见白色覆盖层,浸泡 14 d 白色层覆盖整个涂层表面,仅可见轻微点蚀。腐蚀失重曲线(图 5.24(b))可见碱水热处理 8 h MAO 涂层在模拟体液中浸泡 14 d 的失重最小,为 6.5 mg/cm^2,而未处理 MAO 涂层失重为 17.9 mg/cm^2。由上述可知,碱水热处理可显著提高镁合金 MAO 涂层的耐腐蚀性,进而调控镁合金腐蚀降解性能。

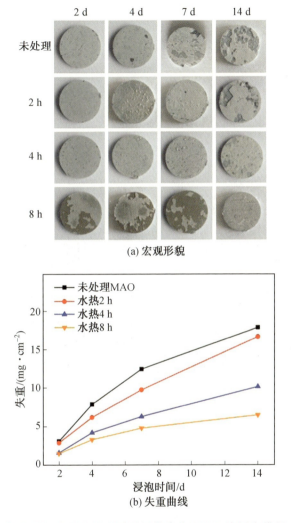

图 5.24 水热处理不同时间镁合金 MAO 涂层在模拟
体液中浸泡不同时间的宏观形貌和失重曲线

5.4.3 微弧氧化涂层镁合金的骨内降解

由上述可见,单一微弧氧化和微弧氧化复合水热处理均可调节镁合金的腐蚀速率。本节将以单一微弧氧化工艺为例,介绍镁合金微弧氧化处理制得不同厚度涂层的骨内降解规律。将未处理镁合金、10 μm 厚 MAO 涂层、20 μm 厚 MAO 涂层植入 15 mm 大节段骨缺损动物模型(新西兰大白兔),评价植入体腐蚀降解、骨组织反应规律,以揭示镁合金MAO涂层在动物体内的降解机理。

图5.25为MAO处理镁合金植入大节段骨缺损动物模型(新西兰大白兔)2、4、8、12周的X射线照片。可见,12周内无植入体的大节段骨缺损不能愈合(图5.25(d))。术后8周,未处理镁合金植入体的外形已不完整(被降解),而MAO组植入体外形仍较完整,说明MAO处理可显著减缓镁合金在动物体内的降解速率,可为骨组织修复提供更长时间的力学支撑。高分辨率microCT分析(图5.26)显示,术后8周各组植入体周围均新生大量骨痂,连接骨缺损两侧,并趋于包围植入体。

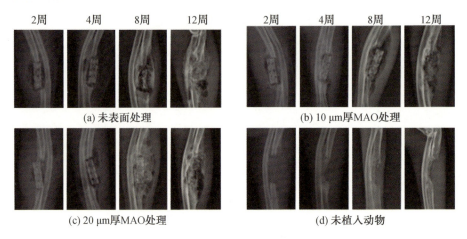

图5.25 MAO处理镁合金植入大节段骨缺损动物模型(新西兰大白兔)2、4、8、12周的高分辨率X射线照片[4]

镁合金作为临时承载植入体使用时,要求其腐蚀速率与新骨形成速率相匹配。目前各种牌号镁合金的腐蚀速率均太快,不能与骨组织再生、修复速率匹配。上述微弧氧化及其复合技术在控制镁合金腐蚀速率方面表现出独特的优势:①控制MAO电参数及水热处理条件,可在镁合金表面制得不同厚度、不同降解速率的涂层;②MAO和水热处理技术可不受植入体外观几何形状限制,是可批量生产的技术。由此可见,镁合金微弧氧化及其复合技术有望在骨缺损治疗中应用。

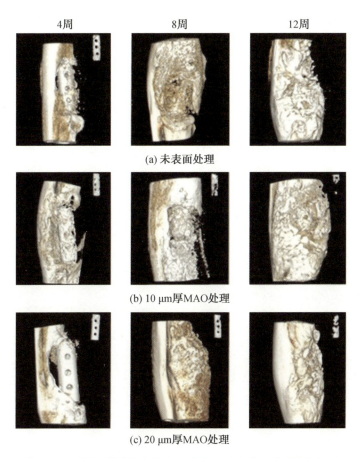

图 5.26　MAO 处理镁合金植入大节段骨缺损动物模型(新西兰大白兔)4、8、12 周的高分辨率 microCT 分析[4]

5.5　微弧氧化抗菌涂层

感染是植入式医疗器械失效的首要原因之一。赋予植入材料表面抗菌性能成为生物材料科学与工程的热点研究方向。采用微弧氧化技术可将抗菌组分掺入材料表面,从而获得抗菌性能,因此,本节主要介绍钛和镁合金微弧氧化抗菌涂层制备及其性能。

5.5.1 钛合金微弧氧化抗菌涂层

在 MAO 基础电解液中引入锌盐,可将 Zn 组分引入钛表面,从而获得抗菌性能。本节分别采用两种盐(Zn1 和 Zn2)作为 Zn 源在钛表面制备 MAO 涂层,评价其抗菌性能。两种锌源均可在钛表面制得微孔形貌的 MAO 涂层(图 5.27(a)、(b))。采用 Zn1 盐作为锌源制得 MAO 涂层的相组成主要包括金红石和锐钛矿 TiO_2(图 5.27(c));此外,XRD 衍射谱 2θ 角于 20°～30°间明显宽化,说明涂层中还可能包含非晶相。采用 Zn2 盐作为锌源制得 MAO 涂层的相组成主要为锐钛矿 TiO_2(图 5.27(d)),这与采用 Zn1 盐作为锌源有显著差异;此外,XRD 衍射谱 2θ 角于 20°～30°间也可检测到明显宽化,说明该涂层中也可能包含非晶相。

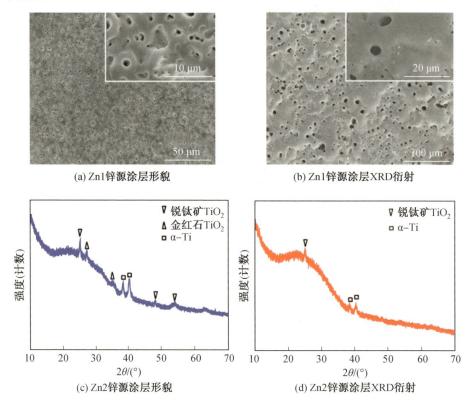

(a) Zn1锌源涂层形貌　　　　　　(b) Zn1锌源涂层XRD衍射

(c) Zn2锌源涂层形貌　　　　　　(d) Zn2锌源涂层XRD衍射

图 5.27　不同锌源在钛表面制备 MAO 抗菌涂层[5]

虽然 XRD 未在锌掺杂的 MAO 涂层中检测到含锌结晶相,但采用 X 射线电子能谱(XPS)在涂层表面可检测到锌组分,且其 Zn 2p 高分辨谱结合能为

1 044.6 eV和1 021.6 eV,与ZnO对应。采用金黄色葡萄球菌株培养评价两种掺锌涂层的抗菌活性,显示Zn1和Zn2盐制得MAO涂层的抗菌率分别为95%和91%(对照组为未MAO处理的Ti6Al4V),呈现较好的抗菌效果。

5.5.2 镁合金微弧氧化抗菌涂层

铜(Cu)、锌(Zn)、银(Ag)抗菌活性较强,故本节在基础电解液中添加含铜(Cu)、锌(Zn)、银(Ag)的盐对镁合金MAO处理,尝试制备抗菌涂层。采用$Cu(CH_3COO)_2$、$Zn(CH_3COO)_2$和$AgNO_3$作为上述抗菌组分源,通过控制MAO参数在镁合金(AZ31)表面制备系列抗菌涂层(即含铜MAO抗菌涂层MAO—Cu、含锌MAO抗菌涂层MAO—Zn、含银MAO抗菌涂层MAO—Ag)及其性能(电解液配方和MAO见表5.2)。抗菌组分含量是影响涂层抗菌活性的主要因素,本节利用增加电流密度,提高火花放电强度,增加涂层厚度的方式,增加涂层中抗菌组分含量。所得各组抗菌MAO涂层实际抗菌组分含量(EDS结果)见表5.3~5.5。

表5.2 镁合金表面制备抗菌涂层的电解液配方和MAO参数[4]

样品组	样品	基础电解液组分(量)	添加组分(量)	电压/时间/占空比	电流/A
MAO—Cu	Cu0.4	Na_2SiO_3(15 g/L)、NaOH(10 g/L)、$Ca(H_2PO_4)_2$(10 g/L)	$Cu(CH_3COO)_2$ (2 g/L)	450 V/120 s/1 ms:9 ms	0.4
	Cu0.8				0.8
	Cu1.2				1.2
MAO—Zn	Zn0.4		$Zn(CH_3COO)_2$ (2 g/L)	450 V/120 s/1 ms:9 ms	0.4
	Zn0.8				0.8
	Zn1.2				1.2
MAO—Ag	Ag0.8		$AgNO_3$ (2 g/L)	450 V/120 s/1 ms:9 ms	0.8
	Ag1.2				1.2
	Ag1.6				1.6

表5.3 MAO—Cu抗菌涂层表面化学组成[4]   %

样品	O	Mg	Si	P	Ca	Cu
Cu0.4	37.31	36.46	15.95	8.63	0.59	1.06
Cu0.8	37.82	26.46	13.57	12.70	6.29	3.16
Cu1.2	39.27	24.59	12.92	12.52	7.37	3.31

表 5.4　MAO-Zn 抗菌涂层表面化学组成[4]

样品	O	Mg	Si	P	Ca	Zn
Zn0.4	36.52	33.66	15.03	9.47	2.27	3.05
Zn0.8	35.56	31.26	15.04	10.75	3.36	4.02
Zn1.2	37.95	23.97	13.35	12.23	7.11	5.39

表 5.5　MAO-Ag 抗菌涂层表面化学组成[4]

样品	O	Mg	Si	P	Ca	Ag
Ag0.8	—	—	—	—	—	—
Ag1.2	35.81	30.36	15.21	11.82	4.70	2.10
Ag1.6	36.46	22.28	11.82	13.72	10.27	5.45

采用 X 射线衍射技术分析各系列抗菌涂层的物相结构,结果如图 5.28 所示。可见,三种 MAO 抗菌涂层体系的物相均主要由 Mg、MgO、Mg_2SiO_4、$CaSiO_3$ 和 $Mg_3(PO_4)_2$ 组成。各抗菌涂层,均未检测到含 Cu、Zn、Ag 的结晶相,可能因抗菌组分掺杂量较少或它们以非晶的形式存在。

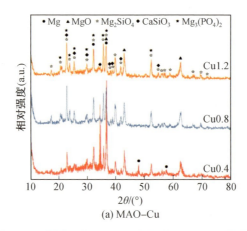

图 5.28　镁合金表面 MAO 抗菌涂层 XRD 衍射谱[4]

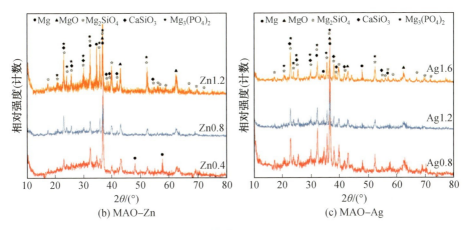

续图 5.28

采用肉葡萄球菌(S. carnosus)和大肠杆菌(E. coli)评价镁合金表面 Cu、Zn、Ag 掺杂 MAO 涂层的抗菌活性。图 5.29(a)和(b)为 S. carnosus、E. coli 与材料共培养 24 h 后的菌落计数结果;图 5.29(c)和(d)为 S. carnosus、E. coli 与材料共培养 24 h 后的活死细菌荧光染色结果。可见 AZ31 镁合金本身对 S. carnosus 与 E. coli 均有一定抑制效果,这可能与材料和细菌共培养过程中基材中锌释放加上基材腐蚀致使局部 pH 较高有关。对 S. carnosus 菌株,MAO-Cu 和 MAO-Ag 的抗菌效果不显著,而 MAO-Zn 的抗菌效果显著(图 5.29(a)和(c))。对 E. coli 菌株,MAO-Cu 和 MAO-Zn 的抗菌效果不显著,而 MAO-Ag 的抗菌效果显著(图 5.29(b)和(d))。

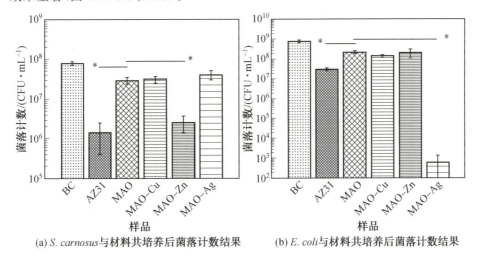

(a) S. carnosus 与材料共培养后菌落计数结果

(b) E. coli 与材料共培养后菌落计数结果

图 5.29 镁合金表面 Cu、Zn、Ag 掺杂 MAO 涂层的抗菌活性[4]

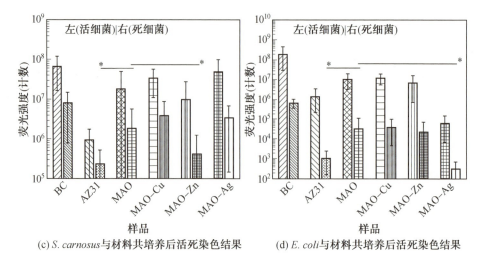

续图 5.29

5.6 本章小结

本章介绍了采用微弧氧化技术制备生物活性涂层,改善金属植入材料(以钛和镁合金为例)表面骨整合和抗菌性能的研究进展。钛及其合金表面微弧氧化生物活性涂层有望作为骨内植入体(如种植牙、人工关节等),改善植入器械的骨整合性能。镁及其合金表面微弧氧化可控降解生物活性涂层有望用于腔道支架、骨固定螺栓、骨板及大段骨缺损修复支架等植入式医疗器械表面。今后,微弧氧化技术将在涂层结构设计、复合工艺、材料降解—组织整合匹配、组织整合—抗菌功能协同等方面进一步发展。

本章参考文献

[1] 王亚明,邹永纯,王树棋,等.金属微弧氧化功能陶瓷涂层设计制备与使役性能研究进展[J].中国表面工程,2018,31(4):20-45.

[2] 王树棋,王亚明,邹永纯,等.微弧氧化涂层微纳米孔调控及功能化应用研究进展[J].表面技术,2021,50(6):1-22.

[3] 周睿.纯钛微弧氧化陶瓷涂层结构调控及生物学性能[D].哈尔滨:哈尔滨工

业大学,2015.

[4] 吴云峰. 可降解镁合金微弧氧化复合涂层组织结构调控与腐蚀行为[D]. 哈尔滨:哈尔滨工业大学,2020.

[5] 陈培霖. Ti6Al4V 表面微弧氧化抗菌生物涂层制备与组织结构调控[M]. 哈尔滨:哈尔滨工业大学,2021.

第 6 章
高分子自组装技术及应用

6.1 高分子自组装原理

自组装(self-assembly,SA)是指分子、聚合物、胶体或宏观粒子在没有人类干预的情况下,组织成有序结构或功能性结构的过程[1],组成这些系统的分子或分子片段可能相同或不同[2]。分子或分子片段之间相互作用促使系统由初始的不太有序状态(溶液、无序的聚合体或随机线圈)转变为最终的有序状态(晶体或折叠的大分子)。

6.1.1 高分子自组装的能量准则

利用自组装过程形成有序结构,需要分子结合可逆,或者允许分子在聚集体形成后调整其位置;因此,自组装系统各组分间结合强度必须与倾向于破坏它们的力相当。对于分子来说,这些力通常由热运动产生[2]。在溶液中,热运动提供使分子接触所需的动能。在纳米级、微观和宏观的自组装系统中,自组装组分间的相互作用方式与分子间相互作用类似。在设计自组装体系时,首先要确保组分的分散性和流动性。当分子间自组装时,布朗运动处于主导地位。当组件比分子大时,布朗运动的作用变弱,而重力和摩擦力的作用变强,组件间相互作用就决定允许系统接近平衡的相互作用。

分子自组装是形成大型结构化分子聚集体的有效方法。受自然环境和生物世界启发,可利用自组装制备多级三维结构,这就需要考虑自组装过程中所涉及的界面相互作用和表面形态结构。当表面和界面自由能最小化时,可以将小部件组装成三维多级聚集体[3]。在许多科学和技术领域涉及高分子自组装,包括微电子系统、传感器、微分析装置等。常用的光刻技术是用于制造有序微结构的主要方法,但对于高分子自组装来说,它有一定局限性:光刻技术通常难以制得非平面或三维结构,光刻所制得结构通常易改变并且只有特定材料可用于光刻。与此不同,高分子自组装可利用形状识别和液—液界面自由能最小化原理来引导组装过程,从而制备纳米结构用于毫米级部件组装。可用的识别形状包括气泡筏、表面图案、液滴微珠等。同时,单层分子膜自组装也可利用结合分子的末端基团,用于成形宏观物体表面,并改变其亲疏水性。在水溶液中,带有疏水液体薄膜的表面通常黏附在形状互补的基材表面,通过调整各组分相对排列即可将其组装成特定聚集体;当疏水液体薄膜由可聚合的黏合剂组成时,它们可以被永久地结合在基材表面。

在超分子化学领域,一个动态系统的组成通常不由组分的相对热力学稳定性决定,而是由组分利用能量耗散过程形成高能态的能力决定,这种利用高能瞬态自组装结构的耗散过程在大自然中广泛存在(图 6.1),可以储存、传递能量,使人们在合成系统中发现生命科学的奥秘。在合成体系中实现非均衡自组装,势必对化学、材料科学和生物学领域产生深远影响[4]。

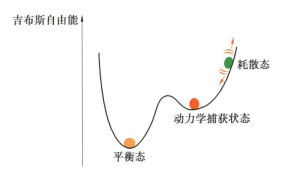

图 6.1 高能瞬态自组装结构的耗散过程和系统吉布斯自由能量(各组件能量的总和)的不同状态

设计非平衡系统的一个关键问题是调节能量耗散机制,从而形成能够转换和储存化学能量的耗散结构。近年来,人们发现能够设计化学燃料驱动的非平衡自组装系统,该自组装过程使用特定分子作为燃料,在燃料消耗过程中推动反应远离平衡,促进自组装。燃料通常为热力学活化分子,一种情况是,燃料转化为废物既不涉及单体,也不涉及组件,例如由外部添加剂(酶)介导的转化;另一种情况是,能量耗散由自组装分子介导,一种化学燃料与单体发生共价或非共价结合得到活性单体,由该活性单体在热力学有利情况下聚集。自组装系统中存在动力学不对称的能量消耗路径是驱使自组装过程偏离平衡和存储能量的必要条件。

6.1.2 高分子自组装的条件

高分子自组装发生在体系分子间吸引力和排斥力相互作用平衡时,这些相互作用通常较弱(与热能相当),为非共价作用(如范德瓦耳斯力和库仑力相互作用、亲/疏水相互作用、氢键等),但共价键(配位键)也可促进分子自组装[2]。此外,自组装组间形状的互补也至关重要[1]。例如在分子晶体中,氢键等定向相互作用可以将分子组装成复杂超分子结构,如果进行适当设计可以进一步扩大组件的尺寸。

嵌段共聚物(block-copolymer,BCP)可以自组装成一维、二维和三维纳米及微观结构,更具有挑战性的是利用化学方法调控分子结构和各个维度的分层结构。一种方法是采用开环聚合诱导和结晶驱动自组装(ring-opening polymerization-induced crystallization-driven self-assembly,ROPI-CDSA),制备聚-L-乳酸-嵌段-聚乙二醇嵌段共聚物的一维、二维和三维纳米结构(图6.2(a))[5]。开环聚合诱导和结晶驱动自组装ROPI-CDSA的一个关键特征是聚合时间比自组装松弛时间短得多,从而形成一个非平衡的自组装过程(图6.2(b))。通过低温透射电子显微镜、广角X射线散射、傅里叶变换红外光谱和浊度研究,跟踪自组装结构和形态演变,揭示聚合物分子结构和浓度决定的两种分层(1D→2D→3D)生长机制。(聚-L-乳酸)45-嵌段-(聚乙二醇)45嵌段共聚物(PLLA45-b-PEG45)的组装机制有利于单体生长,即纤维作为一维生长模板先形成球体和棒体,这些球体和棒体再聚集形成二维片状(图6.2(c)、(d))。(聚-L-乳酸)90-嵌段-(聚乙二醇)45嵌段共聚物(PLLA90-b-PEG45)的组装机制有利于聚集,即二维棒状结构通过聚集过程先形成和生长,然后再发生二维片层聚集,并形成三维片层堆叠(图6.2(e)、(f))。

第 6 章　高分子自组装技术及应用

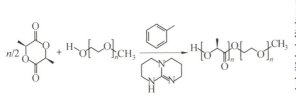
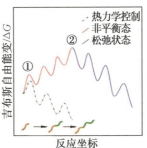

(a) 开环聚合诱导和结晶驱动自组装　　　(b) 聚合诱导自组装的自由能图

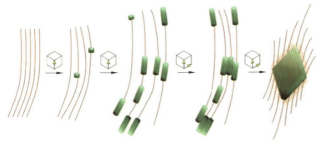
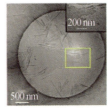

(c) PLLA45-b-PEG45的单聚体生长机理图　　(d) PLLA45-b-PEG45的TEM形貌

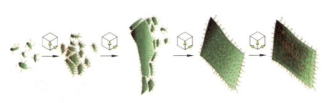
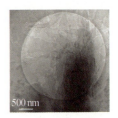

(e) PLLA90-b-PEG45的聚集体生长机理图　　(f) PLLA90-b-PEG45的TEM形貌

图 6.2　开环聚合诱导和结晶驱动自组装制备聚－L－乳酸－嵌段－聚乙二醇嵌段共聚物纳米结构[5]

6.1.3　满足自组装条件的构筑基元

几十年来,嵌段共聚物的自组装行为得到国内外学者的广泛关注[6]。这是因为它可以形成形貌各异的有序结构,包括球状、圆柱状、双连续结构、片状、囊状和许多其他复杂或分层的自组装聚集体,这些聚集体在多个领域存在应用价值,例如,两亲性嵌段共聚物可简便地制备胶体纳米结构,广泛应用于生物医学领域(如药物输送、纳米医学和诊断学等)[7]。理解自组装机制和设计原则可以指导嵌段共聚物自组装结构的制备并有针对性地应用开发。开发创新绿色聚合工艺制备具有不同化学性质、分子结构的嵌段共聚物,并利用形态和形态转变、影响形态的因素、理论热力学和动力学等分析总结本体和溶液中嵌段共聚物自组装原理,也是制备纳米结构聚合物材料的重要驱动力。

通过可控聚合方法合成聚(甲苯片)－嵌段－聚(环氧乙烷)(poly(norbornene)－block－poly(ethylene oxide),NO)二嵌段和NON三嵌段共聚物(图6.3(a)、(b))。可控聚合方法包括开环偏合成聚合(ring opening metathesis polymerization,ROMP)和活阴离子聚合(lving anionic polymerization,LAP)[7]。通过改变聚合物浓度和结构,制备出各种胶体纳米结构,包括球形胶束、蠕虫状胶束、囊泡和微凝胶(图6.3(c)～(f))。采用快速注射法研究AB二嵌段和ABA三嵌段共聚物的自组装行为。由疏水性的金纳米粒子(Au nanoparticle,Au NP)与嵌段共聚物共同组装,赋予纳米结构特定功能。

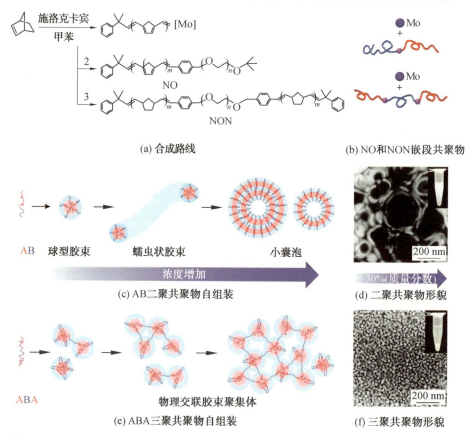

图6.3 开环偏合成聚合和活阴离子聚合联用合成聚(甲苯片)－嵌段－聚(环氧乙烷)二嵌段和NON三嵌段共聚物

6.1.4 高分子自组装过程的影响因素

影响高分子自组装过程的因素非常多,包括分子识别功能、组分和溶剂等。加工方法是获得最佳性能的先决条件,控制自组装超分子材料的结构。加工过程通常在良溶剂中进行,将参与组装的分子溶解在溶剂中,溶剂条件选择对自组装过程起着关键作用。分子与环境的相互作用可强烈影响自组装进程。聚集结构的稳定性甚至形态都可以通过良溶剂和不良溶剂的比例来控制。

分子识别在自然界中起着重要作用,如脱氧核糖核酸(deoxyribonucleic acid,DNA)中成对核碱基所表现出的互补性[8]。为促进分子扩散和运动,分子自组装通常是在溶液中或界面处进行[2]。然而目前基于分子识别的自组装和自组装系统研究仍然处于分子层面,较为片面。宏观状态下的自组装和分子水平上的自组装具有很大差异,其相互作用类型也相去甚远,因此,需要深入研究宏观状态下分子的自组装,并且将微观和宏观理论研究联系起来。

以采用梳状聚合物制备功能性纳米材料为例,说明聚合物中分子识别驱动超分子自组装的过程。主链具有键合位点的柔性聚合物,其骨架通常由排斥性的非极性侧基通过互补键结合起来,例如,骨架为 DNA 的双螺旋结构,是将阳离子脂质体或阳离子表面活性剂离子结合到阴离子磷酸盐位点,实现自组装[9]。这种聚合物主链可包含两种或更多种结合位点,使染料可以插入螺旋中。又如,樟脑磺酸可以掺杂到聚苯胺中,其两个氢键与己基间苯二酚分子连接。己基间苯二酚分子的烷基链起到增塑剂的作用,可使不溶性聚合物具有热塑性加工性能;共轭导电聚合物的六边形结构可以通过去除氢键侧链而得到聚合物薄膜。这类利用分子识别及其定向组装来制备多层级结构材料的方法为可控纳米多孔材料、智能膜、纳米物体制备及其各向异性(如质子导电性)研究提供了新思路。

精确控制纳米颗粒(nanoparticles,NPs)在聚合物材料中的空间分布对于建立具有编程功能的纳米结构至关重要。在一个封闭的乳液系统,发现聚苯乙烯包覆的金纳米粒子(polystyrene—coated Au nanoparticles,Au@PS NPs)与聚苯乙烯—聚(4—乙烯基吡啶)(polystyrene—block—poly(4—vinylpyridine),PS—b—P4VP)嵌段共聚物是由熵驱动的自组装过程[10]。调控体系中 4 个参数:聚苯乙烯配体的分子量(N)、聚苯乙烯(polystyrene,PS)配体的接枝密度(σ)、金纳米粒子(Au nanoparticles,Au NPs)的大小(R),以及嵌段共聚物基体的分子量(P)(图 6.4(a)),可以观察到结壳洋葱、交替分层洋葱和种子洋葱结构的形态转换(图 6.4(b)~(e))。将半稀释聚合物刷(semi—dilute polymer brush,SDPB)体系中的接枝聚合物视为唯一可与嵌段共聚物基质相互作用的链来修正膨胀率

(P/N_{SDPB})。这个修改后的膨胀率参数可以用来解释接枝聚合物的链构象对分子自组装结构的影响。此外,聚苯乙烯包覆的金纳米粒子尺寸(d)也是一个评估嵌段共聚物/聚苯乙烯包覆的金纳米粒子 BCP/Au@PS 相互作用的参数。这说明纳米粒子表面构象影响了 Au@PS NPs 和 BCP 之间的熵相互作用,从而对聚苯乙烯包覆的 Au@PS NPs 在 BCP 颗粒中的空间位置产生影响。

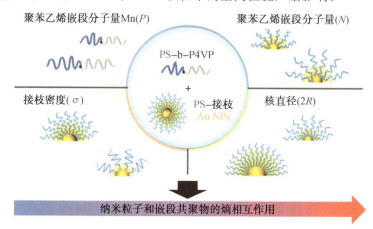

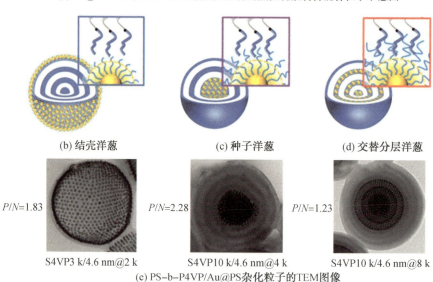

图 6.4 纳米颗粒和嵌段共聚物的熵驱动自组装[10]

6.2 高分子自组装的动力及策略

传统胶体嵌段共聚物自组装方法,如缓慢加水、薄膜再水化和电铸等,由于制备过程冗长,往往经济成本和时间成本较高。快速注射法,即把最初的两亲性嵌段共聚物溶解在良溶剂中,并迅速注射到有选择的溶剂中,可简便、有效地制备多功能胶体纳米结构。

6.2.1 氢键驱动的自组装

生物可降解和生物相容性好的聚合物纤维状胶束在纳米医学中应用广泛,但其制备方法仍然需要简化,胶束尺寸、均匀性和空间结构的可控性有待提升。结晶驱动自组装法(crystal-drived self-assembly,CDSA)是一种胶束尺寸可控的合成方法。该方法的基本过程可以被简单地描述为,利用选择性溶液来"孵化"两亲性嵌段共聚物形成多分散纤维状胶束。经过超声破碎,这些胶束会形成小碎片或"种子",其末端官能团与其他两亲性嵌段共聚物连接。调控种子与其余嵌段共聚物的比例,可得到长度可控、分散度小的纤维状胶束,并制备均匀的一维和二维核壳结构纳米粒子[11]。

左旋聚乳酸(poly(L-lactide),PLLA)是应用广泛的可生物降解结晶聚合物。采用结晶驱动自组装法方法,将 PLLA 作为结晶核心,很难在较大长度范围内可控制备均匀纤维状结构(图 6.5(a)、(b))。但调节溶剂条件,如加入三氟乙醇(trifluoroethanol,TFE)、二甲基亚砜(dimethyl sulfoxide,DMSO)、N,N-二甲基甲酰胺(N,N-dimethylformamide,DMF)和丙酮等,则可由 PLLA 二嵌段共聚物制备出长度可控、均匀纤维状纳米颗粒,长度可达 1 μm(图 6.5(c)~(e))[11]。该过程的可能机制是,通过减少 PLLA 链之间氢键相互作用来改善单聚体的溶解性。减少氢键作用可最大限度地减少不必要的单聚体聚集;而过多氢键则利于自成核,这种自成核与种子末端外延结晶形成竞争,将很难得到均匀、长尺寸纤维状结构。采用这种方法还可以将不同 PLLA 嵌段共聚物进行顺序播种生长,形成以 PLLA 为核心、结构确定的嵌段"彗星"。

采用紫外辐照(ultravioket,UV)引发自由基接枝聚合的多氢键自组装,将亲水的聚(N-丙烯酰甘氨酰胺)(poly(N-acryloyl glycinamide),PNAGA)水凝胶接枝到聚偏氟乙烯(polyvinylidene fluoride,PVDF)上,形成亲水性增强的超滤膜[12]。这种具有高亲水性和抗污性超滤膜设计,为水处理、蛋白质纯化、生物分离等提供了便捷的方法,可以减少膜分离和纯化过程中的蛋白质污垢。FTIR 和 X 射线光电子能谱(XPS)显示,亲水的 PNAGA 凝胶已被接枝到疏水的 PVDF 膜表面,PNAGA 改性膜的水接触角在 11 s 内从 $55.2°\pm1.1°$ 降至 $0°$,说明其亲水性优异。超声波 30 min 和 7 d 纯水过滤试验表明,PNAGA 水凝胶层具有良好的稳定性。防污试验结果也显示,当 pH 为 7.0 时,改性膜的通量恢复率保持在 99%,总污损率低至 30%,不可逆污损率仅为 1.2%。

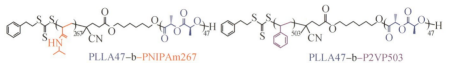

(a) PLLA47-b-PNIPAm267和PLLA47-b-P2VP503结构

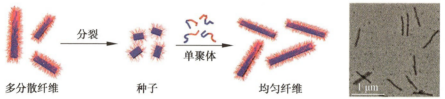

(b) 结晶驱动自组装制备均匀纤维　　　　(c) 均匀纤维的TEM形貌

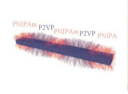 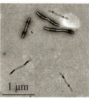 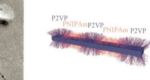 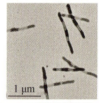

(d) PLLA47-b-PNIPAm267两嵌段共聚物形成五段胶束的TEM形貌　　(e) PLLA47-b-PNIPAm503两嵌段共聚物形成五段胶束的TEM形貌

图 6.5　结晶驱动自组装 PLLA[11]

利用氢键和 π—π 相互作用,通过酰胺作为结构导向剂,引入一组二乙炔衍生化合物,形成有序超分子纳米纤维[13]。这种超分子结构以双乙炔为核心,以氢键形成酰胺为侧基、含二乙炔的化合物。这种自组装方法不仅为超分子自组装及光诱导聚合二乙酰自组装,也为有机半导体的加工和有机电子器件制造提供了新思路。在二乙炔局部光聚合过程中,足够内序、酰胺基氢键在保持双乙炔(diacetylene,DA)分子有序排列的过程中起着重要作用。这种温和、无添加剂、可溶液加工的二乙炔单体聚合使 π 型共轭材料的图案化和加工以及刚性化共轭聚合物网络更具有广泛应用前景。

蜘蛛丝是基于氢键组装的分层结构,具有极高的刚度和韧性。但是,合成聚合物纳米复合材料具有较高的强度和刚度,其基体材料通常显示出较低的变形能力和韧性。受这一现象启发,研究人员利用三聚氰胺(melamine,MA)在分子水平进行氢键自组装制备增强聚乙烯醇(poly(vinyl alcohol),PVA)材料[14]。这种通过氢键自组装形成的物理交联网络仅添加少量(1.0%)的 MA 就能显著提高 PVA 的屈服强度、弹性模量、延伸性和韧性。研究结果表明,由于 MA 和 PVA 之间形成了基于氢键自组装的物理交联网络,1.0%的 MA 可使 PVA 的屈服强度、弹性模量、延伸性和韧性分别提高 22%、25%、144%和 200%。此外,MA 的存在可以很大程度上提高 PVA 的热稳定性,甚至超过一些纳米填料(如石墨烯)。

6.2.2 静电作用驱动的自组装

通过静电作用也可以实现高分子的自组装,例如,通过调控环状蛋白纳米环和球状量子点(quantum dot,QD)的静电自组装可构建高度有序的蛋白质纳米结构[15]。环状蛋白质 1(stable protein one,SP1)的直径约为 11 nm,中央孔为 2~3 nm,宽度为 4~5 nm,分布均匀。三种球状碲化镉(CdTe)量子点尺寸分别为 3~4 nm(QD1)、5~6 nm(QD2)和 7~10 nm(QD3)。酸氨基酸(负电荷,红色)分布在 SP1 表面,尤其是顶部和底部,由于静电相互作用和空间互补,带正电荷的 QD 能够夹在两个 SP1 纳米环之间,并完全控制 QD 表面的蛋白质取向,从而诱导蛋白质自组装成高度有序的一维纳米线(图 6.6(a)、(b))。原子力显微镜、透射电子显微镜和动态光散射检测结果证明,QD 大小和纳米核拓扑结构在超结构形成过程中起着关键作用(TEM 图像如图 6.6(c)所示)。此外,QD 的有序排列为设计光收集天线提供了理想的支架(图 6.6(d))。最重要的是,不同尺寸的 QD(如 QD1 和 QD3)与 SP1 自组装时,在这些蛋白质纳米线上观察到了明显的福斯特共振能量转移(图 6.6(e)),有望作为人工光收集系统支架应用。

微胶体之间的定向分子相互作用可通过在其表面预设位点,即"补丁"来实现,从而以可控、互补方式组装成较复杂的目标结构[16]。由生物有机基质制成的斑点粒子具有良好的生物相容性,可以用于生物医用领域。研究表明,通过微接触印刷可以成功制备三聚氰胺-甲醛微颗粒。这种微颗粒带有由聚(甲基乙烯基醚-马来酸)或聚乙烯亚胺制成的带相反电荷斑块的单斑块组成。改变溶液 pH 可使粒子的斑块和非斑块表面之间通过静电吸引力形成粒子二聚体,呈现出自组装行为。

电纺多肽纳米纤维可用于再生医学和生物医学工程领域,如组织工程支架、组织修复和缝合。通常短低聚肽难以提供电纺形成纳米纤维所需的缠结;然而,

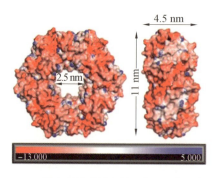

(a) SP1纳米环的顶部和侧面表面电荷分布　　(b) 三种CdTe量子点被巯基乙胺(正电荷)封端

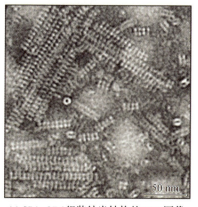

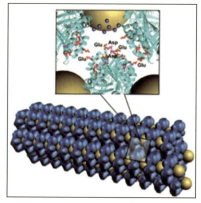

(c) SP1-QD2组装纳米结构的TEM图像　　(d) SP1-QD2链组装阵列

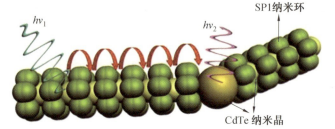

(e) SP1-QD1-QD3组装体的能量传输途径

图 6.6　静电作用驱动环状蛋白质 1 自组装[15]

采用电纺技术却可制备由酪氨酸基二肽组成的直径小于 100 nm、具有较高机械刚度的纳米纤维[17]。肽纳米纤维的拉曼和红外特征表明,电纺过程中不同静电力和溶剂所产生的二级结构,与由类似肽自组装的纳米结构完全不同。使用 1,6-二异己氰酸酯(1,6-diisohexanecyanate,HMDI)交联二肽纳米纤维,可以提高材料在生理环境中的稳定性。人类和大鼠神经细胞系的初步生物相容性测试结果表明,这种纳米纤维没有细胞毒性,这种电纺肽可设计成特定生化成分,作为组织修复、药物输送和植入物涂层等应用于生物医学领域。

复合纳米载体可用于口服胰岛素和其他生物大分子药物输送载体,从而提高药物的生物利用度,克服口服药物多种障碍。采用静电自组装工艺可以制备由聚乳酸-共-糖苷(poly(lactide-co-glycoside),PLGA)和叶酸改性壳聚糖(folic acid modified chitosan,FA-CS)组成的复合纳米载体 PLGA/FA-CS[18]。在含有胃蛋白酶的模拟胃液(simulated gastric fluid,SGF)和含有胰蛋白酶的模拟肠液(simulated intestinal fluid,SIF)中,发现负载在复合纳米载体中的胰岛素具有良好的化学稳定性。用激光共聚焦显微镜评估 HT-29 细胞摄取复合纳米载体的行为,结果显示材料引发细胞毒性表现的风险较低。糖尿病大鼠口服负载胰岛素的复合纳米载体获得了与皮下注射胰岛素相比更有效的降血糖效果,在药物输送领域表现出良好的应用前景。

稳定、亲水、抗蛋白质吸附的薄膜或涂层可赋予生物医用材料表面长期稳定性。聚(二甲基硅氧烷)(poly(dimethylsiloxane),PDMS)作为生物医用材料应用,其表面可因疏水性恢复而呈现出严重不稳定性。利用聚乙烯亚胺和聚(丙烯酸)的静电自组装,将水解聚(苯乙烯-马来酸酐)基底层吸附在 PDMS 上,可制备永久亲水的聚(二甲基硅氧烷)表面[19]。碳二亚胺偶联和 PEG 链共价连接聚电解质多层(polyelectrolyte multilayers,PEMS)可制备稳定、亲水、抗蛋白质吸附涂层。原子力显微镜显示聚乙二醇二甲醛和聚乙二醇二胺密集地覆盖在基底上。共价键链接的薄膜呈现良好的亲水性,在较长时间(5 个月的研究期)检测到几乎恒定的接触角(约 20°)。衰减全反射傅里叶变换红外光谱和 X 射线光电子能谱显示,这些共价键链接的薄膜具有良好的化学稳定性,可较长时间(77 d 监测期间)抵抗空气中的疏水性恢复。光谱检测结果还显示,该共价键链接薄膜可抵抗大鼠血清蛋白吸附(未稀释)。

6.2.3　范德瓦耳斯力驱动的自组装

范德瓦耳斯力驱动可实现高分子自组装。无载体纳米给药系统(nano drug delivery system,nDD)具有稳定性好、溶解度高、释放可控、结构可设计等优点,可避免载体材料的生物安全性问题,用于非小细胞肺癌(non-small cell lung cancer,NSCLC)协同治疗[20]。例如,多重耐药性相关蛋白 1(multidrug resistance-associated protein 1,MRP1)在癌细胞中高表达可降低紫杉醇(paclitaxel,PTX)在非小细胞肺癌(non-small cell lung cancer,NSCLC)治疗中的疗效,导致严重多重耐药性(multidrug resistance,MDR)。吲哚美辛

(indomethacin,IND)是一种非甾体抗炎药(non-steroidal anti-inflammatory Drug,NSAID),已被证实是一种潜在的 MRP1 抑制剂。基于此,采用二硫键(—S—S—)连接 IND 和 PTX 构建共轭物吲哚美辛—硫—硫—紫杉醇 IND—S—S—PTX,进一步自组装形成纳米药物吲哚美辛—硫—紫杉醇纳米粒子(IND—S—PTX NPs),其粒径约为 160 nm,分子量分布 PDI 值为 0.099,在水中表现出良好的稳定性。密度函数理论(density functional theory,DFT)计算显示,自组装过程中的主要驱动力来自于范德瓦耳斯力。此外,由于存在二硫键,该自组装纳米药物对肿瘤高水平谷胱甘肽(glutathione,GSH)微环境很敏感,计算机模拟发现这种无载体纳米给药系统可通过降低 A549/taxol 细胞中 MRP1 表达来逆转多重耐药性。

利用范德瓦耳斯力相互作用也可构建由非离子多层材料组成的空心胶囊。例如,结合层层组装技术和二氧化硅模板方法,利用范德瓦耳斯力相互作用可制备聚甲基丙烯酸甲酯(poly(methyl methacrylate),PMMA)立体复合空心胶囊[21]。另外,利用两亲大分子在溶液中的分层自组装可制备可编程复杂结构功能软材料。例如,以[α—SiW$_{12}$O$_{40}$]$^{4-}$为核心与 4 个聚苯乙烯—嵌段—聚乙二醇阳离子(polystyrene—block—poly(ethylene glycol)cations,PS$_n$—b$^+$—PEG$_m$,$n=17$、26、39、57、81;$m=45$)可构建两亲杂臂星形聚合物结构[22]。将其分散在选择性的四氢呋喃/甲醇和甲苯/甲醇混合溶剂中,即可自组装成束状纤维、片状组合体和空心球体(图 6.7)。研究认为这些非常规超分子聚集体的形成与聚苯乙烯炔(polystyrene PSn)冠状物的不良溶剂中发生胶束内和胶束间范德瓦耳斯吸引力有关,并且这些分层自组装结构与两亲性共聚物在选择性溶剂中形成纳米胶束状物质不同。这种溶液中两亲性杂臂星形聚合物的自组装行为可以用于构建具有高级结构层次的先进功能材料。

通过调整 PLLA 和右旋聚乳酸(poly(d—lactide),PDLA)之间的范德瓦耳斯力作用,可以合成新型脂肪族三嵌段聚(L—丙交酯)—嵌段—聚(丁二酸丁二醇酯)—嵌段—聚(L—丙交酯)共聚物(poly(l—lactide)—block—poly(butylene succinate)—block—poly(L—lactide),PLLA—b—PBS—b—PLLA)和聚(D—丙交酯)—嵌段—聚(丁二酸丁二醇酯)—嵌段—聚(D—丙交酯)共聚物(poly(D—lactide)—block—poly(butylene succinate)—block—poly(D—lactide),PDLA—b—PBS—b—PDLA)的可降解、疏水共聚物自组装体[23]。SEM 形态学观察显示,所形成自组装为盘状或板状微粒。共聚物中固定聚丁二酸丁二醇酯(poly(butylene succinate),PBS)嵌段(6.9 ku),以改变 PLLA/PDLA 嵌段配比。当固定聚丙交酯(polylactide,PLA)嵌段长度,原位自组装微粒的直径从 1.28~

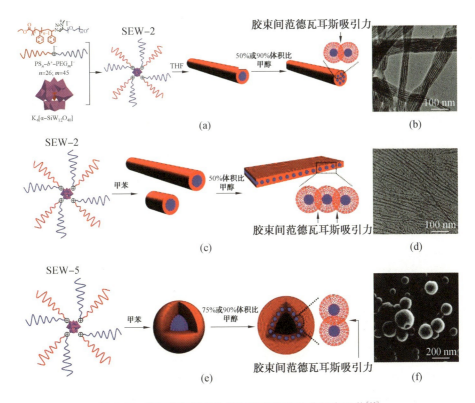

图 6.7　具有通路复杂性的星形共聚物的分级自组装[22]
(a)SEW-2 在四氢呋喃/甲醇混合溶剂中以 50% 体积比的甲醇自组装形成束状纤维示意图;(b) 自组装生成束状纤维的 TEM 图像;(c) SEW-2 在甲苯/甲醇混合溶剂中以 50% 体积比的甲醇自组装生成片状组合体;(d) 自组装生成片状组合体的 TEM 图像;(e)SEW-5 在甲苯/甲醇混合溶剂中以 75% 体积比的甲醇自组装生成单层中空聚集体;(f) 自组装生成空心球体的 TEM 图像

1.50 μm 下降到 480~660 nm。中心 PBS 嵌段、嵌段长度和制备条件等因素对三嵌段共聚物的原位自组装起着重要作用。

众所周知,纳米粒子可通过连续生长自组装成更大的结构,该过程由单个纳米粒子的分散性决定。单层纳米粒子或超分子可进行自限生长,实现逐层组装。这种自限纳米粒子超结构放宽了材料组分的选择范围,可极大地丰富自组装体系种类,以模仿生物系统的自限性结构。例如,通过平衡静电排斥和范德瓦耳斯吸引力来调控自限生长过程,可将非均匀尺寸分布的无机纳米粒子组装成具有核壳形态的均匀尺寸超微粒。平衡上述两种相互作用力,可调控纳米粒子尺寸和形状,获得包括分层组装晶体在内的不同自组装结构[24]。

6.2.4 亲/疏水性驱动的自组装

水性超分子聚合可通过调控疏水和亲水片段间的比例实现。采用模板辅助,选择性地功能化低聚苯乙烯(oligophenyleneethynylene,OPE)的末端三键,可合成由不同长度亲水聚(2-乙基-2-噁唑啉)(poly(2-ethyl-2-oxazoline),PEtOx)链取代的选择性功能化低聚苯乙烯(oligophenyleneethynylene,OPE)双亲化合物[25]。发现使用较长亲水 PEtOx 链的双亲化合物可在溶液中逐渐聚集成球形纳米颗粒;而使用较短亲水 PEtOx 链的双亲化合物则会形成二维各向异性小板。这种水溶液自组装过程,疏水相互作用需要强到足够引发协作效应才能调控超分子结构自组装。

将明胶和纤维素化学耦合成纤维素基微凝胶,然后用长链烷基对纤维素基微凝胶进行烷基化处理,可制备两亲纤维素共聚物(amphiphilic cellulose copolymers,HMGC)用于自组装[26]。长链烷基主要与纤维素的吡喃葡萄糖(ahydroglucose unit,AGU)和明胶亚氨基的 C6 处残余羟基结合。利用 HMGC 在明胶的亲水段和长链烷基的疏水段,在选择性溶剂中可自组装成微凝胶。在 HMGC 自组装过程中,微凝胶的临界聚集质量浓度在 0.628~0.075 mg/mL 之间,相应流体力学直径在 104~1 000 nm 之间。通过调整烷基化程度、烷基链长度和微胶体浓度可控制 HMGC 的自组装形态,包括棉絮状、球状、棒状、囊状、花状团块、雪花状、海胆状和珊瑚状。

对聚(N-异丙基丙烯酰胺)(poly(N-isopropylacrylamide),PNIPAm)进行疏水端基功能化,并加入亲水的 N,N-二甲基丙烯酰胺(N,N-dimethylacrylamide,DMA)重复单元,通过调控亲疏水平衡可促使 PNIPAm 在水环境中形成核壳和花状胶束或微球[27]。为系统研究亲疏水修饰的协同作用,该研究使用可逆加成-断裂链转移(reversible addition-fragmentation chain transfer,RAFT)聚合法合成的 6 种嵌段共聚物(图 6.8(a))。每种都含有一个或两个十二烷基烃端基,不同的是基于 NIPAM 和 DMA 的无规、ABA 三嵌段和 ABABA 五嵌段共聚物(图 6.8(b)、(c)),共聚物浊点(T_{cp})基本保持在 30~45 ℃ 之间。发现在 T_{cp} 以下,具有两个烷基末端的共聚物可组装成花状胶束,单功能无规共聚物可形成核心-外壳结构,单功能 ABA 和 ABABA 聚合物会被溶解;在 T_{cp} 以上,除了单功能 ABABA 五聚物,所有体系都出现可逆沉淀,形成大聚集物(直径大于 100 nm)(图 6.8(c))。这些结果表明,短的非极性端基和疏水性之间存在显著平衡关系,从而调控 PNIPAm 共聚物在低临界溶液温度水溶液中进行纳米级自组装。

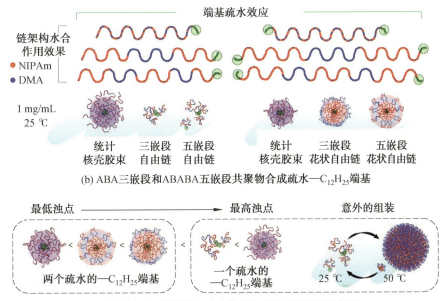

图 6.8 疏水端基和亲水共聚单体调节 PNIPAm 自组装和热响应[27]

对大分子进行后修饰,制得具有一个 PEG 链段和一个 β-环糊精(β-cyclodextrin,β-CD)侧链的双重亲水共聚物聚乙二醇-嵌段-聚环糊精(polyethylene glycol—block—polycyclodextrin,PEG—b—PCD),可作为基于宿主-客体相互作用的纳米响应平台用于药物输送[28]。系列表征结果显示,在亲脂性小分子存在时,PEG—b—PCD 可以自组装成纳米颗粒,自组装的驱动力是主体共聚物的 β-CD 单元和客体分子的疏水基团之间的主客体相互作用。加入客体分子后,具有不同化学结构的疏水药物也会进行自组装,由此增加药物负载量。体外药物控释结果显示,纳米颗粒中的药物可以持续释放;此外,在体系中存在疏水客体分子或游离的 β-CD 分子时,药物会被加速地释放出来。

采用交替结构两亲性共聚物,通过可逆加成-断裂链转移(reversible

addition—fragmentation chain transfer,RAFT)可制备具有特殊结构的共聚物,如甲氧基聚乙二醇(methoxy poly(ethylene glycol),mPEG)功能化苯乙烯和脂肪酸连接的马来酰亚胺[29]。在水溶液中,不同两亲性侧链自组装可以形成多种纳米结构胶束和囊泡。检测结果显示,共聚物会在水溶液中发生热膨胀相变,共聚物中疏水的脂肪酸侧链使其在良溶剂正己烷中进一步形成反向胶束。

6.2.5 堆积效应驱动的自组装

利用共轭骨架与纳米材料之间的π—π相互作用可驱动自组装。例如,将共轭共聚物 pPET3OC12—sqS(含有一个苯乙炔三聚体和一个二硫醚分子)与多壁碳纳米管(multiwall carbon nanotube,MWCNT)组合可制备纳米复合材料[30]。共轭共聚物 pPET3OC12—sqS(含有一个苯乙炔三聚体和一个二硫醚分子)的刚性和柔性单元交替出现使其可以通过π—π相互作用在纳米管壁上自组装。该自组装过程不会影响聚合物有效共轭长度,且共聚物分子交替排列有利于包裹碳纳米管,从而使复合材料更加稳定。此外,还发现共轭聚合物 pPET3OC12—sqS 和 MWCNT 之间存在电子转移,有望作为电子受体材料使用。然而,共轭聚合物制备二维(2D)纳米材料的形状和尺寸控制精度仍然有待提高。通过聚(3—己基噻吩)—b—聚乙二醇(poly(3—hexylthiophene)—block—poly(ethylene glycol),P3HT—b—PEG)在异丙醇(isopropyl alcohol,i—PrOH)中分层自组装,可制备形状和尺寸精确可控的二维矩形胶束(图 6.9(a)、(b))[31]。随着温度不断降低,由于疏水相互作用和聚(3—己基噻吩)(poly(3—hexylthiophene),P3HT)嵌段溶解度降低,可溶性聚(3—己基噻吩)n—b—聚乙二醇 m(poly(3—hexylthiophene)n—block—poly(ethylene glycol)m,P3HTn—b—PEGm)开始聚集,伴随着嵌段共聚物 BCPs 通过π—π相互作用形成一维带状纤维由 P3HT 单分子膜垂直于 P3HT 骨架组成(图 6.9(c))。由于疏水相互作用和强π—π堆积相互作用,带状纤维再在两个正交方向上重组为二维矩形胶束(图 6.9(d))。二维矩形胶束的厚度由带状纤维中 P3HT 的烷基侧链相互作用决定,二维矩形胶束的长宽比和尺寸由 P3HT 和 PEG 链段比例控制,多层二维矩形胶束则可能是纤维不完全自组装的结果。

瓶刷聚合物是一类特殊的非线性聚合物,具有高密度聚合物侧链。瓶刷高分子通常没有相互作用,而是作为单一的大分子自分相,其侧链之间的立体斥力很大,导致链缠结较少。使用π—共轭聚合物可制备瓶刷聚合物并研究其自组装行为。采用 P3HT 合成瓶刷聚合物,通过端对端线性自组装可制成长纤维[32]。熔融的瓶刷聚合物呈现无序、自由分散态,热退火可以促进无序聚合物演变为长纤维。加入 P3HT 使得体系中存在非共价相互作用、π—π 相互作用和 n—hexyl 的相互影响。这些相互作用驱动端对端线性自组装,端对端的线性自组装形态是加入 π—共轭材料后才出现,由于立体约束,端对端线性自组装比侧对侧自组装更有利。

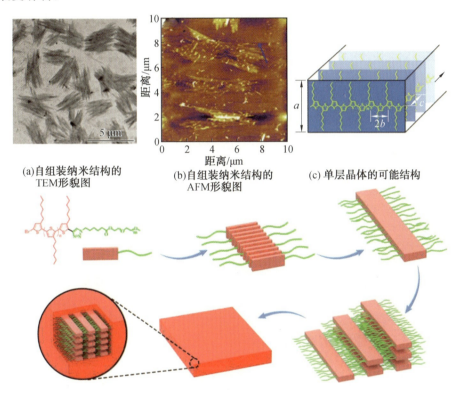

(a) 自组装纳米结构的 TEM 形貌图
(b) 自组装纳米结构的 AFM 形貌图
(c) 单层晶体的可能结构
(d) 自行组装的2D矩形结构的拟建过程

图 6.9 分层自组装制备形状和尺寸精确可控的二维矩形胶束[31]

芳香族的 π—共轭单元可通过弱次生力(如 CH/π 相互作用和范德瓦耳斯力)的自组装形成热致液晶相,例如,齐聚苯乙烯(oligophenylenevinylene,OPV)的自组装由 π 共轭骨架基于 CH/π 氢键驱动[33]。利用单晶结构追踪分子水平相互作用可溯源自组装过程。在芳香核心设计特定侧链,并改性分子轴上碳氢化合物或氟碳化合物末端,研究芳香族 π 堆积、范德瓦耳斯力、荧光效应和 CH/π 相互作用影响 OPV 分子热致液晶性能的规律[34],发现烃类 OPV 为单晶结构,这为 π 环(h 键受体)和烷基 CH(H 键给体)之间存在 CH/π 相互作用提供了直接证据,即晶体学参数 $d_{c-x} = 3.79$ nm,$\theta = 21.49°$,$\varphi = 150.25°$,$d\mathrm{H}_{\mathrm{p}-x} =$

0.73 nm，符合典型的 CH/π 相互作用。在自组装过程中，CH/π 相互作用促进中间基团在 $x-y$ 平面上的紧密堆积，使其沿 c 轴进一步延伸，形成层状结构。在没有 CH/π 相互作用的情况下，范德瓦耳斯力相互作用使自组装趋向于纹影向列织构。

可降解半结晶聚（ε－己内酯）（poly（ε－caprolactone），PCL）具有优异的生物相容性。通过开环聚合（ring－opening polymerization，ROP）和 RAFT 聚合可合成不同嵌段比的 PCL 三嵌段共聚物，并制备出尺寸均匀的一维和二维纳米结构（球形、圆柱形或片状胶束）[35]。以 PCL 为核心，利用其两亲聚合物特征在各种溶剂中可实现聚合物结晶驱动的自组装，生成形态和尺寸可调节的组装体。当存在长的可溶性链段或在良溶剂条件下，三嵌段共聚物会形成二维片层和长圆柱体。相比之下，对于可溶性较差的含 PCL 的嵌段共聚物或在 PCL 溶解度较差的条件下，会得到较短的纤维，这是由于在结晶过程中晶核数量增加。此外，通过调整自组装条件可以控制基于 PCL 的一维纳米结构的长度，胶束长度从 93 nm 到 1 200 nm 不等，且分散度很窄。这种自组装方法大大简化了制备尺寸可调可降解一维和二维纳米结构的过程。

6.3 高分子自组装材料及其生物学效应

6.3.1 自组装纳米管

纳米级中空管状结构在自然界发挥着多种生物功能，例如，细胞骨架微管和病毒衣壳蛋白发挥着力学支撑和包裹作用；膜通道发挥着化学运输和筛选作用。模仿天然管状系统制备的人工纳米管状结构，可以在化学、生物学和材料学等领域具有许多潜在应用[36]。在生物系统中，管状系统普遍采用自组装和自组织过程构建，在此过程中非共价相互作用起着至关重要的作用[37-38]。环状肽－聚合物纳米管的自组装是受到广泛关注的一类超分子系统，适当调控其尺寸、肽结构和原位降解能力，可用于生物传感器、抗菌剂、生物示踪器和药物输送等诸多领域。例如，定制不对称环肽后用游离 n－羟基琥珀酰亚胺（N－hydroxysuccinimide，NHS）基团官能化，利用 NHS 的胺键与含胺 PEG 的偶联，实现荧光共振能量转移（förster resonance energy transfer，FRET）染料与环肽的连接，自组装成环状肽－聚合物纳米管[39]。自组装过程受溶剂种类和浓度影响较大。激光共聚焦显微镜观察发现该荧光共振能量转移（förster resonance energy transfer,FRET)系统在哺乳动物细胞内的动态交换,间接说明了自组装纳米管与细胞高度复杂环境的亚基交换。

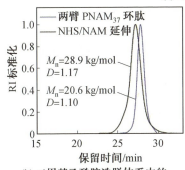

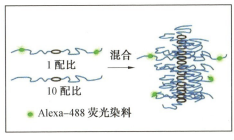

(a) 环肽共轭物的合成方法

(b) 二甲基乙酰胺洗脱体系中的尺寸排阻色谱

(c) 标记环肽与原料混合方法

图 6.10　环肽自组装环状肽-聚合物纳米管[40]

环状肽倾向于形成大的聚集体,因此在水溶液中的溶解度往往较差,很难直接适应作为药物输送载体。用聚合物侧链修饰环肽是控制材料性质的有效技术,可以提高溶解度,通过改变聚合物空间结构在一定程度上控制组装的大小。Janus 纳米管可以通过将两个不同的聚合物臂连接到肽核心,进一步自组装成更厚的纳米管束[40](图 6.10(a))。通过将终端功能 NHS 酯可逆加成-断裂链转移试剂缀合到环肽的氨基侧基上,可逆加成一断裂链转移接枝合成聚(N—丙烯酰吗啉)(poly(N—acryloylmorpholine),PNAM)缀合的环肽,接近每个肽核的两个聚合物"臂"以自组装成纳米管(图 6.10(b)、(c))。

控制纳米管的直径是自组装纳米管结构研究中的一项主要挑战。利用螯合物协同作用通过鸟嘌呤(guanine,G)和胞嘧啶(cytosine,C)G∶C 沃森—克里克碱基配对氢键相互作用形成非应变的环状四聚体[41]。在定量生成这些平面大环之后,通过试验条件的变化触发成核生长机制的聚合过程,并且沿着堆积轴受π—π 和氢键相互作用的引导。因此,这两个协同过程是独立的,自组装可以控制在循环阶段或聚合物阶段。因为"超单体"在本质上是环状的,所以产生的聚合物是管状的,具有精确定义的内径和外径。

6.3.2 自组装薄膜

高分子自组装膜在生命物质分离、水处理、防污染领域应用广泛,其制备工艺的研究一直是材料科学和技术领域的热点。化学成分和加工过程对聚合物膜材料最终特性(如表面特性、孔结构和功能等)影响很大,从而赋予不同类型聚合物膜独特的分离机制。均孔嵌段共聚物膜具有较高的分离性能,对其孔隙进行适当功能化可分离带电或不带电小分子,可用于蛋白质分离。将非溶剂诱导相分离(nonsolvent induced phase separation,NIPS)与嵌段式共聚物自组装结合,可制备整体不对称等孔膜,薄膜表面既有规则排列、大小相似的孔隙,也有不规则的海绵层,从而赋予薄膜选择性表面层和分离效果[42-43],但这类薄膜规模化生产仍然较困难,应用受限。

超薄膜自组装可借由疏水作用驱动,并由氢键加固,多种相互作用和化学结合点可以极大提高聚合物膜的稳定性。例如,明胶(gelatin,GE)和单宁酸(tannic acid,TA)可以通过氢键作用被交替沉积在聚丙烯腈(polyacrylonitrile,PAN)超滤膜上,以获得 GE/TA 超薄多层膜(图 6.11(a)~(c))[44]。与传统层层自组装工艺相比,这种工艺所需沉积周期数大大减少。与原始明胶膜相比,GE/TA 超薄多层膜具有更高表面亲水性和更大自由体积。此外,GE/TA 多层膜即使在30%的高水含量下也表现出更好的稳定性。在乙醇水溶液的蒸发脱水中,GE/TA 多层膜比原始明胶膜具有更高的水渗透率。长期膜分离试验表明,多层膜也呈现出较高的操作稳定性。植物多酚 TA 具有丰富儿茶酚基团,亲水杰法明(jeffamine,JA)含有较多氨基,因此将聚丙烯腈基质交替浸入单独 TA 和 JA 缓冲溶液中,可很容易地构建复合纳滤(nanofiltration,NF)膜[45]。该多层膜的纯水渗透率为 37 L/(m·h·bar)(1 bar = 10^5 Pa),同时对分子量在 269~

1 017 g/mol范围的各种染料吸附率均保持在90%以上。该层层自组装工艺为纳滤膜制备提供了新结构,促进先进材料表面工程的发展(图6.11(d))。

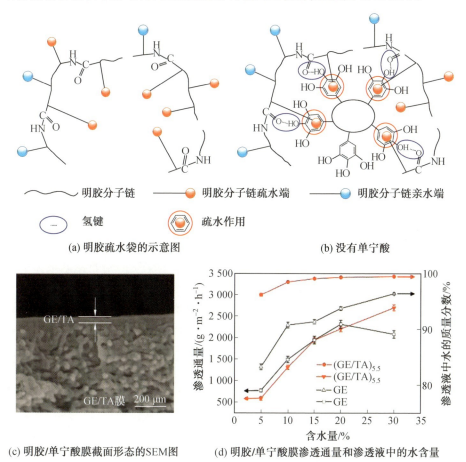

图 6.11 疏水作用驱动层层自组装薄膜[44]

研究发现,无须共价交联,即可从水溶性多糖、果胶(pectin,PT)和壳聚糖(chitosan,CS)的组合中制备稳定、力学性能良好的聚电解质复合物(polyelectrolyte complex,PEC)膜[46]。PT/CS-PEC膜表示为M(X-Y),其中X和Y分别表示材料中PT和CS溶液的体积。在磷酸缓冲盐(phosphate buffer saline,PBS)溶液中浸渍7 d后,SEM形貌显示M(20-10)膜基本保持致密、无孔的形态。使用过量PT或使用高度氧甲基化的PT,在低pH下进行络合就能形成复合膜。在低pH下进行络合,而不是利用静电络合,所制备络合物具有更多分子间相互作用,可避免沉淀,提高PT/CS复合膜稳定性。中和后,由于聚合物链的自组装,PEC 膜显示出高度分子间连接特征。同时,可以调整 PT/CS 比例,提高膜的力学强度($\sigma=39$ MPa)。该研究为提升生物基材料加工稳定性和力学性能提供了新思路。

6.3.3 自组装生物高分子

三磷酸腺苷(adenosine triphosphate,ATP)是驱动细胞各种生命活动的能量分子。ATP 的物理和化学特性对诱导超分子自组装具有重要作用,可赋予自组装体动态、刺激响应特性[47]。ATP 驱动的自组装技术推动了瞬态/非平衡超分子聚合领域的发展,为合成可编程软材料奠定了技术基础。采用无色素的肽和酰亚胺作为构建模块,可合成尺寸均匀的光热纳米药物[48]。该光热纳米药物具有从紫外到近红外区域宽吸收谱、高光热转换效率和较好的光稳定性,在肿瘤位置可选择性聚集,并利用光热效应实现高效肿瘤消除。采用无色素生物大分子构建光热纳米药物,对促进光热材料发展和应用具有重要意义。

切断肿瘤细胞与周围微环境之间无处不在的相互作用,对抑制肿瘤转移具有重要意义。短肽如 Lys—Leu—Val—Phe—Phe(KLVFF)可自组装成多肽纤维,形成网状结构,并包裹肿瘤组织[49]。这种原位自组装结构可限制肿瘤细胞与其微环境之间的直接接触,从而阻断了肿瘤细胞的迁移和进入。体外研究显示,肿瘤细胞表面的网状纤维包裹层可显著阻断肿瘤细胞诱导血小板聚集;体内研究结果显示,网状纤维包裹层可阻止血小板在循环肿瘤细胞周围黏附,从而防止早期转移。网状纤维包裹层在原发肿瘤部位可稳定保留 72 h 以上,有效地阻止瘤内血小板激活,抑制乳腺癌肿瘤及其自发肺转移(小鼠模型)。可见,切断肿瘤细胞与周围微环境之间的相互作用可有效抑制肿瘤转移。

在离心和真空条件下,将支链聚乙烯亚胺(branched polyethylenimine,bPEI)溶液注入微针(microneedle,MN)针尖,可使带负电荷的 DNA 疫苗绿色荧光蛋白—聚脱氧核糖核酸(green fluorescent protein—polydeoxyribonucleic acid,GFP—pDNA)多聚体迅速被包埋在针尖部位(利用支链聚乙烯亚胺(branched polyethylenimine,bPEI)和 DNA 疫苗之间的静电相互作用)(图 6.12(a))[50]。将包埋在微针中的 GFP—pDNA 多聚体用凝胶红染色,染色后的 GFP—pDNA 多聚体可在 6 h 内被细胞摄取(图 6.12(b));孵育 12 h 后,绿色荧光蛋白—聚脱氧核糖核酸可在细胞内表达,显示绿色荧光(图 6.12(c))。而将凝胶红染色的绿色荧光蛋白—聚脱氧核糖核酸与细胞共孵育超 18 h,未观察到红色或绿色荧光信号,表明在没有转染试剂辅助的情况下,自组装 DNA 多聚体可成功进入细胞并有效表达编码蛋白。这种微针贴片可很好地保护 DNA 疫苗,带负电荷脱氧核糖核酸—猪圆环病毒(positive charge deoxyribonucleic acid 4-porcine circovirus2,pcDNA4—PCV2)在微针针区的浓度比仅靠重力释放的浓度增加了 1.5 倍,递送系统诱导的免疫反应强度是传统肌肉注射的 3.5 倍(图 6.12(d))。微针有足够强度,用拇指按压即可轻松插入皮肤,并在 5 min 内溶于皮肤,释放出 DNA 疫苗以诱导免疫原性。囊泡运输和药物输送需要具有可控尺寸的人工囊泡;然而,在纳米尺度精度控制囊泡大小和形貌仍然受限于脂质成分。采用脱氧核糖核酸纳米模板法制备亚 100 nm 的单分子囊泡(small unilamellar vesicle,SUV),发现囊泡大小可控、单分散性好,且可以包裹各种脂质成分[51]。脱氧核糖核酸纳米模板策略为脂质双层膜制备提供了新方法,可推广用于合成具有纳米级精度的膜/蛋白质复杂结构。

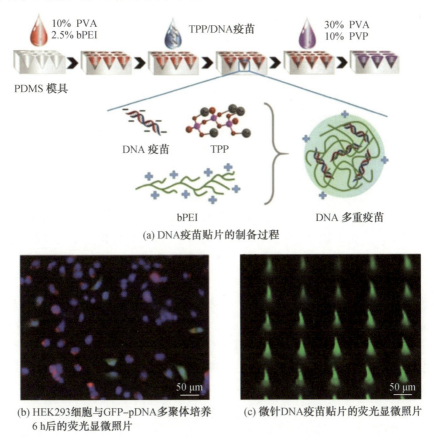

图 6.12 自组装脱氧核糖核酸多聚体[50]

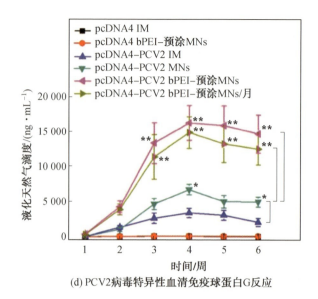

(d) PCV2病毒特异性血清免疫球蛋白G反应

续图 6.12

6.3.4 自组装植入材料和药物

冠状动脉搭桥手术中仍没有可替代自体血管移植的方法。受细胞外基质结构启发，研究人员采用电纺丝技术制备壳聚糖/聚 L－丙交酯－己内酯（chitosan/poly(L lactidecoepsilon caprolactone)，CS/PLCL）支架，并在支架表面自组装修饰硫酸葡聚糖，以增强支架亲水性，改善支架抗凝血、抗溶血性能和细胞相容性[52]。研究结果显示，复合支架的力学性能，如拉伸强度、极限应变和弹性模量符合血管移植使用要求。动物试验（小鼠皮下植入 4 周）结果显示，自组装修饰硫酸葡聚糖的复合支架的炎症反应较未修饰或纯 PLCL 支架低，表明硫酸葡聚糖修饰的 CS/PLCL 支架可作为小直径血管移植物，在冠状动脉搭桥手术中应用。

姜黄素具有多种治疗活性，但其医学应用受水溶性低、化学不稳定、生物利用度低的限制。为克服姜黄素的上述缺陷，将多肽 For－(d－Phe－l－Cys(Acm))$_4$－NH－(CH$_2$－CH$_2$－O)$_{45}$－CH$_3$ 自组装得到的纳米材料用于装载姜黄素，并控制其释放[53]。聚乙二醇化多肽具有规则交替的对映体序列，可实现自组装，这种肽－聚合物纳米颗粒可负载高浓度姜黄素并持续释放，是姜黄素的有效载体。功能性和反应性聚合物自组装也是药物输送载体研发的重要方向。例如，在二甲基亚砜中采用可逆加成－断裂链转移分散聚合作为"平台/支架"可制备功能性含氟嵌段共聚物[54]。利用光引发聚合诱导自组装,采用不同伯胺进行聚合后改性,可制备聚(乙二醇)－b－聚(五氟苯基甲基丙烯酸酯)纳米载体。改变纳米载体的聚合度,可得到表面有纹理的均匀球体。这些纳米载体通过非反应性和氧化还原反应性的二胺进行交联改性,在水中能够更加稳定地分散。这种尺寸均一的纳米载体可以在具有还原性环境的细胞内进行药物递送。将含环糊精聚合物(cyclodextrin－containing polymer,CDP)、PEG 和人类转铁蛋白(human transferrin,Tf)三种成分自组装合成纳米颗粒,其中 PEG 作为立体稳定剂,人类转铁蛋白 Tf 作为与转铁蛋白受体(transferrin receptors,TfR)结合的靶向配体[55]。这种纳米颗粒可做静脉注射模型药物,探索干扰核糖核酸(ribonucleic acid,RNA)靶向递送治疗。

角膜胶原蛋白组织具有独特、高度组织化的细胞外基质超微结构,这种结构有助于承载更多蛋白质且不损失透光性。角膜胶原蛋白纤维的直径和距离在发育过程中是由富含亮氨酸的小蛋白多糖(small leucine－rich proteoglycans,SLRPs)调控。基于此,研究人员筛选不同大小和化学功能的环糊精(cyclodextrin,CD),探索其在玻璃化过程中调节胶原蛋白组装的能力,从而提供具有先进结构和功能的角膜替代体[56]。CD 的引入会干扰胶原凝胶化和玻璃化过程,进而影响自组装过程。CD 与凝胶结合的尺寸和化学性质会影响胶原纤维的直径、方向和片层发展,形成透明度高、力学性能佳、与原生角膜类似的超微结构。生化检测显示,CD 与胶原蛋白中的疏水性氨基酸相互作用,调控自组装和纤维堆叠。动物试验(兔模型)显示,上述新型角膜替代体组织相容性佳,可支持再上皮化。CD 调节胶原蛋白纤维生成和排列,形成胶原蛋白玻璃纤维组装体,为角膜替代体研发提供了新方向。

6.4 高分子自组装的发展趋势

6.4.1 自组装调控力学性能

目前,在不影响环氧树脂聚合物加工性能情况下,有效提高其韧性仍然是一个挑战。利用 C8H17－烷基支链三氨基甲酸酯在环氧/胺体系中以较低浓度自组装形成的有序微结构增韧环氧聚合物是一种有效途径[57]。通过异氰酸酯和羟基之间的简单加成反应,合成具有异氰酸酯环间隔的 C8H17－烷基支链三氨基甲酸酯,再利用支链烷基、—NHCOO—和 C=C 双键之间的分子相互作用,在环氧树脂基体中自组装成树枝状、球状微结构。分析显示,含 1% 和 5% 三氨基甲酸酯的环氧体系,其玻璃化转变温度(T_g)与未改性环氧体系相差不大。此外,由于支链 C8H17— 的良好塑化和异氰尿酸酯环的优异机械强度,原位分散的三氨基甲酸酯可使改性环氧树脂均匀固化。不透明的固化环氧树脂体系存在微相分离,在 25 ℃时改性环氧树脂的断裂表面可观察到具有大量微裂纹的树突球形分离层;在 60 ℃时改性环氧树脂体系的断裂表面相分离尺寸非常小,固化环氧树脂体系的抗冲击韧性得以提升。

两亲性嵌段共聚物可有效改善环氧树脂的力学性能,而不明显降低其热性能。例如,三嵌段共聚物聚(甲基丙烯酸甲酯)—b—聚(丙烯酸丁酯)—b—聚(甲基丙烯酸甲酯)(poly(methyl methacrylate)—b—poly(butyl acrylate)—b—poly(methyl methacrylate),MAM)被用来改性双酚 A 环氧树脂以提高其韧性,共聚物在树脂固化中的自组装过程及共混物截面如图 6.13(a)、(b)所示[58]。MAM 在一定条件下与环氧树脂有良好的相容性。分析表明,MAM 不参与固化反应(不改变固化机制),但会阻碍环氧树脂的固化反应。与不添加 MAM 的情况相比,MAM 质量分数为 10% 的增韧体系的 KIC 和冲击强度分别增加了 91.5% 和 83.5%,这与 MAM 和环氧树脂在混合过程中发生自组装形成典型球状相结构有关。这种结构的数量随 MAM 质量分数增加而逐渐增加(图 6.13(c)),因此复合材料的韧性大幅增强,而其玻璃化转变温度没有明显改变。

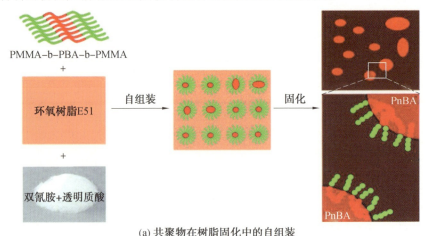

(a) 共聚物在树脂固化中的自组装

图 6.13 三嵌段共聚物聚与环氧树脂的自组装[58]

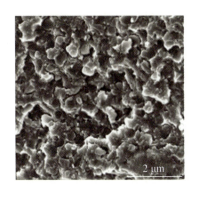
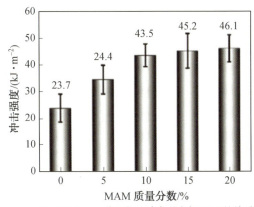

(b) 10 phr的MAM/epoxy共混物的截面图　　(c) MAM/epoxy共混物的冲击强度与MAM的关系

续图 6.13

复合材料的可持续制造要求满足性能需求的同时,降低碳纤维用量以减少对生态环境的影响。利用木质素与聚氧化乙烯(poly(ethylene oxide),PEO)的混溶性,以提高木质素与丙烯腈－丁二烯－苯乙烯(acrylonitrile butadiene styrene,ABS)的兼容性,开发出可熔融挤出、可回收、部分可再生、木质素含量相对较高的复合材料[59]。将 ABS 与不同浓度的木质素共混,制备出 10% PEO 含量(相对于木质素)的混合物。利用 PEO 介导大分子自组装,在 ABS 热塑性基体中合成生物质衍生木质素聚合物。在木质素含量较低时,相对拉伸强度略有提高,但随着木质素含量增加而迅速降低。木质素相在 ABS 中呈无规分散,尺寸为 300~1 000 nm。加入 PEO 后,这些木质素相缩小并转变为相互连接的相区(200~500 nm)。力学分析表明,PEO 可使硬相塑化,减小其松弛激活能,但可使软相变硬,增大其松弛激活能。PEO 作为界面附着力促进剂有助于拉伸强度维持。与 ABS 相比,木质素扩展的部分可再生 ABS 树脂呈现剪切变稀行为和黏度降低。这种木质素 ABS 复合基体仅需负载 20%(体积分数)的碳纤维,强度即可达到 77~80 MPa。这种制造工艺可以有效降低 ABS 成本,减少碳排放。

天然蜘蛛丝具有独特的 β－片状二级结构,韧性很高。然而,因聚合物/蛋白质自组装难以实现,制备力学强度高的 β－片材料仍然是一个挑战。研究发现,在无定形亲水网络中使用接枝聚合方法,利用 N－羧基酸酐开环聚合,使聚缬氨酸和聚缬氨酸－r－甘氨酸经过空间控制增长得到 β－片状多肽。所制备的 β－片纳米晶体网络具有优异的抗压强度(高达 30 MPa,比无网络材料高 300 倍)和刚度(6 MPa,比无网络材料高 100 倍)。该纳米晶体网络可较长时间(28 d)抵御强酸、强碱和蛋白质变性剂破坏[60]。

哌嗪(piperazine,PiP)和植酸(phytic acid,PA)的超分子聚合体在水中可自组装到氧化石墨烯(graphene oxide,GO)表面,从而得到功能化的氧化石墨烯(functionalized graphene oxide,PPGO)[61]。在 GO 表面引入有机组分后的功能化的 PPGO 能够更好地分散,PPGO 和环氧树脂(epoxy resin,EP)基体之间的黏附力进一步增强,环氧树脂复合材料的弹性模量也增加。

6.4.2 自组装调控电学性能

一维纳米结构具有各向异性和独特电学性能,但在无外场辅助情况下一维纳米棒通常很难自组装成高阶结构(如二维片或三维网络),满足应用所需。将一维纳米棒直接自组装成横向尺寸达几微米的独立二维纳米筏结构,从而有效规避传统组装技术的局限,实现溶剂环境下二维组装结构制备(如 MgF_2、WO_2、CdS、ZnS 和 ZnSe 的二维纳米结构均可由一维结构组装制得),为未来新型二维电子器件制造提供了可行方案[62]。

传统电子电路可进行多级逻辑运算,然而,生物电子领域的生物逻辑门却很难实现多级逻辑运算。基于适配体-目标物的相互作用和电化学整流,即利用连接适配体的氧化还原探针和目标物结合过程中发生中继电荷转移,可放大传感信号,实现多级逻辑门[63-64]。这种自组装设计可将原本复杂的诊断简化为"是"或"否"的逻辑决定,为生物电子逻辑电路的多级逻辑操作提供了可行思路。

利用高分子自组装技术,还可提升医用储能器件的安全性和可靠性。采用黄原胶和大豆蛋白为原料,以氯化钠和 NaOH 为模板自组装得到富氮分级多孔碳气凝胶(nitrogen doped carbon aerogels,NPCA),可用于制造低成本、可持续、高性能的碳基储能器件[65]。这种聚合物凝胶由相互连接的碳纳米片组成,并呈现蜂窝状的三维网络结构。多孔碳气凝胶在 650 ℃下碳化的微观结构为大孔和大介孔互连和重叠的薄皱折碳纳米片,透射电镜可观察到许多微孔以及层间距为 0.42 nm 的石墨条纹,表明所制备气凝胶样品部分石墨化。三维分层多孔结构有利于提高电子或离子的传输能力,且活性 N 掺杂也使富氮分级多孔碳气凝胶 NPCA 具有高比电容、高能量密度和良好循环稳定性。

6.4.3 自组装调控生物学性能

以特异性抗原为目标的个性化癌症疫苗诱导 T 细胞抗癌是一种很有前景的癌症治疗方法[66-71]。有研究发现电荷修饰的肽-TLR-7/8a 共轭物可自组装成大小均一(约 20 nm)的纳米颗粒,从而将与 TLR-7/8a(佐剂)连接的各种多肽新抗原精准地装载在纳米颗粒中(该过程不受肽抗原组分影响),制得个性化癌症疫苗[72]。采用皮下注射(subcutaneous,SC)和全身静脉注射(intravenous,IV)方式给药(小鼠模型),研究 TLR-7/8a 免疫小鼠的 CD8 T 细胞反应。结果显示,皮下注射组的 CD8 T 细胞反应较未接种组约高 3 倍;静脉注射组的 CD8 T 细胞反应较未接种组约高 20 倍。表明,静脉注射疫苗接种较皮下注射方式疗效更佳。

将具有不同功能的纳米颗粒组装成具有可控尺寸和药物释放动力学特征的纳米粒子,可制备多功能药物输送系统。例如,通过静电相互作用,带相反电荷的聚乳酸-乙二醇(poly(lactide-co-glycolide),PLGA)和超顺磁性氧化铁(iron oxide,IO)纳米颗粒可以发生自组装,合成异质纳米结构(尺寸为(224±52)nm,Zeta 电位为(-51±6)mV)[73]。溶解试验显示,因氧化铁纳米颗粒对 PLGA 基质的催化降解作用,所合成异质纳米结构的药物释放速度于试验开始 24 h 后加快,且其磁性保持不变。说明这种异质纳米结构即使在药物完全释放后,仍可用于磁介导的癌症治疗,呈现多功能。

大直径(大于 6 mm)高分子人工血管已经成功临床应用;然而,因高分子材料的疏水效应,小直径(小于 6 mm)人工血管尚未被临床应用。利用静电自组装(电纺丝工艺),可将聚乙烯吡咯烷酮(poly-vinylpyrrolidone,PVP)和聚左旋乳酸组装成亲水的小直径人工血管[74]。检测显示,该材料具有良好的细胞相容性(血管平滑肌细胞黏附、增殖试验)和血液相容性(血小板黏附试验)。

聚(γ-谷氨酸)(poly(γ-glutamic acid),γ-PGA)具有良好的水溶性、生物相容性和生物活性,已经在生物医学领域得到了广泛应用。将 γ-PGA 与阳离子月桂酰精氨酸乙酯(ethyl lauroyl arginate,ELA)进行一锅法静电自组装,制得功能化的 γ-PGA 化合物 γ-PGA-ELA,呈现良好的抗菌性、血液相容性、细胞和组织相容性[75]。该材料溶于乙醇溶液,可喷涂在各种基底(无机、有机均可)表面或细长导管的管腔内(长度不超过 2 m,内径不小于 1 mm),产生无色透明的抗菌涂层。此外,γ-PGA 化合物可通过熔融挤压方式添加到聚烯烃中,所制备的复合聚烯烃也呈现出良好的抗菌功效[76]。

6.5 本章小结

医疗器械植入人体后首先与人体液中的蛋白质相互作用,并对后续细胞功能、组织修复、再生起着决定性作用。本章主要介绍高分子自组装技术的最新进展、发展趋势和未来应用方向。首先,介绍了高分子自组装的能量原理准则,自组装的动力及导向作用，自组装条件的构筑基元，以及影响高分子自组装过程的因素，例如分子识别功能、组分、溶剂和加工条件等。其次，进一步探讨了高分子自组装由氢键、静电作用、范德瓦耳斯力、亲/疏水性以及堆积效应驱动的自组装策略。其中，通过共轭骨架与纳米材料之间的 π—π 相互作用驱动的自组装，是堆积效应驱动的新方法，用于柔性电子器件的构建。然后，深入探讨了高分子自组装纳米材料和膜材料，以及生物高分子自组装结构的形成及其生物学效应。通过高分子和生物分子、药物分子的自组装来修饰人工医用材料，在高分子和生物分子的保护下，降低药物分子毒性的同时，可以保留药物分子的功能性。最后，总结了高分子自组装调控材料力学、电学和生物学的发展趋势。功能性高分子与纳米材料的自组装可以制造低成本和高性能的储能材料，也可以提高电化学生物传感器的性能。与此同时，高分子自组装原理和应用研究是医疗器械尤其是需要长期服役的植入式医疗器械表面功能化的重要方向。

由此可见，本章总结的高分子自组装原理和应用进展不但可以开拓高分子材料在信息领域和生物医用研究的视野，还可以为天然蛋白质（尤其是人体固有蛋白质）与功能性材料相互作用研究及相关控制理论的建立奠定基础。

本章参考文献

[1] GRZYBOWSKI B A, WILMER C E, KIM J, et al. Self-assembly: from crystals to cells[J]. Soft Matter, 2009, 5(6): 1110-1128.

[2] WHITESIDES G M, BONCHEVA M. Beyond molecules: self-assembly of mesoscopic and macroscopic components[J]. Proc Natl Acad Sci USA, 2002, 99(8): 4769-4774.

[3] TERFORT A, BOWDEN N, WHITESIDES G M. Three-dimensional self-assembly of millimetre-scale components[J]. Nature, 1997, 386: 162-164.

[4] RAGAZZON G, PRINS L J. Energy consumption in chemical fuel-driven self-assembly[J]. Nat Nanotechnol, 2018, 13: 882-889.

[5] HURST P J, RAKOWSKI A M, PATTERSON J P. Ring-opening polymerization-induced crystallization-driven self-assembly of poly-L-lactide-block-polyethylene glycol block copolymers (ROPI-CDSA)[J]. Nat Commun, 2020, 11: 4690.

[6] MAI Y Y, EISENBERG A. Self-assembly of block copolymers[J]. Chem

Soc Rev,2012,41(18):5969-5985.

[7] LANG C,KUMAR M,HICKEY R J. Influence of block sequence on the colloidal self-assembly of poly(norbornene)-block-poly(ethylene oxide) amphiphilic block polymers using rapid injection processing[J]. Polym Chem,2020,11(2):375-384.

[8] HARADA A,KOBAYASHI R,TAKASHIMA Y,et al. Macroscopic self-assembly through molecular recognition[J]. Nat Chem,2011,3(1):34-37.

[9] IKKALA O,TEN BRINKE G. Functional materials based on self-assembly of polymeric supramolecules[J]. Science,2002,295(5564):2407-2409.

[10] XU M,KU K H,LEE Y J,et al. Effect of polymer ligand conformation on the self-assembly of block copolymers and polymer-grafted nanoparticles within an evaporative emulsion[J]. Macromolecules,2021,54(7):3084-3092.

[11] HE Y X,ELOI J C,HARNIMAN R L,et al. Uniform biodegradable fiber-like micelles and block comicelles via "living" crystallization-driven self-assembly of poly(l-lactide) block copolymers: the importance of reducing unimer self-nucleation via hydrogen bond disruption[J]. J Am Chem Soc,2019,141(48):19088-19098.

[12] FU W G,PEI T F,MAO Y Y,et al. Highly hydrophilic poly(vinylidene fluoride) ultrafiltration membranes modified by poly(N-acryloyl glycinamide) hydrogel based on multi-hydrogen bond self-assembly for reducing protein fouling[J]. J Membr Sci,2019,572:453-463.

[13] FAN J Q,XU X,YU W,et al. Hydrogen-bond-driven supramolecular self-assembly of diacetylene derivatives for topochemical polymerization in solution[J]. Polym Chem,2020,11(11):1947-1953.

[14] SONG P A,XU Z G,GUO Q P. Bioinspired strategy to reinforce PVA with improved toughness and thermal properties via hydrogen-bond self-assembly[J]. ACS Macro Lett,2013,2(12):1100-1104.

[15] MIAO L,HAN J S,ZHANG H,et al. Quantum-dot-induced self-assembly of cricoid protein for light harvesting[J]. ACS Nano,2014,8(4):3743-3751.

[16] MEHR F N,GRIGORIEV D,PURETSKIY N,et al. Mono-patchy zwitterionic microcolloids as building blocks for pH-controlled self-

assembly[J]. Soft Matter,2019,15(11):2430-2438.

[17] HAMEDANI Y,MACHA P,EVANGELISTA E L,et al. Electrospinning of tyrosine-based oligopeptides: self-assembly or forced assembly? [J]. J Biomed Mater Res A,2020,108(4):829-838.

[18] XU B,JIANG G H,YU W J,et al. Preparation of poly(lactic-co-glycolic acid) and chitosan composite nanocarriers via electrostatic self assembly for oral delivery of insulin[J]. Mater Sci Eng C Mater Biol Appl,2017,78:420-428.

[19] MAKAMBA H,HSIEH Y Y,SUNG W C,et al. Stable permanently hydrophilic protein-resistant thin-film coatings on poly(dimethylsiloxane) substrates by electrostatic self-assembly and chemical cross-linking[J]. Anal Chem,2005,77(13):3971-3978.

[20] KANG W,JI Y,CHENG Y. Van der Waals force-driven indomethacin-ss-paclitaxel nanodrugs for reversing multidrug resistance and enhancing NSCLC therapy[J]. Int J Pharm,2021,603:120691.

[21] KIDA T,MOURI M,AKASHI M. Fabrication of hollow capsules composed of poly(methyl methacrylate) stereo complex films[J]. Angew Chem Int Ed,2006,45(45):7534-7536.

[22] XIAO J,HE Q,YANG M J,et al. Hierarchical self-assembly of miktoarm star copolymers with pathway complexity[J]. Polym Chem,2021,12(10):1476-1486.

[23] JIA L,YIN L Z,LI Y,et al. New enantiomeric polylactide-block-poly (butylene succinate)-block-polylactides: syntheses, characterization and in situ self-assembly[J]. Macromol Biosci,2005,5(6):526-538.

[24] XIA Y S,NGUYEN T D,YANG M,et al. Self-assembly of self-limiting monodisperse supraparticles from polydisperse nanoparticles [J]. Nat Nanotechnol,2012,7(7):479.

[25] RUDOLPH T,KUMAR ALLAMPALLY N,FERNÁNDEZ G,et al. Controlling aqueous self-assembly mechanisms by hydrophobic interactions[J]. Chemistry,2014,20(43):13871-13875.

[26] YAO Y J,ZHOU D,SHEN Y Q,et al. Morphology-controllable amphiphilic cellulose microgels made from self-assembly of hydrophobic long-chain bromide-alkylated-cellulose/gelatin copolymer[J]. Carbohydr

Polym,2021,269:118265.

[27] OHNSORG M L,TING J M,JONES S D,et al. Tuning PNIPAm self-assembly and thermoresponse: roles of hydrophobic end-groups and hydrophilic comonomer[J]. Polym Chem,2019,10(25):3469-3479.

[28] ZHANG J,ELLSWORTH K,MA P X. Hydrophobic pharmaceuticals mediated self-assembly of beta-cyclodextrin containing hydrophilic copolymers: novel chemical responsive nano-vehicles for drug delivery[J]. J Control Release,2010,145(2):116-123.

[29] GOSWAMI K G,METE S,CHAUDHURY S S,et al. Self-assembly of amphiphilic copolymers with sequence-controlled alternating hydrophilic-hydrophobic pendant side chains[J]. ACS Appl Polym Mater,2020,2(5):2035-2045.

[30] CARLOS RAMOS J,REYES FLORES J,TURLAKOV G,et al. Self-assembly of a poly(phenyleneethynylene) on multiwall carbon nanotubes: correlation of structural and optoelectronic properties towards solar cells application[J]. J Mol Struct,2020,1222:128845.

[31] QI R,ZHU Y L,HAN L,et al. Rectangular platelet micelles with controlled aspect ratio by hierarchical self-assembly of poly(3-hexylthiophene)-b-poly(ethylene glycol)[J]. Macromolecules,2020,53(15):6555-6565.

[32] OBHI N K,JARRETT-WILKINS C N,HICKS G E J,et al. Self-assembly of poly(3-hexylthiophene) bottlebrush polymers into end-on-end linear fiber morphologies[J]. Macromolecules,2020,53(19):8592-8599.

[33] GOEL M,JAYAKANNAN M. C-H/π-interaction-guided self-assembly in π-conjugated oligomers[J]. Chemistry,2012,18(10):2867-2874.

[34] JIANG H R,ZHAO S Q,MA X L,et al. A fast π-π stacking self-assembly of cobalt terephthalate dihydrate and the twelve-electron lithiation-delithiation of anhydrous cobalt terephthalate[J]. J Power Sources,2019,426:23-32.

[35] YU W,FOSTER J C,DOVE A P,et al. Length control of biodegradable fiber-like micelles via tuning solubility: a self-seeding crystallization-driven self-assembly of poly(ε-caprolactone)-containing triblock copolymers[J]. Macromolecules,2020,53(4):1514-1521.

[36] BONG D T,CLARK T D,GRANJA J R,et al. Self-assembling organic nanotubes[J]. Angew Chem Int Ed Engl,2001,40(6):988-1011.

[37] FUKUI T,GARCIA-HERNANDEZ J D,MACFARLANE L R,et al. Seeded self-assembly of charge-terminated poly(3-hexylthiophene) amphiphiles based on the energy landscape[J]. J Am Chem Soc,2020,142(35):15038-15048.

[38] TUYEN DAO T P,VEZENKOV L,SUBRA G,et al. Self-assembling peptide—polymer nano-objects via polymerization-induced self-assembly[J]. Macromolecules,2020,53(16):7034-7043.

[39] RHO J Y,BRENDEL J C,MACFARLANE L R,et al. Probing the dynamic nature of self-assembling cyclic peptide-polymer nanotubes in solution and in mammalian cells[J]. Adv Funct Materials,2018,28(24):1704569.

[40] KERR A,SAGITA E,MANSFIELD E D H,et al. Polymeric nanotubes as drug delivery Vectors—Comparison of covalently and supramolecularly assembled constructs[J]. Biomacromolecules,2022,23(6):2315-2328.

[41] VÁZQUEZ-GONZÁLEZ V,MAYORAL M J,CHAMORRO R,et al. Noncovalent synthesis of self-assembled nanotubes through decoupled hierarchical cooperative processes[J]. J Am Chem Soc,2019,141(41):16432-16438.

[42] RADJABIAN M,ABETZ V. Advanced porous polymer membranes from self-assembling block copolymers[J]. Prog Polym Sci,2020,102:101219.

[43] CHENG C C,CHIU T W,YANG X J,et al. Self-assembling supramolecular polymer membranes for highly effective filtration of water-soluble fluorescent dyes[J]. Polym Chem,2019,10(7):827-834.

[44] ZHAO J,PAN F S,LI P,et al. Fabrication of ultrathin membrane via layer-by-layer self-assembly driven by hydrophobic interaction towards high separation performance[J]. ACS Appl Mater Interfaces,2013,5(24):13275-13283.

[45] GUO D X,XIAO Y R,LI T,et al. Fabrication of high-performance composite nanofiltration membranes for dye wastewater treatment: mussel-inspired layer-by-layer self-assembly[J]. J Colloid Interface Sci,2020,560:273-283.

[46] MARTINS J G,DE OLIVEIRA A C,GARCIA P S,et al. Durable pectin/chitosan membranes with self-assembling, water resistance and enhanced mechanical properties[J]. Carbohydr Polym,2018,188:136-142.

[47] MISHRA A, DHIMAN S, GEORGE S J. ATP-driven synthetic supramolecular assemblies:from ATP as a template to fuel[J]. Angew Chem Int Ed Engl,2021,60(6):2740-2756.

[48] LIU Y M,SHEN G Z,ZHAO L Y,et al. Robust photothermal nanodrugs based on covalent assembly of nonpigmented biomolecules for antitumor therapy[J]. ACS Appl Mater Interfaces,2019,11(45):41898-41905.

[49] LUO S,FENG J X,XIAO L Y,et al. Targeting self-assembly peptide for inhibiting breast tumor progression and metastasis[J]. Biomaterials,2020,249:120055.

[50] LIAO J F,LEE J C,LIN C K,et al. Self-assembly DNA polyplex vaccine inside dissolving microneedles for high-potency intradermal vaccination[J]. Theranostics,2017,7(10):2593-2605.

[51] YANG Y, WANG J, SHIGEMATSU H,et al. Self-assembly of size-controlled liposomes on DNA nanotemplates[J]. Nat Chem,2016,8(5):476-483.

[52] DU H, TAO L, WANG W,et al. Enhanced biocompatibility of poly(l-lactide-co-epsilon-caprolactone) electrospun vascular grafts via self-assembly modification[J]. Mater Sci Eng C Mater Biol Appl,2019,100:845-854.

[53] NOVELLI F, DE SANTIS S, DIOCIAIUTI M,et al. Curcumin loaded nanocarriers obtained by self-assembly of a linear d, l-octapeptide-poly (ethylene glycol) conjugate[J]. Eur Polym J,2018,98:28-38.

[54] COUTURAUD B, GEORGIOU P G, VARLAS S, et al. Poly(pentafluorophenyl methacrylate)-based nano-objects developed by photo-PISA as scaffolds for post-polymerization functionalization[J]. Macromol Rapid Commun,2019,40(2):e1800460.

[55] DAVIS M E. The first targeted delivery of siRNA in humans via a self-assembling, cyclodextrin polymer-based nanoparticle:from concept to clinic [J]. Mol Pharm,2009,6(3):659-668.

[56] MAJUMDAR S, WANG X, SOMMERFELD S D,et al. Cyclodextrin

modulated type I collagen self-assembly to engineer biomimetic Cornea implants[J]. Adv Funct Mater,2018,28(41):1804076.

[57] ZHANG M,CHEN M Q,NI Z B. Epoxy polymer toughening using dendritic spherulites microstructure formed by the self-assembly of alkyl branched tri-carbamates with a spacer of isocyanurate ring[J]. Polymer, 2020,186:122009.

[58] TAO L,SUN Z Y,MIN W,et al. Improving the toughness of thermosetting epoxy resins via blending triblock copolymers[J]. RSC Adv,2020,10(3):1603-1612.

[59] AKATO K,TRAN C D,CHEN J H,et al. Poly(ethylene oxide)-assisted macromolecular self-assembly of lignin in abs matrix for sustainable composite applications[J]. ACS Sustainable Chem Eng,2015,3(12):3070-3076.

[60] CHAN N J,GU D Y,TAN S,et al. Spider-silk inspired polymeric networks by harnessing the mechanical potential of β-sheets through network guided assembly[J]. Nat Commun,2020,11(1):1630.

[61] FANG F,RAN S Y,FANG Z P,et al. Improved flame resistance and thermo-mechanical properties of epoxy resin nanocomposites from functionalized graphene oxide via self-assembly in water[J]. Compos Part B Eng,2019,165:406-416.

[62] CAI R,DU Y P,YANG D,et al. Free-standing 2D nanorafts by assembly of 1D nanorods for biomolecule sensing[J]. Nanoscale,2019,11(25):12169-12176.

[63] FENG L Y,LYU Z Z,OFFENHÄUSSER A,et al. Multi-level logic gate operation based on amplified aptasensor performance[J]. Angew Chem Int Ed,2015,54(26):7693-7697.

[64] KAWAZOE T,HASHIMOTO K,KITAZAWA Y,et al. A polymer electrolyte containing solvate ionic liquid with increased mechanical strength formed by self-assembly of ABA-type ionomer triblock copolymer[J]. Electrochim Acta,2017,235:287-294.

[65] LI P Y,XIE H Y,LIU Y L,et al. Dual-templated 3D nitrogen-enriched hierarchical porous carbon aerogels with interconnected carbon nanosheets from self-assembly natural biopolymer gel for supercapacitors[J]. Electrochim Acta,2020,353:136514.

[66] LI L Y, WANG L L, XU Q, et al. Bacterial analysis using an electrochemical DNA biosensor with poly-adenine-mediated DNA self-assembly[J]. ACS Appl Mater Interfaces, 2018, 10(8): 6895-6903.

[67] XIE J Z, YANG Y C, GAO B, et al. Magnetic-sensitive nanoparticle self-assembled superhydrophobic biopolymer-coated slow-release fertilizer: fabrication, enhanced performance, and mechanism[J]. ACS Nano, 2019, 13(3): 3320-3333.

[68] HE H K, RAHIMI K, ZHONG M J, et al. Cubosomes from hierarchical self-assembly of poly(ionic liquid) block copolymers[J]. Nat Commun, 2017, 8: 14057.

[69] YANG H W, BAI L J, WEI D L, et al. Ionic self-assembly of poly(ionic liquid)-polyoxometalate hybrids for selective adsorption of anionic dyes[J]. Chem Eng J, 2019, 358: 850-859.

[70] HU X Y, YAN L L, WANG Y M, et al. Self-assembly of binary oppositely charged polysaccharides into polyelectrolyte complex hydrogel film for facile and efficient Pb^{2+} removal[J]. Chem Eng J, 2020, 388: 124189.

[71] ARPUTHARAJ E, KRISHNA KUMAR A S, TSENG W L, et al. Self-assembly of poly(ethyleneimine)-modified $g-C_3N_4$ nanosheets with lysozyme fibrils for chromium detoxification[J]. Langmuir, 2021, 37(23): 7147-7155.

[72] LYNN G M, SEDLIK C, BAHAROM F, et al. Peptide-TLR-7/8a conjugate vaccines chemically programmed for nanoparticle self-assembly enhance CD8 T-cell immunity to tumor antigens[J]. Nat Biotechnol, 2020, 38(3): 320-332.

[73] ZUMAYA A L V, MARTYNEK D, BAUTKINOVÁ T, et al. Self-assembly of poly(L-lactide-co-glycolide) and magnetic nanoparticles into nanoclusters for controlled drug delivery[J]. Eur Polym J, 2020, 133: 109795.

[74] XU F, FAN Y B. Electrostatic self-assemble modified electrospun poly-L-lactic acid/poly-vinylpyrrolidone composite polymer and its potential applications in small-diameter artificial blood vessels[J]. J Biomed Nanotechnol, 2020, 16(1): 101-110.

[75] WANG X D, SHI H C, TANG H Y, et al. Electrostatic assembly function-

alization of poly (γ-glutamic acid) for biomedical antibacterial applications [J]. J Mater Sci Technol,2020,59:14-25.

[76] HIRST A R,ESCUDER B,MIRAVET J F,et al. High-tech applications of self-assembling supramolecular nanostructured gel-phase materials: from regenerative medicine to electronic devices[J]. Angew Chem Int Ed,2008, 47(42):8002-8018.

第 7 章 水热处理技术及纳米陶瓷涂层

7.1 水热处理技术

水热处理技术(hydrothermal treatment,HT)是指在高温高压的特制密闭反应容器(如聚四氟乙烯)中,以水溶液作为反应介质,使原来不溶或者难溶的物质发生溶解,溶质进行选择性反应或重新结晶生长,形成具有特殊的微纳几何构形、晶体物相结构的粉体或薄膜制备技术。水热处理技术在制备纳米晶体方面具有以下其他方法所不具备的优势:①水热介质流动性好、黏度低、与固体材料的相互作用充分,为非线性制备工艺;②较高的压力有利于降低反应温度;③水热介质的种类及配比易于调整,可获得所需要的化学成分及结构形态,产物纯度高;④产物结晶度高,避免二次晶化过程中可能出现的团聚、缺陷及杂质;⑤工艺操作过程简单成本低、效率高,重复性、稳定性好。

水热处理过程中晶体的生长主要包括以下几个步骤:①溶质以离子或者分子团的形式溶解在水热介质中;②离子或者分子团形成过饱和溶液;③物质的结晶及生长。水热形成物质的晶体结构、形貌与水热条件(如水热溶剂、溶质、水热温度及水热时间等)密切相关,通过调整不同的水热工艺制度,可形成不同的形貌结构。水热处理技术可合成纳米棒/纳米纤维、纳米带、纳米管等粉体及涂层,这些粉体或涂层呈现出独特的物理化学性能。

自然骨的主要成分是胶原和羟基磷灰石,纳米羟基磷灰石分布于纳米胶原纤维的间隙,规整排列成层,形成骨的基本分层结构。基于仿骨基质化学组成、微纳米几何的设计思想,本章着重介绍水热处理技术及水热复合其他涂层的制备方法在生物医用金属(钛合金、锆合金、钽合金等)表面制备的羟基磷灰石涂层结构及其性能,同时对水热处理得到的其他体系的涂层,如硅酸盐、碱式钛酸、羟基氧化铁等生物功能涂层进行简述。

7.2 羟基磷灰石涂层

羟基磷灰石[$Ca_{10}(PO_4)_6(OH)_2$,HA]具有良好的生物相容性。HA 为六方晶系的结构,具有良好的离子交换和吸附性能,在植入后的短时间内可与骨组织产生化学键合,促进新骨组织的生长。HA 以粉末、复合材料或修复涂层的形式被广泛应用于医疗领域(整形外科和牙科)。医用金属合金,如钛合金、钽合金等材料具有优异的机械强度和断裂韧性,常应用于承力部位的骨修复。遗憾的是,医用金属材料为生物惰性,其骨整合性能较差。在医用金属合金表面制备 HA 生物活性涂层是提升其表面生物活性的有效途径。本节主要介绍水热处理复合其他工艺方法得到的 HA 涂层的研究进展。

7.2.1 水热处理技术直接制备 HA 涂层

通过在水热溶液中添加钙盐、磷酸盐并调整 pH、水热温度和时间可在医用金属表面制备 HA 单相或复相涂层。在水溶液或者水蒸气中合成 HA 常以 $Ca(NO_3)_2$、$CaHPO_4 \cdot 2H_2O$ 为原料,在高压反应釜中发生水热反应,形成 HA 生物活性涂层,可由以下化学反应实现[1]:

$$(NH_4)_2HPO_4 + NH_4OH \longrightarrow (NH_4)_3PO_4 + H_2O \tag{7.1}$$

$$3(NH_4)_3PO_4 + NH_4OH \longrightarrow (NH_4)_{10}(PO_4)_3OH \tag{7.2}$$

$$2(NH_4)_{10}(PO_4)_3OH + 10Ca(NO_3)_2 \longrightarrow Ca_{10}(PO_4)_6(OH)_2 + 20NH_4NO_3 \tag{7.3}$$

也可采用乙二胺四乙二酸钙盐和磷酸二氢钾溶液作为水热溶液,在镁表面制备 Ca—P 生物活性涂层[2-3]。研究表明,不同的 pH 下,水热处理所制得的涂层的物相和形貌也不同:当 pH 为 5.9 时,涂层由磷酸八钙(OCP)/HA 复合相构成,涂层表面为纳米片状;当 pH 大于 8.9 时,涂层由单一 HA 组成,表面为纳米棒状。

所有制得的涂层均是由致密的内层和疏松的外层组成的双层结构，OCP/HA涂层较薄且涂层内部含有几十纳米的微孔，而 HA 涂层较厚且致密。在 EDTA-Ca 和 KH_2PO_4 水溶液中对镁合金进行水热处理，亦可沉积 HA 涂层，通过氟化物预处理还可以提高 HA 涂层质量，进一步提高镁合金的耐腐蚀性和生物相容性[4]。

HA 具有良好的生物相容性，却无法阻止细菌的黏附。细菌感染是引起种植体失效的主要原因之一。研究者们通过在 HA 中掺杂抗菌性的物质，实现种植体表面的有效抗菌。例如，Xu 等[5]将 HA 涂层在稀硝酸银($AgNO_3$)溶液中水热处理 20 min，研究了涂层的表面形貌、物相和化学成分以及抗菌能力。结果表明，水热处理之后，Ag 以原位生长的 Ag_3PO_4 化合物成功地掺杂进 HA 涂层，Ag 元素均匀分布，涂层对金黄色葡萄球菌(S. aureus)具有优良的抗菌能力。

除了 HA，水热处理技术也可制备其他的钙磷盐。例如，Kaabi 等[6]采用水热处理技术在镁合金种植体表面沉积了 CaP 涂层，并研究了水热过程中形成 CaP 涂层的关键步骤。研究表明，在较低温度下涂层由磷酸三钙和三氧化二磷组成，且随着沉积温度的增加，水蒸气压力增加导致水进入基材表面，在磷酸三钙和三氧化二磷的混合物层下方可形成较厚的 $Mg(OH)_2$ 层。Ali 等[7]采用一步水热工艺在含钙镁合金上成功制备出了结构致密、高结晶度和高强度的三氧化二磷(P_2O_3)涂层，与镁合金相比，CaP 涂层具有良好的细胞相容性、生物可降解性，并能有效降低镁合金的腐蚀率。

7.2.2　水热-微弧氧化法制备 HA 涂层

微弧氧化(micro arc oxidation，MAO)又称电解液等离子体氧化，是一种可在医用金属及其合金表面原位生长氧化物、氮化物陶瓷层的新技术[8]。微弧氧化电源有直流、交流和脉冲等几种工作模式。工作时，待处理试样为阳极，不锈钢电解槽为阴极，采用冷却系统控制电解液温度，可在复杂形状的种植体表面形成膜层结合强度高、稳定性好的多孔涂层。目前，该技术已临床应用。微弧氧化得到的涂层结构受控于电参数、电解液成分，生成的涂层呈现多微孔结构。通过在电解液中加入功能性元素，如钙、磷、锶、锌、铜、钴、铁、银等，可在钛合金表面获得一种或多种功能元素掺杂的氧化钛涂层。钙、磷是人体硬组织的基本成分，为促进骨生长，1995 年日本学者 Ishizawa 和 Ogino 率先使用含醋酸钙和 β-甘油磷酸钠的电解液，在钛基表面成功制备出含 Ca 和 P 的多孔 TiO_2 层，此膜层结合强度高、稳定性好，在进一步提升 TiO_2 体外细胞响应的同时，赋予其一定的抗杀菌性能。更为重要的是，涂层中的元素在水热过程中可向涂层表面迁移，为了在MAO涂层表面得到羟基磷灰石,Ishizawa对MAO制备的含Ca和P的TiO_2层进行后续水热处理,其表面可生长出1~3 μm厚的HA层,不仅结合强度高,而且生物活性优,可与骨直接结合,显著增强植入体与骨之间的结合强度[9]。随后数名学者对此复合工艺进行了进一步研究,如Fini等[10]对比了钛、MAO生成的含Ca和P的TiO_2层及其经水热处理后的HA/TiO_2涂层在细胞和动物体内的响应,结果均表明,TiO_2表面生长的HA层有利于成骨细胞黏附、增殖和碱性磷酸酶等成骨基因的表达,植入体内后可促进新骨在其表面生成。

种植体的骨整合性能取决于其表面骨形成相关细胞的黏附、增殖及分化,细胞行为受控于种植体表面的微环境。种植体表面化学组成、离子析出、微纳构形、物理场等是影响微环境的主要因素。尽管前人的研究对含Ca和P的微弧氧化涂层进行后续水热处理得到了HA层,并提高钛生物活性,但得到的HA晶体形态多数呈微米级柱状,稀疏不均匀,覆盖率低,与自然骨中胶原的纳米纤维形态差异较大。基于此,作者所在课题组优化了水热—微弧氧化复合工艺并在钛合金、钽合金、锆合金、镁合金表面制备了不同直径、间距、长度和离子掺杂的HA纳米涂层,探究了HA纳米结构形成机制、结构组态对间充质干细胞、成骨细胞、成纤维细胞及骨整合、软组织整合效应的影响,弥补了前人研究的不足。水热过程中,微弧氧化涂层表面HA纳米棒的形成机制如下:在微弧氧化涂层中Ca和P分别以Ca^{2+}和PO_4^{3-}形式掺杂于TiO_2涂层中,随着水热的进行,Ca^{2+}和PO_4^{3-}逐渐向涂层表面迁移,涂层表面与水蒸气将发生如下化学反应:

$$TiO_2 + OH^- \longrightarrow HTiO_3^- \qquad (7.4)$$

涂层中析出的Ca^{2+}达到临界浓度发生以下化学反应:

$$HTiO_3^- + Ca^{2+} \longrightarrow CaTiO_3 + H^+ \qquad (7.5)$$

在静电作用下,大量的电荷富集在$CaTiO_3$上,相比于TiO_2,$CaTiO_3$晶体结构与HA更相似,有利于HA形核。当Ca^{2+}和PO_4^{3-}在$CaTiO_3$涂层表面聚集达到临界浓度,并与水热蒸气中的OH^-反应,HA形核,且随着水热时间的延长,HA晶核长大,根据Ostwald晶体生长原理,单根HA晶体不断聚合成簇,最终导致晶体长度及直径变大。另外,通过调整涂层中的钙、磷含量在同一水热处理工艺下可得到不同间距(67 nm、96 nm、137 nm)的HA纳米棒阵列,如图7.1所示[11]。体外结果显示:随着纳米纤维间距减小,涂层表面蛋白质吸附量增加;成骨细胞在纳米棒表面培育24 h后,间距小于96 nm的纳米棒可能促进细胞锚定蛋白质的分泌,并随着间距的减小增强蛋白质分泌的作用更显著,间距较大的HA纳米棒(137 nm)抑制纤维涂层表面锚定蛋白质的分泌。同样,不同间距对细胞铺展情况有显著影响:间距为67 nm的HA纳米棒表面细胞数量最多,细胞铺展面积最大,间距为 96 nm 的表面次之,间距为 137 nm 的表面细胞数量最少,呈圆球形而未铺展,且未观察到伪足。细胞的分化对纳米棒间距的响应具有相似的结论,由此可见,种植体表面纳米构形的间距对细胞黏附、分化的作用具有调控性。

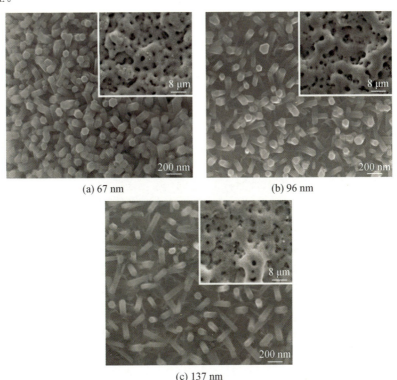

图 7.1　TiO_2 表面不同间距的 HA 纳米阵列[11]

高结晶度纯 HA 在体内很难降解,体内无法满足新骨矿化需要的钙、磷量。人体内硅具有高的生化水平,可结合黏多糖,促进成骨细胞分化及细胞外机制矿化。硅掺杂可使 HA 晶格发生畸变,促进 Ca、P 释放。作者采用微弧氧化和水热复合工艺在 HA 晶格中掺杂锶、铁或和硅元素。已有研究表明,除了外置磁场,材料的"内生磁场"可引起细胞膜弯曲,影响细胞膜电位、离子通道开关,从而影响细胞行为。基于此,作者在纯钛表面制备了磁性掺硅 HA 纳米棒/多孔 TiO_2 复合涂层,丰富了 HA 纳米棒的元素掺杂种类,并提升了涂层表面骨整合效应。作者观察了涂层的微观结构随工艺的变化,揭示了涂层的形成机制,研究了微观结构、物相组成、粗糙度、亲水性、离子释放、磁性对成骨细胞响应(黏附、增殖、分化及矿化)及骨整合的作用机制。试验结果表明:在电解液中加入 EDTA－Fe,通过微弧氧化可在钛表面获得厚度约为 10 μm、孔径为 1～4 μm 的掺铁 TiO_2 多孔涂层;随后通过水热处理(溶液中添加 SiO_3^{2-}),在 TiO_2 表面可形成 Si、Fe 共掺的 HA 纳米棒,为了区分出 Si 离子和内生磁场对细胞的作用,在 TiO_2 表面制备纯 HA 纳米棒及掺硅 HA 纳米棒作为对照。Fe 离子在 TiO_2 中的掺杂,未改变 TiO_2 涂层的表面形貌、厚度及物相组成。未掺杂 Fe 离子的 TiO_2 涂层表面形成的纯 HA 纳米棒为沿 c 轴生长的单晶,平均直径为 70 nm。当水热溶液中添加 SiO_3^{2-} 后,处理过程中 TiO_2 与 OH^-、Ca^{2+}、SiO_3^{2-} 反应形成硅酸钛钙纳米片及掺硅 HA 纳米晶核,且随着水热时间的延长,因电荷平衡及晶格畸变,掺硅 HA 纳米晶核发生分裂,逐渐生长成掺硅 HA 纳米棒,硅酸钛钙纳米片生长缓慢,在水热 6 h 后,掺硅 HA 纳米棒将硅酸钛钙纳米片覆盖。对于掺铁及未掺铁 TiO_2 涂层,两者表面均可形成 Si 单掺杂及 Si、Fe 共掺的 HA 纳米棒,两种纳米棒均为单晶的羟基磷灰石,但晶格中的部分 Ca 和 P 离子分别被 Fe 和 Si 离子取代,晶格发生畸变。Fe 离子的掺杂未影响 HA 纳米棒的微观形貌,两种掺硅 HA 纳米棒的直径约为 50 nm,长度约为 1.2 μm。相对于纯 Ti 及 TiO_2 涂层,纯 HA、单掺硅 HA、铁硅共掺 HA 纳米棒均具有良好的亲水性,这些纳米棒与基体结合牢固。生理盐水浸泡试验表明:纯 HA 释放出少量的 Ca 离子,单掺硅 HA 可释放最多的 Ca 离子,铁硅共掺 HA 因 Fe 的掺杂,Ca 离子的释放量次于单掺硅 HA,但高于 TiO_2;单掺硅及铁硅共掺 HA 纳米棒析出的硅离子量基本相同。掺铁 TiO_2 及铁硅共掺 HA 纳米棒均呈现顺磁性,但掺铁 TiO_2 饱和磁场强度高于铁硅共掺 HA 纳米棒。体外成骨细胞试验结果表明:相对于 Ti、TiO_2 尤其是纳米棒有利于成骨细胞的黏附和增殖,铁硅共掺 HA 纳米棒能促进细胞的成骨相关基因($Runx2$、OSX、ALP、OPN、OCN 及 $Col-I$)的表达及体内骨整合。结合涂层的微观结构及性能分析可知:涂层的内生磁场有利于体外细胞响应、体内的骨整合,内生磁场与细胞外 Ca、Si 离子的复合作用使铁硅共掺 HA 纳米棒促进了成骨细胞的黏附、增殖、分化及体内骨整合[12]。

7.2.3 水热－电化学沉积法制备 HA 涂层

为了克服直接水热法制备的 HA 涂层的结合强度低、分布不均,提升其结晶性,通过调整制备过程中的工艺参量如电解液的组分、温度、时间等均可实现对 HA 涂层微观结构的有效调控。He 等[13]采用恒压模型水热－电化学沉积法在 Ti6Al4V 合金上成功制备 HA 陶瓷涂层并研究了结晶度与沉积温度的关系,结果发现特殊的水热环境可以降低 HA 的结晶温度,HA 的结晶度随着温度的升高先增加后降低。当沉积温度为100 ℃时,Ti6Al4V 表面几乎没有 HA 沉积,HA 沉积随着温度的升高而增加。杜晶等[14]研究了电解液中添加柠檬酸对水热沉积 HA 涂层的结构的影响。研究表明:在电解液中加入柠檬酸根既不改变 HA 涂层物相组成,又能提高 HA(0002)晶面的择优取向性,且 HA 晶粒尺寸明显减小,涂层更为均匀致密,涂层与基体之间的结合强度可提高到 24.31 MPa。肖秀峰[15]研究发现温度升高有利于磷灰石结晶度的提高,且晶体端面呈六边形,表面光滑、结晶完整。

7.3 硅酸钙体系涂层

钙和硅是人体的基本元素之一,能促进成骨细胞的增殖、分化。Ca—Si 基生物陶瓷可快速释放 Ca、Si 离子,具有生物相容性、生物可降解性和促进成骨细胞增殖、分化的成骨能力[16]。Wang 等[17]采用等离子喷涂和水热复合法在钛合金表面制备出纳米片状硅酸钙涂层,体外研究表明,该涂层不仅能促进血管生成因子的表达,还能促进细胞的黏附增殖。作者采用微弧氧化—水热法复合工艺在钛合金表面制备了硅酸钙钠纳米棒阵列,如图 7.2 所示[18],揭示了硅酸钙钠纳米棒阵列的形成机制及工艺参数(如水热溶液 pH、水热温度及水热时间)对硅酸钙钠纳米棒阵列纳米构形的影响规律。

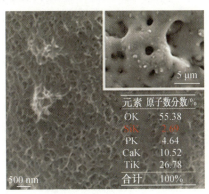
(a) 0.5 h

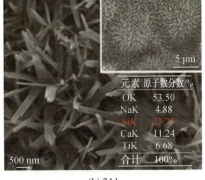
(b) 24 h

图 7.2 经不同时间水热处理后的微弧氧化涂层形貌、表面化学组成及含量[18]

图 7.3 为涂层生长机制示意图[18],微弧氧化在纯钛表面制备了一层含钙、磷的多孔 TiO_2 涂层,在水热溶液的碱性环境下,TiO_2 表面发生如下化学反应:

$$TiO_2 + OH^- \longrightarrow HTiO_3^- \tag{7.6}$$

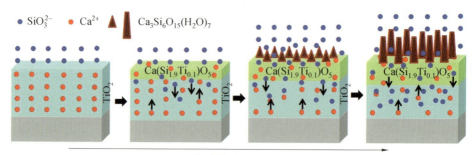

图 7.3 涂层生长机制示意图[18]

水热溶液中的 SiO_3^{2-} 水解生成 $HSiO_3^{-}$，随着水热过程中 TiO_2 涂层中的 Ca^{2+} 向涂层表面的迁移，涂层表面发生如下化学反应：

$$10Ca^{2+} + 19HSiO_3^{-} + HTiO_3^{-} \longrightarrow 10Ca(Si_{1.9}Ti_{0.1})O_5 + 10H_2O \quad (7.7)$$

$Ca(Si_{1.9}Ti_{0.1})O_5$ 在 TiO_2 表面形核，随着水热时间的延长，$Ca_3Si_6O_{15} \cdot 7H_2O$ 在 $Ca(Si_{1.9}Ti_{0.1})O_5$ 上形核，并逐渐长大，发生如下反应：

$$3Ca^{2+} + 2SiO_3^{2-} + 4HSiO_3^{-} + 4H_2O + 2H^{+} \longrightarrow Ca_3Si_6O_{15} \cdot 7H_2O \quad (7.8)$$

随着涂层中元素不断析出，晶体不断长大，呈带状结构；水热时间继续延长，纳米带顶端逐渐平滑，厚度及长度均增加，过渡层厚度也有所增加。

絮状纳米硅酸钙钠层具有良好的亲水性、细胞相容性，可促进成骨细胞的黏附、增殖及分化。而硅酸钙钠纳米棒因降解过快、局部 pH 过高，不利于细胞在其表面生长发育。基于此，作者采用硅烷化、涂覆活性蛋白（白蛋白、溶菌酶、胶原等）有效降低了硅酸钙钠纳米棒的降解速率，进一步促进了成骨细胞的分化及内皮细胞的成血管功能[19-21]。硅酸钙基陶瓷也可通过离子掺杂的方式，在调整其降解速率的同时赋予其生物功能，如掺杂 Zn、Cu 等，且硅酸钙可显示出抗菌活性。

7.4 碱式钛酸涂层

热碱处理是 Ti 合金表面改性的常用方法，然而处理后的表面通常为致密或网状结构的氧化钛或钛酸钠，具有低的结晶度及结合强度低。作者采用水热-微弧氧化复合工艺在 Ti 合金表面制备了高结合强度的碱式钛酸（HTO）单晶纳米棒（临界载荷约为 30 N），探讨了碱式钛酸纳米棒微观结构、形成机制及生物学性能。微弧氧化后钛合金表面形成锐钛矿相的，水热过程中，在溶液中 OH^{-} 的作用下，TiO_2 中的 Ti—O—Ti 结合键发生溶解[22]，结果导致单层薄板结构的正八面体 TiO_6 剥落，发生如下化学反应：

$$TiO_2 + OH^- \longrightarrow HTiO_3^- \qquad (7.9)$$

随后 $HTiO_3^-$ 发生水解，形成 HTO 晶核，发生如下化学反应：

$$2HTiO_3^- + 2H_2O \longrightarrow H_2Ti_5O_{11} \cdot H_2O + 2OH^- \qquad (7.10)$$

因为 HTO 与 TiO_2 的基本单元八面体 TiO_6 有相似的晶型结构，HTO 在 TiO_2 上易于形核；水热溶液中的 Na^+ 插入晶体层间中和 TiO_6 的负电，形成 Na^+ 掺杂的 HTO；随着水热时间的延长，TiO_2 层继续溶解，HTO 晶核沿 c 轴生长，最终形成 HTO 纳米棒和纳米纤维，取向由垂直逐渐转变为平铺(图 7.4)[23]。进一步体外试验结果表明，HTO 可促进体液中蛋白质黏附，成纤维细胞黏附及表型、胞外胶原分泌，有利于软组织整合；同时，其物理穿刺作用在一定程度上抑制了金黄色葡萄球菌、大肠杆菌的黏附和增殖[23]。

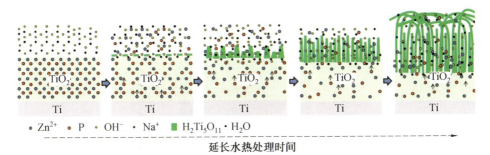

图 7.4　$H_2Ti_5O_{11} \cdot H_2O$ 纳米纤维的形核与长大示意图

7.5　其他生物功能涂层

植入体感染是导致种植失效的主要原因之一。传统抗生素虽广泛应用于降低术后感染，但产生的副作用及细菌的耐药性影响了其整体功效。在植入体表面负载杀菌剂(如金属离子 Ag、Zn、Cu 等)可有效杀死植入体表面及周围的细菌，但杀菌剂只有在局部环境中达到一定浓度才具有显著的杀菌效果，在此浓度下，其细胞相容性令人担忧。前人研究结果表明 600~760 nm 的近红外光可穿过人体软组织到达皮下深处。光激发半导体产生电子跃迁，电子-空穴对分离并与水或氧气反应后形成氧化自由基(ROS)，如 O_2^-、$\cdot OH$、O_2^- 等，破坏细菌膜，杀死细菌。纯 TiO_2 的禁带宽度较宽(约 3.2 eV)，近红外光无法激发其电子跃迁，离子掺杂及形成半导体异质结可改变体系的电子结构。基于此，作者采用微弧氧化和水热处理复合工艺在纯钛表面构建了

磁性掺铁 $TiO_2/\beta-FeOOH$ 异质结,评价涂层的微观结构、物理化学性质及其在近红外光照射下体外、体内的杀菌效果和炎性反应[24]。研究结果表明:随着水热时间的增加,TiO_2 中 Fe 离子的掺杂量逐渐增加,其表面形成 $\beta-FeOOH$ 纳米粒子的尺寸逐渐增大;TiO_2 中 Fe 离子均匀分布于金红石及锐钛矿中,涂层具有弱铁磁性;在近红外波段,涂层的吸光度随着水热时间的增加而增强,禁带宽度变窄。在近红外光激发下,金红石及锐钛矿的电子从价带激发至导带,电子从锐钛矿的导带转移至金红石导带,再转移至 $\beta-FeOOH$ 导带,空穴则由金红石价带转移至锐钛矿价带,实现了电子-空穴对的分离,空穴与水发生反应,形成 ROS。体外研究结果表明,异质结在光照下产生的 ROS 可有效杀死黏附在样品表面的细菌,且不影响细胞的黏附、增殖及功能表达,异质结的抗菌效果与样品表面产生的 ROS 量呈正相关。体内结果表明,在感染模型中植入体内 1 d 后抗菌率可高达 95%,其表面组织的炎性反应显著降低;植入 4 d 后,植入体表面有大量胶原纤维生成,体现出良好的组织相容性,钛合金表面 $TiO_2/\beta-FeOOH$ 异质结的构建及其抗菌机制如图 7.5 所示[24]。

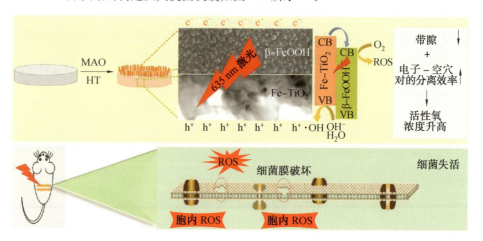

图 7.5　钛合金表面 $TiO_2/\beta-FeOOH$ 异质结的构建及其抗菌机制[24]

基于 Fe_2O_3 的光热特性,作者在采用微弧氧化和水热处理技术复合制备 $TiO_2/\beta-FeOOH$ 异质结的基础上,对涂层进行退火处理,将 $\beta-FeOOH$ 转变为 Fe_2O_3,揭示热处理温度对涂层结构、离子释放、808 nm 红外激光下涂层光热效应的影响,探讨了涂层的光热效应的抗菌作用及促细胞、软组织整合的效应[25]。研究结果表明,随着退火温度的增加,涂层的微纳结构形貌未发生明显变化,$\beta-FeOOH$ 逐渐转变为 Fe_2O_3(图 7.6(a)),其中 $\beta-FeOOH$ 部分转变的涂层(MA450)具有优异的光热效应及光热稳定性,体外显示出优异的光热杀菌、消除细菌膜的功能及细胞相容性,通过调整涂层光热响应温度可以实现在感染模型中有效杀灭细菌的同时,抑制组织的炎性反应,促进材料表面的软组织整合(图 7.6(b))[25]。

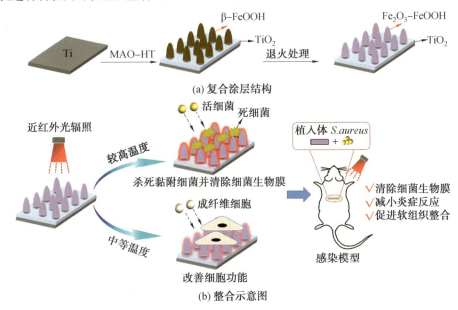

图 7.6　钛合金表面 β—FeOOH—Fe_2O_3/TiO_2 复合涂层结构及其光热抗菌、促组织整合示意图

7.6　本章小结

根据水热工艺的特点,通过调控工艺参数(溶液组分、温度、时间等),可在医用金属表面形成各种微纳形貌、化学组成的功能性涂层。水热处理技术工艺参数可设计性强,得到的涂层不仅仅包含本章介绍化学成分及微观结构类型,而且留给研究者们可探索的空间很大。

本章参考文献

[1] 王硕硕,何星.羟基磷灰石的合成及其应用的研究进展[J].有色金属材料与工程,2020,41(6):48-54.

[2] TOMOZAWA M, HIROMOTO S. Microstructure of hydroxyapatite and

octacalcium phosphate-coatings formed on magnesium by a hydrothermal treatment at various pH values[J]. Acta Mater,2011,59(1):355-363.

[3] TOMOZAWA M, HIROMOTO S, HARADA Y. Microstructure of hydroxyapatite-coated magnesium prepared in aqueous solution[J]. Surf Coat Technol,2010,204(20):3243-3247.

[4] ZHANG C Y, ZHANG J, ZHANG S Y, et al. Comparison of calcium phosphate coatings on AZ31 and fluoride-treated AZ31 alloy prepared by hydrothermal method and their electrochemical corrosion behaviour[J]. Mater Chem Phys,2018,220:395-401.

[5] XU L L, SHI X L, QIAN Q, et al. Hydrothermal sterilization in silver nitrate solution endows plasma sprayed hydroxyapatite coating with antibacterial property[J]. Mater Lett,2020,263:127258.

[6] ASL S K F, NEMETH S, TAN M J. Mechanism of calcium phosphate deposition in a hydrothermal coating process[J]. Surf Coat Technol,2015,270:197-205.

[7] ALI A, IQBAL F, AHMAD A, et al. Hydrothermal deposition of high strength calcium phosphate coatings on magnesium alloy for biomedical applications[J]. Surf Coat Technol,2019,357:716-727.

[8] YEROKHIN A L, NIE X, LEYLAND A, et al. Plasma electrolysis for surface engineering[J]. Surf Coat Technol,1999,122(2/3):73-93.

[9] ISHIZAWA H, OGINO M. Characterization of thin hydroxyapatite layers formed on anodic titanium oxide films containing Ca and P by hydrothermal treatment[J]. J Biomed Mater Res,1995,29(9):1071-1079.

[10] FINI M, CIGADA A, RONDELLI G, et al. In vitro and in vivo behaviour of Ca- and P-enriched anodized titanium[J]. Biomaterials,1999,20(17):1587-1594

[11] ZHOU JH, LI B, LU S M, et al. Regulation of osteoblast proliferation and differentiation by interrod spacing of Sr-HA nanorods on microporous titania coatings[J]. ACS Appl Mater Interfaces,2013,5(11):5358-5365.

[12] LI K, DAI F, YAN T, et al. Magnetic silicium hydroxyapatite nanorods for enhancing osteoblast response in vitro and biointegration in vivo[J]. ACS Biomater Sci Eng,2019,5(5):2208-2221.

[13] HE D H, LIU P, LIU X K, et al. Hydroxyapatite bioceramic coatings

prepared by hydrothermal-electrochemical deposition method[J]. J Wuhan Univ Technol Mater Sci Ed,2014,29(2):398-400.

[14] 杜晶,何代华,刘平,等.在钛基合金表面水热电化学沉积羟基磷灰石涂层[J].材料研究学报,2016,30(10):787-794.

[15] 肖秀峰.水热电化学沉积羟基磷灰石涂层的工艺、结构和性能研究[D].秦皇岛:燕山大学,2006.

[16] SUN J Y,WEI L,LIU X Y,et al. Influences of ionic dissolution products of dicalcium silicate coating on osteoblastic proliferation, differentiation and gene expression[J]. Acta Biomater,2009,5(4):1284-1293.

[17] WANG X H,ZHOU Y N,XIA L G,et al. Fabrication of nano-structured calcium silicate coatings with enhanced stability,bioactivity and osteogenic and angiogenic activity[J]. Colloids Surf B Biointerfaces,2015,126:358-366.

[18] ZHANG L, HUANG X Y, HAN Y. Formation mechanism and cytocompatibility of nano-shaped calcium silicate hydrate/calcium titanium silicate/TiO_2 composite coatings on titanium[J]. J Mater Chem B,2016,4(41):6734-6745.

[19] ZHANG L,XUE Y,GOPALAKRISHNAN S,et al. Antimicrobial peptide-loaded pectolite nanorods for enhancing wound-healing and biocidal activity of titanium[J]. ACS Appl Mater Interfaces,2021,13(24):28764-28773.

[20] XUE Y,CHEN J,ZHANG L,et al. BSA-lysozyme coated $NaCa_2HSi_3O_9$ nanorods on titanium for cytocompatibility and antibacterial activity[J]. J Mater Sci Technol, 2021,88:240-249.

[21] LI K,XUE Y,ZHOU J H,et al. Silanized $NaCa_2HSi_3O_9$ nanorods with a reduced pH increase on Ti for improving osteogenesis and angiogenesis in vitro[J]. J Mater Chem B,2020,8(4):691-702.

[22] LI M J,CHI Z Y,WU Y C. Morphology, chemical composition and phase transformation of hydrothermal derived sodium titanate[J]. J Am Ceram Soc,2012,95(10):3297-3304.

[23] ZHANG L,ZHANG J,DAI F,et al. Cytocompatibility and antibacterial activity of nanostructured $H_2Ti_5O_{11} \cdot H_2O$ outlayered Zn-doped TiO_2 coatings on Ti for percutaneous implants[J]. Sci Rep,2017,7:13951.

[24] LI K, XUE Y, ZHANG L, et al. β-FeOOH/Fe-TiO$_2$ heterojunctions on Ti for bacteria inactivation under light irradiation and biosealing[J]. Biomater Sci, 2020, 8(21): 6004-6016.

[25] XUE Y, CHEN J, DING T X, et al. Building biointegration of Fe$_2$O$_3$-FeOOH coated titanium implant by regulating NIR irradiation in an infected model[J]. Bioact Mater, 2022, 8: 1-11.

第8章 磁控溅射技术及应用

8.1 磁控溅射技术

8.1.1 溅射沉积

溅射沉积属于物理气相沉积技术(physical vapor deposition,PVD)一类方法的总称,包括二极溅射、离子束溅射、磁控溅射等[1],在工业生产和实验室功能薄膜研发中经常使用(如微电子、太阳能板、显示器、生物材料等领域)。溅射沉积是在真空室中利用高能粒子(因离子在电场下可控性高,大多数工艺采用离子作为轰击粒子,故文献中常称为入射离子;为体现溅射沉积的普适性,本章称为入射粒子)轰击靶材,产生靶源材料组分(二次粒子)沉积在工件表面的工程技术(图8.1)。当入射粒子能量达到一定值(约25 eV)时,二次粒子如电子、原子、分子,以及少部分(通常为0.01%~1%)带有正电荷或负电荷的离子将从靶材中逸出[2],并沉积在工件表面形成沉积层。由此可见,溅射沉积改性层为增材-晶间结合表面工程技术类型(图1.3),因此采用溅射沉积技术对医疗器械表面功能化,要特别关注改性层与基体材料的界面结合问题(尤其增材不可降解时)。

目前公认的金属靶材溅射理论认为,入射粒子将在靶原子间产生级联碰撞,即动量转移(momentum transfer)理论[3]。级联碰撞过程中,靶原子如获得超过其结合能(E_b)的能量,使其以特征能量分布形式从金属靶中喷射出来。对特征能量分布积分,即可获得溅射产率(sputtering yield),其与 E_b 成反比而与入射粒子传递给靶原子的能量成正比。值得注意的是,对于结晶靶材,晶体中原子排列密度较大的密排面和密排方向(如面心立方金属的{111}晶面族)将对级联碰撞产生"结构"影响,从而可能导致各向异性二次粒子喷射[3]。此外,级联碰撞持续时间很短,当入射粒子能量足够大时可产生局部加热效应,即热峰理论(thermal spike 或 hot spot)[4]。单个入射粒子的热峰加热效应通常发生在原子范围(与离子注入的加热效应产生原理相似),持续时间可达 10^{-11} s,比级联碰撞持续时间长(约为 10^{-13} s 数量级),因此溅射二次粒子产率也与靶材表面环境温度有关[5]。受靶材表面能影响,化合物的溅射规律较金属溅射复杂,氧化镁(MgO)、氧化铌(Nb_2O_5)、氧化钽(Ta_2O_5)、氧化钛(TiO_2)、氧化锆(ZrO_2)等化合物的溅射产率主要由级联碰撞决定;氧化钼(MoO_3)、氧化锡(SnO_2)、氧化钒(V_2O_5)等化合物的溅射产率则受温度影响较大(热峰加热效应)[6]。受热效应影响,溅射靶材可产生热分解蒸发,因此碘化锂的溅射可观察到级联碰撞、热峰加热及热分解蒸发三个过程[7]。溅射过程还可能产生电子或光子[8],溅射导电性不佳的靶材(如半导体、高分子)还可能观察到电子激发效应,从而影响靶材表面的稳定性及其溅射产率[2,5]。总之,二次粒子的溅射产率不仅受入射粒子种类、入射角、能量等参数影响,还与靶材性质(结晶度、晶体结构、表面结合能、表面粗糙度等)和溅射过程所处环境(如反应溅射)相关[9-11],是一个复杂的物理化学过程。

8.1.2 磁控溅射

Grove 于 1853 年报道放电过程的物质传输现象(玻璃放电管壁上发现铜和铂电极的沉积物)[12]被认为是"溅射"最早被观察到;5 年后,Plücker 指出可利用溅射沉积薄膜[13]。然而,因那段时期对溅射现象的理解发展较慢,溅射沉积镀膜的工业应用进展非常缓慢,20 世纪 20—30 年代阴极溅射才被用于制备反射薄膜产品[14-15],但很快又被热蒸发沉积技术替代[16],直到 20 世纪 40 年代左右二极溅射技术逐渐成熟并被大量商业应用[1]。二极溅射沉积设备简单、工艺可控性好,但因工作气压较高(大于 1 Pa)、薄膜沉积速率低、电子轰击工件温升高等缺点,该技术的生产应用受到限制;后来开发的三极溅射和四极溅射工艺可实现较低工作气压下较高沉积速率,但温升高的问题未能解决[17]。20 世纪 30—40 年代磁控溅射试验受到关注[18],并于 20 世纪 60—70 年代趋于成熟[19-20],开发出平衡磁控溅射、非平衡磁控溅射、反应磁控溅射、脉冲磁控溅射等工艺(表 8.1)[15,17,21-23],从而使溅射沉积成为具有竞争力的表面工程技术,获得了广泛工业应用。

第 8 章　磁控溅射技术及应用

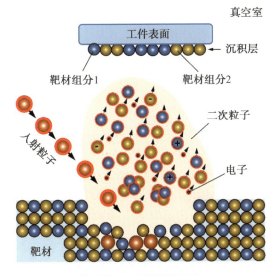

图 8.1　溅射沉积示意图

表 8.1　典型磁控溅射技术和沉积工艺的优缺点[17,21-23]

磁控溅射技术/沉积工艺	优点	缺点
二极溅射技术	结构简单、工艺可控性好	沉积速率低、工件温升高
平衡磁控溅射技术	沉积速率高、工件温升小	工件几何尺寸、装炉量受限
非平衡磁控溅射技术	简单、高效地控制沉积层结构和性能	视线沉积（可多靶耦合弥补）
直流磁控溅射技术	与各型磁控技术配合	靶中毒
脉冲磁控溅射技术	消除异常弧光，改善薄膜性能	沉积速率低
射频磁控溅射技术	可溅射介电或绝缘靶材；应用于反应磁控工艺减少靶中毒	沉积速率低、结构复杂、设备较贵
自持放电磁控溅射技术	无须入射粒子即可溅射沉积（避免入射粒子污染）	不具普适性（仅少数靶材适用）
反应磁控溅射沉积工艺	制备化合物涂层	靶中毒
离子束辅助磁控溅射沉积工艺	控制沉积层结晶、结构、结合力	与溅射源匹配较难

续表 8.1

磁控溅射技术/沉积工艺	优点	缺点
等离子增强磁控溅射沉积工艺	制备厚膜	工件表面易过热(沉积速率高)
高功率脉冲磁控溅射沉积工艺	薄膜质量高	沉积速率低

1. 平衡/非平衡磁控溅射技术

磁控溅射可分为平衡磁控和非平衡磁控。传统磁控溅射通常为平衡磁控溅射,即溅射靶材背后所加芯部磁场(H_0)和外环磁场(H_1)强度相等(图 8.2(a))。此时,带电粒子,主要是电子(入射粒子源离化后的组分或为溅射产生的二次电子)被磁场束缚于靶材表面运动,增加其参与入射粒子源离化过程的概率,从而在较低气压下(可降低到 $10^{-1}\sim10^{-2}$ Pa 数量级)维持入射粒子源离化效率,提高溅射效率和薄膜沉积速率;此外,由于带电粒子(电子)被磁场束缚于靶材表面,其轰击工件表面、引起工件基底温度升高的概率小[17,21]。可见,平衡磁控溅射技术可有效避免二极溅射沉积工艺工作气压较高、薄膜沉积速率低、工件温升高的缺点。然而,平衡溅射产生的二次粒子(薄膜沉积组分)也将被磁场约束于靶材表面附近约 60 mm 的范围[21];为获得致密度高、与工件表面结合强的改性层,工件与靶材之间需要维持较近距离,否则可能因二次粒子能量较低而产生力学性能较差的薄膜(孔隙率大),这将限制待处理工件的几何尺寸和单炉处理量。为提高距离靶材较远区域二次粒子的能量及其在工件表面沉积时的迁移能力,通常在平衡磁控溅射时对工件施加特定负偏压引导二次粒子向工件表面加速/轰击,以调控沉积层的低温相变过程(结晶度、晶体结构、晶粒尺寸等)和力学性能(残余应力、硬度、薄膜结合力等)[24-26]。然而,有研究报道,加负偏压虽然有助于在较低温度下控制薄膜沉积的相变过程,但也可能增加薄膜脆性[17]。此外,20 世纪 70—80 年代关于外加离子束的研究结果也显示高能粒子轰击可影响薄膜致密度、表面形貌、晶粒取向、组分、残余应力、膜基结合强度等,进而有效控制薄膜的物理化学性能[27-40];但因外加离子束轰击与二次粒子沉积耦合较困难(有研究显示只有高通量较低能量离子轰击才能沉积致密薄膜[41]),许多生产情形难以实施[42]。

为解决平衡磁控上述工件几何尺寸限制、高能粒子轰击较少等缺点,20 世纪 80 年代澳大利亚联邦科学与工业研究组织(CSIRO)的 Window 和 Savvides 率先开发了非平衡磁控溅射技术[42-44]。非平衡磁控溅射,即在溅射靶材背后施加强度不相等的芯部磁场和外环磁场。当外环磁场大于芯部磁场时(图8.2(b))，外环磁极部分磁力与中心磁极形成封闭磁场以保障二次粒子溅射和薄膜沉积；不与中心磁极形成封闭磁场的部分则指向工件即可引导带电二次粒子轰击工件表面，又可扩大二次粒子所及范围(突破平衡磁控对待处理工件几何尺寸和装炉量的限制)。当外环磁场小于芯部磁场时(图8.2(c))，中心磁极磁力不与外环磁极封闭的部分将指向靶材表面，可引导带电二次粒子轰击工件表面(可用于靶材表面清洁)，但不能扩大二次粒子所及范围。依据该原理，Sproul等采用永磁材料建造非平衡磁控溅射反应镀膜系统，高效地在钢表面制得结合良好的氮化钛薄膜[45]。Flores等在平衡磁控溅射靶周围添加同心电磁铁线圈，建造可变磁场非平衡溅射沉积系统，发现可有效控制靶材表面二次粒子密度，制得氮化钛的耐腐蚀性与薄膜沉积过程中离子轰击效果密切相关[46]。然而，电磁线圈通常体积较大且笨重，电磁线圈布置、绝缘处理、冷却水流布置也需要做特殊处理[47]。此外，即使采用非平衡磁控技术，单个磁控靶可处理的面积(工件尺寸)仍然有限，加之溅射薄膜视线(line of sight)沉积特点(可通过旋转工件改善，但沉积过程中，工件相对靶材表面的侧面仍可被低能粒子覆盖，从而容易形成化学组分不均匀、性能较差的层状沉积层)[48]。因此，20世纪90年代又陆续开发出双靶、三靶、四靶，甚至六靶闭合式非平衡磁控系统[48-50]。非平衡磁控溅射技术的成熟，使利用简单、高效、可控粒子轰击制备高性能功能薄膜成为可能；多靶闭合式非平衡磁控弥补了溅射沉积技术受制于工件三维几何形状的劣势，使磁控技术成为极具竞争力的多功能表面工程技术之一。

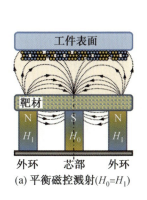
(a) 平衡磁控溅射 ($H_0=H_1$)

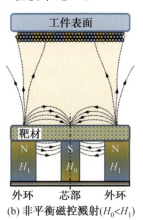
(b) 非平衡磁控溅射 ($H_0<H_1$)

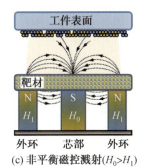
(c) 非平衡磁控溅射 ($H_0>H_1$)

图 8.2 平衡和非平衡磁控溅射沉积示意图

2. 直流、射频、脉冲磁控溅射技术

直流、射频、脉冲磁控溅射等是相较于磁极溅射控制电源的性质而言的。直流电源因结构简单、成本低而常被用于磁控溅射控制。然而,在本身导电性不佳(甚至绝缘)的靶材或导电靶材表面"靶中毒"情况下(与工作气氛生成介电覆盖层,常见反应磁控溅射),直流电源控制可能带来沉积速率低、迟滞效应、弧光放电、阳极消失等系列问题,不利于磁控溅射稳定性和薄膜质量控制。因此,人们开发了磁控溅射沉积的射频和脉冲控制电源。射频磁控溅射通常在 13.56 MHz 下直接溅射介电化合物靶材沉积薄膜(部分薄膜也可如前述通过溅射单质靶材,利用二次粒子与气氛反应沉积,即反应磁控溅射工艺获得),如铜、镁、铝掺杂氧化锌[51-54]、氮化钛/碳氮化合钛薄膜[55]、钙磷涂层[56-57]等。射频磁控溅射薄膜沉积速率较低,通常每小时只能沉积微米范围薄膜;此外射频电源结构复杂、成本较高,不利于规模扩大、商业推广[21]。研究发现,沉积绝缘薄膜时,将中频脉冲(10~200 kHz)施加在溅射靶材上可有效消除异常弧光放电,显著提升溅射稳定性,改善沉积薄膜质量[58-61]。在反应磁控溅射过程中,对金属靶材施加脉冲可显著抑制"靶中毒",提升薄膜沉积速率至纯金属磁控溅射的速率水平(每小时数十微米)[62-65]。脉冲电源不仅可施加于磁控靶材,还可施加于工件。对工件施加中频脉冲(100~350 kHz)发现,工件上电流会随负偏压增加而增大,并且脉冲频率越大增大越显著,从而为工件清洁、表面预热、薄膜沉积生长提供有效控制途径[66]。图 8.3 所示为脉冲波的非对称双向脉冲(bipolar pulse mode)和单向脉冲(unipolar pulse mode)工作模式示意图。双向脉冲模式一个周期内经历正电压和负电压段。双向脉冲模式的正电压段强度通常为负电压段强度的10%~20%,以便在正电压段引导电子中和靶材表面电荷产生"自清洁"效应;而在负电压段驱动靶材表面溅射过程。双向脉冲模式常用于双靶耦合情况下介电材料或绝缘材料溅射沉积[17]。单向脉冲模式仅有负电压段,常用于导电靶材磁控溅射沉积(如为反应磁控溅射沉积情形,单向脉冲波工作模式不能完全消除"靶中毒"的不利影响)。

3. 反应、离子束辅助、等离子增强磁控溅射工艺

将磁控溅射与其他表面工程技术配合使用,可以获得多种复合磁控溅射沉积工艺,如反应磁控溅射、离子束辅助磁控溅射、等离子增强磁控溅射等(图 8.4)。磁控溅射源与反应气体配合沉积化合物即为反应磁控溅射。大约自 1980 年开始,反应磁控溅射沉积工艺(reactive magnetron sputter deposition)因可制备硬质耐磨的氮化物、氧化物、碳化物及它们的复合薄膜而受到广泛关注[1]。反

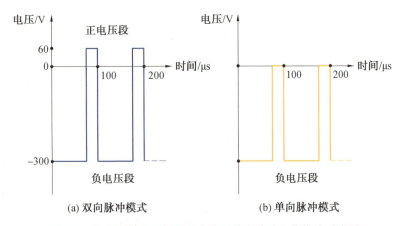

图 8.3 脉冲波的非对称双向脉冲和单向脉冲工作模式示意图

应磁控溅射沉积时,反应气氛通常与氩气以一定比例通入真空室。因溅射二次粒子的高反应活性,不仅钛、铌、锆等较活泼金属的化合物薄膜可以通过反应磁控溅射制得[67-70],而且金、银这类较惰性金属的化合物薄膜也可通过反应磁控溅射制得[71]。非金属氧化物薄膜也可采用反应磁控溅射制备,如碳化硅、氮化硅[72]。根据薄膜沉积过程中反应气氛流量高低变化,反应磁控溅射过程(以金属靶材为例)分为三种模式[73]:①金属沉积,此时反应气氛流量较低,薄膜沉积速率较高;②金属-化合物复合沉积,此时反应气氛流量稍有增加,薄膜沉积速率迅速降低;③反应化合物沉积,此时反应气氛流量进一步增加,薄膜沉积速率维持稳定。因反应气氛可与靶材表面反应生成化合物层(即"靶中毒"),故在反应化合物沉积模式,减小反应气氛流量金属溅射产率不会迅速回升到金属沉积模式水平,而需要等溅射靶材表面化合物层被溅射去除后才能回升(呈现非线性特征),这种现象即为反应磁控溅射沉积的迟滞效应(hysteresis effect)[74]。迟滞效应导致靶材表面溅射变得不稳定,给磁控溅射制备化学计量比化合物涂层带来非常大的困难。值得指出的是,因靶材溅射本身并非整个靶表面均一,靶材溅射速率及二次粒子氧化速率也存在位置差异,即靶材表面氧化物覆盖程度不同("靶中毒"程度差异),靶材表面可同时出现三种状态,即完全金属(以金属靶材为例)、部分氧化和完全氧化[75]。如果靶材表面与反应气氛生成绝缘化合物层,还可能使靶材表面发生电荷聚集,从而发生弧光放电,严重影响薄膜沉积和质量控制。

磁控溅射源与离子束源配合沉积薄膜即为离子束辅助磁控溅射(图 8.4)。离子束轰击与传统薄膜沉积技术复合改善沉积层性能的效果已非常明确[76-77]。

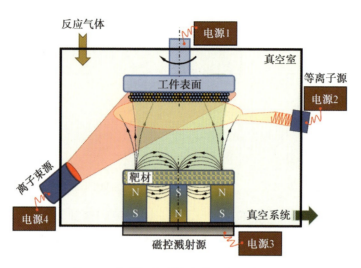

图 8.4　几种复合磁控溅射沉积工艺示意图

如表 8.2 所示[76,78-91]，采用离子束辅助磁控溅射沉积的主要目的是：①调控薄膜沉积过程（不改变薄膜的化学组成，通过调控薄膜结晶、显微结构优化薄膜性能）；②优化薄膜化学组成（离子束本身可作为薄膜组分沉积，多见于反应磁控溅射的复合工艺）；③改善薄膜界面结合（利用离子束的界面混合效应，改善多个沉积层之间或沉积层与基体材料的界面结合）。对于第一种目的，所使用的离子束源多为惰性气体（如氩气），利用气体离子本身的轰击效应或产生电子的轰击效应对薄膜沉积过程施加影响（如诱导形核、减小晶粒尺寸、减小近程有序度、增加缺陷密度等），以改善薄膜耐腐蚀、耐磨性能。对于第二种目的，通常选用可与靶材溅射二次离子发生反应的气体源，如采用氮气作为离子束源，制备氮化物。第一种、第二种目的所使用的离子束能量通常为几十、几百、甚至几千电子伏（eV），而对于第三种目的，因需要离子穿透沉积薄膜到达界面处，因此通常采用较高能量的离子束（几万甚至几十万电子伏）。第三种离子束辅助目的，也通常使用惰性气体作为离子源，如氩气、氖气、氙气等（如采用薄膜沉积组分，在如此高的能量下将产生离子注入效果；关于离子注入表面工程技术及其应用，在第 10 章中有较系统的介绍）。此外，离子束的工作气压通常低于 10^{-3} Pa，较磁控溅射工作气压低 1~2 个数量级（磁控溅射通常为 10^{-1} ~ 10^{-2} Pa），这给离子束源和磁控溅射源的有效复合带来了一定技术困难[77,92]，因此真空室设计时要考虑离子束源与磁控溅射源的工作气压差异。例如，Kim 等适当增加磁控溅射源与工件表面的距离，通过控制真空泵抽速在工件表面附近产生低压环境而在磁控靶材表面产生高压环境，从而满足离子束源和磁控溅射源各自工作气压需求[93]。

表 8.2 典型离子束辅助沉积工艺及离子束效应

沉积层材料	离子束源/能量	离子束效应	参考文献
Co/Pt、Co/Cu 多层膜	氩气/0~500 eV, 2 mA	界面平滑混合,控制薄膜磁滞行为(矫顽力)	[78-79]
同质外延 Pt 薄膜	氩气/400 eV 和 4 keV	诱导吸附原子团簇形核,改善显微结构	[80]
Cr—N 涂层	氮气/20 keV, 0~1 200 eV	界面混合;改善显微结构和力学性能	[81]
Al—Ti 复合涂层	氩气/150 eV	诱导形核,减小晶粒尺寸	[82]
C—N 薄膜	氮气/50 eV, 300 eV	提供掺杂量;改善涂层致密度	[83]
非晶氮化铜涂层	氮气/<100 eV	抑制形核	[84]
硼掺杂 Si—H 薄膜	氩气/500 eV	减小近程有序度、增加缺陷密度	[85]
类石墨碳薄膜	氩气/50 keV; 0~5 keV	界面混合;改善显微结构	[86]
氮化碳薄膜	氩气/350~1 250 eV	改善显微结构	[87]
氮化无定形碳薄膜	氩气/50 eV 和 300 eV	改善致密度、组分和显微组织	[88]
非氢化无定形碳薄膜	氩气、氙气/50~300 eV	改善致密度、sp3 键、显微结构、力学性能	[89]
钽氮氧化物薄膜	氩气电子束	改善致密度	[90]
硫化钼薄膜	氖气、氩气/200 keV、400 keV	界面混合	[76]
金、银薄膜	氙气/300 keV	界面混合	[91]

磁控溅射源与等离子源配合沉积薄膜即为等离子增强磁控溅射沉积(plasma enhanced magnetron sputtering deposition,PMD)(图 8.4)。PMD 技术

包括两个方面：一方面是提升靶材表面二次粒子产率；另一方面是提升工件表面薄膜沉积速率。从 1980 年开始，在溅射靶材表面附近添加热阴极电子发射、空心阴极电弧、射频等离子辅助技术增大溅射气氛离化率，进而提升靶材表面溅射二次粒子产率的等离子技术就已有报道[94-96]。1990 年，美国休斯研究实验室（Hughes Research Laboratories）率先研发针对沉积过程的 PMD 技术[23]，该技术将独立的电弧放电等离子源与平衡磁控复合在一个真空室内。采用平衡磁控技术不用考虑磁场耦合，从而能留出更多空间给真空室以处理大尺寸工件（早在 1994 年，该实验室就对直径为 1.22 m、长为 2.44 m 的齿轮制造用滚刀和成形刀具进行 PMD 改性研究）；电弧放电等离子体和平衡磁控技术的工作气压均较低，因此这两种技术配合不需要外加磁场约束即可产生大面积、高密度等离子体与溅射二次粒子反应，从而实现快速沉积的目的。随后，魏荣华等继续基于 PMD 原理开发复合溅射沉积工艺，制备了系列高质量涂层，包括晶粒细小、结合强度高的 TiN 涂层[97-99]、Ti(Al)基纳米复合涂层[100]、TiSiCN 涂层[101-103]、Ti-Al-V-N 涂层[104]等。与传统磁控溅射技术相比，PMD 技术的等离子体产生-离子轰击过程与磁控溅射-沉积过程独立控制，因此更容易快速制备更厚（PMD 制备的单层 ZrN、CrN 和 TiN 涂层厚度可达 80 μm；ZrSiCN 和 TiSiCN 涂层厚度可达 30 μm）、显微组织更致密、硬度和韧性更高的涂层[100,105]。此外，采用 PMD 技术，工件表面的离子电流密度可达 $1\sim10$ mA/cm^2，甚至更高；离子与原子比可在 $0.5\sim20$ 或更大范围调控（离子与原子比将等离子体的离子轰击和沉积速率联系起来），以满足薄膜显微组织控制需求。但是，如此高的沉积速率容易使工件表面过热[23]。

4. 其他磁控溅射工艺

除上述磁控溅射沉积技术之外，还有一些有特点的磁控溅射工艺，如高功率脉冲磁控溅射（high-power impulse magnetron sputtering，HiPIMS）、调制脉冲功率磁控溅射（modulated pulse power magnetron sputtering，MPPMS）、感应耦合等离子磁控溅射（inductively coupled plasma-magnetron sputtering，ICPMS）、电子回旋共振磁控溅射（electron cyclotron resonance magnetron sputtering，ECRMS）、空心阴极磁控溅射（hollow cathode magnetron sputtering，HCMS）、自持放电磁控溅射（self-sustained magnetron sputtering，SSMS）等[22,106-108]。HiPIMS 采用单向脉冲波模式，在较高脉冲峰值功率（$1.0\sim3.0$ kW/cm^2）和较低占空比（$1\%\sim10\%$）下可获得极高的溅射离化率（距离靶材表面 10 cm 处的峰值离子电流密度可达 3.4 A/m^2）的磁控溅射技术[109-110]。HiPIMS 技术虽然溅射离化率极高，但牺牲了薄膜沉积速率。MPPMS 也采用单

向脉冲模式,但延长脉冲宽度至 500～3 000 μs(HiPIMS 技术为 100～150 μs),并且在脉冲初期阶段(持续数百微米宽度)采用与直流磁控溅射相似的较低功率,紧接着在脉冲后期采用与 HiPIMS 相似的较高功率(持续数百微秒至毫秒级宽度)[111-112]。MPPMS 技术采用较 HiPIMS 稍低的脉冲峰值功率(0.5～1.5 kW/cm^2)和稍高的占空比(可高达 28%),可在高沉积速率下制备高质量(20～100 μm 厚)的薄膜(克服 HiPIMS 技术沉积速率低的缺点)[106,111]。提高磁控溅射二次粒子中带电粒子的比例,以便于引导、控制二次粒子沉积,是获得组成、结晶度、结构、表面形貌等性质均可控的高质量薄膜的关键;因此感应耦合等离子磁控溅射、电子回旋共振磁控溅射、HCMS 等技术应运而生。其中,ECRMS 是在溅射靶材前方施加微波(约 2.45 GHz)与溅射产生电子的回旋频率共振以增加二次粒子离化率;同时在靶材与工件之间施加强磁场加速,从而在低工作气压条件下(0.01～1.33 Pa)获得高密度等离子体(10^{17}～10^{18} m^{-3})用于薄膜沉积[107,113]。ICPMS 是在溅射靶材前方添加电感耦合射频线圈(通常工作频率为 13.56 MHz)产生惰性气体等离子体以离化经过此处的溅射二次粒子,从而实现提高二次粒子离化率的目的[107,114]。HCMS 是将溅射靶材置于中空杯状阴极底部,利用杯状通道的物理和静电效应增加电子碰撞二次粒子的概率,以增加二次粒子离化率;利用 HCMS 技术可以在靶材表面和工件表面附近获得高密度等离子体(可达 5×10^{17} m^{-3})用于薄膜沉积[115-116]。磁控溅射通常需要采用入射粒子材料激发二次粒子,但在溅射过程中入射粒子难免会"污染"靶材,从而影响沉积薄膜性能。研究表明,吸附氩气的铜薄膜,其电阻比超高真空条件下制得的超纯铜薄膜高 50%[117]。用氩气作为溅射工作气体的磁控溅射工艺,显然不能胜任高纯薄膜的制备;但是自持放电磁控溅射(SSMS)则有可能胜任。SSMS 通过优化传统磁控靶的局部磁场分布和静电等离子体约束,在没有额外入射粒子辅助、低气压(10.6×10^{-4} Pa 数量级)条件下实现铜、银的稳定自溅射磁控沉积[118-120]。但是,目前 SSMS 技术不具有普遍性,仅有少数金属可实现稳定溅射沉积[120]。此外,高分子材料磁控溅射沉积工艺中,通常采用氩气启动靶材溅射激发二次粒子维持后续溅射(启动后不需要氩气继续工作;本章 8.2.3 节将详述)[121],这也可视为 SSMS 工艺。

8.2 医疗器械材料磁控溅射表面工程

8.2.1 金属的磁控溅射沉积及生物学性能

依据生物学需求(如耐磨、耐腐蚀、抗菌、改善材料-生物界面相容性、生物传感等),选用合适金属靶材即可采用磁控溅射工艺实现金属薄膜制备。钛及其合金自 20 世纪 40—50 年代即已用于植入式医疗器械,其生物相容性已得到临床充分验证,因此钛及其复合金属薄膜的制备及在生物相容或血液相容改性、生物传感、抗菌等方向的应用,得到生物材料领域研究者的广泛关注。Jing 等采用传统直流磁控(DcMS)和高功率脉冲磁控溅射(HiPIMS)工艺制备纯钛薄膜,发现 HiPIMS 钛薄膜表面粗糙度和晶粒尺寸均比 DcMS 钛薄膜小,因此 HiPIMS 薄膜质量较 DcMS 更高[122]。超高分子量聚乙烯(UHMWPE)常用在人工关节等承力医疗器械相对滑动界面,其磨损颗粒可能引起炎症局部组织炎症反应。鉴于此,Rodrigues 等采用直流磁控在 UHMWPE 表面沉积 Ti、Zr 和 Ta 薄膜(厚度为 288~440 nm),获得了较好的耐腐蚀性能[123]。余凤丹等采用直流磁控溅射(工作气压为 0.5 Pa;锆、钛面积比为 4∶1 的拼靶)在镍钛形状记忆合金表面(沉积时温度为 450 ℃)沉积锆-钛复合薄膜,发现该金属薄膜可有效改善镍钛形状记忆合金的血液相容性(血小板黏附数量少且呈未激活表型)[124]。Gryszel 等采用反应磁控溅射技术(氩气、氧气体积比为 4∶1)制备 Au、Pd 和 Pt 的致密氧化物薄膜,然后采用化学或电化学还原,制得纳米多孔 Au、Pd 和 Pt 金属薄膜微电极,该电极具有较低的电化学阻抗,有望在生物传感器领域应用[125]。Lopes 等将 Al、Cu、Ag 或 Au 片(16 mm² × 0.5 mm)用导电银胶粘在纯钛靶表面,直流磁控溅射制得系列二元金属薄膜,即 Ti-Me(Me 为 Al、Cu、Ag 或 Au)薄膜干生物电势电极。电极-人体皮肤环境阻抗测试结果显示,相较于其他二元体系薄膜 Ti-Au 作为可重复使用生物电势监控电极,具有最高的信号质量和可靠性[126]。如第 1 章所述,细菌感染和骨组织整合不佳是硬组织植入医疗器械的主要临床问题。鉴于此,Zhang 等先采用磁控溅射技术将银-钛复合薄膜沉积在钛表面,然后利用微弧氧化技术将银-钛薄膜氧化成含钙的微米多孔结构,再利用水热技术在微米多孔结构表面进一步制得纳米花瓣状结构。抗菌试验结果显示,这种含银的多级微纳结构具有优异的杀菌性能;此外,材料的多级微纳结构和含钙相结构($CaTi_2O_5$)也有望促进骨细胞功能,改善钛表面骨整合性能[127]。Wojcieszak 等将铜、银、金与钛共溅射(多靶磁控),制得 Ti—Cu(原子数分数为 36%)、Ti—Ag(原子数分数为 24%)和 Ti—Au(原子数分数为 21%)薄膜。抗菌试验显示,Ti—Ag 和 Ti—Au 薄膜主要通过与细菌接触杀菌,而 Ti—Cu 薄膜则可通过腐蚀离子释放杀菌[128],因此 Ti—Cu 薄膜的细胞相容性表现不佳[129]。Kurt 等采用射频磁控和直流磁控复合工艺,将锗和钨以 1∶1(原子比)沉积在 316 L 不锈钢表面(薄膜厚 1 μm;薄膜与不锈钢基材间采用射频磁控沉积 200 nm 厚的钛过渡层,以改善膜—基结合),发现锗—钨薄膜的摩擦系数较小(0.3),可显著抑制金黄色葡萄球菌和绿脓杆菌黏附且有助于人成纤维细胞活性维持,呈现出良好的医疗器械表面应用潜力[130]。非晶金属玻璃因缺陷少和化学均匀而具有优异的力学和耐腐蚀性能,受到生物医学领域的广泛关注。Comby—Dassonneville 等采用直流磁控技术(多靶共溅射沉积)制备了系列银掺杂的锆—铜非晶薄膜(厚 3 μm),发现锆—铜原子比比较低(35∶65)或银含量较高(原子数分数大于 10%)时薄膜容易被腐蚀;银原子数分数为 4%～12%时,薄膜的抗菌活性与含银量呈线性关系,银原子数分数大于 12%时薄膜具有 100%的抗菌性能[131]。

高熵合金因其优异的耐腐蚀和力学性能得到国内外研究者的广泛关注,Razazzadeh 等将 Ti、Nb、Mo、Mn 和 Fe 的高纯粉末等原子比压制、烧结成磁控靶材,然后在 316L 不锈钢表面溅射沉积(直流磁控)获得厚度约为 670 nm 的 TiNbMoMnFe 高熵合金薄膜。电化学测试结果显示,该高熵合金薄膜可使不锈钢表面腐蚀电流密度下降 30%,且钝化膜稳定性高,能显著提升抗点蚀性能,有望用于医疗器械耐腐蚀应用场景[132]。Peighambardoust 等采用气氛保护的电弧熔炼技术制得非等原子比高熵合金 Ti1.5ZrTa0.5Nb0.5Hf0.5 靶材,再采用射频磁控溅射技术在 Ti6Al4V 表面沉积非等原子比高熵合金 Ti1.5ZrTa0.5Nb0.5Hf0.5薄膜(厚约 1 μm)。动电位极化和电化学阻抗测试结果显示,该高熵合金薄膜具有优异的抗点蚀性能和非常高的膜—基界面电荷转移电阻(磷酸缓冲溶液中测得电阻为 1.5×10^7 Ω/cm^2);纳米硬度和划痕试验显示,该薄膜硬度超过 11.0 GPa,膜—基结合力超过 400 mN,有望在骨植入医疗器械表面应用[133]。

8.2.2 无机非金属材料的磁控溅射沉积及生物学性能

采用反应磁控溅射工艺和脉冲磁控技术可得到硬度高、耐腐蚀、生物相容好的金属氧化物涂层(钛、钽、铌、锆、银等的氧(氮、碳)化物)和钙磷陶瓷涂层,在改善植入式医疗器械表面免疫刺激、血液相容性、成骨(骨)整合、抗细菌黏附功能方面具有显著优势,可用于植入式医疗器械表面工程。

目前报道的氧化钛薄膜制备技术包括离子注入沉积、等离子体喷涂、微弧氧化、阳极氧化、反应磁控溅射沉积等[134-137]。Pantaroto 等采用反应磁控溅射工艺(射频磁控,13.6 MHz;氧气、氩气混合工作气体)在纯钛表面沉积锐钛矿和金红石混合的二氧化钛薄膜(厚度为 310～340 nm),发现紫外光辐照后薄膜表面更趋亲水、表面能增加,从而可改善成骨相关细胞(MC3T3－E1)代谢、黏附、分化、钙沉积[138]。高功率脉冲磁控溅射二次粒子离化率高、密度大、迁移率快,可大幅提升沉积薄膜的致密度、表面平整度和力学性能。因此,高功率脉冲磁控溅射常用于制备氧化钛涂层。Straňák 等报道 HiPIMS 沉积氧化钛薄膜受混合工作气体(氩气和氧气)气压及其中氧气比例控制的规律,即氧气比例非常小时,薄膜以 α－Ti 相为主(前述反应磁控溅射的金属沉积阶段);氧气与氩气体积比增加到 0.037 5 时,立方 TiO 相开始出现,继续增加氧气与氩气比值可生成化学计量比的 TiO$_2$,氧气与氩气体积比增至 0.1 时,出现显著"靶中毒"现象(即前述反应磁控溅射的反应化合物沉积阶段)。薄膜中金红石相或锐钛矿相的出现主要受工作气压控制(即二次粒子撞击工件表面的能量和概率)[139]。Alami 等研究 HiPIMS 工作气压变化(0.5～3 Pa;氩气和氧气混合)和沉积角度(工件表面与靶材表面的夹角)影响氧化钛薄膜相结构的规律,发现增加工作气压可使氧化钛薄膜由纯金红石相转变为金红石和锐钛矿混合相组成(沉积角为 0°);工作气压固定在 0.5 Pa,将沉积角增大到 90°,所沉积薄膜为金红石相和镶嵌纳米 TiO$_2$ 颗粒的非晶相组成[140]。Aiempanakit 等发现提高 HiPIMS 脉冲峰值功率(1.5～39 kW),不但可提高二次粒子的离化率,还可增加二次粒子能量,从而可在室温(不需要在沉积时对工件加热或沉积后热处理)制备具有金红石和锐钛矿相的二氧化钛薄膜[141]。Sonoda 和 Kato 针对种植牙表面工程应用场景,采用反应磁控溅射技术(氧气与氩气体积比为 0.29 或 2.9;放电电压为 200～500 V),在 Ti6Al4V 表面沉积厚 3 μm 的 Ti－O 薄膜,发现薄膜中存在 Ti$_4$O$_7$ 和 Ti$_6$O$_{11}$ 等低氧氧化钛物相,放电电压达到 400 V 时还会出现 Ti$_2$O 相。放电电压为 200～400 V 时,薄膜硬度随放电电压升高而增大(最高可达 2 000 Hv),再升高放电电压,硬度将略微降低[137]。Yin 等针对血液接触医疗器械(如人造心脏瓣膜)表面工程场景,采用 HiPIMS 技术(非平衡磁控)使用不同氧气流量在 Ti6Al4V 表面沉积氧化钛薄膜,发现氧气流量增加至 6×10^{-3} L/min 以上时,薄膜表面非常平整(表面粗糙度仅为 0.3 nm)且由金红石相组成。此时,薄膜不但具有良好的耐腐蚀性,而且具有优异的血液相容性(血小板黏附较少)[142]。氮化钛薄膜不仅能沉积在无机材料表面,而且可沉积在高分子材料表面。Stankevich 等采用反应磁控溅射工艺(直流磁控;工作气体为纯氮气)在聚己内酯支架表面沉积氮化钛薄膜,发现该薄膜可显著减少巨噬细胞产生 ROS,从而维持细胞活性和吞噬功能[143]。

反应磁控溅射技术(将氧气、氮气或甲烷与氩气以一定比例混合)亦可在较低温度下简便地制备高质量的钽氧、氮、碳化物薄膜。氧化钽(Ta_2O_5)具有较高的硬度和耐磨、耐腐蚀性,生物相容性佳,可用于医疗器械表面功能化。Ding 等结合直流磁控和反应磁控溅射技术,在 Ti6Al4V 表面沉积氧化钛和铜掺杂的非晶态多层 Ta_2O_5 薄膜,发现该涂层不但具有较好的耐腐蚀性、膜-基结合强度,还具有优异的抗菌性能(对金黄色葡萄球菌的抗菌率高达 99.8%)[144]。Fouad 等采用反应磁控溅射技术(直流磁控,工作气氛为甲烷和氩气混合),发现工作气氛中甲烷(CH_4)体积分数超过 1.5% 时,薄膜开始由金属沉积模式向化合物沉积模式转变(开始出现"靶中毒"现象);当甲烷体积分数达到 10% 时靶材表面完全被碳化物层覆盖[145]。Firouzabadi 等以氮和氩混合工作气体,采用反应磁控溅射工艺在 316L 不锈钢表面沉积氮化钽薄膜,发现薄膜晶体结构与氮气含量密切相关。氮气与氩气比为 10% 时,薄膜主要由六方结构 $\gamma-Ta_2N$ 相组成,当氮气与氩气比增加至 25% 时,则由六方 $\varepsilon-TaN$ 和立方 TaN 相组成[146]。Akbari 等采用反应磁控溅射沉积工艺(直流磁控,工作气氛为氮气和氩气混合)在 316L 不锈钢表面沉积厚 500 nm 的氮化钽薄膜,发现沉积温度升高至 200 ℃,薄膜相结构较室温未变化,薄膜硬度略有降低,薄膜塑性略有升高[147]。Poladi 等改变反应磁控溅射过程中甲烷气体的体积分数(5%～30%),在 316L 不锈钢表面沉积 TaC_x 薄膜,发现 CH_4 气体体积分数不同,薄膜可呈现金属、陶瓷或非静态三种类型。薄膜具有优异的细胞相容性,MG-63 细胞活力较未改性不锈钢提升超过 20%[148]。

铌和锆通常以新型合金组分掺入钛合金中,以改变医用钛材料的相组成、力学性能和生物相容性用于医疗器械材料[149]。鉴于铌和锆的优异生物相容性,其化合物薄膜的制备也备受关注。Kalisz 等采用反应磁控溅射沉积技术在 Ti6Al4V 表面制得非晶 Nb_2O_5 薄膜(厚约 200 nm),发现薄膜具有较高的硬度(8.64 GPa,钛合金为 5.64 GPa)、较低的腐蚀电流密度(0.24 $\mu A/cm^2$,钛合金为 60.50 $\mu A/cm^2$);进一步采用双靶反应磁控溅射沉积技术制得铜掺杂的氧化铌薄膜(厚约 200 nm),发现薄膜硬度略降低(Cu 原子数分数为 17% 时硬度为 7.79 GPa;Cu 原子数分数为 25% 时硬度为 7.75 GPa),但是耐腐蚀性能显著提升(Cu 原子数分数为 17% 时薄膜腐蚀电流密度为 0.12 $\mu A/cm^2$;Cu 原子数分数为 25% 时薄膜腐蚀电流密度为 0.07 $\mu A/cm^2$),有望用于种植牙表面[150-151]。钴铬钼合金(CoCrMo)是目前临床应用较多的金属材料,该合金因腐蚀释放铬组分引起人体组织严重毒性反应是目前临床应用面临的主要问题。采用磁控溅射技术在合金表面沉积耐腐蚀涂层抑制毒性组分逸出是可行的途径。Hovsepian 等采用高功率脉冲磁控溅射工艺（非平衡磁控，工作气体为氩气和氮气混合）在 CoCrMo 合金表面沉积 CrN/NbN 纳米多层薄膜（沉积前离子注入 5~10 nm 深的 Cr 层，以提高膜－基结合力），发现该薄膜可有效抑制 Cr 的释放且薄膜的细胞毒性、基因毒性和致敏试验均未见不良反应[152]。Sugumaran 等采用同样工艺，在 CoCrMo 合金表面沉积 TiN/NbN 纳米多层薄膜（沉积前样品表面浅层离子注入铌，以提高膜－基结合力），发现该薄膜可显著改善材料耐腐蚀性能，有效抑制有毒组分腐蚀逸出[153]。氧化锆（ZrO_2）因其良好的力学性能和生物相容性而在生物陶瓷方向占有一席之地。为赋予 ZrO_2 抗菌功能，Alagarsamy 等采用直流反应磁控溅射技术（氩气与氧气体积比为 4∶1；银片粘在锆靶材表面），在纯钛表面沉积银掺杂的氧化锆薄膜（$Ag-ZrO_2$），发现银含量合适时薄膜具有良好的耐腐蚀性、优异的抗菌性能和良好的血液相容性（血小板不呈现激活状态）和细胞相容性（成纤维细胞）[154]。

磷酸钙涂层（羟基磷灰石、磷酸三钙、硅酸钙等）具有优异的生物相容性和生物活性，在硬组织置换（修复）医疗器械领域具有广阔前景。等离子体喷涂羟基磷灰石涂层已在人工髋关节表面临床应用超过 30 年。1980 年，中国科学院上海硅酸盐研究所丁传贤院士团队率先开展该技术研发并成功实现临床转化，将在第 13 章就人工髋关节表面等离子体喷涂羟基磷灰石涂层及最新研究进展进行系统阐述。除此之外，还有多种表面工程技术被用于制备钙磷涂层，如电化学沉积[155-156]、等离子体喷涂[157-158]、微弧氧化[159-160]、激光熔覆[161]、磁控溅射[162-163]等。磁控溅射沉积技术工艺变化自由度非常大，不仅开发了纯钙磷涂层的磁控沉积工艺（例如，Yuhta 等采用射频磁控溅射技术（工作气体为氩气，羟基磷灰石靶材）制得厚约 2 μm 的钙磷涂层，发现涂层相结构比较复杂，主要由羟基磷灰石、β－磷酸三钙、β－焦磷酸钙和 CaO 组成[164]），还开发了多种掺杂磷灰石涂层的磁控溅射工艺，如 ZrN 或 SiC 增强钙磷涂层、银掺杂抗菌涂层、镁或硅活化的钙磷涂层等[165]。此外，磁控溅射工作气氛可影响二次粒子产率、电子离化、气体电离能以及二次粒子沉积过程[166]，在钙磷涂层工艺开发中得到了重点关注。研究发现，射频磁控溅射氩气气压可显著影响所沉积涂层的钙磷比，从而影响涂层结构和性能[167]。氩气气压为 2 Pa 以内时，钙磷薄膜沉积速率随氩气工作气压升高而增快；氩气气压升高到 5 Pa 时，钙磷薄膜沉积速率显著降低[168]。Kozelskaya 等将羟基磷灰石粉末烧结成磁控溅射靶，然后采用射频磁控溅射（工作频率为 13.56 MHz），在 0.3 Pa 气压条件下用不同溅射气体（入射粒子）制得多种钙、磷涂层,发现溅射气体为氪(Ar)和氪(Kr)时薄膜沉积速率最高,而氙(Xe)的沉积速率最低。所有钙磷涂层均较钛具有更好的生物相容性,然而,成人脂肪来源间充质干细胞在以 Xe 和 Ar 为溅射气氛所沉积涂层表面的活力和成骨相关基因(碱性磷酸酶、骨形态发生蛋白 2、骨形态发生蛋白 6)表达更高[169]。Iconaru 等使用化学合成的钐掺杂羟基磷灰石颗粒压制成靶材,再采用射频磁控工艺(工作气体为氩气)制得具有优异抗菌活性的钐掺杂羟基磷灰石薄膜[170]。其他无机涂层,如氧化银、无定形碳、不锈钢的氮化物等也可采用磁控溅射技术制备。Sant 等通过改变反应磁控溅射工艺的氩气和氧气比例制得含氧量不同的系列银薄膜(氧化银),发现银薄膜的纳米晶特征、Ag—O 超氧化物性质及孪晶等线缺陷对控制其在水溶液中的银离子释放和获得优异抗菌活性至关重要[171]。Chuang 等使用化学合成的氧化锌和氧化银复合颗粒(ZnO/Ag$_2$O)压制成靶材,再采用射频磁控工艺(工作气体为氧气和氩气混合)制得 ZnO/Ag$_2$O 复合薄膜,发现其抗菌活性与薄膜中 Ag$_2$O 含量呈正相关,且抗菌活性可因异质结效应由光辐照增强(Ag$_2$O 为 p 型,ZnO 为 n 型)[172]。Formosa 等采用 316 不锈钢靶材,利用反应磁控溅射技术(非平衡磁控,工作气体为氮气和氩气混合)在 316L 不锈钢表面沉积银和(或)铜掺杂的 S 相涂层(采用纯铬层过渡,以改善膜-基结合),获得了优异的抗菌功能[173]。无定形碳即类金刚石碳(diamond−like carbon),具有良好的力学性能(硬度高、耐磨)、优异耐腐蚀性和生物相容性,是保护植入式医疗器械的理想选择之一,其中氢化无定形碳(a−C:H)的物理化学性质(电学、光学、摩擦等)由 sp2/sp3 C—C 键比率和氢含量决定,且可在较宽范围调控,得到广泛关注[174-175]。Frois 等采用反应磁控溅射技术(石墨靶材),通过调控甲烷和氩气比例(体积比为 1:9 或 1:5)在 316L 不锈钢表面制得氢原子数分数约为 28% 和 40%、硬度分别为 18 GPa 和 7 GPa 的氢化无定形碳薄膜,发现薄膜具有优异的耐腐蚀性和良好的细胞相容性(巨噬细胞和成纤维细胞),有望应用于口腔医疗器械表面[176]。

由上述可见,磁控溅射制备无机薄膜的研究报道非常多。磁控溅射沉积的薄膜通常为增材-晶界结合情形,薄膜与医疗器械基底(通常为金属)的结合问题需要特别关注。因无机薄膜与医疗器械基底(通常为金属)的物理化学性质相差较大,薄膜与医疗器械基底的结合处理技术更是难点。根据医疗器械基底材料和所制备薄膜材料的性质,可用纯金属(钛、锆、铬等)和(或)金属氮/氧化物(氮化钛、氮化锆、氧化锆等)作为基材-薄膜的中间过渡层[144,148],或采用界面混合工艺(对基材表面浅层注入处理)[152-153],以改善膜-基结合。磷酸钙陶瓷涂层,尤其是 HA 涂层可显著改善植入材料表面成骨和骨整合性能。然而,HA 涂层通常内应力较大、膜-基结合力不强、耐磨性能不佳,应用受限。氮化钛(TiN)具有较高的硬度,良好的耐磨性和耐蚀性以及优异的生物相容性,常作为保护层用于医疗器械表面。更重要的是,TiN 的热膨胀系数介于钛合金和 HA 之间,可作为 HA 与钛合金的过渡层。因此,Qi 等采用多靶反应磁控溅射沉积技术(HA 陶瓷靶采用 13.56 MHz 射频电源、纯钛金属靶采用直流电源)在 Ti－6Al－4V 合金表面沉积 HA/TiN 梯度涂层,发现梯度涂层结构致密、无显著裂纹(孔)等缺陷,可显著改善钛合金表面的耐磨、耐腐蚀性和 HA 的结合力(提升 56%)[177]。鉴于人体环境腐蚀性非常强,除需要考虑薄膜、中间层、基底材料本身耐腐蚀性,中间过渡层与基底或薄膜构成异质界面的电偶腐蚀倾向也应考虑,否则将顾此失彼。例如,Frois 等采用铬过渡层加强磁控溅射无定形碳膜与不锈钢基底的结合,然而却发现铬过渡层可被电偶腐蚀[176]。

8.2.3 聚合物的溅射沉积及生物学性能

自 1970 年开始,采用射频溅射技术制备聚合物薄膜就被广泛关注[121]。磁控溅射沉积聚合物薄膜是高分子靶材溅射产生的聚合物片段在工件表面重新聚合生成薄膜的过程,因此高分子材料的磁控溅射沉积也被视为一种等离子体聚合工艺[178]。高分子靶材通常采用工作气氛(如氩气)启动溅射产生二次粒子(聚合物片段)维持后续溅射(工作气体关闭,靶材自溅射)[179]。部分高分子靶材的溅射二次粒子中某些高分子片段浓度可能过低(例如,聚四氟乙烯溅射时容易脱氟),不利于工件表面聚合沉积;为解决这个问题,通常采用工作气氛补充,即采用反应磁控溅射工艺。例如,Lehmann 等发现以 CF_4(含 25%)和氩气混合工作气氛,可制得化学计量比的聚四氟乙烯薄膜;而以纯氩气沉积则较难获得(此时通常称薄膜为碳氟薄膜)[180-181]。当然,反应气氛选择不当也可能影响薄膜沉积。例如,Marechal 和 Pauleau 以全氟丙烷(C_3F_8,物质的量分数为 6%)和氩混合工作气氛沉积聚四氟乙烯,发现含 C_3F_8 的工作气氛可抑制氟的沉积,从而降低薄膜沉积速率[182]。Ryan 等对比含氦、氖、氩、氮或氢的工作气氛对聚四氟乙烯薄膜沉积的影响,发现惰性气氛(氦、氖和氩)条件下,溅射聚合物片段的产生和脱氟过程符合简单动能转移规律;而工作气氛含有氮或氢时,则存在化学反应的影响,因此工作气氛不同,所沉积碳氟薄膜性能也有显著差异[183]。此外,磁控模式的选择也要考虑所沉积高分子材料的溅射差异。例如,聚四氟乙烯靶材溅射可产生较多的带电二次粒子,如采用非平衡磁控模式,带电粒子可对工件表面产生强烈的溅射清洗效应,不利于薄膜沉积;聚乙烯靶材溅射产生带电二次粒子的溅射清洗效应非常小,则可采用非平衡磁控模式(如聚乙烯溅射沉积获得非化学计量比薄膜又称碳氢薄膜)[184]。据磁控溅射高分子薄膜沉积规律和机制研究报道,主要使用聚四氟乙烯、聚乙烯、聚酰亚胺、聚丙烯、尼龙等靶材。Biederman 等发现维持聚四氟乙烯和聚乙烯靶材自持放电溅射的最小功率分别为 220 W 和 80 W[184]。Yamada 等研究聚四氟乙烯的溅射沉积规律,发现在较高溅射功率和较低工作气压下,薄膜的交联度较高、沉积速率更大[185]。Drábik 等采用平衡射频磁控(13.56 MHz)工艺,发现在较高工作气压(氩气,大于 40 Pa)下制得超疏水的聚四氟乙烯薄膜(接触角接近 170°)[186]。Kylián 等研究工件-靶材距离、工作气压影响聚四氟乙烯薄膜沉积的规律发现在距离靶材表面较远的位置(25 cm)分子链较长的 C_xF_y 浓度较高,而 CF 和 CF_2 浓度较低,在此距离下提高工作气压即可获得碳氟计量比接近 0.5 的超疏水薄膜[187]。Tang 等发现对工件表面施加高频负偏压(电压为 10 kV、频率为 200 Hz、脉宽为 70 μs),溅射聚四氟乙烯可制备非晶碳氟薄膜[188]。Oya 和 Kusano 使用氮和氩混合气氛,采用磁控溅射聚酰亚胺靶材,发现其中 C—H、C—C 键断裂,薄膜中生成 C—N 键,因此薄膜硬度比块体聚酰亚胺高[189]。Kitoh 等发现聚酰亚胺的溅射薄膜沉积速率随工作气压的增加而增大,且沉积薄膜的碳含量较高,与靶材的分子结构有很大差异[190]。Hismeh 等也发现聚四氟乙烯溅射所沉积薄膜与靶材母相具有相似性质,而聚醚酰亚胺溅射所沉积薄膜则与靶材母相性质相差较大[191]。Stelmashuk 等采用平衡磁控(纯氩工作气氛)研究聚丙烯的溅射沉积规律,发现所制备碳氢薄膜吸附羟基的能力与聚丙烯靶材的表面结构和形貌密切相关(高分子靶材溅射过程中可能熔化或交联)[192]。Hanus 等改变工作气氛中氮的体积分数(0~100%),研究聚丙烯的磁控溅射规律,发现随氮气体积分数的增加,薄膜中 NH 和 C=N 的量增加,薄膜沉积速率也增大(可达 12 nm/min)[193]。Kousal 等改变工作气氛中氮气的体积分数,研究尼龙的磁控溅射规律,发现含碳二次粒子密度与工作气氛中氮的体积分数呈正相关[194]。此外,将无机材料和高分子材料共溅射可制得复合薄膜,进一步拓展应用范围。例如,将二氧化硅与聚乙烯或聚丙烯共溅射沉积,可制得润湿性和硬度可调的有机-无机杂化复合薄膜[195]。采用射频磁控溅射可方便地实现壳聚糖和羟基磷灰石共沉积[57]。将金属和高分子靶材共溅射,可沉积金属掺杂的高分子薄膜[196]。

关于磁控溅射薄膜的生物学性能研究,主要关注薄膜的血液相容性、细胞相容性、生物传感、抗感染、耐磨(耐腐蚀)等方面。Choukourov 等设计了一种射频磁控高分子材料溅射沉积装置[197-198],可实现聚酰亚胺或聚氧乙烯的磁控沉积。利用该装置沉积类聚氧乙烯薄膜,发现其具有防污功能(不吸附血液中的蛋白质,如白蛋白、免疫球蛋白、纤维蛋白原),可降低血栓形成倾向,呈现较好的血液相容性[199-200]。Kylián 等建造一种射频磁控高峰子溅射装置,以尼龙为靶材(工作气氛为氮气、氩气以 1∶1 的体积比混合)可制得富氨基的高分子薄膜(NH_2 与 C 的原子数分数比达到 5%)[201],这为材料表面功能化提供了通用平台[202]。例如,Rodriguez-Emmenegger 等采用该装置,在多种基材表面(硅片、镀金硅片、镀金玻璃板(表面等离子体共振芯片)、Ti-6Al-4V)制得厚度小于 40 nm、N 与 C 的原子数分数比接近 0.5、富氨基(NH_2 与 C 的原子数分数比接近 0.05)的聚合物薄膜,再将甲氧基和羟基封端的防污高分子[寡(乙二醇)甲基丙烯酸酯、聚(羧基甜菜碱丙烯酰胺)]共价接枝在溅射沉积薄膜表面,获得优异的防污性能(人全血蛋白质黏附可减少 90%;对人血清白蛋白、纤维蛋白原、人溶菌酶或胎牛血清溶液的防污效率高达 100%)[203],有望在生物传感器方面应用。需要指出的是,这类高分子材料的性质在高压锅、紫外辐照灭菌时可能发生变化,因而会影响生物性能[204]。Grinevich 等采用非平衡直流磁控溅射工艺,在己烷和氩气混合工作气氛中沉积钛/碳氢高分子复合薄膜,薄膜表面可促进成骨细胞(MG63)和内皮细胞功能,有望在骨植入医疗器械表面应用[205]。采用类似磁控溅射工艺也可将抗菌剂(如银)与高分子薄膜复合,获得具有抗菌活性的表面[206],有望用于治疗或预防医疗器械植入相关感染。Li 等采用射频磁控溅射(聚四氟乙烯为靶材,工作气氛为氩气)在 NiTi 合金表面沉积碳氟薄膜,可赋予相关医疗器械耐磨(摩擦系数低)、耐腐蚀性能[207]。

磁控溅射技术不但可用于沉积薄膜,还可用于沉积纳米材料。自 1990 年 Haberland 等率先将磁控溅射技术与气态凝结技术结合,发明了磁控溅射气态凝聚团簇源(magnetron-based gas aggregation cluster source,M-GAS)[208],开创了基于磁控技术的纳米材料制备工艺。采用 M-GAS 技术可制备金属纳米颗粒[209-214]、无机非金属纳米颗粒[215]、高分子纳米颗粒[216-218]、纳米复合薄膜,如纳米银或纳米铜掺杂的非晶氢化碳薄膜[219-220]、纳米有机无机杂化复合薄膜等[221-222]。作者也曾采用射频磁控工艺(工作气氛为氩气)在钛表面沉积纯钼,再经气相水热处理,发现可生长具有多种纳米形貌的二硫化钼薄膜[223]。这些表面工程思路极大地拓展了磁控溅射技术的应用领域。

8.3 本章小结

本章对溅射沉积磁控技术原理和工艺特征,以及磁控溅射技术在医疗器械材料表面功能化方面的进展进行了总结。由上述可见,磁控溅射沉积技术经历近百年的优化,已成为医疗器械表面功能化极具发展前景的工程技术,其优势主要有:①靶材来源广泛,既可为金属、陶瓷、高分子,也可是它们的复合材料。②可在室温制备改性层,对基底材料性质影响小。③工艺自由度高,既可制备致密膜,也可沉积纳米膜;既可制备薄膜,也可沉积厚膜(等离子增强磁控溅射沉积工艺)。④溅射沉积过程在真空中完成,有助于减少杂质污染,保障医疗器械应用要求。⑤工艺可控性强,自动化程度高,可大面积生产。但是,磁控溅射沉积层通常为增材-晶间结合改性层,膜-基结合需要特别考虑(可使用中间过渡层或离子束界面混合技术改善)。磁控溅射沉积为"视线"过程,实际生产(处理三维曲面工件)需要考虑多磁控靶的耦合问题。

本章参考文献

[1] SWANN S. Magnetron sputtering[J]. Phys Technol,1988,19(2):67-75.

[2] POLLITTK R,ROBB J C,THOMAS D W. Mechanism of sputtering of solid surfaces by ion-impact[J]. Nature,1978,272:436-437.

[3] SIGMUND P. Theory of sputtering. Ⅰ. sputtering yield of amorphous and polycrystalline targets[J]. Phys Rev,1969,184(2):383-416.

[4] KELLY R. Theory of thermal sputtering[J]. Radiat Eff,1977,32(1-2):91-100.

[5] THOMPSON M W. Mechanisms of sputtering[J]. Nature,1979,277:326-327.

[6] KELLY R,LAM N Q. The sputtering of oxides part i:a survey of the experimental results[J]. Radiat Eff,1973,19(1):39-48.

[7] SZYMOÁSKI M,DE VRIES A E. Beam induced decomposition and sputtering of Li I[J]. Radiat Eff,1981,54(3/4):135-139.

[8] ELLIOTT D J,TOWNSEND P D. Defect formation and sputtering of alkali halides with low energy irradiation[J]. Philos Mag,1971,23(182):249-259.

[9] SHAPIRO M H,LU P. The influence of the ion-atom potential on molecular dynamics simulations of sputtering[J]. Nucl Instrum Meth Phys Res Sect B Beam Interact Mater At,2004,215(3):326-336.

[10] MAKEEV M A,BARABÁSI A L. Effect of surface morphology on the sputtering yields. Ⅰ. Ion sputtering from self-affine surfaces[J]. Nucl Instrum Meth Phys Res

Sect B Beam Interact Mater At,2004,222(3-4):316-334.

[11] MAKEEV M A,BARABÁSI A L. Effect of surface morphology on the sputtering yields. Ⅰ. Ion sputtering from self-affine surfaces[J]. Nucl Instrum Meth Phys Res Sect B Beam Interact Mater At,2004,222(3-4):316-334.

[12] GROVE W R. XXXIII. On some anomalous cases of electrical decomposition[J]. Lond Edinb Dublin Philos Mag J Sci,1853,5(31):203-209.

[13] PLÜCKER. Ueber die Einwirkung des Magneten auf die elektrischen Entladungen in verdünnten Gasen[J]. Ann Der Phys,1858,179(1):151-157.

[14] FRUTH H F. Cathode sputtering-a commercial application[J]. Bell Syst Tech J,1932,11(2):283-292.

[15] GREENE J E. Tracing the recorded history of thin-film sputter deposition: from the 1800s to 2017[J]. J Vac Sci Technol A Vac Surf Films,2017,35(5):05C204.

[16] WESTWOOD W D. Sputter deposition processes[J]. MRS Bull,1988,13(12):46-51.

[17] 杨文茂,刘艳文,徐禄祥,等. 溅射沉积技术的发展及其现状[J]. 真空科学与技术学报,2005,25(3):204-210.

[18] PENNING F M. Die glimmentladung Bei niedrigem druck zwischen koaxialen zylindern in einem axialen magnetfeld[J]. Physica,1936,3(9):873-894.

[19] KAY E. Magnetic field effects on an abnormal truncated glow discharge and their relation to sputtered thin-film growth[J]. J Appl Phys,1963,34(4):760-768.

[20] GILL W D,KAY E. Efficient low pressure sputtering in a large inverted magnetron suitable for film synthesis[J]. Rev Sci Instrum,1965,36(3):277-282.

[21] KELLY P J,ARNELL R D. Magnetron sputtering:a review of recent developments and applications[J]. Vacuum,2000,56(3):159-172.

[22] LI J,REN G K,CHEN J H,et al. Facilitating complex thin film deposition by using magnetron sputtering:a review[J]. JOM,2022,74(8):3069-3081.

[23] MATOSSIAN J, WEI R H, VAJO J, et al. Plasma-enhanced, magnetron-sputtered deposition (PMD) of materials[J]. Surf Coat Technol, 1998, 108/109: 496-506.

[24] JOCHEN M S, WILLIAM D S, ALLAN M. Phase formation and mechanical properties of alumina coatings prepared at substrate temperatures less than 500 ℃ by ionized and conventional sputtering[J]. Surf Coat Technol, 1997, 94/95: 179-183.

[25] OLAYA J J, RODIL S E, MUHL S, et al. Comparative study of chromium nitride coatings deposited by unbalanced and balanced magnetron sputtering[J]. Thin Solid Films, 2005, 474(1-2): 119-126.

[26] YU X, WANG C B, LIU Y, et al. Recent developments in magnetron sputtering[J]. Plasma Sci Tech, 2006, 8(3): 337-343.

[27] KELLY R. Phase changes in insulators produced by particle bombardment[J]. Nucl Instrum Meth, 1981, 182/183: 351-378.

[28] TAKAGI T. Ion-surface interactions during thin film deposition[J]. J Vac Sci Technol A Vac Surf Films, 1984, 2(2): 382-388.

[29] HENTZELL H T G, HARPER J M E, CUOMO J J. Synthesis of compound thin films by dual ion beam deposition. II. Properties of aluminum-nitrogen films[J]. J Appl Phys, 1985, 58(1): 556-563.

[30] MARINOV M. Effect of ion bombardment on the initial stages of thin film growth[J]. Thin Solid Films, 1977, 46(3): 267-274.

[31] GREENE J E. Epitaxial crystal growth by sputter deposition: applications to semiconductors. Part I [J]. Crit Rev Solid State Mater Sci, 1983, 11(1): 47-97.

[32] GREENE J E. Epitaxial crystal growth by sputter deposition: Applications to semiconductors. Part 2[J]. Crit Rev Solid State Mater Sci, 1983, 11(3): 189-227.

[33] SPROUL W D. Very high rate reactive sputtering of TiN, ZrN and HfN [J]. Thin Solid Films, 1983, 107(2): 141-147.

[34] KAUFMAN H R, HARPER J M E, CUOMO J J. Developments in broad-beam, ion-source technology and applications[J]. J Vac Sci Technol, 1982, 21(3): 764-767.

[35] KAUFMAN H R, CUOMO J J, HARPER J M E. Technology and

applications of broad-beam ion sources used in sputtering. Part Ⅰ. Ion source technology[J]. J Vac Sci Technol,1982,21(3):725-736.

[36] HARPER J M E,CUOMO J J,KAUFMAN H R. Technology and applications of broad-beam ion sources used in sputtering. Part Ⅱ. Applications[J]. J Vac Sci Technol,1982,21(3):737-756.

[37] WEISSMANTEL C. Ion beam deposition of special film structures[J]. J Vac Sci Technol,1981,18(2):179-185.

[38] WEISSMANTEL C,BEWILOGUA K,BREUER K,et al. Preparation and properties of hard i-C and i-BN coatings[J]. Thin Solid Films,1982,96(1):31-44.

[39] NAMBA Y,MŌRI T. Structural study of the diamond phase carbon films produced by ionized deposition[J]. J Vac Sci Technol A Vac Surf Films,1985,3(2):319-323.

[40] MIYAZAWA T,MISAWA S,YOSHIDA S,et al. Preparation and structure of carbon film deposited by a mass-separated C+ ion beam[J]. J Appl Phys,1984,55(1):188-193.

[41] ADIBI F,PETROV I,GREENE J E,et al. Effects of high-flux low-energy (20-100 eV) ion irradiation during deposition on the microstructure and preferred orientation of $Ti_{0.5}Al_{0.5}N$ alloys grown by ultra-high-vacuum reactive magnetron sputtering[J]. J Appl Phys,1993,73(12):8580-8589.

[42] WINDOW B,SAVVIDES N. Unbalanced dc magnetrons as sources of high ion fluxes[J]. J Vac Sci Technol A Vac Surf Films,1986,4(3):453-456.

[43] WINDOW B,SAVVIDES N. Charged particle fluxes from planar magnetron sputtering sources[J]. J Vac Sci Technol A Vac Surf Films,1986,4(2):196-202.

[44] SAVVIDES N,WINDOW B. Unbalanced magnetron ion-assisted deposition and property modification of thin films[J]. J Vac Sci Technol A Vac Surf Films,1986,4(3):504-508.

[45] SPROUL W D,RUDNIK P J,GRAHAM M E,et al. High rate reactive sputtering in an opposed cathode closed-field unbalanced magnetron sputtering system[J]. Surf Coat Technol,1990,43-44:270-278.

[46] FLORES M. The relation between the plasma characteristic and the corrosion properties of TiN/Ti multilayers deposited by unbalanced

magnetron sputtering[J]. Thin Solid Films,2003,433(1-2):217-223.

[47] KOMATH M,MOHAN RAO G,MOHAN S. Studies on the optimisation of unbalanced magnetron sputtering cathodes[J]. Vacuum,1999,52(3):307-311.

[48] SPROUL W D. Multi-cathode unbalanced magnetron sputtering systems[J]. Surf Coat Technol,1991,49(1-2-3):284-289.

[49] SPROUL W D,RUDNIK P J,GRAHAM M E,et al. High rate reactive sputtering in an opposed cathode closed-field unbalanced magnetron sputtering system[J]. Surf Coat Technol,1990,43-44:270-278.

[50] ROHDE S L,PETROV I,SPROUL W D,et al. Effects of an unbalanced magnetron in a unique dual-cathode,high rate reactive sputtering system[J]. Thin Solid Films,1990,193-194(PART 1):117-126.

[51] MA L,MA S,CHEN H,et al. Microstructures and optical properties of Cu-doped ZnO films prepared by radio frequency reactive magnetron sputtering[J]. Appl Surf Sci,2011,257(23):10036-10041.

[52] MINEMOTO T,NEGAMI T,NISHIWAKI S,et al. Preparation of $Zn_{1-x}Mg_xO$ films by radio frequency magnetron sputtering[J]. Thin Solid Films,2000,372(1-2):173-176.

[53] KIM K H,PARK K C,MA D Y. Structural,electrical and optical properties of aluminum doped zinc oxide films prepared by radio frequency magnetron sputtering[J]. J Appl Phys,1997,81(12):7764-7772.

[54] JOUNG Y,LEE K,PARK M,et al. Electrical and optical properties of Al-doped ZnO transparent conductive oxide films prepared via radio frequency magnetron co-sputtering system[J]. J Nanosci Nanotechnol,2020,20(11):6788-6791.

[55] SEDIRA S,MENDACI B. Bidirectional properties of TiC,TiN and TiNC thin films deposited by radio frequency magnetron sputtering[J]. Biomed Mater Eng,2021,32(2):73-83.

[56] SURMENEV R,IVANOVA A,EPPLE M,et al. Physical principles of radio-frequency magnetron sputter deposition of calcium-phosphate-based coating with tailored properties[J]. Surf Coat Technol,2021,413:127098.

[57] DREGHICI D B,BUTOI B,PREDOI D,et al. Chitosan-hydroxyapatite composite layers generated in radio frequency magnetron sputtering

discharge: from plasma to structural and morphological analysis of layers[J]. Polymers,2020,12(12):3065.

[58] SCHILLER S,GOEDICKE K,RESCHKE J,et al. Pulsed magnetron sputter technology[J]. Surf Coat Technol,1993,61(1-2-3):331-337.

[59] SCHERER M,SCHMITT J,LATZ R,et al. Reactive alternating current magnetron sputtering of dielectric layers[J]. J Vac Sci Technol A Vac Surf Films,1992,10(4):1772-1776.

[60] FRACH P,HEISIG U,GOTTFRIED C,et al. Aspects and results of long-term stable deposition of Al_2O_3 with high rate pulsed reactive magnetron sputtering[J]. Surf Coat Technol,1993,59(1-2-3):177-182.

[61] GLOCKER D A. Influence of the plasma on substrate heating during low-frequency reactive sputtering of AlN[J]. J Vac Sci Technol A Vac Surf Films,1993,11(6):2989-2993.

[62] SPROUL W D,GRAHAM M E,WONG M S,et al. Reactive direct current magnetron sputtering of aluminum oxide coatings[J]. J Vac Sci Technol A Vac Surf Films,1995,13(3):1188-1191.

[63] KELLY P J,ABU-ZEID O A,ARNELL R D,et al. The deposition of aluminium oxide coatings by reactive unbalanced magnetron sputtering[J]. Surf Coat Technol,1996,86-87:28-32.

[64] SPROUL W D. High-rate reactive DC magnetron sputtering of oxide and nitride superlattice coatings[J]. Vacuum,1998,51(4):641-646.

[65] KELLY P J,BEEVERS C F,HENDERSON P S,et al. A comparison of the properties of titanium-based films produced by pulsed and continuous DC magnetron sputtering[J]. Surf Coat Technol,2003,174-175:795-800.

[66] ARNELL R D,KELLY P J,BRADLEY J W. Recent developments in pulsed magnetron sputtering[J]. Surf Coat Technol,2004,188-189:158-163.

[67] SCHULTE J,SOBE G. Magnetron sputtering of aluminium using oxygen or nitrogen as reactive gas[J]. Thin Solid Films,1998,324(1-2):19-24.

[68] SUHAIL M H,RAO G M,MOHAN S. dc reactive magnetron sputtering of titanium-structural and optical characterization of TiO_2 films[J]. J Appl Phys,1992,71(3):1421-1427.

[69] WONG M,SPROUL W,CHU X,et al. Reactive magnetron sputter

deposition of niobium nitride films[J]. J Vac Sci Technol A, 1993, 11: 1528-1533.

[70] GILEWICZ A, MYDŁOWSKA K, RATAJSKI J, et al. Structural, mechanical and tribological properties of ZrC thin films deposited by magnetron sputtering[J]. Vacuum, 2019, 169: 108909.

[71] PIERSON J F, WIEDERKEHR D, BILLARD A. Reactive magnetron sputtering of copper, silver, and gold[J]. Thin Solid Films, 2005, 478(1-2): 196-205.

[72] HENRY F, DULUARD C Y, BATAN A, et al. Plasma diagnostics of an Ar/NH$_3$ direct-current reactive magnetron sputtering discharge for SiNx deposition[J]. Thin Solid Films, 2012, 520(20): 6386-6392.

[73] MUSIL J, BAROCH P, VL-EK J, et al. Reactive magnetron sputtering of thin films: present status and trends[J]. Thin Solid Films, 2005, 475(1-2): 208-218.

[74] STRIJCKMANS K, SCHELFHOUT R, DEPLA D. Hysteresis during the reactive magnetron sputtering process[J]. J Appl Phys, 2018, 124(24): 241101.

[75] SAFI I. Recent aspects concerning DC reactive magnetron sputtering of thin films: a review[J]. Surf Coat Technol, 2000, 127(2-3): 203-218.

[76] HIRVONEN J. Ion beam assisted thin film deposition[J]. Mater Sci Reports, 1991, 6: 215-275.

[77] SMIDT F A. Use of ion beam assisted deposition to modify the microstructure and properties of thin films[J]. Int Mater Rev, 1990, 35(1): 61-128.

[78] POLLARD R J, WILSON M J, GRUNDY P J. Interface processing in multilayer films[J]. J Appl Phys, 1994, 76(10): 6090-6092.

[79] SHARMA N, JONES G A, CASEY S M, et al. The microstructure and magnetic properties of cobalt-rich Co-Pt alloy thin films grown using ion-beam-assisted deposition[J]. J Phys D: Appl Phys, 1998, 31(21): 3020-3027.

[80] ESCH S, BREEMAN M, MORGENSTERN M, et al. Nucleation and morphology of homoepitaxial Pt(111)-films grown with ion beam assisted deposition[J]. Surf Sci, 1996, 365(2): 187-204.

[81] TIAN L H, ZHU X D, TANG B, et al. Microstructure and mechanical properties of Cr-N coatings by ion-beam-assisted magnetron sputtering [J]. Mater Sci Eng A, 2008, 483/484: 751-754.

[82] LIN Y C, ZHU Q H, ZHENG B Z, et al. Effect of titanium addition on structure, corrosion resistance and mechanical properties of aluminum coatings on NdFeB by ion-beam-assisted magnetron sputtering [J]. Vacuum, 2020, 181: 109642.

[83] ROSSI F, ANDRÉ B, VAN VEEN A, et al. Physical properties of a-C：N films produced by ion beam assisted deposition [J]. J Mater Res, 1994, 9(9): 2440-2449.

[84] ODEH I M. Fabrication and optical constants of amorphous copper nitride thin films prepared by ion beam assisted dc magnetron reactive sputtering [J]. J Alloys Compd, 2008, 454(1-2): 102-105.

[85] WANG L Q, WANG W Y, HUANG J J, et al. Argon ion beam assisted magnetron sputtering deposition of boron-doped a-Si：H thin films with improved conductivity [J]. J Non Cryst Solids, 2013, 378: 177-180.

[86] HUANG H, WANG X, HE J. Synthesis and properties of graphite-like carbon by ion beam-assisted deposition [J]. Mater Lett, 2003, 57(22-23): 3431-3436.

[87] LIU D G, BAI W Q, PAN Y J, et al. Crystalline carbon nitride film synthesized by ion beam assisted magnetron sputtering and thermal annealing in nitrogen gas [J]. Diam Relat Mater, 2015, 55: 102-107.

[88] ROSSI F, ANDRE B, VAN VEEN A, et al. Physical properties of nitrogenated amorphous carbon films produced by ion-beam-assisted deposition [J]. Thin Solid Films, 1994, 253(1-2): 85-89.

[89] ROSSI F, ANDRÉ B, VEEN A, et al. Effect of ion beam assistance on the microstructure of nonhydrogenated amorphous carbon [J]. J Appl Phys, 1994, 75: 3121-3129.

[90] BAH S T, BA C O F, D'AUTEUIL M, et al. Fabrication of TaO_xN_y thin films by reactive ion beam-assisted ac double magnetron sputtering for optical applications [J]. Thin Solid Films, 2016, 615: 351-357.

[91] TSAUR B Y, LAU S S, LIAU Z L, et al. Ion-beam-induced intermixing of surface layers [J]. Thin Solid Films, 1979, 63(1): 31-36.

[92] BÄTHER K H, HERRMANN U, SCHRÖER A. Ion-beam-assisted deposition of magnetron-sputtered metal nitrides[J]. Surf Coat Technol, 1995, 74-75: 793-801.

[93] KIM S H, LEE J H, HWANGBO C K, et al. DC reactive magnetron sputtering with Ar ion-beam assistance for titanium oxide films[J]. Surf Coat Technol, 2002, 158-159: 457-464.

[94] MUSIL J, KADLEC S, MÜNZ W D. Unbalanced magnetrons and new sputtering systems with enhanced plasma ionization[J]. J Vac Sci Technol A Vac Surf Films, 1991, 9(3): 1171-1177.

[95] ZHOU M. Phase transition and properties of Ti Al N thin films prepared by r. f. -plasma assisted magnetron sputtering[J]. Thin Solid Films, 1999, 339(1-2): 203-208.

[96] MUSIL J, MIŠINA M, HOVORKA D. Planar magnetron sputtering discharge enhanced with radio frequency or microwave magnetoactive plasma[J]. J Vac Sci Technol A Vac Surf Films, 1997, 15(4): 1999-2006.

[97] WEI R H, VAJO J J, MATOSSIAN J N, et al. Aspects of plasma-enhanced magnetron-sputtered deposition of hard coatings on cutting tools[J]. Surf Coat Technol, 2002, 158-159: 465-472.

[98] ZHANG X, ZHOU Y W, GAO J B, et al. Effect of the filament discharge current on the microstructure and performance of plasma-enhanced magnetron sputtered TiN coatings[J]. J Alloys Compd, 2017, 725: 877-883.

[99] XIE Q, FU Z, LIU Z, et al. Improvement of microstructure and tribological properties of titanium nitride films by optimization of substrate bias current[J]. Thin Solid Films, 2022, 749: 139181.

[100] 李灿民, 魏荣华. 等离子增强磁控溅射沉积 Ti(Al)基纳米复合涂层在铸铝模具上的应用[J]. 中国表面工程, 2012, 25(2): 1-7.

[101] WEI R H. Plasma enhanced magnetron sputter deposition of Ti-Si-C-N based nanocomposite coatings[J]. Surf Coat Technol, 2008, 203(5-6-7): 538-544.

[102] QIN C P, ZHENG Y G, WEI R. Cavitation erosion behavior of nanocomposite Ti-Si-C-N and Ti/Ti-Si-C-N coatings deposited on 2Cr13 stainless steel using a Plasma Enhanced Magnetron Sputtering process[J]. Surf Coat Technol, 2010, 204

(21/22):3530-3538.

[103] LIN J L, WEI R H. A comparative study of thick TiSiCN nanocomposite coatings deposited by dcMS and HiPIMS with and without PEMS assistance[J]. Surf Coat Technol, 2018, 338:84-95.

[104] ABD EL-RAHMAN A M. Synthesis and annealing effects on the properties of nanostructured Ti-Al-V-N coatings deposited by plasma enhanced magnetron sputtering[J]. Mater Chem Phys, 2015, 149/150:179-187.

[105] WEI R H, LANGA E, RINCON C, et al. Deposition of thick nitrides and carbonitrides for sand erosion protection[J]. Surf Coat Technol, 2006, 201(7):4453-4459.

[106] GUDMUNDSSON J T. Physics and technology of magnetron sputtering discharges[J]. Plasma Sources Sci Technol, 2020, 29(11):113001.

[107] GUDMUNDSSON J T. Ionized physical vapor deposition (IPVD): magnetron sputtering discharges[J]. J Phys: Conf Ser, 2008, 100(8):082002.

[108] HELMERSSON U, LATTEMANN M, BOHLMARK J, et al. Ionized physical vapor deposition (IPVD): a review of technology and applications[J]. Thin Solid Films, 2006, 513(1-2):1-24.

[109] 吴忠振, 朱宗涛, 巩春志, 等. 高功率脉冲磁控溅射技术的发展与研究[J]. 真空, 2009, 46(3):18-22.

[110] KOUZNETSOV V, MACÁK K, SCHNEIDER J M, et al. A novel pulsed magnetron sputter technique utilizing very high target power densities[J]. Surf Coat Technol, 1999, 122(2-3):290-293.

[111] LIN J L, SPROUL W D, MOORE J J, et al. Recent advances in modulated pulsed power magnetron sputtering for surface engineering[J]. JOM, 2011, 63(6):48-58.

[112] LIN J, MOORE J J, SPROUL W D, et al. Ion energy and mass distributions of the plasma during modulated pulse power magnetron sputtering[J]. Surf Coat Technol, 2009, 203(24):3676-3685.

[113] MUSIL J, KADLEC S, MÜNZ W D. Unbalanced magnetrons and new sputtering systems with enhanced plasma ionization[J]. J Vac Sci Technol A Vac Surf Films, 1991, 9(3):1171-1177.

[114] ROSSNAGEL S M,HOPWOOD J. Metal ion deposition from ionized magnetron sputtering discharge[J]. J Vac Sci Technol B Microelectron Nanometer Struct Process Meas Phenom,1994,12(1):449-453.

[115] KLAWUHN E,D'COUTO G C,ASHTIANI K A,et al. Ionized physical-vapor deposition using a hollow-cathode magnetron source for advanced metallization[J]. J Vac Sci Technol A Vac Surf Films,2000,18(4):1546-1549.

[116] WANG Z H,COHEN S A. Hollow cathode magnetron[J]. J Vac Sci Technol A Vac Surf Films,1999,17(1):77-82.

[117] WILSON G W,SINHA B P. The effects of absorbed argon on the electrical properties of thin copper films[J]. Thin Solid Films,1971,8(3):207-211.

[118] KUKLA R,KRUG T,LUDWIG R,et al. A highest rate self-sputtering magnetron source[J]. Vacuum,1990,41(7-8-9):1968-1970.

[119] POSADOWSKI W. Low pressure magnetron sputtering using ionized, sputtered species[J]. Surf Coat Technol,1991,49(1-2-3):290-292.

[120] POSADOWSKI W M,RADZIMSKI Z J. Sustained self-sputtering using a direct current magnetron source[J]. J Vac Sci Technol A Vac Surf Films,1993,11(6):2980-2984.

[121] BIEDERMAN H. Organic films prepared by polymer sputtering[J]. J Vac Sci Technol A Vac Surf Films,2000,18(4):1642-1648.

[122] JING F,YIN T,YUKIMURA K,et al. Titanium film deposition by high-power impulse magnetron sputtering:influence of pulse duration[J]. Vaccium,2012,86(12):2114-2119.

[123] RODRIGUES M M,FONTOURA C P,DOTTA MADDALOZZO A E,et al. Ti,Zr and Ta coated UHMWPE aiming surface improvement for biomedical purposes[J]. Compos Part B Eng,2020,189:107909.

[124] 余凤丹,储成林,吉宏林,等. 磁控溅射Zr-Ti薄膜的组织结构与血液相容性[J]. 稀有金属材料与工程,2011,40(3):483-486.

[125] GRYSZEL M,JAKESOVA M,LEDNICKY T,et al. High-capacitance nanoporous noble metal thin films via reduction of sputtered metal oxides[J]. Adv Mater Interfaces,2022,9:2101973.

[126] LOPES C,FIEDLER P,RODRIGUES M S,et al. Me-doped Ti-Me

intermetallic thin films used for dry biopotential electrodes: a comparative case study[J]. Sensors,2021,21(23):8143.

[127] ZHANG X Y,WANG H Z,LI J F,et al. The fabrication of Ag-containing hierarchical micro/nano-structure on titanium and its antibacterial activity[J]. Mater Lett,2017,193:97-100.

[128] WOJCIESZAK D,MAZUR M,KALISZ M,et al. Influence of Cu,Au and Ag on structural and surface properties of bioactive coatings based on titanium[J]. Mater Sci Eng C Mater Biol Appl,2017,71:1115-1121.

[129] WOJCIESZAK D,KACZMAREK D,ANTOSIAK A,et al. Influence of Cu-Ti thin film surface properties on antimicrobial activity and viability of living cells[J]. Mater Sci Eng C Mater Biol Appl,2015,56:48-56.

[130] KURT M S, ARSLAN M E, YAZICI A, et al. Tribological, biocompatibility, and antibiofilm properties of tungsten-germanium coating using magnetron sputtering[J]. J Mater Sci Mater Med,2021,32(1):6.

[131] COMBY-DASSONNEVILLE S, VENOT T, BORROTO A, et al. ZrCuAg thin-film metallic glasses: toward biostatic durable advanced surfaces[J]. ACS Appl Mater Interfaces,2021,13(14):17062-17074.

[132] RAZAZZADEH A, ATAPOUR M, ENAYATI M H. Corrosion characteristics of TiNbMoMnFe high entropy thin film deposited on AISI316L for biomedical applications[J]. Met Mater Int,2021,27(7):2341-2352.

[133] PEIGHAMBARDOUST N,ASGHARI ALAMDARI A,UNAL U,et al. In vitro biocompatibility evaluation of $Ti_{1.5}ZrTa_{0.5}Nb_{0.5}Hf_{0.5}$ refractory high-entropy alloy film for orthopedic implants: microstructural, mechanical properties and corrosion behavior[J]. J Alloys Compd,2021,883:160786.

[134] YANG P,HUANG N,LENG Y X,et al. In vivo study of Ti-O thin film fabricated by PIII[J]. Surf Coat Technol,2002,156(1-2-3):284-288.

[135] CAO H L,LIU X Y. Activating titanium oxide coatings for orthopedic implants[J]. Surf Coat Technol,2013,233:57-64.

[136] LI G L,CAO H L,ZHANG W J,et al. Enhanced osseointegration of hierarchical micro/nanotopographic titanium fabricated by microarc oxidation

and electrochemical treatment[J]. ACS Appl Mater Interfaces,2016,8(6):3840-3852.

[137] SONODA T,KATO M. Effects of discharge voltage on Ti-O film formation on Ti-6Al-4V alloy by reactive DC sputtering[J]. Thin Solid Films,1997,303(1-2):196-199.

[138] PANTAROTO H N,DE ALMEIDA A B,GOMES O P,et al. Outlining cell interaction and inflammatory cytokines on UV-photofunctionalized mixed-phase TiO_2 thin film[J]. Mater Sci Eng C Mater Biol Appl,2021,118:111438.

[139] STRA-ÁK V,QUAAS M,WULFF H,et al. Formation of TiO_x films produced by high-power pulsed magnetron sputtering[J]. J Phys D Appl Phys,2008,41(5):055202.

[140] ALAMI J,SARAKINOS K,USLU F,et al. On the phase formation of titanium oxide films grown by reactive high power pulsed magnetron sputtering[J]. J Phys D Appl Phys,2009,42(11):115204.

[141] AIEMPANAKIT M,HELMERSSON U,AIJAZ A,et al. Effect of peak power in reactive high power impulse magnetron sputtering of titanium dioxide[J]. Surf Coat Technol,2011,205(20):4828-4831.

[142] YIN T L,JING F J,SUN H,et al. Microstructure and platelet adhesion behavior of titanium oxide films synthesized by reactive high-power pulse magnetron sputtering [J]. IEEE Trans Plasma Sci, 2013, 41(8):1837-1843.

[143] STANKEVICH K S,KUDRYAVTSEVA V L,BOLBASOV E N,et al. Modification of PCL scaffolds by reactive magnetron sputtering: a possibility for modulating macrophage responses[J]. ACS Biomater Sci Eng,2020,6(7):3967-3974.

[144] DING Z L,WANG Y,ZHOU Q,et al. The preparation and properties of multilayer $Cu-MTa_2O_5$ composite coatings on Ti6Al4V for biomedical applications[J]. Nanomaterials,2019,9(10):1498.

[145] FOUAD O A,RUMAIZ A K,SHAH S I. Reactive sputtering of titanium in Ar/CH_4 gas mixture:target poisoning and film characteristics[J]. Thin Solid Films,2009,517(19):5689-5694.

[146] FIROUZABADI S S, NADERI M, DEHGHANI K, et al. Effect of

nitrogen flow ratio on nano-mechanical properties of tantalum nitride thin film[J]. J Alloys Compd,2017,719:63-70.

[147] AKBARI G, NIKRAVESH M, POLADI A. Mechanical properties and microstructural evolution of Ta/TaN$_x$ double layer thin films deposited by magnetron sputtering[J]. Int J Eng Sci,2017,30(2):288-293.

[148] POLADI A, MOHAMMADIAN SEMNANI H R, EMADODDIN E, et al. Wettability and biocompatibility of TaC$_x$ films deposited on AISI316L stainless steel: effect of methane concentration[J]. J Inorg Organomet Polym Mater,2020,30(2):349-358.

[149] GEETHA M, SINGH A K, ASOKAMANI R, et al. Ti based biomaterials,the ultimate choice for orthopaedic implants—a review[J]. Prog Mater Sci,2009,54(3):397-425.

[150] KALISZ M, GROBELNY M, MAZUR M, et al. Comparison of mechanical and corrosion properties of graphene monolayer on Ti-Al-V and nanometric Nb$_2$O$_5$ layer on Ti-Al-V alloy for dental implants applications[J]. Thin Solid Films,2015,589:356-363.

[151] MAZUR M, KALISZ M, WOJCIESZAK D, et al. Determination of structural, mechanical and corrosion properties of Nb$_2$O$_5$ and (Nb$_y$Cu$_{1-y}$)O$_x$ thin films deposited on Ti6Al4V alloy substrates for dental implant applications[J]. Mater Sci Eng C Mater Biol Appl,2015,47:211-221.

[152] HOVSEPIAN P E, EHIASARIAN A P, PURANDARE Y, et al. Development of superlattice CrN/NbN coatings for joint replacements deposited by high power impulse magnetron sputtering[J]. J Mater Sci Mater Med,2016,27(9):147.

[153] SUGUMARAN A A, PURANDARE Y, SHUKLA K, et al. TiN/NbN nanoscale multilayer coatings deposited by high power impulse magnetron sputtering to protect medical-grade CoCrMo alloys[J]. Coatings,2021,11(7):867.

[154] ALAGARSAMY K, VISHWAKARMA V, KALIARAJ G S, et al. Biological adhesion and electrochemical behavior of Ag-ZrO$_2$ bioceramic coatings for biomedical applications[J]. J Adhes Sci Technol,2020,34(4):349-368.

[155] HORANDGHADIM N,KHALIL-ALLAFI J,URGEN M. Influence of tantalum pentoxide secondary phase on surface features and mechanical properties of hydroxyapatite coating on NiTi alloy produced by electrophoretic deposition[J]. Surf Coat Technol,2020,386:125458.

[156] AZAR Z, KHALIL-ALLAFI J, ETMINANFAR M R. Electrocrystallization of hydroxyapatite coatings on Nitinol rotating disk electrode[J]. Mater Res Express,2019,6(5):055401.

[157] XUE W C,LIU X Y,ZHENG X B,et al. In vivo evaluation of plasma-sprayed wollastonite coating[J]. Biomaterials,2005,26(17):3455-3460.

[158] XUE W C, TAO S Y, LIU X Y, et al. In vivo evaluation of plasma sprayed hydroxyapatite coatings having different crystallinity [J]. Biomaterials,2004,25(3):415-421.

[159] LEGOSTAEVA E V,KULYASHOVA K S,KOMAROVA E G,et al. Physical, chemical and biological properties of micro-arc deposited calcium phosphate coatings on titanium and zirconium-niobium alloy[J]. Mater Werkst,2013,44(2-3):188-197.

[160] GOLESTANI-FARD F,BAYATI M R,ZARGAR H R,et al. MAO-preparation of nanocrystalline hydroxyapatite-titania composite films: formation stages and effect of the growth time[J]. Mater Res Bull,2011,46(12):2422-2426.

[161] GRIGORESCU S,CARRADÒ A,ULHAQ C,et al. Study of the gradual interface between hydroxyapatite thin films PLD grown onto Ti-controlled sublayers[J]. Appl Surf Sci,2007,254(4):1150-1154.

[162] IVANOVA A A,SURMENEVA M A,SURMENEV R A,et al. Influence of deposition conditions on the composition, texture and microstructure of RF-magnetron sputter-deposited hydroxyapatite thin films[J]. Thin Solid Films,2015,591:368-374.

[163] WOLKE J G, VAN DER WAERDEN J P,SCHAEKEN H G,et al. In vivo dissolution behavior of various RF magnetron-sputtered Ca-P coatings on roughened titanium implants[J]. Biomaterials,2003,24(15):2623-2629.

[164] OZEKI K,YUHTA T,FUKUI Y,et al. Phase composition of sputtered films from a hydroxyapatite target[J]. Surf Coat Technol,2002,160(1):54-61.

[165] SAFAVI M S, SURMENEVA M A, SURMENEV R A, et al. RF-magnetron sputter deposited hydroxyapatite-based composite & multilayer coatings: a systematic review from mechanical, corrosion, and biological points of view[J]. Ceram Int, 2021, 47(3): 3031-3053.

[166] PETROV I, IVANOV I, ORLINOV V, et al. Comparison of magnetron sputter deposition conditions in neon, argon, krypton, and xenon discharges[J]. J Vac Sci Technol A Vac Surf Films, 1993, 11(5): 2733-2741.

[167] DIJK K V, SCHAEKEN H G, MARÉE C H M, et al. Influence of Ar pressure on R. F. magnetron-sputtered $Ca_5(PO_4)_3OH$ layers[J]. Surf Coat Technol, 1995, 76-77(part-P1): 206-210.

[168] BOYD A R, DUFFY H, MCCANN R, et al. The Influence of argon gas pressure on co-sputtered calcium phosphate thin films[J]. Nucl Instrum Meth Phys Res Sect B Beam Interact Mater At, 2007, 258(2): 421-428.

[169] KOZELSKAYA A, FEDOTKIN A, KHLUSOV I, et al. Effect of working gas on physicochemical and biological properties of CaP coatings deposited by RFMS[J]. Biomed Mater, 2021, 16(3): 035012.

[170] ICONARU S L, GROZA A, GAIASCHI S, et al. Antimicrobial properties of samarium doped hydroxyapatite suspensions and coatings[J]. Coatings, 2020, 10(11): 1124.

[171] SANT S B, GILL K S, BURRELL R E. Nanostructure, dissolution and morphology characteristics of microcidal silver films deposited by magnetron sputtering[J]. Acta Biomater, 2007, 3(3): 341-350.

[172] CHUANG K, ABDULLAH H, LEU S, et al. Metal oxide composite thin films made by magnetron sputtering for bactericidal application[J]. J Photochem Photobio A Chem, 2017, 337: 151-164.

[173] FORMOSA D, LI X Y, SAMMONS R, et al. Development and characterisation of novel anti-bacterial S-phase based coatings[J]. Thin Solid Films, 2017, 644: 71-81.

[174] ROBERTSON J. Diamond-like amorphous carbon[J]. Mater Sci Eng R Rep, 2002, 37: 129-281.

[175] OHGOE Y, HIRAKURI K K, SAITOH H, et al. Classification of DLC films in terms of biological response[J]. Surf Coat Technol, 2012, 207:

350-354.

[176] ANTÓNIO F,SOFIA A A,MANUEL E,et al. Can a-C∶H-sputtered coatings be extended to orthodontics? [J]. Coatings,2021,11(7):832.

[177] QI J W,YANG Y M,ZHOU M M,et al. Effect of transition layer on the performance of hydroxyapatite/titanium nitride coating developed on Ti-6Al4V alloy by magnetron sputtering[J]. Ceram Int,2019,45(4):4863-4869.

[178] TIBBITT J M,SHEN M,BELL A T. A comparison of r. f. sputtered and plasma polymerized thin films of tetrafluoroethylene[J]. Thin Solid Films,1975,29(2):L43-L45.

[179] MORRISON D T,ROBERTSON T R F. sputtering of plastics[J]. Thin Solid Films,1973,15:87-101.

[180] LEHMANN H W,FRICK K,WIDMER R,et al. Reactive sputtering of PTFE films in argon-CF_4 mixtures[J]. Thin Solid Films,1978,52(2):231-235.

[181] BIEDERMAN H, OJHA S, HOLLAND L. The properties of fluorocarbon films prepared by r. f. sputtering and plasma polymerization in inert and active gas[J]. Thin Solid Films,1977,41:329-339.

[182] MARECHAL N,PAULEAU Y. Radio frequency sputtering process of a polytetrafluoroethylene target and characterization of fluorocarbon polymer films[J]. J Vac Sci Technol A,1992,10:477-483.

[183] RYAN M,FONSECA J,TASKER S,et al. Plasma polymerization of sputtered poly (tetrafluoroethylene) [J]. J Phys Chem, 1995, 99: 7060-7064.

[184] BIEDERMAN H,BÍLKOVÁ P,JEŽEK J,et al. RF magnetron sputtering of polymers[J]. J Non-Cryst Solids,1997,218:44-49.

[185] YAMADA Y,KUROBE T. X-ray photoelectron spectroscopy of fluorocarbon films deposited by RF sputtering[J]. Jpn J Appl Phys,1993,32(11R):5090.

[186] DRÁBIK M, POLONSKYI O, KYLIÁN O, et al. Super-hydrophobic coatings prepared by RF magnetron sputtering of PTFE[J]. Plasma Process Polym,2010,7(7):544-551.

[187] KYLIÁN O,DRÁBIK M,POLONSKYI O,et al. Deposition of nanostructured fluorocarbon plasma polymer films by RF magnetron sputtering of polytetraflu-

oroethylene[J]. Thin Solid Films,2011,519(19):6426-6431.

[188] TANG G,MA X,SUN M. Composition and chemical structure of ultra-thin a-C:F films deposited by RF magnetron sputtering with high pulsed bias[J]. Diam Relat Mater,2007,16(8):1586-1588.

[189] OYA T,KUSANO E. Characterization of organic polymer thin films deposited by rf magnetron sputtering[J]. Vacuum,2008,83(3):564-568.

[190] KITOH M,HONDA Y. Preparation and tribological properties of sputtered polyimide film[J]. Thin Solid Films,1995,271(1/2):92-95.

[191] HISHMEH G A,BARR T L,SKLYAROV A,et al. Thin polymer films prepared by radio frequency plasma sputtering of polytetrafluoroethylene and polyetherimide targets[J]. J Vac Sci Technol A Vac Surf Films,1996,14(3):1330-1338.

[192] STELMASHUK V,BIEDERMAN H,SLAVÍNSKÁ D,et al. RF magnetron sputtering of polypropylene[J]. Vacuum,2004,75(3):207-215.

[193] HANUS J,KOUSAL J,CHOUKOUROV A,et al. RF magnetron sputtering of poly(propylene) in a mixture of argon and nitrogen[J]. Plasma Process Polym,2007,4:806-811.

[194] KOUSAL J,HANUŠ J,CHOUKOUROV A,et al. In situ diagnostics of RF magnetron sputtering of Nylon[J]. Plasma Process Polym,2009,6:S803-S807.

[195] PIHOSH Y,BIEDERMAN H,SLAVINSKA D,et al. Composite SiO_x/hydrocarbon plasma polymer films prepared by RF magnetron sputtering of SiO_2 and polyethylene or polypropylene[J]. Vacuum,2006,81(1):32-37.

[196] BIEDERMAN H,HOLLAND L. Metal doped fluorocarbon polymer films prepared by plasma polymerization using an RF planar magnetron target [J]. Nuclear Instrum Methods,1983,212:497-503.

[197] CHOUKOUROV A,GRINEVICH A,POLONSKYI O,et al. Vacuum thermal degradation of poly(ethylene oxide)[J]. J Phys Chem B,2009,113(10):2984-2989.

[198] CHOUKOUROV A,HANUŠ J,KOUSAL J,et al. Thin polymer films from polyimide vacuum thermal degradation with and without a glow discharge[J]. Vacuum,2006,80:923-929.

[199] CHOUKOUROV A, GORDEEV I, POLONSKYI O, et al. Poly(ethylene oxide)-like plasma polymers produced by plasm-assisted vacuum evaporation[J]. Plasma Process Polym, 2010, 7: 445-458.

[200] CHOUKOUROV A, GORDEEV I, ARZHAKOV D, et al. Does cross-link density of PEO-like plasma polymers influence their resistance to adsorption of fibrinogen? [J]. Plasma Process Polym, 2012, 9: 48-58.

[201] KYLIÁN O, HANUS J, CHOUKOUROV A, et al. FAST TRACK COMMUNICATION: deposition of amino-rich thin films by RF magnetron sputtering of nylon[J]. J Phys D, 2009, 42: 142001.

[202] ARTEMENKO A, KYLIÁN O, KOUSAL J, et al. Deposition of amino-rich coatings by RF magnetron sputtering of Nylon: investigation of their properties related to biomedical applications[J]. Surf Coat Technol, 2011, 205: S529-S533.

[203] RODRIGUEZ-EMMENEGGER C, KYLIÁN O, HOUSKA M, et al. Substrate-independent approach for the generation of functional protein resistant surfaces[J]. Biomacromolecules, 2011, 12(4): 1058-1066.

[204] ARTEMENKO A, KYLIÁN O, CHOUKOUROV A, et al. Effect of sterilization procedures on properties of plasma polymers relevant to biomedical applications[J]. Thin Solid Films, 2012, 520(24): 7115-7124.

[205] GRINEVICH A, BACAKOVA L, CHOUKOUROV A, et al. Nanocomposite Ti/hydrocarbon plasma polymer films from reactive magnetron sputtering as growth support for osteoblast-like and endothelial cells[J]. J Biomed Mater Res A, 2009, 88(4): 952-966.

[206] KRATOCHVÍL J, KUZMINOVA A, KYLIÁN O. State-of-the-art, and perspectives of, silver/plasma polymer antibacterial nanocomposites[J]. Antibiotics (Basel), 2018, 7(3): E78.

[207] LI L, ZI F T. Polymer thin films prepared by RF magnetron sputtering of PTFE on NiTi alloys[J]. Mater Sci Forum, 2007, 561-565: 1229-1232.

[208] HABERLAND H, KARRAIS M, MALL M. A new type of cluster and cluster ion source[J]. Z Phys D Atoms Molecules Clusters, 1991, 20(1): 413-415.

[209] DUTKA M V, TURKIN A, VAINCHTEIN D, et al. On the formation of copper nanoparticles in nanocluster aggregation source[J]. J Vac Sci

Technol A,2015,33(3):031509.

[210] DRACHE S,STRANAK V,BERG F,et al. Pulsed gas aggregation for improved nanocluster growth and flux[J]. Phys Status Solidi,2014,211(5):1189-1193.

[211] DRABIK M,CHOUKOUROV A,ARTEMENKO A,et al. Structure and composition of titanium nanocluster films prepared by a gas aggregation cluster source[J]. J Phys Chem C,2011,115(43):20937-20944.

[212] KYLIÁN O,VALEŠ V,POLONSKYI O,et al. Deposition of Pt nanoclusters by means of gas aggregation cluster source[J]. Mater Lett,2012,79:229-231.

[213] BRAY K R,JIAO C Q,DECERBO J N. Nucleation and growth of Nb nanoclusters during plasma gas condensation[J]. J Appl Phys,2013,113(23):23430.

[214] AYESH A I,QAMHIEH N,GHAMLOUCHE H,et al. Fabrication of size-selected Pd nanoclusters using a magnetron plasma sputtering source[J]. J Appl Phys,2010,107(3):034317.

[215] SHELEMIN A,KYLIÁN O,HANUŠ J,et al. Preparation of metal oxide nanoparticles by gas aggregation cluster source[J]. Vacuum,2015,120:162-169.

[216] POLONSKYI O, KYLIÁN O, SOLA P, et al. Nylon-sputtered nanoparticles:fabrication and basic properties[J]. J Phys D Appl Phys,2012,45(49):495301.

[217] DRÁBIK M,SEROV A,KYLIÁN O,et al. Deposition of fluorocarbon nanoclusters by gas aggregation cluster source[J]. Plasma Process Polym,2012,9:390-397.

[218] SOLA P,POLONSKYI O,CHOUKOUROV A,et al. Nanostructured thin films prepared from cluster beams[J]. Surf Coat Technol,2011,205(S2):S42-S47.

[219] HANUŠ J,STEINHARTOVÁ T,KYLIÁN O,et al. Deposition of Cu/a-C:H nanocomposite films[J]. Plasma Process Polym,2016,13(9):879-887.

[220] VAIDULYCH M,HANUŠ J,STEINHARTOVÁ T,et al. Deposition of Ag/a-C:H nanocomposite films with Ag surface enrichment[J]. Plasma Process Polym,2017,14(11):1600256.

[221] KYLIÁN O, KRATOCHVÍL J, PETR M, et al. Ag/C：F antibacterial and hydrophobic nanocomposite coatings[J]. Funct Mater Lett, 2017, 10 (3):1750029.

[222] KUZMINOVA A, BERANOVÁ J, POLONSKYI O, et al. Antibacterial nanocomposite coatings produced by means of gas aggregation source of silver nanoparticles[J]. Surf Coat Technol, 2016, 294:225-230.

[223] TANG K W, WANG G M, RUAN Q D, et al. Controllable deposition of MoS_2 nanosheets on titanium by the vapor-phase hydrothermal technique and comparison with the conventional liquid-phase hydrothermal method [J]. Surf Coat Technol, 2020, 404:126497.

第9章
激光表面工程技术及应用

9.1 激光表面工程技术

激光表面工程技术通过在材料表面制备高性能的功能涂层或结构，对于特殊服役环境或高性能要求的材料设计和选择匹配具有重要意义。常见的激光表面工程技术有激光熔覆、脉冲激光沉积、激光表面微纳加工、激光冲击强化、激光熔凝、激光清洗、激光灭菌等，其中前三种技术在生物医疗领域应用最为广泛。

激光器是激光表面工程技术的基础，主要由激光工作介质、激励能源和光学共振腔三个部分组成。自20世纪60年代初第一台激光器诞生以来，激光加工设备不断推陈出新，发展出固体、半导体、气体、液体等一系列不同工作介质、特点和应用领域的激光器，对激光表面工程技术的科学研究和工程应用具有重大的推动作用。

9.1.1 激光表面工程技术分类及特点

1. 激光熔覆技术

激光熔覆技术以激光为热源，将填充材料和基材表面一起熔凝，形成与基材呈冶金结合的熔覆层，从而显著改善其表面硬度、耐磨性能、耐蚀性能、生物活性及生物相容性等性能[1]。该技术产生于20世纪70年代,兴起于20世纪80年代,并随着激光器技术的进步,相关基础研究和应用推广得到了快速发展。根据送粉和填料方式的不同,激光熔覆可分为同轴送粉(丝)、旁轴送粉(丝)以及预置粉末等,如图9.1所示,其中同轴送粉应用较为广泛,一般采用"粉包光"(激光束在内,粉末在外)的方式。为了进一步提高粉末利用率和成形质量,近年来研究人员开发了"光包粉"(激光束在外,粉末在内)的光内同轴送粉激光熔覆技术[2]。

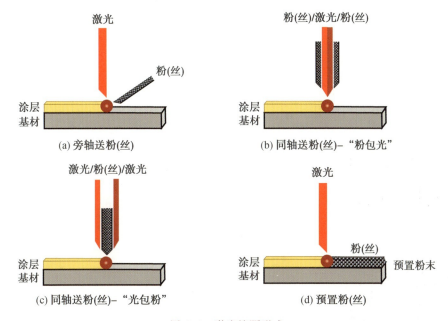

图 9.1 激光熔覆形式

与传统表面工程技术相比,激光熔覆技术具有以下特点[3]:①功率密度大,经聚焦后激光功率密度可达到 $10^4 \sim 10^7$ W/cm^2;②稀释率低,经激光熔覆后基材内的元素扩散小;③冷速快,可获得晶粒细小的熔覆层;④结合好,熔覆层与基材呈冶金结合状态;⑤适用性强,可根据性能需求对熔覆材料进行成分设计;⑥可控性强,能够实现自动化控制加工,生产效率较高。

近30年来,我国已将激光熔覆技术应用于植入体材料的表面改性,主要集中在钛合金、镁合金等材料表面生物活性陶瓷涂层的制备,提高其力学性能和生物性能[4]。植入体材料如镁合金虽然具有良好的生物相容性,但易出现腐蚀和磨损的问题;钛合金虽然具有良好的生物活性,但存在难形成有效生物嵌合的不足。故常采用在植入体表面通过激光熔覆HA等生物陶瓷,提高其综合性能[5]。在此基础上,研究者们通过添加微量稀土氧化物(La_2O_3、Y_2O_3等)[6]或制备复合梯度涂层等方式进一步提高涂层质量[7]。

2. 脉冲激光沉积技术

脉冲激光沉积技术是利用高能激光烧蚀靶材产生高温等离子体，轰击基材表面沉积制备性能优异薄膜材料（如金属、氧化物、碳化物等）的加工技术。该技术在20世纪60年代因红宝石激光器诞生而得以实现，随着性能更优的飞秒激光器的出现，在材料冶金、生物医学等领域取得了突破性进展并走向成熟。近年来，已广泛应用于光电、新能源、生物、超导、电子封装、催化、传感等领域。

脉冲激光沉积的基本原理示意图如图9.2所示，高能量脉冲激光通过真空腔体的入射窗聚焦到靶材表面，产生汽化、离化、相爆炸等效应，诱导离子、电子、原子和原子团簇等粒子从靶材表面逸出产生等离子体，沿靶面法线方向产生膨胀，形成局域化高温高压的椭球状等离子体羽辉（$T>10^4$ K），通过粒子间的相互碰撞等系列作用，沉积在基材表面并经过形核和生长过程，形成具有特定成分和结构的功能薄膜。

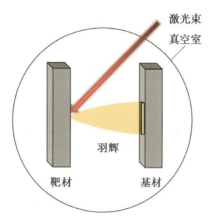

图 9.2　脉冲激光沉积的基本原理示意图

与传统薄膜制备技术相比，脉冲激光沉积技术具有以下优点[8]：①沉积效率高，沉积过程通常发生在数十纳秒的瞬间，沉积速率可达 10 μm/min 以上；②所需温度低、成膜质量好，经脉冲激光轰击的粒子具有高能量，可在温度较低的基材表面自由迁移，甚至在室温下原位制备取向一致、连续均一的薄膜，与基材结合力强；③可控性强，由于等离子体的瞬间爆炸式膨胀和沿靶轴向的空间约束效应，脉冲激光沉积技术具有保组分性，同时通过调节工艺参数，可实现薄膜结构及形貌的高度可控；④适用面广。由于激光的高能量密度和传播特性，其能在极端环境（如高压、高电场、强磁场）下制备特殊材料（如难熔材料）薄膜。

在生物医疗领域,脉冲激光沉积技术目前主要被应用于以下三个方面:①提高生物性能[9]。生物金属材料如钛合金等具备优良的力学性能,但生物活性较差,在其表面沉积 HA 等生物陶瓷薄膜可制备综合性能优异的医用材料。②提高抗菌性能[10]。在植入体服役过程中,细菌感染是导致其失效的主要原因之一。通过在植入物表面制备掺杂 Ag、Cu 及 Zn 等金属元素的生物薄膜,在保证生物活性的同时可获得理想的抗菌性能。③制备生物传感器[11]。通过在植入体表面沉积功能性薄膜(如压电薄膜、仿生纳米结构薄膜、多孔纳米结构薄膜等),可将收集的信息按规律转换为所需形式的信号输出,达到生物传感的目的。如通过制备具有成分梯度的仿生纳米结构 $Cu-FeO_x$ 薄膜,建立局部电导率与压力的模型,制作柔性压力传感器,未来可被应用于电子皮肤。

3. 激光表面微纳加工

激光表面微纳加工是一种利用超短脉冲激光在材料表面制造微纳结构的高精技术,可实现对多种材料高柔性、高精度、高效率的精细加工[12]。按激光脉冲时间不同,可以分为皮秒(ps)和飞秒(fs)。激光表面微纳加工技术与激光器的发展密切相关,于 1965 年因被动锁模红宝石激光器可实现皮秒级脉冲而诞生,自 1991 年出现可支持 3 fs 的自锁模钛宝石激光器后发展迅速。激光表面微纳加工技术因其可抑制热扩散、具有非线性多光子效应及对可透明材料内部改性等特点,在微电子、微机械、光子器件及生物芯片、医学器件制造中成为重要的加工手段。

激光表面微纳加工过程示意图如图 9.3(a)所示[13]。当激光能量沉积在材料表层的同时,以光子形式被表层的平衡态电子吸收,导致表层电子被激发,在极短的时间(100 fs)内通过相互碰撞振荡达到热化状态。自由电子在吸收激光能量后产生较大的动能,与原子碰撞后产生多个自由电子,此过程不断反复,形成雪崩电离现象,如图 9.3(b)所示。激光辐照材料表面时,雪崩电离和多光子效应使大量的金属价带电子转变为高温自由电子,当其积累到一定密度时,激光能量被材料大量吸收,形成高温高压的等离子体而脱离母材表面,达到去除材料的目的。

与其他表面工程技术相比,激光表面微纳加工具有以下特点:①可控性好,激光表面微纳加工由于脉冲宽度较小,采用较低脉冲能量就可获取极高的峰值功率(脉冲能量/脉宽),能对材料表面进行精细加工;②可实现内部改性,近红外飞秒激光加工通过多光子过程,实现有空间选择性的微观结构操控,而不影响表面结构。

激光表面微纳技术具有极高的灵活性,在合理的激光工艺参数下,可以实现

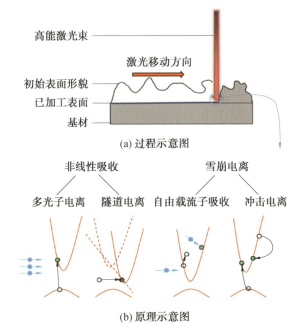

图 9.3 激光表面微纳加工过程[13]

极小尺寸下材料的局部精密去除和复杂、精细结构的表面加工。在生物医疗领域,该技术目前主要应用于植入体和外科器械的表面微纳图案(如微纳米波纹、沟槽、微柱、凹坑等)的制备,以调控细胞增殖、分化、迁移等生物学行为[14-15]。其次,应用于微器械表面的精密加工,如在器械表面制备微小载药孔,促进药物的吸收,具有广阔的发展前景[16]。

4. 激光冲击强化技术

激光冲击强化技术是基于高压力学效应,提高材料抗疲劳、耐磨损以及耐腐蚀能力的一种高新技术[17]。在 20 世纪 90 年代,国内开始了激光冲击强化方面的技术研究和应用探索。随着激光器技术的快速发展和相关理论的不断成熟,该技术在航空航天、石油化工和生物医疗等领域得到了广泛应用。

激光冲击强化技术是通过高功率密度短脉冲激光作用在材料表面,使其在极短时间内产生高幅压应力,实现材料塑性变形的表面改性技术。如图 9.4 所示,当激光接触材料表面时,吸收层快速吸收激光能量,在极短的时间内汽化电离形成等离子体并迅速向外膨胀,由于受到约束层的限制,其压力迅速增大并向材料表面施加冲击载荷。当激光诱导冲击波峰值压力超过材料动态屈服强度时,在材料表面即形成具有一定范围和深度的塑性变形层,导致其微观组织和应力状态发生改变,产生晶粒细化的同时具有一定的残余压应力分布,从而提高其抗疲劳、抗磨损及抗应力腐蚀等性能。

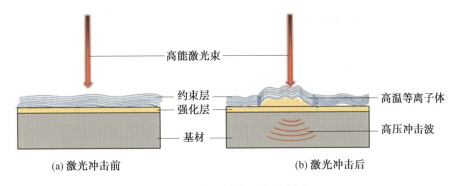

图 9.4　激光冲击强化示意图

与传统表面改性技术相比,激光冲击强化技术具有以下两个特点[18]:①强化效果佳。激光冲击强化利用高压力学效应,可形成较深的残余压应力层(1～2 mm),并使材料表层晶粒细化甚至出现纳米晶,疲劳强度显著提高。同时塑性变形深度仅为数微米,对材料表面粗糙度的影响可忽略。②可控性好。由于激光光斑大小、对焦位置可准确控制,且不接触材料表面,故激光冲击强化技术可以处理微小部位,如微孔、沟槽、焊缝等。

在生物医疗领域,激光冲击强化技术在保持材料生物性能的同时,可提高其耐腐蚀和耐磨性能。主要强化机制如下[19-20]:①位错机制。如图 9.5 所示,超高应变率冲击波导致材料表层产生大量位错,同时内部的运动使位错聚集成位错线,随着塑性变形程度的增加,位错开始湮灭、重排,形成位错墙和位错缠结,从而显著细化晶粒,提高材料表面的硬度、耐磨性能和抗生物腐蚀性能。②压应力机制。如图 9.6 所示,激光冲击强化技术通过使材料产生超高应变率的塑性变形,在其表面诱导形成峰值高、深度大的残余压应力层,从而降低材料的应力强度因子,阻止腐蚀裂纹的萌生和蔓延,促进裂纹闭合和钝化膜修复,减缓腐蚀进程,提高耐蚀性能。

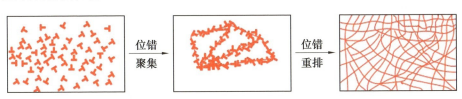

图 9.5　基于位错聚集、重排的激光冲击强化机制

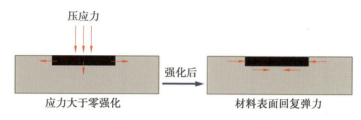

图 9.6 基于压应力的激光冲击强化机制

近年来,激光冲击强化技术在医疗领域主要被用做激光复合加工的预处理,如 Xiong[21] 等将激光冲击(LSP)与 MAO 相结合,在 AZ80 镁合金上制备 LSP/MAO 涂层,利用前者在植入体材料表面生成纳米晶结构并改变其织构,从而提高基材抵抗体液的腐蚀阻力,利用后者进一步提高涂层的耐腐蚀能力。

5. 其他激光表面工程技术

(1)激光熔凝技术。

激光熔凝技术是利用高能量激光束在材料表面不间断扫描,利用基材吸热作用使熔池迅速冷却和凝固($10^6 \sim 10^8$ K/s),通过细化合金组织、形成高度过饱和固溶体等亚稳定相,实现材料表面改性的一种技术,如图 9.7(a)所示。该技术兴起于 20 世纪 80 年代,目前广泛应用于轨道交通、航空航天及生物医疗等领域[22]。针对生物医用材料高耐磨性和耐蚀性的要求,激光熔凝被用于镁合金、不锈钢等植入体材料的表面改性处理。一方面,激光熔凝的冷凝过程存在较大过冷度,导致亚结构细化和位错密度增加,从而有效提高硬度和耐磨性能;另一方面,激光熔凝的快热快冷特性产生显著的细化晶粒效果,降低偏析程度,从而提高材料的耐蚀性能。

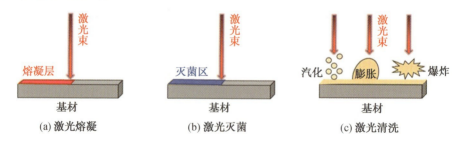

图 9.7 部分激光表面工程技术示意图

(2)激光灭菌技术。

激光灭菌技术可以追溯到 20 世纪 70 年代,最初被应用于食品安全领域,随着激光技术的发展,已拓展到生物医疗、安全防护等领域[23],如图 9.7(b)所示。

激光灭菌的实现基于多种效应：一是激光的热效应，激光能量被照射区域材料快速吸收，使温度急剧上升，细菌和病毒的蛋白质结构在高温下发生变性破坏；二是激光的力学效应，水分子吸收激光能量运动加快蒸发，因脱水使细菌受到破坏；三是激光的电离效应，激光使液体电离，产生杀菌物质对细菌产生灭杀效果。值得一提的是，激光的功率、波段和模式影响灭菌效果。在医学领域，激光灭菌主要被用于器械消毒和牙科手术，通过对材料的表面照射可以实现快速无害灭菌。

(3) 激光清洗技术。

激光清洗技术源于20世纪60年代，近年来逐渐成为世界工业制造领域的研究与开发热点之一，被誉为"21世纪最具有发展潜力的绿色清洗技术"。目前，激光清洗技术已能稳定而有效地清洗各种具有规则性的表面，包括金属、陶瓷及复合材料等，已应用于工业、军工、航天、医疗等领域。激光清洗技术并不是直接将激光束聚焦于被清洗材料表面，而是利用等离子体冲击波清洗表面微粒[24]。具体过程如图9.7(c)所示，调整激光头的高度，使激光束的焦点尽量靠近被清洗的污渍微粒附近，并使聚焦位置与基材表面保持细小间距。此时，激光聚焦点处的空气将会被电离，从而导致球状冲击波的产生并向四周扩散。冲击波很快作用在基材表面，当冲击波所施加平行于材料表面的横向力大于垂直方向上污渍颗粒的附着力时，污渍就会沿着冲击波作用力的方向移动，从而脱离材料表面。与机械摩擦、化学药剂、高频振动等传统清洗方法相比，激光清洗技术具有以下特点：

①绿色环保。激光清洗技术无须使用化学药剂，不会产生废液污染水体。

②对材料损伤小。无须与材料接触和施加机械作用力。

③清洗效果佳。通过改变激光工艺参数可快速清洗材料表面附着的各类污染物。

④清洁效率高。采用扫描技术的激光清洗设备可将点光源转换成线或面光源，显著提高清洗速率。

⑤灵活性高。设备结构简单，方便实现自动化。

在医学领域，激光清洗技术已被应用于口腔正畸托槽清洗[25]。在治疗过程中，通常会对已脱落的正畸托槽采用喷砂等方法进行清洗、回收和再利用，以减少患者的经济负担与资源浪费。激光清洗技术能有效清理传统工艺无法处理的金属材质和陶瓷材质表面，实现残余黏结剂去除，使正畸托槽回收再利用变得可行。

9.1.2 激光加工设备

激光器主要由工作介质、激励能源及光学共振腔三个部分组成。自20世纪60年代激光器发明以来,衍生出固体、气体、半导体、液体及自由电子等多种不同工作介质的激光器。其中,固体激光器主要包括红宝石、掺钕钇铝石榴石、半导体泵浦和可调谐固体等激光器;气体激光器主要包括原子气体、离子气体、分子气体和准分子气体等激光器;半导体主要包括同质结、单异质结和双异质结等激光器;液体激光器主要包括螯合物、无机液体和有机染料等激光器,各类激光器的示意图如图9.8所示。

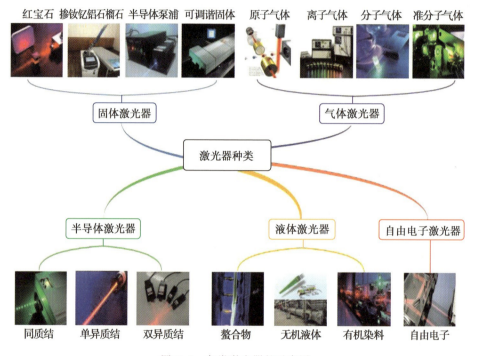

图 9.8　各类激光器的示意图

不同工作介质的激光器具有不同的特性和优势,广泛应用于生物医疗、国防军事、航空航天等领域,各种激光器的主要技术如下(表9.1)。

(1)固体激光器。

固体激光器是诞生最早的激光加工设备,其原理与应用相对成熟,具有输出功率大、结构紧凑、使用方便、成本低等优势,同时存在转化率低、热稳定性差、工作寿命短等缺陷。目前,广泛应用于激光熔覆、激光表面微纳加工和激光冲击强化等激光表面工程技术。

(2) 气体激光器。

气体激光器是以气体为工作介质产生激光源的设备。其中,最常见的工作介质包括 He—Ne、CO_2、He—Cd、Ar^+ 及铜蒸气等。气体激光器具有结构简单、易操作、工作物质均匀、工作稳定性高及光束质量好等优势,但存在工作气体气压和功率低等不足。常用于激光熔覆和激光表面微纳加工等其他激光表面工程技术。

(3) 半导体激光器。

半导体激光器是以半导体材料作为工作介质的激光器,常用的工作介质有硫化镉(CdS)、砷化镓(GaAs)、硫化锌(ZnS)、磷化铟(InP)等。其具有效率高、功耗低、体积小、结构简单、可靠性强、寿命长和价格低等优点,但同时存在受温度影响大、输出光易发散、激光方向性和相干性较差的缺陷。目前,广泛应用于激光熔覆、激光表面微纳加工和激光冲击等其他激光加工技术。

(4) 液体激光器。

液体激光器又称为染料激光器,此类激光器是利用某些液体(某些有机染料溶解在水、甲醇或乙醇等液体中形成的溶液)作为产生激光的工作介质。液体激光器具有光束不易发散、输出功率高、结构简单及成本低廉的优势,但同时存在能量转换率低、染料易分解、工作介质存储困难和寿命短等不足,主要应用于激光熔覆、激光表面微纳加工和激光清洗等激光表面工程技术。

(5) 自由电子激光器。

自由电子激光器是20世纪70年代中期发展起来的一类新型激光器,其与传统激光器相比,无须固体、气体、液体等作为产生激光的工作介质。自由电子激光器具有能量转化效率高、功率高、光束质量好、波长和短脉冲可调等特点,同时拥有较强的不可替代性,但也存在体积质量大、造价昂贵及配套设备尚未成熟等缺陷。目前,主要应用于激光熔覆、激光表面微纳加工、激光冲击强化、激光清洗等激光表面工程技术。

表 9.1 主要激光器及其表面工程领域应用

激光器		激光熔覆	表面微纳加工	冲击强化	清洗	其他(熔凝、灭菌等)
固体	红宝石		√	√	√	√
	掺钕钇铝石榴石	√	√	√	√	√
	半导体泵浦	√	√	√	√	√
	可调谐固体		√	√		

续表 9.1

激光器		激光熔覆	表面微纳加工	冲击强化	清洗	其他（熔凝、灭菌等）
气体	原子气体		√	√	√	√
	离子气体		√	√	√	√
	分子气体		√	√	√	√
	准分子气体		√	√	√	√
半导体	同质结		√	√	√	√
	单异质结		√	√	√	√
	双异质结		√	√	√	√
液体	螯合物		√	/	/	√	√
	无机液体		√			√	√
	有机染料		√	√		√	√
自由电子	自由电子		√	√	√	√	√

9.2 激光表面工程技术的医疗健康应用

生物医用材料是用来对生物体进行诊断、治疗、修复，实现功能损伤组织及器官的替换，从而实现其正常生命活动的材料，主要包括生物医用金属材料、生物陶瓷材料、生物高分子材料及生物复合材料。其中，生物医用金属材料由于其良好的综合力学性能（强度、韧性、抗疲劳性）及生物相容性，广泛应用于外科器械、骨植入材料和心血管疾病治疗等领域。目前已临床应用的生物医用金属材料主要包括钛及钛合金、镁合金、不锈钢等。然而，几乎所有常规的植入生物医用金属材料都存在不同程度的不足，易在人体中产生不良反应，或无法满足相关性能及生物活性的双重需要。例如，钛及钛合金属于生物惰性材料，生物活性弱，在生物体内与周围骨组织之间主要形成机械嵌合，不能形成骨性结合，容易发生松动失效；镁合金耐腐蚀性和耐磨性较差，在植入后降解速率过快会导致支撑强度急剧下降；不锈钢的力学性能和弹性模量与骨骼硬组织差别大，植入后容易失效，同时镍离子向周围组织扩散容易引起细胞和组织坏死。

随着医疗技术的发展，生物医用材料在现代医学中的作用越来越重要，医疗器械安全性和可靠性需求越来越突出，因此对生物医用材料的表面改性提出了更高要求。激光表面加工是提高生物医用材料表面性能（主要包括耐磨性能、耐腐蚀性能和抗菌性能等）及生物相容性，从而拓宽其应用范围的有效途径之一。通过激光表面工程技术（如激光熔覆、激光表面微纳加工、激光冲击强化等）在生物医用材料表面制备具有良好生物活性的功能涂层，改变其表面的结构或成分可有效提高相应的表面性能、生物活性并保持结构的稳定性。

9.2.1 激光熔覆技术

与其他表面涂层技术相比，激光熔覆制备的生物功能性涂层具有组织细密、与基材结合较好、沉积效率高等优点[26]，已广泛用于提高生物医用材料（钛及钛合金、镁合金、不锈钢及锆基合金等）的生物性能、化学性能及力学性能，是目前生物医疗领域主要采用的激光表面工程技术之一。

1. 医用钛及钛合金表面工程

钛及钛合金具有高比强度、优异的耐腐蚀性和良好的生物相容性，近年来在医疗器械产品（包括植入体和外科器械等）的应用越来越广泛。然而，钛合金也存在一些不足，如生物活性较差、含有有害金属元素（Al、V）等。考虑到钙、磷生物活性材料如 HA、生物玻璃（bioactive glass，BAG）、金属玻璃（metallic glass，MG）等[27]虽然具有良好的生物活性，可与天然骨形成良好的骨性结合，但这些材料力学性能不足，限制其在人体承载部位（如髋关节和膝关节等）的应用。因此，通过激光熔覆技术将生物活性材料的生物性能与钛合金的力学性能相结合成为研究热点。

HA 作为人体和动物骨骼、牙齿的主要成分，可在体内形成弱碱环境，提高细胞活性和骨修复速度，具有优异的生物活性，是目前激光熔覆钛合金表面改性最常用的材料[28]。相应的制备方法主要包括：以 HA 粉末为原材料，直接激光熔覆 HA 涂层；以 $CaHPO_4 \cdot 2H_2O$ 和 $CaCO_3$ 为原材料，通过激光熔覆原位合成 HA 涂层。在此基础上，通过添加适量的 Si、B、Ag、Zn、稀土元素可改善 HA 涂层的生物性能和力学性能。此外，通过设计梯度涂层，可降低单一涂层与基材之间因膨胀系数激变而产生的热应力，提高涂层的结合强度。

Si 是人体中一种重要的微量元素，能促进胶原合成，协同钙促进骨组织的早期钙化，影响骨骼质量[29]。添加适量 SiO_2 可形成活性相 Ca_2SiO_4，该相通过提高 HA 涂层表面自由能和对骨组织的黏附性，以改善其生物活性和润湿性[30]。硼是人体中必需的微量元素，易与组织液中的羟基结合形成 $B(OH)_3$，通过结合体内的钙、磷离子参与细胞内的间接质子转移，促进骨细胞的分化与骨骼的早期矿化。添加适量 CaB_6 可产生活性相 CaB_2O_4，该相能够在 SBF 中吸附更多游离的阳离子，促进 HA 晶体的形核，显著改善涂层的耐腐蚀性和生物活性[31]。Ag

和 Zn 离子的释放可提高植入体的细菌抗性和成骨能力,Zhang 等[32]通过激光熔覆技术在 TC4 表面制备了 Ag-ZnO-HA 复合涂层,发现 7%Ag-3%ZnO-HA 具有最佳的成骨和抗菌能力,与基材相比,涂层的成骨体积显著提高(46.01%),对大肠杆菌的抗菌率提高至 96.5%。此外,稀土氧化物((0.2%~1%)Y_2O_3、La_2O_3、CeO_2、Nd_2O_3 等对 HA 涂层具有催化形核、细化晶粒、改善力学性能的作用,但含量过高会降低液态金属在激光熔池中的流动性,易反应生成夹杂物,影响 HA 的形核[7,33-35]。

值得指出的是,由于 HA 陶瓷与 TC4 基材的热物性参数相差较大(热膨胀系数、熔点分别为 15×10^{-6}/K、1 100 ℃ 和 8.8×10^{-6}/K、1 678 ℃),激光熔覆制备的 HA 涂层普遍存在裂纹、气孔等缺陷[36]。近年,国内外研究者们通过设计、制备梯度涂层克服这一不足。Liu 等[37]通过激光熔覆技术制备了 HA/HA-Ti 梯度涂层(图 9.9(a)),发现过渡层中的 Ti 元素与 HA 分解产物($Ca_3(PO_4)_2$ 和 CaO)反应生成 $Ca_2P_2O_7$、$CaTiO_3$ 等化合物。其中,$Ca_2P_2O_7$ 可与骨组织实现骨结合,其结合强度与植入时间成正比,具有良好的生物相容性和生物活性[38];$CaTiO_3$ 因其优异的机械性能,可提高 HA 涂层与 TC4 基材之间的结合力[39]。Behera 等[40]在 TC4 表面制备了 HA/HA-TiO_2/TiO_2 梯度熔覆涂层(图 9.9(b)),结果表明,TiO_2 一方面可降低熔覆过程中 HA 的分解,改善其润湿性和生物活性;另一方面,由于梯度涂层表面阴离子的数量较多,与带正电氨基酸的蛋白质氢键作用增强,可吸附更多的蛋白质,表现出良好的细胞相容性和细胞黏附性。Jing 等[41]研究 HA-TiO_2-Y_2O_3/HA-Y_2O_3 激光熔覆层(图 9.9(c))发现,由于 Y_2O_3 的细晶强化作用,涂层的耐磨性和耐腐蚀性进一步提高。然而,以上三种梯度涂层都存在非生物活性相 $CaTiO_3$,需限制其含量保证涂层与骨组织形成骨整合。因此,Deng 等[42]设计了 HA/HA-Ag/Ag 梯度涂层(图 9.9(d)),研究表明,Ag 通过阻止 TC4 基材中 Ti 元素与 HA 的热分解产物发生反应,降低涂层中 $CaTiO_3$ 相的含量,从而改善其生物性能。

与 HA 相比,氟磷灰石(fluorapatite,FA)因其优异的机械性能和在体内的低溶解度而备受关注[43],其化学式为 $Ca_5F(PO_4)_3$,常用于骨植入体和牙齿。此外,F^- 通过刺激骨组织的形成,可提高骨密度并促进成骨细胞反应(如增殖、黏附、矿化、分化等)[44]。然而,纯 FA 涂层与 TC4 基材的热膨胀系数差异较大,Chien 等尝试通过激光熔覆制备 FA-50%TiO_2 和 FA-20%Al_2O_3 复合涂层解决这一问题[45-46],发现 TiO_2 可提高 FA 涂层与基材的结合强度,促进磷灰石的形成,改善植入体的成骨细胞黏附性;Al_2O_3 可减少涂层和基材之间的热膨胀系数失配,改善机械性能和生物性能。研究表明,锶(Sr)可进一步改善氟磷灰石的

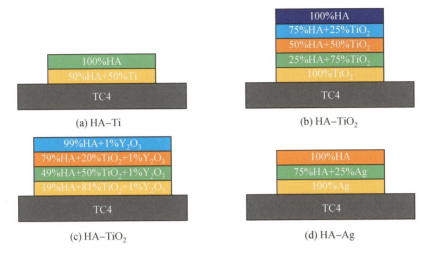

图 9.9　TC4 激光熔覆梯度涂层工艺

成骨特性,这是由于 Sr 不仅可增强成骨细胞的增殖和分化,还能抑制体内破骨细胞的形成和活动。Ganjali 等[47]采用激光熔覆制备掺锶氟磷灰石(Sr—FA)纳米涂层,其中 Sr 与(Sr+Ca)的原子比分别为 0、0.6、1.0,发现 Sr^{2+}一方面可以改善涂层的亲水性,提高生物活性和磷灰石的沉积能力;另一方面,可降低 Zeta 电位负值,改善细胞外基质的吸附和骨细胞的附着,提高其抗菌性能。然而,Sr^{2+}浓度较高会抑制变形链球菌中细胞内多糖(IPS)的积累,降低抗菌性能。当 Sr 的原子比为 0.6 时,涂层亲水性和抗菌性能最佳。

BAG 是一类人工合成的可降解无机非金属材料,可在体液中降解并释放活性离子(Ca^{2+}、Si^{4+}、PO_4^{3-} 等),促进成骨细胞的增殖与分化,同时生成与骨组织成分相同的磷灰石,如 HA 等,进而与骨组织形成良好的骨性结合,诱导骨细胞再生,加速骨组织修复[48]。与 HA 相比,典型 BAG 如 45S5 和 S520(主要组成为 SiO_2、Na_2O、CaO、P_2O_5 等)的理化性质和生物性能可通过调控其成分而改善,如添加 5% 的 CuO 可诱导间充质干细胞的早期分化,促进抗炎因子白细胞介素-10 的表达,抑制促炎细胞因子 IL-1β 的表达,提高其抗菌活性[10]。Hou 等[49]在 TC4 表面制备了 5%、10%、15%Cu—CaO—SiO_2 复合涂层,发现 Cu^{2+}的释放具有细化晶粒和抑制细菌的作用,当 Cu 质量分数为 15% 时,复合涂层的硬度(1 030 $HV_{0.2}$)和磨损率(3.22 $mm^3/(N·m)$)最佳,当 Cu 质量分数为 5% 时,涂层表面沉积的磷灰石含量最高为 7 mg。Li 等[50]为改善 TC4 的生物活性,制备了含 10%Na_2O 或 10%ZnO 的 CaO—SiO_2 复合涂层,发现 Na_2O 和 ZnO 可增加离子交换速率,提高涂层表面 HA 的沉积速度。此外,ZnO 通过细化晶粒可提高涂层的硬度和耐磨性。Bajda 等[51]在商业纯钛(CP—Ti)上激光熔覆制备了 S520 涂层,发现玻璃元素 Si、Na 和 P 被转移到基材上,同一区域的 Ti 含量有所下降,这些元素的重新分布可降低涂层与基体热膨胀系数的差值,提高其结合强度,并且玻璃元素的释放可促进 HA 的形核,涂层具有良好的生物活性。

虽然 BAG 具有优异的生物性能,但其机械性能较差,其应用仅限于非承重植入体。因此,近年来具有良好力学性能和生物性能的 MG 受到广泛关注。Lan 等[52]采用激光熔覆技术在 Ti—30Nb—5Ta—7Zr 合金表面制备了 Ti45Cu41Ni9Zr5 和 Ti45Cu41Ni6Zr5Sn3 涂层,发现 MG 涂层中的 Sn 取代部分 Ni 可提高 Ti 基 MG 体系的玻璃形成能力,从而提高非晶相的含量,显著提高涂层的硬度(615～665 HV100)和耐磨性(2.09×10^{-5} mm³/(N·m))。Wu 等[53]在纯钛表面激光熔覆了三种 MG 涂层(Ti51Zr5Cu41Sn3、Ti45Zr5Cu41Ni9、Ti45Zr5Cu41Ni6Sn3),发现由于 Cu、Ni 离子的释放,降低了植入体的生物相容性,因此 Ti51Zr5Cu41Sn3 涂层耐蚀性和生物相容性最佳。

CoCrMo 合金具有良好的力学性能和生物相容性,而碳纳米管(CNT)常被用作增强相,提高基材的耐磨性和耐腐蚀性,故 Wei 等[54]在 TC4 表面激光熔覆制备了 5%、10%、15% CNTs—CoCrMo 复合涂层,发现由于碳化物 Co_3C、CrC 的第二相强化、细晶强化以及 CNTs 独特的拓扑结构、高化学稳定性可显著提高涂层的硬度和耐腐蚀性,当 CNTs 质量分数为 15% 时,涂层的硬度(920.7 HV0.2)和耐腐蚀性(−0.265 V)最佳。Guo 等[55]在 TC4 表面制备了(TiZrNb)14SnMo 高熵合金涂层,发现由于固溶强化和晶粒细化,涂层硬度(584.0 HV0.2)和耐磨性(0.367 5 mm³)提高。Ti、Zr 和 Nb 可在涂层表面形成氧化膜,且 Mo 的均匀分布可形成致密稳定的钝化膜,故涂层耐腐蚀性提高(−1.0 V、1.10×10^{-6} A/cm²),水接触角降低至 74.32°,可促进 MG63 细胞的生长、增殖及黏附。

2. 医用镁及镁合金表面工程

镁及镁合金是典型的可降解生物医用金属材料,具有良好的生物相容性,广泛应用于多孔血管支架、骨植入材料等医疗器械。然而,镁及镁合金的力学性能(硬度和耐磨性)和化学性能(耐腐蚀性)较差,易引起植入体的磨损失效、细菌感染等问题,制约其在生物医疗领域的潜力发挥[56]。由于镁合金的熔点低(650 ℃),在激光熔覆过程中易蒸发,故在其表面通过激光熔覆制备生物涂层的研究报道不多。

通过在镁合金表面激光熔覆 HA 涂层可改善其生物性能,如高亚丽等[57]在 AZ91 镁合金表面激光熔覆制备 HA 涂层,发现涂层与基材的凝血酶原(PT)时间分别为 19.058 s 和 11.025 s，这是由于亲水性化合物 HA 和 β-TCP 吸附的血浆蛋白较少，血液相容性较好，同时涂层在 SBF 中表现出优异的骨诱导性。此外，在镁合金表面激光熔覆制备高熵合金涂层、金属-陶瓷复合涂层、非晶涂层等可显著提高其硬度、耐磨性及耐腐蚀性。Huang 等[58]在 AZ91D 镁合金表面制备了 Al0.5CoCrCuFeNi 高熵合金熔覆涂层，发现由于 Cr、Ni、Al 合金元素在涂层表面形成了致密的氧化膜，耐腐蚀性能显著提高。同时，由于合金元素的固溶强化和细晶强化作用，涂层的显微硬度约为基体的 3.7 倍，磨损率比基体降低 60%。Yang 等[59]将 5Ti-B4C-复合粉末以 10%、15%、20%的质量分数与 Al 混合，在 AZ91D 镁合金表面熔覆 Al 基复合涂层。当复合粉末质量分数为 10%时，涂层的腐蚀电流密度为 $9.589×10^{-6}$ A/cm^2，比基材低两个数量级；当复合粉末质量分数为 20%时，由于原位生成硬质相（TiC、$Al_{12}Mg_{17}$、Al_3Ti、Al_3Mg_2）的第二相强化与 Al 的固溶强化作用，涂层的显微硬度提高至 348 HV，是基体的 5～6 倍，磨损率下降 80%。Tan 等[60]在 AZ80 镁合金表面激光熔覆非晶 Al85Cu10Zn5 涂层，发现在第二相强化和细晶强化的作用下，涂层的平均硬度达 364 HV0.05，耐磨性是基体的 5.5 倍，与基材相比，耐腐蚀性能显著提高（腐蚀电位增加了 276.2 mV，腐蚀电流密度降低了两个数量级）。

因此，通过在镁合金生物材料表面激光熔覆制备功能性涂层，可显著提高其力学性能、耐磨性及耐腐蚀性，降低降解速率，有效避免植入人体后产生的不良反应，有助于提高镁合金植入效果。

3. 医用不锈钢表面工程

医用不锈钢（medical stainless steel）由于具有良好的生物性能、力学性能、耐腐蚀性及可加工性，且成本相对较低，已经成为临床广泛应用的外科器械和医用植入材料。然而，在复杂的生物体环境中，传统医用不锈钢在使用过程中存在生理腐蚀、Ni 离子扩散危害及易造成细菌感染等问题，影响骨植入体的长期骨结合及使用寿命。

大量研究表明，采用激光熔覆技术在医用不锈钢表面制备陶瓷涂层、稀土氧化物涂层、金属涂层等可提高其综合性能。Vieira 等[61]在 SS316L 基材上激光熔覆 SiC 和 SiC-TiO$_2$ 复合粉末，与基材相比，涂层具有更优的耐磨、耐腐蚀性能，且其表面的成骨细胞增殖更好，分布更均匀。添加质量分数为 0.55%的 TiO$_2$ 可提高涂层的热阻抗，避免熔覆过程中 Si 元素的蒸发，提高成骨细胞的活性。Xu 等[62]研究了稀土氧化物（CeO$_2$ 和 La$_2$O$_3$）的添加对 SS316L 基材上激光熔覆 316L 涂层微观结构和腐蚀行为的影响。结果表明，由于稀土氧化物的细晶强化作用，涂层的硬度、耐磨性及耐腐蚀性显著提高；与 La$_2$O$_3$ 相比，CeO$_2$ 效果更佳，涂层具有更高的硬度（213 HV）和耐腐蚀性（腐蚀电位为－0.175 V）。此外，Cu和Ag常被用作抗菌元素，以抑制耐药性的细菌所引起的感染。Sun等[63]通过将10%、20%（Ti+B）与Cu粉混合，在SS304表面激光熔覆制备了Cu—TiB$_2$复合涂层，发现随着（Ti+B）粉末含量的增加，硬质相TiB$_2$含量增加，硬度和耐磨性显著提高，20%（Ti+B）涂层与纯铜涂层硬度分别为（74±5）HRC和（46±5）HRC，表面磨损宽度（240 μm）较纯铜涂层（600 μm）显著减小，但Cu^{2+}可破坏细菌的细胞结构（细胞壁和细胞膜），故复合涂层的抗菌性能较纯铜涂层略有下降。Hans等[64]在SS304表面制备了纯Cu、纯Ag及10%Ag—Cu三种熔覆层，发现Cu^{2+}的释放量依次为（20.3±3.6）mol/L、（0.8±0.4）mol/L、（568±18）mol/L，可见10%Ag-Cu涂层对大肠杆菌的抑制效果最佳。

为抑制不锈钢中有害镍离子的释放，科研人员通过将N和Mn替代Ni元素，开发了具有优异机械性能和生物相容性的高氮无镍不锈钢（high nitrogen nickel—free stainless steel，HNS）。考虑到HNS的耐磨性较差，故Ibrahim[65-66]课题组采用激光熔覆技术在Cronidur30 HNS表面制备FeCrMoCB非晶涂层，以提高硬度、耐磨性、在SBF中的耐蚀性以及生物相容性。研究发现，激光工艺参数对涂层的结晶度和性能有显著影响，当扫描速度较低（5 mm/s、15 mm/s）时，显微硬度较低（900 HV0.1）；进一步提高扫描速度至50 mm/s，显微硬度增加（1 300 HV0.1），这是由于扫描速度越大，熔池的冷速越快，涂层中的非晶相含量越高。此外，随着激光能量密度E_s（31.8 J/mm^2、27.5 J/mm^{2}和23.4 J/mm^2）的降低，熔池冷速增大，涂层的结晶度下降，导致非晶相比例提高而金属间化合物B$_6$Fe$_{23}$含量降低，耐蚀性提高。体外细胞培养试验（3 d）表明，所制备非晶涂层的细胞存活率（85.5%）高于细胞毒性的阈值（70%），具有良好的细胞相容性。

4. 其他医用材料表面工程

锆及锆合金因其强度高、韧性好、耐腐蚀性好，且具有良好的生物相容性等优点而被广泛应用于医疗领域（骨骼、牙科植入体等）。Hu等[67]采用激光熔覆技术在纯Zr表面制备了Zr50.7Cu28Ni9Al12.3涂层，涂层由富Zr&Cu枝晶和富Ni&Al金属玻璃基体组成。发现随着激光功率的降低，MG含量增加，枝晶尺寸减小，耐腐蚀性提高，此外，MG含量的增加可抑制Cu的偏析，提高涂层在NaCl溶液中的抗点蚀性能。ZrO$_2$作为牙科植入体中常用的陶瓷材料之一，具有优异的机械性能和生物相容性，但自身的生物惰性不利于其生物整合，为改善其生物活性，Marin等[68]在ZrO$_2$上激光熔覆制备了Si$_3$N$_4$涂层，显著提高了植入体的表面粗糙度，更易于细胞黏附和骨组织的形成，从而提高其生物活性。人类骨肉瘤细胞试验结果表明，涂层表面骨组织胶原成熟度高、矿化良好，但细胞增殖较低。拉曼光谱测量结果表明，涂层的骨组织质量参数与健康人体骨组织相当，表明 Si_3N_4 能够改善氧化锆植入体的稳定性。$Al_2O_3-ZrO_2$ 复合材料由于具备良好的强度、耐磨性及生物相容性，常被用于在髋关节假体中制造股骨头和陶瓷嵌件（髋臼杯）。如 Baino 等[69]通过激光熔覆技术在髋关节髋臼杯（$Al_2O_3-ZrO_2$）表面制备 S57A7（$57SiO_2-30CaO-6Na_2O-7Al_2O_3$）和 S50B2（$50SiO_2-35CaO-7Na_2O-6P_2O_5-2B_2O_3$）BAG 涂层。发现涂层中存在生物活性相 $CaSiO_3$，在 SBF 中可沉积磷灰石层，展现了优异的生物活性。

此外，聚合物材料已被广泛开发并用于生物医学领域，包括导管和植入体等。然而，只有部分聚合物材料具有生物相容性，如聚乙烯（PE）、聚丙烯（PP）、聚氨酯（PU）、聚四氟乙烯（PTFE）、聚氯乙烯（PVC）、聚酰胺（PA）等。为了提高生物材料的性能，Zanocco 等[70]通过激光熔覆技术在 PE 表面制备了 Si_3N_4 涂层，发现 Si_3N_4 在水环境中可生成氨，破坏细菌细胞，进而减少细菌的繁殖。此外，Si_3N_4 中释放的 N 和 Si 离子可促进细胞增殖和骨组织的形成，展现了优异的生物活性。

9.2.2 脉冲激光技术

脉冲激光沉积（PLD）技术具有沉积效率高、成膜质量好、成分结构可控、基材温度要求低等特点。自 20 世纪 90 年代初期 Cotell 首次采用该技术制备 HA 薄膜以来[71]，逐步兴起了 PLD 加工条件（如温度、压力及气氛等）对薄膜表面生物、化学、力学性能影响的研究。目前，PLD 技术广泛应用于生物医疗领域多元/复合薄膜（如 HA、BG、BGC 等）的制备，以提高生物材料表面的抗菌性能和生物活性。

1. 离子掺杂 HA 薄膜

HA（$Ca_{10}[PO_4]_6[OH]_2$）的化学组成和结晶结构与人体自然骨中的磷灰石类似，具有优良的生物活性和生物相容性，是目前 PLD 技术制备生物薄膜的主要材料之一。但是，HA 存在溶解度小、溶解速率快、力学性能低等不足，难以满足骨缺损的快速修复和植入体长期服役的要求。与纯 HA 相比，人骨矿物组成还含有 Mg^{2+}、Sr^{2+}、Si^+、Mn^{2+}、Fe^{3+}、F^-、CO_3^{2-} 等离子。因此，利用 HA 的多孔结构掺杂这些有益离子，是提高其生物、化学和力学性能的有效途径。

在 PLD 技术制备的 HA 薄膜中，常见掺杂的阴离子主要包括 CO_3^{2-}、F^-，可分别取代 PO_4^{3-}、OH^-。一方面，碳酸羟基磷灰石（CHA）更接近人骨的结构和组成，CO_3^{2-} 可有效提高 HA 的溶解度、生物相容性和生物活性，促进与人体骨的结合能力。Rau 等[72]利用 KrF 脉冲激光在不同温度（30～750 ℃）的纯钛基材上制备 CHA 薄膜,发现所获得的薄膜具有高热稳定性,硬度随基材温度升高而增大,700 ℃时高达 28 GPa。另一方面,F 作为骨组织中的微量元素之一,可促进细胞的增殖和定植,故含氟羟基磷灰石(FHA)比纯 HA 具有更好的骨诱导活性,加速表面磷灰石的生长,促进成骨过程中磷酸钙的矿化和结晶[73]。Cao 等[74]采用 PLD 技术(CaF_2+HA 靶材)在纯钛基体上沉积了 FHA 薄膜,发现该薄膜可促进磷灰石相向 HA 相转变和骨髓干细胞无毒化增殖,具有高的骨矿化能力。Hashimoto 等[75]利用 KrF 脉冲激光、HA+$Ca_{10}[PO_4]_6F_2$ 靶材在纯钛表面制备 FHA 薄膜,发现其较纯 HA 薄膜更有利于人体间充质干(HMSC)细胞附着。

常见阳离子掺杂主要有 Mg^{2+}、Sr^{2+}、Si^+、Ag^+、Mn^{2+}、Fe^{3+},取代 HA 中的 Ca^{2+},影响如下。

(1) Mg。

Mg 作为生物体的必需元素之一,对维持骨细胞结构和生理功能有重要作用,在 HA 中掺杂 Mg^{2+} 可改善磷酸盐结晶度和生物降解性,提高成骨细胞的黏附和增殖。Vandrovcova 等[76]利用 PLD 技术(HA、HA+0.6% Mg 靶材)在聚己内酯(PCL)支架上分别制备 HA、Mg-HA 薄膜,发现 Mg 掺杂未改变薄膜形貌和 HA 相,但可提高 HA 薄膜的疏水性和碱性磷酸酶(ALP)分泌,促进成骨分化。

(2) Sr。

Sr 是人体骨骼中一种重要的微量亲骨性元素,在 HA 中掺杂 Sr^{2+} 可改变其晶格常数,改善结晶度和溶解度,降低在生物介质中的溶解速率。在体外,Sr^{2+} 掺杂可促进成骨细胞的增殖和成骨性胶原合成,降低破骨细胞的活性;在体内,抑制骨吸收、促进骨形成[77]。Bonis 等[78]采用 PLD 技术在钛基底上制备非晶 Sr-HA 薄膜,沉积温度为 25~500 ℃,并用牙髓干细胞(DPSCs)研究该薄膜的生物相容性,发现在不同沉积温度下制备的薄膜生物活性和生物相容性接近,但随着沉积温度的升高,SrHA 薄膜晶格孔隙率下降,致密度提高。

(3) Si。

Si 是人体必不可少的微量元素之一,显著影响骨形成、矿化和功能代谢。硅掺杂 HA 可提高成骨细胞的活性,促进骨整合,有利于骨骼的早期矿化和治疗骨质疏松症。Rau 等[79]利用 1.4% Si-HA 靶材在钛基底上脉冲激光沉积了厚度为 1.5 μm 的掺硅羟基磷灰石(SiHA)薄膜,该薄膜具有纳米级结构(平均尺寸为 36 nm,粗糙度为 10 nm,硬度为 27 GPa),可用作骨科和牙科的植入体材料,以提高骨植入体的稳定性。

(4) Ag。

Ag 是一种具有高抗菌活性的元素,在 HA 中掺杂 Ag^+ 可在促进细胞黏附、增殖的同时,抑制细菌在植入体表面定植,产生有效的抗菌效应。Erakovic 等[80]采用 PLD 技术分别在纯钛和 TiO_2 纳米管改性钛基材上制备 Ag—HA 薄膜,发现后者经过 6 h 500 ℃的水蒸气热处理后可有效防止致病性真菌的黏附和污染。

(5)Mn。

Mn 是维持生物体生理活动的必需元素之一,具有极强的促进成骨细胞增殖和整合的结合能力。Mn^{2+} 掺杂 HA 可提高配体结合的亲和力,刺激细胞黏附、代谢和分化[81]。Mayer 等[82]利用钕玻璃脉冲激光在钛基材上沉积 Mn—HA 薄膜,结果表明 Mn^{2+} 掺杂可有效促进细胞的黏附,MnHA 薄膜适用于硬组织的骨融合。

(6)Fe。

Fe 是人体组成不可或缺的元素,主要存在于血红蛋白中,因其对成骨细胞的无毒性和固有磁性,可用于制备产生原位磁刺激的生物医用材料。研究表明,Fe^{3+} 可影响 HA 结晶度和溶解度,在模拟体液(SBF)中产生静电效应从而促进 HA 的形核。Curcio 等[83]采用 Nd:YAG 脉冲激光器在单晶硅基材上制备 Fe—CHA 薄膜,研究沉积温度(25~500 ℃)对薄膜的形貌、组成和结构性能的影响。结果表明,随着沉积温度的升高,Fe—CHA 薄膜的致密性和结晶度更高,呈微米和纳米结构,平均粗糙度为 0.3 μm,其磁性能不随温度变化。

除以上主要的阳离子外,国内外研究者们尝试在脉冲激光沉积 HA 薄膜中掺杂其他微量元素,制备 X—HA(X 为 Zn,Cu,Se,Au 等)薄膜以增强生物材料的生物活性和生物相容性。Zn 作为人体重要微量元素之一,掺入 HA 中可促进其表面乳酸羧基与金属原子的相互作用,从而提高表面活性。同时,Zn^{2+} 掺杂可细化 HA 纳米颗粒,有利于蛋白质的吸收,提高双膦酸盐的释放速率。Hidalgo—Robatto 等[84]采用 ArF 脉冲激光、不同含量的 Zn(2.5%~10%)—HA 靶材在钛基材上制备了 Zn—HA 薄膜,结果表明所获得的薄膜具有较高的抗菌活性,掺杂低浓度 Zn^{2+} 的 HA 薄膜细胞相容性更好,成骨细胞活性更高。Rodríguez—Valencia 等[85]采用 PLD 技术、不同含量的 Se(2.5%~10%)—HA 靶材在钛和硅基材上制备 SeHA 薄膜,发现在 HA 晶格中 SeO_3^{2-} 可取代 CO_3^{2-} 基团以提高生物相容性,促进 MC3T3—E1 成骨前体细胞的黏附和增殖,低含量 SeHA 薄膜的抑菌活性更好。Ahmed 等[86]通过 PLD 技术、不同含量的 Au(0~0.8%)—HA 靶材在多孔 Al_2O_3 支架表面制备 Au—CHA 薄膜,该薄膜具有优良的细胞相容性(HFB4 细胞),且随着 Au 含量的增加而增加(最大值为 34 GPa),薄膜表面粗糙度先增后降,0.6%Au—CHA 的粗糙度可达 48 nm。

2. 生物活性玻璃和生物活性玻璃陶瓷薄膜

生物活性玻璃(BG)和生物活性玻璃陶瓷(BGC)是人工合成的可降解无机非金属材料，具有优越的生物性能，且可通过成分、工艺的调整改变其理化性质和生物学功能，实现其个性化设计。目前，BG 与 BGC 广泛应用于生物医疗领域植入体与外科器械表面功能薄膜的制备，以提高材料表面的抑菌能力、生物活性及生物相容性。如 Shaikh 等[87]采用 Nd:YAG 激光器在 TC4 钛合金表面沉积了 45S5 生物活性玻璃薄膜，研究表明，与未处理的试样相比，沉积生物玻璃薄膜的试样表面 HAP 生长明显增强。Li 等[88]采用 PLD 技术在聚对苯二甲酸乙二醇酯(PET)人工韧带上制备镁黄长石(AKT)纳米生物陶瓷薄膜，发现与纯 PET 相比，PET/AKT 纳米薄膜表面的 BMSCs 细胞增殖率提高了 75%，并促进成骨细胞的分化。

不同的基材温度对沉积 BG/BGC 薄膜的组织状态具有显著影响，基材温度较低时，常形成非晶硅酸盐结构，与较高温度下形成结晶态的薄膜相比，具有更高的生物活性。同时，一些离子的引入有利于提高薄膜抑菌能力，增强骨组织整合。Wang 等[89]利用激光沉积技术在不同 TC4 基体温度下（200 ℃、600 ℃）制备了 HA/45S5 生物活性玻璃复合薄膜，发现 200 ℃下非晶态薄膜具有更好的生物活性，但溶解速率和再沉淀速率较快，而 600 ℃的基体温度下形成结晶态的薄膜，具有更高的结合强度。Curcio 等[90]将含 2% 锰的生物玻璃陶瓷粉末(RKKP，$43.29SiO_2-11P_2O_5-31.02CaO-4.49Na_2O-2.76MgO-4.88CaF_2$)通过 PLD 技术在不同温度(室温和 500 ℃)下沉积在 TC4 合金上形成生物薄膜，研究表明，在室温下沉积的低结晶度薄膜具有更好的生物活性，但在 500 ℃下沉积的薄膜结晶度增加，有望提高薄膜稳定性，从而提高植入物的耐久性。Rau 等[91]对掺杂 5% CuO 的生物活性玻璃($45SiO_2-24.5Na_2O-6P_2O_5-19.5CaO-5CuO$)进行了不同温度条件(室温、300 ℃、500 ℃)下的沉积试验，发现 Cu^{2+} 能促进成骨细胞的早期分化，同时相较于其他两个温度下的试样，室温试样中更多比例的硅酸盐呈现出非晶状态，体现出更好的生物活性。

复合工艺的研究有利于解决单一 PLD 技术的不足，制备生物活性优异且与基体结合良好的 BG 薄膜。Ma 等[92]采用微弧氧化技术对 TC4 钛合金进行预处理，然后利用 PLD 技术在处理后的试样表面制备含镁的 BG 薄膜($28CaO-10MgO-4P_2O_5-58SiO_2$)，结果表明，薄膜与基体接触面积增加，结合强度提高。

9.2.3 激光微纳加工表面技术

生物医用材料植入人体后在其表面会发生大量的细胞生物学行为（包括黏

附、迁移、增殖、分化等),通过成形合适的表面微纳结构,不仅有利于提高植入体表面的细胞活性,还能有效控制细胞与材料表面的相互作用。激光表面微纳加工是实现生物医用材料表面微纳结构设计的有效途径,其中,飞秒激光技术是激光表面微纳加工技术的典型代表。目前,通过飞秒激光在生物医用材料表面快速获得各种微纳结构来改变其表面特征与性能,使植入体与外科器械表面具备更优的生物活性,已成为生物医学临床应用研究的热点之一。

近 30 年来,飞秒激光已成功应用在各种生物医用材料与外科器械表面以制备不同的微纳结构,从而控制材料表面与细胞之间的相互作用,促进细胞的黏附、增殖等行为。例如,李春艳等[93]利用飞秒激光对浸没于 HA 过饱和溶液的纯 Ti 试样表面进行辐照,在试样表面得到负载 Ca、P 元素的尖峰状和沟槽状的图案化结构,经体内植入试验发现这种多层图案化的拓扑结构有利于种植体的早期成骨及初期稳定性。Rotella 等[94]利用飞秒激光在 TC4 钛合金表面加工出纳米级激光诱导周期性表面结构(LIPSS),增加了其表面粗糙度,从而有效提高了关节强度。Allegrini 等[95]对 Ti 表面进行了飞秒激光处理,发现试样表面粗糙度增加了 3~4 倍,成骨数量显著提高。可见,经过飞秒激光处理的生物医用材料表面形成的微纳结构可有效提高粗糙度,从而促进培养成骨细胞的黏附和增殖。此外,不同周期、尺寸和形状的表面微纳结构对细胞具有不同的亲疏性,通过材料表面的微纳图案设计可为细胞分化和迁移的高度可控提供可能。图 9.10 所示为飞秒激光加工后材料表面的典型微纳结构[96-100]。

生物医用金属材料具有其他生物材料不能比拟的高机械强度和优良的疲劳性能,是临床上应用最广泛的承力植入物,也是飞秒激光表面改性的主要作用对象,包括钛合金、镁合金和不锈钢等。此外,飞秒激光也广泛应用于生物陶瓷材料、单晶硅及蛋白晶体等生物材料的表面微纳加工与改性。

1. 医用钛表面激光微纳加工

通过改变飞秒激光工艺参数可以有效控制激光加工表面的波纹周期、沟槽、孔洞尺寸等,从而达到钛合金表面微纳结构设计的目标,实现钛合金的表面改性。其中,激光通量、脉冲数研究最为广泛,起着主要的影响效用。Dumas 等[96]利用飞秒激光器通过改变激光通量和脉冲数在 TC4 钛合金表面加工出由微坑(直径为 30 μm,深度为 800 nm)和纳米波纹(宽度为 600 nm,深度为 200 nm)构成的三种纳米仿生织构(图 9.11(a))。研究表明,三种仿生结构均具有增加成骨和抑制间充质干细胞脂肪形成的能力,纳米波纹有利于成骨细胞的附着,通过与微坑结合能增强成骨潜力。Cunha 等[97]利用飞秒激光通过调节激光通量和脉冲数等工艺参数在 TC4 钛合金表面加工出"纳米波纹状 LIPSS"、纳米柱(NP)及覆

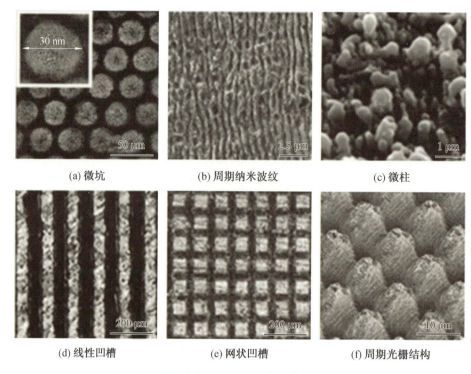

图 9.10　飞秒激光加工后材料表面的典型微纳结构

盖 LIPSS 的微柱三种表面微纳结构(图 9.11(b)),制备的微纳结构表面发生了不同程度的氧化,并形成一层氧化薄膜。Zhu 等[101]研究了钛合金表面氧化物的组成和特性在成骨细胞细胞行为中的作用,发现氧化物能增强细胞的附着和增殖。人骨髓间充质干细胞(hMSCs)培养试验表明,LIPSSs 和 NPs 两种纳米结构增强了基质矿化和骨样结节的形成,有望改善钛合金植入体的骨融合。

除激光通量脉冲数外,其他激光工艺参数也对钛合金表面结构和细胞学行为起到了一定的影响。张奇等[102]对飞秒激光加工工艺参数对材料表面粗糙度的预测进行了综述,指出激光扫描速率与离焦量会影响材料表面单位面积吸收的激光能量,当扫描速率或离焦量较小时,单位面积吸收的激光能量增加,易导致表面材料去除过多,从而降低加工精度,提高表面粗糙度,影响细胞黏附和增殖。

随着表面工程技术的发展及临床医疗的需要,生物医用材料表面微纳结构的设计不再拘泥于单一工艺,通过多工艺复合可以有效解决传统表面改性技术的不足。Zhang 等[103]利用 YAG—T80C 激光器对 TC4 钛合金表面进行预处理,

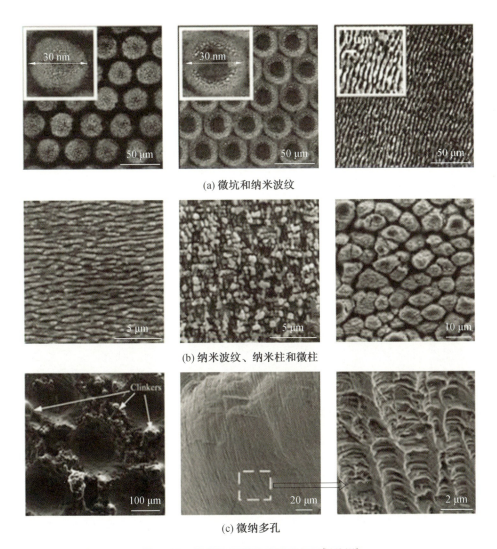

(a) 微坑和纳米波纹

(b) 纳米波纹、纳米柱和微柱

(c) 微纳多孔

图 9.11 医用钛表面激光微纳加工[96-97,103]

获得了直径和深度分别为 140 μm 和 35 μm 的微坑阵列结构,然后通过酸蚀刻技术在微坑表面形成宽度为 0.5~2 μm 的山脊形纳米结构,微坑内形成直径为 20~100 nm 的纳米孔集群(图 9.11(c))。研究表明,微米和微纳米结构均能促进成骨细胞的黏附和增殖,且复合处理的后者更能够促进细胞的黏附,较未激光处理的试样黏附率提高了 30%。

2. 医用镁表面激光微纳加工

镁合金是生物医用中典型的可降解金属材料,但其良好的易腐蚀特性也导致其在生物体内降解过快的问题。因此,除生物活性外,耐腐蚀性的提高也是镁合金表面改性的重点发展方向。研究表明,通过激光加工在镁合金表面制备微纳结构,一方面有利于细胞的黏附和增殖,另一方面能在表面形成激冷层,有效提高镁合金的表面耐蚀性。梁春永等[104]利用飞秒激光在AZ31B镁合金表面制得由条纹、孔洞、微纳米颗粒组成的多级粗糙结构(图9.12(a)),发现激光加工的显微图案有利于成骨细胞的攀附、增殖和提高生长速度,同时表面被氧化,生成大量的$MgAl_2O_4$及Al_2O_3等耐腐蚀相,提高了样品的表面腐蚀电位。Hu等[105]利用光纤激光器在$Mg-6Gd-0.6Ca$镁合金表面进行重熔预处理,然后通过蓝宝石脉冲激光系统对其进行表面微加工,得到如图9.12(b)所示的周期性的表面微结构。研究表明,激光改性样品表面对MC3T3-E1细胞表现出更佳的黏附效果,且$Mg-6Gd-0.6Ca$表面只存在$\alpha-Mg$相,有利于减少电偶腐蚀,使得腐蚀电流密度下降了一个能量级。

镁合金表面微纳结构的设计,不仅在细胞增殖、黏附及耐腐蚀方面体现出良好的优势,而且体现出对材料表面细胞分布和迁移的控制。Zhang等[98]利用光纤激光器对$Mg-Ga-Ca$合金表面进行熔凝预处理,然后分别利用Yb:KGW固态激光二极管和Nd:YAG激光器在熔凝表面制备周期性表面结构(LIPSS)和线性凹槽(LIPSS周期为865 nm,平均高度约为200 nm;线性凹槽宽度为110 μm,深度约为80 μm),如图9.12(c)所示。研究表明,激光处理后镁合金表面不仅耐腐蚀能力显著增加,细胞活力提高60%以上。此外,LIPSS表面观察到明显的细胞伪足,表明飞秒激光在熔凝表面产生的微结构可以实现细胞形状可控;线性凹槽对MC3T3-E1细胞具有排斥作用,可以影响其分布。

目前,基于激光表面工程技术的复合加工工艺是镁合金表面改性的热点和重要发展方向。Li等[99]利用皮秒脉冲光纤激光器在$Mg-Gd-Y-Zn-Zr$镁合金表面进行了预处理,加工出深度约为16 μm的凹槽和网格两种表面微结构(图9.12(d))。研究表明,激光加工的微结构表面减少了MAO生物涂层的孔隙数量和尺寸,增加了与基底的接触面积。其中,网格状的微结构对结合强度的增强效果更佳,在不降低MAO涂层耐腐蚀性的情况下提高了35.7%的结合强度。

3. 医用不锈钢表面激光微纳加工

激光表面微纳加工是实现医疗外科器械表面精密加工和微结构设计,提高不锈钢表面生物相容性的有效方式。其中,316L不锈钢是运用最广泛的医用不

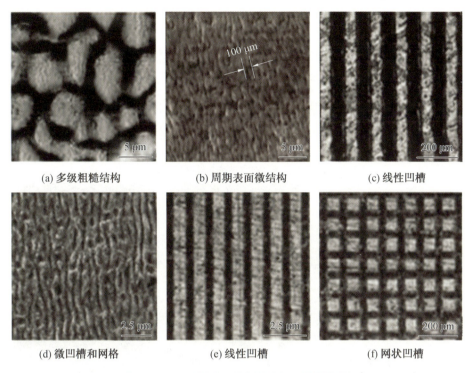

(a) 多级粗糙结构　(b) 周期表面微结构　(c) 线性凹槽

(d) 微凹槽和网格　(e) 线性凹槽　(f) 网状凹槽

图 9.12　医用镁表面激光微纳加工[98-99,103-104]

锈钢,常用于制作外科手术刀、剪、止血钳等。吴勃等[106]利用飞秒激光通过改变激光能量密度在 316L 不锈钢表面加工出亚微米级周期性波纹、覆盖 LIPSS 的微米级波纹和锥状钉三种表面微结构(图 9.13(a))。研究表明,激光加工 316L 不锈钢表面的血液相容性显著优于未处理的试样,随着激光能量密度的增加(0.08~1.2 J/cm^2),表面的表观接触角增大,抗凝血性能提高,溶血率和血小板黏附的数量降低。Han 等[107]利用 Nd:YVO$_4$ 皮秒激光器在 AISI 304 不锈钢放射治疗针表面加工出具有不同宽度、面积密度和方向的微通道阵列,研究了表面微结构与软组织之间的摩擦行为的关系,发现小的通道尺寸或大的面积密度会在纹理表面和软组织之间引入更多的接触边缘,从而导致更高的摩擦力。通过治疗针表面的微特征设计,有望减少经皮手术过程中由放射治疗针表面微结构所引起的患者的不适和插入力。

激光表面微纳加工除了运用于不锈钢外科器械的精密加工和表面改性上外,在植入式医疗器械材料表面改性方面也涉及广泛。Dashtbozorg 等[108]分别利用脉冲宽度为 310 fs、15 ns、220 ns 的激光对 316L ASS 进行了表面纹理加工,

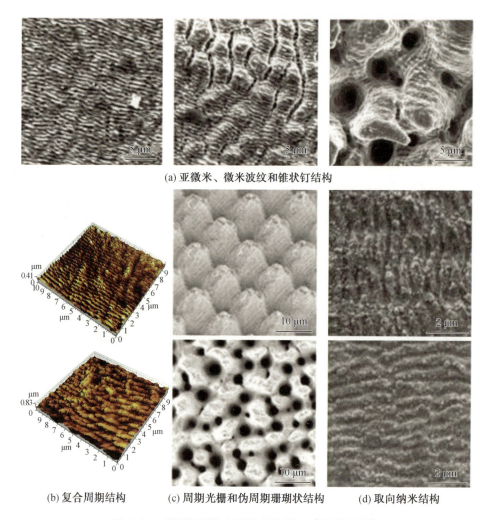

(a) 亚微米、微米波纹和锥状钉结构
(b) 复合周期结构
(c) 周期光栅和伪周期珊瑚状结构
(d) 取向纳米结构

图 9.13　医用不锈钢表面激光微纳加工[100,106,109,110]

发现纳秒脉冲激光会导致材料表面损伤和亚稳态 S 相的分解,从而降低耐腐蚀性能。相比之下,飞秒激光加工后材料表面的 S 相成分和电化学腐蚀性质无明显变化,揭示了利用飞秒脉冲激光对 S 相表面进行纹理化处理的可行性,可获得多功能抗菌不锈钢表面。Mcdaniel 等[109]分别利用 515 nm 和 1 030 nm 中心波长的飞秒激光在 316L 不锈钢表面加工出不同周期、深度和粗糙度的两种周期性表面结构(图 9.13(b))。研究表明,随着波长的增加,微结构表面的粗糙度、深度和周期增加。不同细胞系的黏附倾向不同,粗糙度为几纳米的平面表面有利于 RAW264.7 细胞黏附,而 MS-5 更倾向于黏附在粗糙度约为 50 nm 的周期表面结构上。Nuubinen 等[100]利用飞秒激光在 M390 不锈钢合金上制备了周期光栅结构和伪周期珊瑚状结构(图 9.13(c))。研究表明,在周期为 12.5 μm 的光栅结构表面,U2OS 细胞被高度拉长并与凹槽对齐;在周期为 25 μm 的表面,空间自由度增加使得细胞的方向性减弱。因此,医用材料表面的微结构设计不仅可以控制细胞的形状或增殖,而且可以用来控制细胞在材料表面上的位置取向。Martinez 等[110]利用飞秒激光在 AISI 304 奥氏体不锈钢表面加工出不同取向的纳米结构(图 9.13(d)),发现通过精准控制材料表面微纳米图案,在纳米尺度上改变纹理化微图案的整体形状,包括它们的几何形状和方向,可以实现对细胞分布和迁移的高度精确的控制。

4. 医用陶瓷表面激光微纳加工

生物陶瓷是指用做特定的生物或生理功能的一类陶瓷材料,具有良好的生物相容性、力学相容性及物理化学稳定性,广泛应用于骨科、牙科、心血管外科、普通外科等医疗领域。生物陶瓷常用做生物硬组织的代用材料,主要可分为生物惰性陶瓷和生物活性陶瓷两大类。其中,前者不具备良好的生物活性,导致骨整合过程的效率较低,通过激光表面微纳加工可以实现表面粗糙度和纹理设计,提高表面生物活性和骨细胞黏附。

氧化锆(ZrO_2)、氧化铝(Al_2O_3)等生物惰性陶瓷材料由于具有优异的力学性能和生物相容性,在过去的十几年中得到了广泛的研究,在骨科、种植牙领域具有巨大的潜力。此外,氧化铝-氧化锆复合材料(ATZ)结合了两种陶瓷材料的优势,同时具备较高的强度和韧性。通过激光工艺的调节,可以实现表面特征的设计。Moura 等[111]分别利用传统的喷砂加蚀刻和激光对氧化锆表面进行了表面处理,发现后者可以通过调节单一变量(激光功率)实现表面粗糙度、表面润湿性等的高度可控,是传统表面加工技术的一种很有前途的替代方法。Daskalova 等[112]对 ATZ 样品的表面纹理进行了参数化研究,发现飞秒激光并不破坏材料的完整性,且通过改变激光参数,特别是激光通量和扫描速度,可以实现表面深度和粗糙度的灵活控制,加工出不同的表面特征形貌。

微纳结构设计可实现植入体生物材料表面生命活动的调控。Carvalho 等[113]利用飞秒激光对 ATZ 进行了表面处理,在材料表面获得了周期约为 10 μm 的平行微槽结构。与未处理的样品相比,激光处理的试样表面黏附更好,且成骨细胞与表面微纳结构完全对齐,显示细胞迁移的方向性,表明表面微纳结构可用来调节细胞排列方式并引导扩散。新型混合激光工艺的开发是进一步提高种植体整合性的有效方式。Carvalho 等[114]先利用 Nd:YAG 激光器在氧化锆表面加工出纹理线,然后通过 CO_2 激光器实现了氧化锆纹理线上羟基磷灰石的烧结,提高了羟基磷灰石的机械联锁,从而增强其对氧化锆表面的黏附性。这种激光混合工艺是提高涂层结合强度,同时保证材料生物性能的有效策略,为激光复合加工工艺的设计提供了参考。

5. 其他医用材料表面激光微纳加工

激光表面微纳技术除了广泛应用于钛合金、镁合金、不锈钢等生物医用金属材料外,在半导体生物传感器材料、生物医用高分子材料的表面微纳加工中也具有明显优势。硅能在不影响基体的机械性能或不诱导细胞毒性的情况下增加材料的生物活性,因此含硅生物材料的研究和应用具有广阔的前景[115]。Yiannakou 等[116]利用飞秒激光通过调节激光通量在单晶硅上加工出周期约为 146 nm 的纳米级波纹和 2.4~11 nm 不同高度的准周期性微槽,形成了分层的微(纳)米图案表面,发现单一纳米结构对 SW10 细胞黏附和生长具有抑制效果,而凹槽与周期性的纳米孔的分层微纳结构显著改善了细胞的黏附与生长。因此,通过改变激光工艺参数可获得不同的亲细胞或细胞排斥的微结构,实现细胞在空间上的可控。

蛋白质在生物和医疗领域具有广泛的应用和极大的发展潜力,通过飞秒激光加工技术对其微结构进行研究可以促进在生物传感和细胞迁移等方面的应用。Yu 等[117]利用飞秒激光通过调节激光工艺参数在蛋清溶菌酶蛋白(HEWL)晶体表面加工出无缺陷和裂纹的高精度微图案。结果表明,激光通量和脉冲数对 HEWL 晶体表面微形貌具有显著影响。当激光通量高于单脉冲消融阈值($1\ J/cm^2$)时,可直接去除晶体表面材料,形成烧蚀孔,深度随着脉冲数的增加而增大;当激光通量低于单脉冲消融阈值时,随着多脉冲的积累,蛋白质发生变性,不再保持晶体形状,形成发泡形态,发泡面积随着脉冲数的增加而增大。

值得一提的是,表面微纳结构特性(图案、周期、尺寸及粗糙度等)对不同类型细胞的行为具有不同刺激作用和影响机制。如 Dong 等[118]综述了支架表面微纳形貌对内皮细胞、平滑肌细胞、血小板生物学行为的影响,指出沟槽、纳米管、孔隙和纳米线等表面形貌对三种细胞行为存在不同影响;对于内皮细胞,沟槽、纳米管、纳米线可促进其黏附和增殖,而孔隙影响相反;对于平滑肌细胞,沟槽、纳米管和纳米线抑制其增殖和迁移,孔隙影响未知;对于血小板,表面微纳结构可降低其黏附,但受表面粗糙度的影响。

9.2.4 其他激光表面工程技术

除激光熔覆技术和激光表面微纳加工技术广泛运用于体内外医疗器械的表面改性外,其他的激光表面工程技术也在医疗器械表面杀菌、性能优化和预处理等方面各具优势,在医疗领域取得越来越多的应用,例如激光冲击强化、激光灭菌、激光清洗、激光熔凝等技术。

1. 激光冲击强化技术

激光冲击强化技术能够细化生物医用材料表面晶粒,显著提高材料表面的硬度、耐腐蚀和耐磨损性能,且对材料的生物相容没有较大的影响,目前已经用于医疗器械表面的直接改性。张永康等[18]综述了激光冲击强化技术对 TC4 合金硬度、耐腐蚀和耐磨损性能的影响,指出激光冲击强化医用钛合金的晶粒可细化至纳米级别。晶粒尺寸的减小显著提高了钛合金的硬度和耐磨损性能,降低了侵蚀性离子吸附量,促进了致密钝化膜的形成与自修复,从而提升了钛合金的耐腐蚀性。Zhang 等[119]利用 Nd:YAG 激光器在 AZ31B 镁合金表面进行激光冲击强化处理,提高了镁合金的硬度、耐磨性和屈服强度,并未显著增加 Mg^{2+} 的释放及腐蚀速率,且表面具有相当的细胞相容性。因此,对 LSP 技术的研究可以提高镁合金在骨科领域的临床应用。

除了直接用于生物医用材料的表面改性,激光冲击强化技术也常用于材料的表面预处理。目前常用的 TiO_2 纳米管具有良好的生物相容性及抗菌能力,但存在与基体之间的附着力较低、使用过程中易脱落的问题。李金坤等[120]利用 YS80-M165 激光冲击强化设备对 TC4 钛合金板材进行了表面强化处理,然后通过阳极氧化法在激光处理表面制备 TiO_2 纳米管。研究表明,TC4 经过激光冲击强化后晶粒细化,表面显微硬度和耐磨性提高,经阳极氧化形成 TiO_2 纳米管的附着力较基体提高了 17.7%。因此,不管是直接作用于生物医疗器械,还是用于生物医用材料的表面预处理,激光冲击强化技术在医疗领域都具有显著的优势。

2. 激光灭菌技术

对医疗器械进行严格的消毒灭菌是防止交叉感染和挽救伤病员生命安全的重要举措。常见的化学、紫外光和热力灭菌方法虽然已经相对成熟,但仍然存在消毒时间较长、效果达不到预期效果以及操作烦琐等缺点,在使用频率较高的场景无法满足快速灭菌的需求。利用激光辐照金属医疗器械表面能在很短的时间内达到灭菌的目的。这主要依赖于激光的光热效应,当激光辐射到医疗器械表面时,能量被细菌或细菌黏着物吸收,温度急剧上升,从而破坏细菌组织结构。

激光波长、辐照时间和能量密度是影响激光灭菌效果的重要工艺参数,基于工艺参数的材料表面灭菌效果研究,对激光灭菌方案设计具有高度的指导意义。程和平等[23]利用 980 nm 红外连续激光对染菌的钢制手术刀表面进行辐照,研究了金属医疗器械表面高效灭菌的功率和时间阈值关系。研究表明，980 nm 红外激光能够实现金属医疗器械表面的快速消毒灭菌，其灭菌反应动力学过程满足一阶指数关系。激光功率越高，灭菌辐照时间越短，可以在 10 s 内完成金属医疗器械表面的灭菌工作，有望用于野外灭菌或重症监护室不便移动的实心金属医疗器械表面灭菌。Terada 等[121]针对钛等医用材料进行骨手术后术后延迟感染问题，研究了 405 nm 蓝紫激光照射对钛和羟基磷酸石聚乳酸（HA－PLLA）材料表面附着细菌的影响，以验证 405 nm 蓝紫激光照射对使用骨合成生物材料预防骨手术后感染的临床应用可能性。菌落形成试验表明，在 45 J/cm² 的能量通量下，405 nm 蓝紫激光对细菌在钛盘和 HA－PLLA 盘上的生长抑制率分别可达 93% 和 99%，体现了 405 nm 蓝紫激光照射作为预防生物材料植入后感染的替代策略的潜在有用价值。

除了单一的激光诱导灭菌方式外，利用化学药物和物理灭菌的协同杀菌效果，为医疗灭菌提供了一种新的可能。Zhang 等[122]研制了具有促进光热效应的 hAuNPs－anti－E. coli－kana 模型药物，在经过药物处理后，利用 650 nm 激光照射 40 min。研究表明，与单独使用 hAuNPs－anti－E. coli－kana 药物处理的大肠杆菌相比，激光辐照经药物处理的大肠杆菌具有明显的协同效应，使灭菌更加有效，灭菌率达到 49.64%，体现出一种实现协同杀菌效果的新方法。

3. 激光清洗技术

激光清洗具有无研磨、非接触、无热效应和适用材质广泛等特点，不涉及化学处理，是一种"绿色"的清洗方法。目前，激光清洗技术已经成功应用于医疗卫生领域和医疗器械的表面清洗。正畸托槽是错位牙齿矫正中常用的医疗器械，在使用过程中常发生黏结位置不当或脱落的问题。凌晨等[123]分别利用光纤激光器和 KrF 准分子激光对脱落金属正畸托槽进行了不同工艺参数条件的辐照试验，发现光纤激光热效应较为明显，在不同的激光功率下（15 W、30 W、50 W），托槽清洗效果不理想，且正畸托槽底板结构容易受到热损伤；KrF 准分子激光由于对物质的作用更偏向于光分解反应，热效应较小，在不损伤托槽底板的情况下取得了高质量的清洗效果。激光清洗技术的应用研究在医疗器械的快速高效清洗方面有着广阔的前景与深远意义。

4. 激光熔凝技术

激光熔凝通过高功率密度的激光在极短的时间内与金属表面的交互作用，使得金属表面局部熔化，然后迅速凝固。在此过程中，固溶强化、细晶强化等机制共同作用，提高合金的表面硬度、耐磨性及耐腐蚀性等。目前，激光熔凝技术在生物医用金属材料的表面改性也存在应用。针对植入镁合金易腐蚀、易磨损的问题，Hu 等[105]和 Zhang 等[98]利用光纤激光器对 Mg—6Gd—0.6Ca 镁合金表面进行熔凝处理，发现经激光处理的试样表面组织发生细化，不仅硬度、耐磨性和耐腐蚀性有所提高，而且有利于表面细胞的黏附和提高活性。Kumar 等[124]利用 Nd:YAG 激光器在不同的激光功率和扫描速度下对 AISI 316L 不锈钢表面进行了熔凝处理，并对激光处理表面腐蚀性能和生物活性进行了研究，发现激光熔凝可增强材料表面粗糙度，且平均表面粗糙度随着功率的增加和扫描速度的降低而增大。此外，激光处理试样表面微观结构显著细化，耐腐蚀性约提高 5 倍，生物活性也显著提高。

9.3 生物医药激光表面工程技术的发展及展望

以激光熔覆、激光表面微纳加工、脉冲激光沉积为代表的激光表面工程技术在具有高附加值、高质量要求的生物医用材料、医疗器械等的表面改性方面具有得天独厚的优势，是当代生物医疗领域先进制造科学的研究前沿。通过这些激光加工技术可以实现植入体和外科器械材料表面的强化或修饰，显著提高其生物性能（生物活性、生物相容性等）、力学性能（抗疲劳性等）、耐磨性能及化学性能（耐腐蚀等）。然而，激光表面工程技术在生物医疗领域的发展还不够成熟，如激光熔覆生物涂层与基体的界面匹配问题、激光表面微纳加工图案与生物学行为的精确预测及控制、脉冲激光沉积大面积均匀薄膜的制备。因此，基于临床医疗的迫切需求，激光表面工程技术的发展趋势可包括以下几个方面。

9.3.1 激光熔覆技术

激光熔覆技术在生物医用材料的表面改性方面具有广泛的应用，可有效提高植入体与外科器械的性能，延长使用寿命，目前存在的不足和未来发展方向如下。

1. 激光熔覆工艺与扫描策略优化

激光工艺参数（激光功率、离焦量、扫描速度、搭接率等）与扫描策略显著影响熔覆层的成形质量。采用 ANSYS、SYSWELD 软件对熔覆成形过程的温度场、流场及应力场进行数值模拟可有效指导激光工艺参数与扫描策略的设计。通过建立生物材料－激光工艺－扫描策略－熔覆体系－组织性能的数据库，结合在线监测控制系统，可实时调整工艺参数和扫描策略，实现集成化、智能化，以获得近净成形的表面生物涂层。

2. 新型无毒性高性能涂层设计

目前,生物陶瓷是激光熔覆制备植入体表面改性层最主要的材料,其中,典型的陶瓷材料如 HA、FA 及 BAG 等具备优异的生物活性和生物相容性,但力学性能不足,仅限于非承载部位的骨修复或替换。通过引入适量的合金元素(如 Si、Ca、B、Zn、Na、Sr、Ag、Cu 等)及稀土元素(Y、Ce、Nd、La 等),可有效减少生物陶瓷涂层与自然骨之间的力学性能差异。在此基础上,综合考虑涂层材料的润湿性、流动性及热物性参数,采用 Pandat、第一性原理等进行热力学计算及粉末成分初步优化,进一步开发无毒性且具备优异力学性能和化学性能的多元高熵合金或多功能复合涂层,实现承载部位的长期应用以降低二次手术的潜在风险。

3. 生物涂层与基材的界面匹配

由于传统的医用金属材料与生物陶瓷涂层的热物性参数差异较大,激光熔覆制备的涂层存在裂纹、气孔、结合强度低等问题,因此植入体在体内发生涂层剥落、腐蚀等形式失效。采用"界面成分组织梯度化"思路,选择与基体热物性参数相近的元素制备过渡层,并通过 JMatPro 等软件初步计算各梯度层的热物性参数,协助对各梯度层的成分设计可改善热膨胀失配,缓解热应力和残余应力,进而提高界面结合强度,克服涂层易剥落的缺陷。如在 TC4 钛合金表面制备梯度涂层 $TiO_2/TiO_2-HA/HA$,并通过添加阻挡层如 Ag,可抑制 HA 的分解,改善其生物活性;在 AZ91D 镁合金表面制备梯度涂层 $Al/Al-(Ti+Ni/C)$;在 SS304 表面制备梯度涂层 SS304/VC—SS304/VC。同时,涂层与基材的界面扩散行为,以及梯度涂层分布优化(厚度、成分、组分)值得进一步深入研究。

9.3.2 脉冲激光沉积技术

脉冲激光沉积具有沉积效率高、准确性强、拓展性好、适用性广、所需温度低等优点,可制备系列生物材料薄膜(如 HA、BG、BGC 等),以提高基体材料的生物性能和抗菌性能,但目前仍面临以下挑战。

1. 均匀大面积薄膜制备

脉冲激光沉积在制备过程中易出现相爆炸引起大颗粒飞溅,从而增大薄膜表面粗糙度,降低其连续性和质量,难以制备植入体所需均匀大面积薄膜。因此,阻止大颗粒生成、制备均匀表面的超短脉冲激光沉积技术、高重频激光沉积技术成为当前的研究热点。

生物多元复合薄膜(如 Ag—C、Cu—BG、BHN—CLIN—Al_2O_3 等)和生物多

层薄膜(如 TiO_2/HA、ZrN/HA、Ti/TiN/HA 等)是当前利用脉冲激光沉积技术进行生物材料表面改性的重点关注方向。然而,制备不同薄膜材料所需的激光加工参数不同,单一激光难以满足这一工艺需求,因此通过调控沉积参数,采用多束激光同时或交替烧蚀不同靶材,以制备综合性能优异的生物复合(多层)功能薄膜成为重要的发展趋势。

2. 复杂表面激光沉积

植入体和医疗器械往往存在复杂异形面,这对以平面加工为主的脉冲激光沉积技术提出了新的挑战,结合在线监测系统,实现智能化复杂表面脉冲激光沉积成为未来的发展方向。

9.3.3 激光表面微纳加工技术

以飞秒激光为代表的激光表面微纳加工技术是生物医用材料、外科器械表面精密加工前沿的发展方向。然而,激光表面微纳加工在生物医学领域的发展还不够成熟,尚未实现大规模商业应用,未来的主要发展方向可分为以下几个方面。

1. 模拟仿真与理论研究

结合激光微纳加工技术的特性及被加工材料的属性,构建双温-分子动力学等复合数值模型对微纳加工超短激光作用下金属原子热动力学变化的机理进行仿真,协同试验研究探索非线性、非平衡、多尺度的激光与材料相互作用过程的物理本质等基础理论,预测激光表面微纳加工对材料结构、力学、化学及生物性能的影响。

2. 参数优化与行为调控

激光工艺参数(激光通量、脉冲数、扫描速度等)对材料表面微纳加工图案特性(如波纹周期、孔阵和沟槽的尺寸、密度)及粗糙度的影响规律与作用机制值得进一步深入研究。通过对具有不同特征微纳表面图案的生物材料进行系统试验研究,得出材料表面微纳结构对不同细胞的增殖、黏附、分化和迁移等生物学行为的影响规律,建立工艺参数-微纳图案-生物性能的数据库,根据临床需要逆向指导生物材料的表面微纳图案设计,从而实现细胞生物学行为的高度可控。此外,激光参数(波长、脉冲宽度、频率等)对生物降解材料的降解吸收行为的影响规律尚不明确,兼顾性能提高和降解控制仍存在挑战,仍需进一步探索研究。

3. 新型结构与成分设计

新型表面微纳结构,如纳米级和微米级组成的复合三维分层拓扑结构有望结合两种尺度的空间特性,突破单一结构的空间限制,进一步提高生物材料表面性能。研究气氛条件(N_2、Ar、SF_6、大气等)对激光微纳加工生物材料表面成分、物相、化学性质及生物活性的影响规律,为新型微纳表面成分设计提供指导。

9.3.4 其他激光表面工程技术

1. 激光冲击强化技术

激光冲击强化技术具有非接触、无热影响区和强化效果显著等优势,已被应用于生物材料和医疗器械的表面改性处理,但当前存在黑化预处理导致效率偏低、激光冲击强化复杂结构植入体的残余应力不均匀等不足,限制了其在生物医学领域的广泛应用。今后的主要发展方向包括:研制大能量、短脉冲、高频率、高质量的新型激光器;开发高效率的约束层和吸收保护层材料及其自动处理系统;搭建复杂结构医疗器械的有限元模型,研发在线实时监控和控制系统,建立激光冲击强化工艺参数(激光能量、冲击次数、冲击角度等)—扫描策略—残余应力—性能数据库,改善材料残余应力分布和冲击强化效果。

2. 激光熔凝技术

激光熔凝技术通过改变生物材料表面形貌、微观结构或化学成分,可提高植入体表面的耐磨性能、耐腐蚀性能及生物性能,但其影响细胞生物学行为(生长、增殖及迁移)的微观机制尚未探明。因此,研究熔凝层表面特性对细胞行为的作用机制,探究激光熔凝工艺参数对其生物性能的影响机理,是当前研究的主要内容之一。此外,目前在生物医疗领域主要采用长脉冲或连续激光器进行植入体表面激光熔凝加工,存在熔凝层表面生成裂纹,下方形成较软的热影响区,降低表面质量和力学性能等问题。因此,利用短脉冲激光进行生物医用材料的激光熔凝处理是今后的发展方向。

3. 激光清洗技术

激光清洗技术具有灵活性高、清洗效果佳、材料损伤小、不涉及化学处理等众多传统清洗方式无法企及的优点,但在生物医疗领域应用方面仍存在一些不足。生物复合材料中不同成分对同一波长激光吸收差异较大,烧蚀所需时间不同,易导致局部清洗不完全或清洗过度形成表面损伤的问题,同时激光清洗微观机制尚无定论,因此探明激光与不同生物材料之间的相互作用机理,研究激光工艺参数与清洗效果之间的关系,建立系统评价生物医用材料激光清洗效果的各项指标是目前的研究热点。此外,复杂表面的植入体与外科器械存在曲面、缝隙等不易处理部位,对激光清洗提出了更高的要求,目前激光清洗的设备多为手持式或二维移动平台,难以进行有效的清洗。因此,改进现有激光清洗设备,结合多自由度机械系统、在线监测和控制单元等,实现全方位、高效率、自动化的激光清洗是未来的发展趋势。

4. 激光灭菌技术

激光灭菌技术凭借激光的热效应、力学效应和电离效应可高效破坏细菌生物结构,因此在医疗消毒领域发展迅速,但激光工艺参数(功率、波长、辐照时间)对不同菌种的热致衰亡阈值和失活动力学过程的影响规律尚无系统研究。因此,揭示激光工艺参数对医疗器械表面灭菌效果的影响,进一步拓展激光灭菌技术在医疗消毒领域的应用是目前的研究重点。此外,针对野外灭菌或重症监护室不便移动的实心金属医疗器械表面灭菌,研制小型便携式的激光灭菌设备是目前研究的热点之一。

9.4 本章小结

激光表面工程技术是利用高能量密度的激光束作用于材料表面,通过改变其组织结构或化学组成以实现表面改性的一种高新技术,涉及物理、材料、机械、化学、生物等多学科。与传统材料改性技术相比,激光表面工程技术存在加工效率高、应用对象适用性强、适于规模化生产等优点,在改善材料力学性能(硬度、强度、韧性等)、化学性能(耐腐蚀)及生物性能(生物活性、生物相容性、抗菌性能等)等方面潜力突出,目前已广泛应用于航空航天、冶金机械、能源国防及生物医疗等国民经济重要领域。

本章针对激光表面工程技术在生物医疗领域的应用,概述了相应的激光表面加工技术及常见的激光加工设备,重点综述了目前激光熔覆、脉冲激光沉积、激光表面微纳加工等技术在植入体、外科器械等生物医用材料表面改性的研究进展,展望了不同激光表面加工技术在生物医疗领域今后的重点发展方向。此外,激光与其他技术(外场)的复合表面工程技术,如激光熔覆+电化学、激光熔覆+电磁场、激光微纳加工+超声波、激光微纳加工+微弧氧化、激光冲击+微弧氧化、激光冲击+塑性变形等,在生物医疗领域具有良好的应用前景。深入研究多工艺、多能场的耦合作用对激光表面加工材料的影响机理,构建复合工艺、显微组织及材料性能之间的关系模型,解决在生物医学领域面临的加工效率低和兼顾形性控制的难题,以适应高效率、高质量、个性化及智能化的现代先进制造技术要求。

在生物医疗领域,激光表面工程技术涉及材料、生物、医学、物理、控制等多门学科,通过深入交叉融合,突破对医疗器械高精化、植入体个性化及形性协同控制等瓶颈,搭建不同激光工艺下生物材料温度场与应力场、组织与性能、尺寸与形变的大数据平台,逐步制定不同基材、不同部位、不同应用场合的生物医疗材料激光表面工程技术标准。结合激光复合表面工程技术、在线智能监测、成形过程自适应控制及大数据平台技术,开发集成激光加工设备,形成从设计、材料、工艺、控制到加工为一体的短流程自动化、信息化、智能化制造平台。

本章参考文献

[1] 张群莉,王梁,梅雪松,等. 激光表面改性技术发展研究[J]. 中国工程科学,2020,22(3):71-77.

[2] 肖真. 汽轮机汽缸结合面变形分析及激光熔覆修复[J]. 石油化工设备,2017,46(3):51-56.

[3] 鲁耀钟,雷卫宁,任维彬,等. 激光熔覆 Inconel718 合金裂纹分析及裂纹控制研究[J]. 表面技术,2020,49(9):233-243.

[4] 贾儒,乌日开西·艾依提. 激光熔覆制备生物陶瓷涂层的研究综述[J]. 热加工工艺,2018,47(18):34-37.

[5] AHMADI LAKALAYEH G, RAHVAR M, HARIRIAN E, et al. Comparative study of different polymeric coatings for the next-generation magnesium-based biodegradable stents [J]. Artif Cells Nanomed Biotechnol,2018,46(7):1380-1389.

[6] BAI Y,LIU Q B,XU P,et al. How La_2O_3 Content effects the chemical, mechanical and physical properties, and biological function of a calcium phosphate bioceramic coating produced by laser cladding[J]. Lasers in Engineering (Old City Publishing),2017,37(4-6):233-240.

[7] ZHANG S W,LIU Q B,LI L,et al. The controllable lanthanum ion release from Ca-P coating fabricated by laser cladding and its effect on osteoclast precursors[J]. Mater Sci Eng C Mater Biol Appl, 2018, 93:1027-1035. [PubMed]

[8] 邓钟炀,贾强,冯斌,等. 脉冲激光沉积高性能薄膜制备及其应用研究进展[J]. 中国激光,2021,48(8):0802010.

[9] MIHAILESCU I N, BOCIAGA D, SOCOL G, et al. Fabrication of antimicrobial silver-doped carbon structures by combinatorial pulsed laser deposition[J]. Int J Pharm, 2016, 515(1/2): 592-606.

[10] RAU J V, CURCIO M, RAUCCI M G, et al. Cu-releasing bioactive glass coatings and their in vitro properties[J]. ACS Appl Mater Interfaces, 2019, 11(6): 5812-5820.

[11] POPESCU-PELIN G, RISTOSCU C, DUTA L, et al. Antimicrobial and cytocompatible bovine hydroxyapatite-alumina-zeolite composite coatings synthesized by pulsed laser deposition from low-cost sustainable natural resources[J]. ACS Sustainable Chem Eng, 2020, 8(10): 4026-4036.

[12] 周宇羚, 单等玉, 王争飞, 等. 激光抛光3D打印钛合金板的机理及工艺研究[J]. 应用激光, 2019, 39(4): 621-627.

[13] 孙元征, 林晓辉, 陈云飞. 超短脉冲激光烧蚀熔融硅的理论模型[J]. 功能材料与器件学报, 2008, 14(1): 38-42.

[14] 杨涵, 于希辰, 吴一帆, 等. 飞秒激光在微加工领域的研究进展及其应用[J]. 应用激光, 2019, 39(2): 346-354.

[15] LIU X Q, CHEN Q D, WANG R, et al. Simultaneous femtosecond laser doping and surface texturing for implanting applications[J]. Adv Materials Inter, 2015, 2(9): 1500058.

[16] 乔红超, 赵吉宾, 陆莹. 激光诱导冲击波应用技术研究现状[J]. 表面技术, 2016, 45(1): 1-6.

[17] 吴嘉俊, 赵吉宾, 乔红超, 等. 激光冲击强化技术的应用现状与发展[J]. 光电工程, 2018, 45(2): 6-12.

[18] 张永康, 于秋云, 杨钞. 医用 Ti_6Al_4V 合金腐蚀磨损行为及性能提升[J]. 电加工与模具, 2019(4): 49-53.

[19] KUMAR S A, SUNDAR R, RAMAN S S, et al. Influence of laser peening on microstructure and fatigue lives of Ti-6Al-4V[J]. Trans Nonferrous Met Soc China, 2014, 24(10): 3111-3117.

[20] CARALAPATTI V K, NARAYANSWAMY S. Analyzing the effect of high repetition laser shock peening on dynamic corrosion rate of magnesium[J]. Opt Laser Technol, 2017, 93: 165-174.

[21] XIONG Y, YANG Z Y, HU X X, et al. Bioceramic coating produced on AZ80 magnesium alloy by one-step microarc oxidation process[J]. J Mater

Eng Perform,2019,28(3):1719-1727.

[22] 柴晓徽,孙志平,张蠢.激光重熔调控合金组织和性能研究进展[J].特种铸造及有色合金,2019,39(6):608-612.

[23] 程和平,曾梁楠,黄智蒙,等.980nm 连续激光在金属医疗器械表面高效灭菌的实验研究[J].第三军医大学学报,2017,39(9):878-883.

[24] 李浩宇,杨峰,郭嘉伟,等.激光清洗的发展现状与前景[J].激光技术,2021,45(5):654-661.

[25] 凌晨,季凌飞,吴燕,等. 金属正畸托槽皮秒激光清洗实验及其机理研究[J]. 中国激光,2014,41(4):84-90.

[26] 王迎春,赵素,祁丽霞,等.钛合金表面激光熔覆制备羟基磷灰石生物陶瓷涂层的研究现状[J].表面技术,2018,47(9):21-27.

[27] 张蕾涛,刘德鑫,张伟樯,等.钛合金表面激光熔覆涂层的研究进展[J].表面技术,2020,49(8):97-104.

[28] HABRAKEN W,HABIBOVIC P,EPPLE M,et al. Calcium phosphates in biomedical applications:materials for the future? [J]. Mater Today,2016,19(2):69-87.

[29] 高建勇,王铭,田刚,等.微量硅掺杂改性羟基磷灰石的制备及对成骨细胞功能活性的影响[J].第二军医大学学报,2016,37(4):405-410.

[30] 孙楚光,刘均环,陈志勇,等.钛合金表面激光熔覆制备低含硅量生物陶瓷涂层[J].红外与激光工程,2018,47(3):306003.

[31] 施佳鑫,朱卫华,朱红梅,等.CaB_6对激光熔覆生物陶瓷涂层组织和生物学性能的影响[J].材料导报,2020,34(10):10030-10034.

[32] ZHANG Y Z,LIU X M,LI Z Y,et al. Nano Ag/ZnO-incorporated hydroxyapatite composite coatings:highly effective infection prevention and excellent osteointegration[J]. ACS Appl Mater Interfaces,2018,10(1):1266-1277.

[33] LI H C,WANG D G,CHEN C Z,et al. Effect of CeO_2 and Y_2O_3 on microstructure,bioactivity and degradability of laser cladding $CaO-SiO_2$ coating on titanium alloy[J]. Colloids Surf B Biointerfaces,2015,127:15-21.

[34] 樊丁,李秀坤,郑敏,等.CeO_2对激光熔覆生物陶瓷涂层组织形貌的影响[J].兰州理工大学学报,2007,33(6):14-17.

[35] 汪震,刘其斌,肖明,等.Nd_2O_3含量对宽带激光熔覆生物活性稀土梯度涂层性能的影响[J].中国激光,2011,38(5):191-196.

[36] WENG F, CHEN C Z, YU H J. Research status of laser cladding on titanium and its alloys: a review[J]. Mater Des, 2014, 58: 412-425.

[37] LIU B D, DENG Z X, LIU D F. Preparation and properties of multilayer Ca/P bio-ceramic coating by laser cladding[J]. Coatings, 2021, 11(8): 891.

[38] KASUGA T. Bioactive calcium pyrophosphate glasses and glass-ceramics[J]. Acta Biomater, 2005, 1(1): 55-64.

[39] YADI M, ESFAHANI H, SHEIKHI M, et al. $CaTiO_3/α$-TCP coatings on CP-Ti prepared via electrospinning and pulsed laser treatment for in-vitro bone tissue engineering[J]. Surf Coat Technol, 2020, 401: 126256.

[40] BEHERA R R, HASAN A, SANKAR M R, et al. Laser cladding with HA and functionally graded TiO_2-HA precursors on Ti-6Al-4V alloy for enhancing bioactivity and cyto-compatibility[J]. Surf Coat Technol, 2018, 352: 420-436.

[41] JING Z, CAO Q Q, JUN H. Corrosion, wear and biocompatibility of hydroxyapatite bio-functionally graded coating on titanium alloy surface prepared by laser cladding[J]. Ceram Int, 2021, 47(17): 24641-24651.

[42] DENG Z X, LIU D F, XIONG Y, et al. Laser cladding preparation of HA-Ag gradient bioactive ceramic coating: a feasibility study[J]. Surf Coat Technol, 2021, 427: 127848.

[43] GOMES D S, SANTOS A M C, NEVES G A, et al. A brief review on hydroxyapatite production and use in biomedicine[J]. Cerâmica, 2019, 65(374): 282-302.

[44] SHEPHERD J H, SHEPHERD D V, BEST S M. Substituted hydroxyapatites for bone repair[J]. J Mater Sci Mater Med, 2012, 23(10): 2335-2347.

[45] CHIEN C S, KO Y S, KUO T Y, et al. Surface properties and in vitro bioactivity of fluorapatite/TiO_2 coatings deposited on Ti substrates by Nd:YAG laser cladding[J]. J Med Biol Eng, 2015, 35(3): 357-366.

[46] CHIEN C S, LIU C W, KUO T Y, et al. Bioactivity of fluorapatite/alumina composite coatings deposited on Ti_6Al_4V substrates by laser cladding[J]. Appl Phys A, 2016, 122(4): 303.

[47] GANJALI M, MOUSAVI S, NIKZAMIR S, et al. Effect of laser cladded Co-doped strontium fluorapatite nanopowder coating on the antibacterial

and cell attachment of Ti-6Al-4V implants for bone applications[J]. Mater Technol,2022,37(8):829-841.

[48] 陈晓婧,刘欧胜,王松灵.生物活性玻璃研发及在口腔医学领域中的应用[J].兰州大学学报(医学版),2021,47(5):1-9.

[49] HOU B P,YANG Z,YANG Y L,et al. In vitro bioactivity,tribological property,and antibacterial ability of Ca-Si-based coatings doped with cu particles in situ fabricated by laser cladding[J]. Appl Phys A,2018,124(3):256.

[50] LI H C,WANG D G,HU C,et al. Effect of Na_2O and ZnO on the microstructure and properties of laser cladding derived $CaO-SiO_2$ ceramic coatings on titanium alloys[J]. J Colloid Interface Sci,2021,592:498-508.

[51] BAJDA S,LIU Y J,TOSI R,et al. Laser cladding of bioactive glass coating on pure titanium substrate with highly refined grain structure[J]. J Mech Behav Biomed Mater,2021,119:104519.

[52] LAN X D,WU H,LIU Y,et al. Microstructures and tribological properties of laser cladded Ti-based metallic glass composite coatings[J]. Mater Charact,2016,120:82-89.

[53] WU H,LIANG L X,LAN X D,et al. Tribological and biological behaviors of laser cladded Ti-based metallic glass composite coatings[J]. Appl Surf Sci,2020,507:145104.

[54] WEI K,LIU Y X,ZHAO Y W. Influence of CNTs on microstructure and corrosion behavior of biomedical CoCrMo coatings by laser cladding[J]. Russ J Appl Chem,2020,93(6):838-844.

[55] GUO Y X,LI X M,LIU Q B. A novel biomedical high-entropy alloy and its laser-clad coating designed by a cluster-plus-glue-atom model[J]. Mater Des,2020,196:109085.

[56] 汪荣香,洪立鑫,章晓波.生物医用镁合金耐腐蚀性能研究进展[J].材料工程,2021,49(12):14-27.

[57] 高亚丽,马广超,张海波,等.医用镁合金激光熔覆羟基磷灰石涂层生物相容性研究[J].应用激光,2014,34(6):528.

[58] HUANG K J,CHEN L,LIN X,et al. Wear and corrosion resistance of $Al_{0.5}$CoCrCuFeNi high-entropy alloy coating deposited on AZ91D magnesium alloy by laser cladding[J]. Entropy,2018,20(12):915.

[59] YANG L Q,LI Z Y,ZHANG Y Q,et al. Al-TiC in situ composite coating fabricated by low power pulsed laser cladding on AZ91D magnesium alloy [J]. Appl Surf Sci,2018,435:1187-1198.

[60] TAN C L,ZHU H M,KUANG T C,et al. Laser cladding Al-based amorphous- nanocrystalline composite coatings on AZ80 magnesium alloy under water cooling condition[J]. J Alloy Compd,2017,690:108-115.

[61] VIEIRA A A,MANFROI L A,LOBO L Z,et al. Tribocorrosion susceptibility and osseointegration studies of silicon-carbon-titanium oxide coatings produced on SS316L by laser cladding[J]. J Bio Tribo Corros,2020,7(1):5.

[62] XU Z,WANG Z,CHEN J,et al. Effect of rare earth oxides on microstructure and corrosion behavior of laser-cladding coating on 316L stainless steel[J]. Coatings,2019,9(10):636.

[63] SUN Y,TRAN V,ZHANG D,et al. Technology and antimicrobial properties of Cu/TiB_2 composite coating on 304 steel surface prepared by laser cladding[J]. Mater Sci Forum,2019,944:473-479.

[64] HANS M,TÁMARA J C,MATHEWS S,et al. Laser cladding of stainless steel with a copper-silver alloy to generate surfaces of high antimicrobial activity[J]. Appl Surf Sci,2014,320:195-199.

[65] IBRAHIM M Z,SARHAN A A D,YUSUF F,et al. Biomedical materials and techniques to improve the tribological, mechanical and biomedical properties of orthopedic implants-a review article[J]. J Alloys Compd,2017,714:636-667.

[66] IBRAHIM M Z,SARHAN A A D,KUO T Y,et al. Advancement of the artificial amorphous-crystalline structure of laser cladded FeCrMoCB on nickel-free stainless-steel for bone-implants[J]. Mater Chem Phys,2019,227:358-367.

[67] HU L W,LIU X,LIANG C H,et al. Microstructure evolution and corrosion mechanism of laser cladded Zr-Cu-Ni-Al in situ metallic glass matrix composite coatings[J]. Surf Coat Technol,2021,409:126908.

[68] MARIN E,ZANOCCO M,BOSCHETTO F,et al. Silicon nitride laser cladding:a feasible technique to improve the biological response of zirconia [J]. Mater Des,2020,191:108649.

[69] BAINO F,MONTEALEGRE M A,ORLYGSSON G,et al. Bioactive glass coatings fabricated by laser cladding on ceramic acetabular cups:a proof-of-concept study[J]. J Mater Sci,2017,52(15):9115-9128.

[70] ZANOCCO M,MARIN E,BOSCHETTO F,et al. Surface functionalization of polyethylene by silicon nitride laser cladding[J]. Appl Sci,2020,10(7):2612.

[71] COTELL C M,GRABOWSKI K S. Novel materials applications of pulsed laser deposition[J]. MRS Bull,1992,17(2):44-53.

[72] RAU J V,GENEROSI A,LAURETI S,et al. Physicochemical investigation of pulsed laser deposited carbonated hydroxyapatite films on titanium[J]. ACS Appl Mater Interfaces,2009,1(8):1813-1820.

[73] GRAZIANI G,BIANCHI M,SASSONI E,et al. Ion-substituted calcium phosphate coatings deposited by plasma-assisted techniques:a review[J]. Mater Sci Eng C Mater Biol Appl,2017,74:219-229.

[74] CAO J X,LIAN R Z,JIANG X H,et al. Formation of porous apatite layer after immersion in SBF of fluorine-hydroxyapatite coatings by pulsed laser deposition improved in vitro cell proliferation[J]. ACS Appl Bio Mater,2020,3(6):3698-3706.

[75] HASHIMOTO Y,UEDA M,KOHIGA Y,et al. Application of fluoridated hydroxyapatite thin film coatings using KrF pulsed laser deposition[J]. Dent Mater J,2018,37(3):408-413.

[76] VANDROVCOVA M,EL DOUGLAS T,MRÓZ W,et al. Pulsed laser deposition of magnesium-doped calcium phosphate coatings on porous polycaprolactone scaffolds produced by rapid prototyping[J]. Mater Lett,2015,148:178-183.

[77] MONTESI M,PANSERI S,DAPPORTO M,et al. Sr-substituted bone cements direct mesenchymal stem cells,osteoblasts and osteoclasts fate[J]. PLoS One,2017,12(2):e0172100.

[78] BONIS A D,USKOKOVI V,BARBARO K,et al. Pulsed laser deposition temperature effects on strontium-substituted hydroxyapatite thin films for biomedical implants[J]. Cell Biol Toxicol,2020,36(6):537-551.

[79] RAU J V,FOSCA M,CACCIOTTI I,et al. Nanostructured Si-substituted hydroxyapatite coatings for biomedical applications[J]. Thin Solid Films,

2013,543:167-170.

[80] ERAKOVIĆ S,JANKOVIĆ A,RISTOSCU C,et al. Antifungal activity of Ag:hydroxyapatite thin films synthesized by pulsed laser deposition on Ti and Ti modified by TiO_2 nanotubes substrates[J]. Appl Surf Sci,2014, 293:37-45.

[81] GYÖRGY E,TORICELLI P,SOCOL G,et al. Biocompatible Mn^{2+}-doped carbonated hydroxyapatite thin films grown by pulsed laser deposition[J]. J Biomed Mater Res A,2004,71(2):353-358.

[82] MAYER I,PETO G,KARACS A,et al. Divalent Mn in calcium hydroxyapatite by pulse laser deposition[J]. J Inorg Biochem,2010,104 (10):1107-1111.

[83] CURCIO M,RAU J,SANTAGATA A,et al. Laser synthesis of iron nanoparticle for Fe doped hydroxyapatite coatings[J]. Mater Chem Phys,2019, 225:365-370.

[84] HIDALGO-ROBATTO B,LÓPEZ-ÁLVAREZ M,AZEVEDO A,et al. Pulsed laser deposition of copper and zinc doped hydroxyapatite coatings for biomedical applications[J]. Surf Coat Technol,2018,333:168-177.

[85] RODRÍGUEZ-VALENCIA C,LÓPEZ-ÁLVAREZ M,COCHÓN-CORES B,et al. Novel selenium-doped hydroxyapatite coatings for biomedical applications[J]. J Biomed Mater Res A,2013,101(3):853-861.

[86] AHMED M K,RAMADAN R,AFIFI M,et al. Au-doped carbonated hydroxyapatite sputtered on alumina scaffolds via pulsed laser deposition for biomedical applications[J]. J Mater Res Technol,2020,9(4): 8854-8866.

[87] SHAZIA S,SUNITA K,GUHA M A,et al. 45S5 bioactive glass coating on Ti_6Al_4V alloy using pulsed laser deposition technique[J]. Mater Res Express,2020,6(12):125428.

[88] LI H,WU C T,CHANG J,et al. Functional polyethylene terephthalate with nanometer-sized bioactive glass coatings stimulating in vitro and in vivo osseointegration for anterior cruciate ligament reconstruction[J]. Adv Mater Interfaces,2019,6(7):1900261.

[89] WANG D G,CHEN C Z,MA Q S,et al. Astudy on in vitro and in vivo bioactivity of HA/45S5 composite films by pulsed laser deposition[J].

Appl Surf Sci,2013,270:667-674.

[90] CURCIO M,DE STEFANIS A,DE BONIS A,et al. Pulsed laser deposited bioactive RKKP-Mn glass-ceramic coatings on titanium[J]. Surf Coat Technol,2019,357:122-128.

[91] RAU J V,CURCIO M,RAUCCI M G,et al. Cu-releasing bioactive glass coatings and their in vitro properties[J]. ACS Appl Mater Interfaces,2019,11(6):5812-5820.

[92] MA J,WANG C Z,BAN C L,et al. Pulsed laser deposition of magnesium-containing bioactive glass film on porous Ti-6Al-4V substrate pretreated by micro-arc oxidation[J]. Vacuum,2016,125:48-55.

[93] 李春艳,梁春永,王洪水,等.纯钛种植体表面的飞秒激光制备及其短期植入研究[J].天津医药,2011,39(9):779-781.

[94] ROTELLA G,ORAZI L,ALFANO M,et al. Innovative high-speed femtosecond laser nano-patterning for improved adhesive bonding of Ti_6Al_4V titanium alloy[J]. CIRP J Manuf Sci Technol,2016,18:101-106.

[95] ALLEGRINI S,YOSHIMOTO M,SALLES M B,et al. Biologic response to titanium implants with laser-treated surfaces[J]. Int J Oral Maxillofac Implants,2014,29(1):63-70.

[96] DUMAS V,GUIGNANDON A,VICO L,et al. Femtosecond laser nano/micro patterning of titanium influences mesenchymal stem cell adhesion and commitment[J]. Biomed Mater,2015,10(5):055002.

[97] CUNHA A,ZOUANI O F,PLAWINSKI L,et al. Human mesenchymal stem cell behavior on femtosecond laser-textured Ti-6Al-4V surfaces[J]. Nanomed-Nanotechnol Biol Med,2015,10(5):725-739.

[98] ZHANG J R,GUAN Y C,LIN W T,et al. Enhanced mechanical properties and biocompatibility of Mg-Gd-Ca alloy by laser surface processing[J]. Surf Coat Technol,2019,362:176-184.

[99] LI Y H,GUAN Y C,ZHANG Z,et al. Enhanced bond strength for micro-arc oxidation coating on magnesium alloy via laser surfacemicrostructuring[J]. Appl Surf Sci,2019,478(1):866-871.

[100] NUUTINEN T,SILVENNOINEN M,PÄIVÄSAARI K,et al. Control of cultured human cells with femtosecond laser ablated patterns on steel and plastic surfaces[J]. Biomed Microdevices,2013,15(2):279-288.

[101] ZHU X L,CHEN J,SCHEIDELER L,et al. Effects of topography and composition of titanium surface oxides on osteoblast responses[J]. Biomaterials,2004,25(18):4087-4103.

[102] 张奇,沈磊,何博. 飞秒激光在金属微加工中的应用[J]. 激光技术,2021,45(4):429-435.

[103] ZHANG R,WAN Y,AI X,et al. Preparation of micro-nanostructure on titanium implants and its bioactivity[J]. Trans Nonferrous Met Soc China,2016,26(4):1019-1024.

[104] 梁春永,李宝发,王洪水,等. 镁合金表面飞秒激光制备促骨细胞生长显微结构[J]. 稀有金属材料与工程,2014,43(S1):253-256.

[105] HU G Q,GUAN K,LU L B,et al. Engineered functional surfaces by laser microprocessing for biomedical applications[J]. Engineering,2018,4(6):172-190.

[106] 吴勃,周明,李保家,等. 医用316L不锈钢表面微结构的飞秒激光制备及血液相容性研究[J]. 功能材料,2013,44(22):3291-3295.

[107] HAN P D,KIM J,EHMANN K F,et al. Laser surface texturing of medical needles for friction control[J]. IJMMS,2013,6(3):215-228.

[108] DASHTBOZORG B,LI X Y,ROMANO J,et al. A study on the effect of ultrashort pulsed laser texturing on the microstructure and properties of metastable S phase layer formed on AISI 316L surfaces[J]. Appl Surf Sci,2020,511:145557.

[109] MCDANIEL C,GLADKOVSKAYA O,FLANAGAN A,et al. In vitro study on the response of $RAW_{264.7}$ and MS-5 fibroblast cells on laser-induced periodic surface structures for stainless steel alloys[J]. RSC Adv,2015,5(53):42548-42558.

[110] MARTÍNEZ-CALDERON M,MANSO-SILVÁN M,RODRÍGUEZ A,et al. Surface micro- and nano-texturing of stainless steel by femtosecond laser for the control of cell migration[J]. Sci Rep,2016,6:36296.

[111] MOURA C,PEREIRA R,BUCIUMEANU M,et al. Effect of laser surface texturing on primary stability and surface properties of zirconia implants[J]. Ceram Int,2017,43(17):15227-15236.

[112] DASKALOVA A,ANGELOVA L,CARVALHO A,et al. Effect of surface modification by femtosecond laser on zirconia based ceramics for

screening of cell-surface interaction[J]. Appl Surf Sci, 2020, 513 (prepublish): 145914.

[113] CARVALHO A, CANGUEIRO L, OLIVEIRA V, et al. Femtosecond laser microstructured Alumina toughened Zirconia: a new strategy to improve osteogenic differentiation of hMSCs[J]. Appl Surf Sci, 2018, 435: 1237-1245.

[114] CARVALHO O, SOUSA F, MADEIRA S, et al. HAp-functionalized zirconia surfaces via hybrid laser process for dental applications[J]. Optics & Laser Technology, 2018, 106: 157-167.

[115] 章筛林, 成翔宇, 纪斌. 硅在生物材料领域的应用: 增加材料生物活性不影响其机械性能[J]. 中国组织工程研究, 2017, 21(2): 296-302.

[116] YIANNAKOU C, SIMITZI C, MANOUSAKI A, et al. Cell patterning via laser micro/nano structured silicon surfaces[J]. Biofabrication, 2017, 9(2): 025024.

[117] YU J C, JIANG L, YAN J F, et al. Microprocessing on single protein crystals using femtosecond pulse laser[J]. ACS Biomater Sci Eng, 2020, 6(11): 6445-6452.

[118] DONG J, PACELLA M, LIU Y, et al. Surface engineering and the application of laser-based processes to stents - a review of the latest development[J]. Bioact Mater, 2022, 10: 159-184.

[119] ZHANG R, ZHANG R X, ZHOU X F, et al The effects of laser shock peening on the mechanical properties and biomedical behavior of AZ31B magnesium alloy[J]. Surf Coat Technol, 2018, 339: 48-56.

[120] 李金坤, 王守仁, 王高琦, 等. 激光冲击强化对 Ti_6Al_4V 钛合金骨板表面改性与摩擦学性能的影响[J]. 中国激光, 2022, 49(2): 105-115.

[121] TERADA C, IMAMURA T, OHSHIMA T, et al. The effect of irradiation with a 405 nm blue-violet laser on the bacterial adhesion on the osteosynthetic biomaterials[J]. Int J Photoenergy, 2018, 2018: 1-10.

[122] ZHANG X, LI Y X, QIU J H, et al. Hollow Au loaded with kanamycin for pharmacological and laser-triggered photothermal sterilization[J]. RSC Adv, 2017, 7(27): 16836-16842.

[123] 凌晨, 季凌飞, 李秋瑞, 等. 正畸托槽底板残余粘结剂的激光清洗技术研究[J]. 应用激光, 2013, 33(1): 40-43.

[124] KUMAR A, ROY S K, PITYANA S, et al. Corrosion behaviour and bioactivity of a laser surface melted AISI 316L stainless steel[J]. Lasers Eng, 2015, 30(1/2):31-49.

第 10 章

离子注入技术及应用

10.1 离子注入技术

离子注入是一种将所需化学组分以加速离子形式可控掺入基材近表面的技术。加速离子能量通常为 10～500 keV;注入深度与基材性质相关,可为 10 nm 至 1 μm[1]。离子注入技术最初源于原子核物理学研究,后来该技术被广泛用于半导体材料掺杂服务集成电路相关高科技应用方向。20 世纪初期(1905—1909 年),英国物理学家卢瑟福(Ernest Rutherford)建造了可发射 α 粒子的装置,用于研究原子核[2],该装置是最早的离子注入机[3]。20 世纪中叶(1947—1956 年),美国贝尔电话实验室(Bell Telephone Labs)发明晶体管,并申请了系列离子注入专利,将离子注入技术推向半导体器件制造领域并使之趋于成熟[3]。当今,先进微处理器和动态随机存储器的大多数制程包含超过 15 个离子注入步骤[3]。因此,离子注入机通常被认为是集成电路产业的"核心装备"。

20 世纪 70 年代初,离子注入影响金属表面性质的规律也开始得到关注。基于离子注入技术,由化学组分调控的金属表面腐蚀行为、电化学过程、摩擦系数、耐磨性能和金属键合力得以深入研究[1]。20 世纪 80 年代等离子体浸没离子注入及沉积(plasma immersion ion implantation and deposition,PIII&D)技术得以发明[4-6]，该技术将基材置于包含拟掺杂组分的等离子体中，并对基材施加5～100 kV的负脉冲电压以在基材近表面形成动态扩展和回缩的等离子体鞘层，从而将离子体带正电的拟掺杂组分加速并注入基材表面，获得所需表面性质[7]。1996年，美国Empire Hard Chrome公司与洛斯阿拉莫斯国家实验室合作安装了首台搭载脉冲射频等离子体源仅可实施气相等离子体源注入的商业浸没式注入机[8]。PIII&D技术"非视线(non−line−of−sight)"特征适合三维实体表面改性，近20年在植入材料表面功能化方面也得到了广泛关注[9]。离子注入的优势主要有[1]：① 改性层与基底完全融为一体(属于第1章所述"增材−晶内结合"类型，如图1.3所示)；② 掺杂量和掺杂材料纯度可以精确控制和监测；③ 处理温度较低，不会影响基材性能；④ 处理过程在真空中进行，非常洁净；⑤ 同一台设备可满足多种材料的掺杂；⑥ 工艺过程可高度自动化。由此可见，离子注入在医疗器械表面功能化方面应用极具前景。作者在2009—2020年期间曾采用PIII&D技术研究骨内植入医疗器械材料的表面功能化，开发了系列安全抗菌、促进成骨、改善骨整合、成骨兼抗菌的表面技术[10-13]，可为先进牙种植体系统、人工关节制造提供技术参考。

10.2　离子注入效应及应用

10.2.1　离子注入效应

离子注入时，拟掺杂组分在真空中离化成带不同电量的离子(等离子体态)，再由磁场分选优化并经电场加速轰击固体材料表面。以医疗器械材料表面离子注入改性为例(图10.1)，当基材导电性较好时，加速飞来的带电离子到达材料表面瞬间即可得到电子变成中性原子，并与基材原子发生碰撞，静止在基材近表面与基体材料"混合"在一起(离子注入混合过程可在基材表面产生缺陷，甚至可使基材局部区域变成非晶[14])；在与基材原子碰撞过程中，掺杂原子的部分动能将迅速转变为热能，从而产生原子尺度"加热"效应(离子注入加热效应可用于控制第二相析出[11])。近年来，离子注入也被用于高分子植入材料的表面功能化，这类基材通常导电性不好，加速飞来的带电离子到达材料表面时不能瞬间得到电子变成中性原子，从而可能在基材表面产生"电荷聚集"效应(通常高分子材料离子注入改性应避免此效应。但研究发现，这一效应可用于多孔表面制备[15])。可见，离子注入工艺开发通常涉及离子注入上述"混合""加热""电荷聚集"效应的利用和控制。

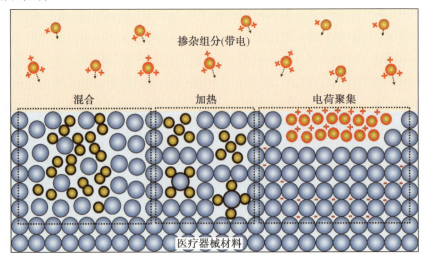

图 10.1　离子注入过程表面效应

10.2.2　原位合成并镶嵌纳米银

1. 电偶腐蚀微界面网络

银与人类医疗健康关联已有几千年历史。金属银早在公元前 1850 年就被埃及人用于伤口管理[16]。由明代李时珍撰写,1596 年首次出版的《本草纲目》第八卷中还特别收录了银治病处方[17]。1889 年 Lea 报道合成柠檬酸盐稳定胶体银,其平均直径为 7～9 nm[18],与现代利用柠檬酸盐还原硝酸银合成纳米银的尺寸类似[19]。1897 年胶体纳米银被开发成商品用于疾病治疗(如天花病毒感染)[20]。1959 年 12 月 29 日费曼(Richard Feynman)在美国物理学会会议上发表的经典演讲"There's plenty of room at the bottom"标志着纳米技术开始萌芽[21];1974 年日本 Taniguchi 在报道超精密加工技术时首先使用"纳米技术(Nano—Technology)"一词[22]。随后,1998 年,基于磁控溅射工艺制备的纳米银抗菌敷料产品被用于伤口护理[23]。纳米银在生物医用领域得到广泛关注,应用领域包括抗菌、抗肿瘤、抗炎、抗血管生成、电化学传感器、生物医学成像等[24]。此外,纳米银医用安全问题也越来越得到各国政府药械监管部门的重视。截至 2021 年 3 月,已有超过 40 篇论文研究纳米银对人类细胞系的细胞毒性和遗传毒性[24]。基于纳米银潜在风险,美国食品和药物管理局(FDA)于 1999 年通过法案禁用含银盐或胶体银的非处方产品[25];中国食品药品监督管理局(现为国家药品监督管理局)于2012年发布通知,责令纳米银类产品生产企业补充材料表征、质量控制、生物相容性、细胞毒性和基因毒性等方面的评价和验证资料,并按照第三类医疗器械申请重新注册,不能补充资料或不符合安全性和有效性要求的产品不予注册[26]。鉴于游离态(可自由扩散)纳米银可控性不佳,作者提出"镶嵌式纳米银"思路,即采用离子注入技术,将在基材表面原位合成纳米银,利用纳米银与基材的界面效应实现了安全抗菌和成骨兼抗菌功能[10-13,27]。

  作者曾利用脉冲阴极弧提供银离子源(等离子体态)开发了银等离子体浸没离子注入和沉积(Ag—PIII&D)工艺[10]。该工艺以纯银圆柱体(直径10 mm)为阴极,在约2.5×10^{-3} Pa的真空室中采用脉冲阴极弧产生带正电银离子(Ag^{n+},等离子体态),所产生的银离子经由磁弯管过滤,并在施加于样品的负偏压作用下加速向基材表面轰击,从而获得注入改性层(图10.2(a))。以纯钛基底为例,带正电的银离子到达钛表面后将瞬间成为中性原子,其所携带的动能在与钛原子碰撞过程中损失,部分动能转变为局部热能(即原子尺度加热效应);随着银离子继续注入,中性银原子将在钛表面集聚,并可能在原子尺度加热效应作用下发生局部浓度起伏,从而促使银与钛发生合金化反应或银纳米颗粒在钛基底中析出。图10.2(b)所示为经Ag—PIII&D处理30 min(负偏压为30 kV)的纯钛表面扫描电镜形貌,可见平均直径约为5 nm的颗粒在钛表面析出。改性层横截面透射电镜观察显示,Ag—PIII&D工艺合成的纳米颗粒为金属银。图10.2(c)所示为Ag—PIII&D处理90 min(负偏压为20 kV)钛表面横截面透射电镜明场像,可见纳米颗粒"镶嵌"在钛的表面和近表面;傅里叶分析(FFT,图10.2(c)插图)显示纳米颗粒为金属银[12]。这类原位合成并镶嵌的纳米银颗粒具有较好的抗菌活性。图10.2(d)所示为金黄色葡萄球菌在Ag—PIII&D处理30 min(负偏压为30 kV)钛表面培养24 h(37 ℃,细菌浓度为10^8 CFU/mL)后的扫描电镜形貌,可见细菌黏附被抑制。进一步试验发现,这类镶嵌式纳米银颗粒的抗菌效果与银释放量无关,而与"纳米银-钛"微界面构成的电偶腐蚀效应密切相关(图10.2(d)可见细菌试验后,钛基底因被腐蚀而使晶界显现)[10],纯钛的标准电极电位为-1.63 V,而金属银的标准电极电位为0.80 V;因此镶嵌适当数量、分布良好的纳米银可能在钛表面构建基于"纳米银-钛"微界面的电偶腐蚀网络[10],即利用阴极纳米银表面的反应阵列可能在钛表面建立"贫质子区",从而破坏细菌细胞壁空间的质子浓度梯度,干扰能量合成,并抑制细菌黏附或使之死亡(图10.2(e))[10]。后续研究显示,Ag—PIII&D处理的钛植入体对细菌定植的抑制效果可持续较长时间[28]。在含铜不锈钢中也发现了上述基于电偶腐蚀效应的抗菌规律。研究发现,含铜不锈钢的接触杀伤是由材料微区(富铜相和铁基体)的电位差调控,即"富铜相—铁基体"的电偶腐蚀致使细菌质子过度消耗,从而导致细菌死亡[29]。更重要的是,Ag—PIII&D处理可在一定程度促进成骨相关细胞功能和植入体骨整合[12,30-31],表现出细胞选择性,这种细胞选择性特性的生物学基础可能是细菌和骨细胞之间大小和结构差异,致使它们受"纳米银—钛"微电偶腐蚀网络(图10.2(e))影响的程度和方式有所不同,即材料表面"贫质子区"的建立可能破坏细菌跨膜质子浓度梯度抑制细菌能量合成(三磷酸腺苷),最终导致细菌死亡,但可激活大鼠骨髓干细胞表面整合素介导的成骨细胞分化级联反应,改善植入体骨整合[12]。

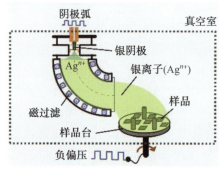

(a) 银等离子体浸没离子注入和沉积 (Ag-PIII&D)工艺

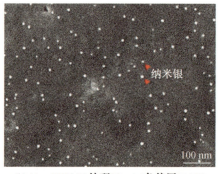

(b) (Ag-PIII&D)处理30 min(负偏压30 kV)

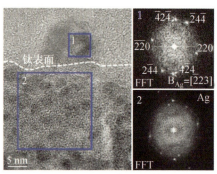

(c) 钛表面横截面透射电镜明场像,插入图为对应区域的傅立叶分析(FFT)

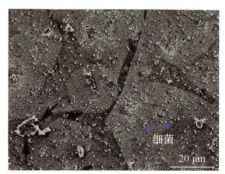

(d) 金黄色葡萄球菌在Ag-PIII&D处理30 min (负偏压30 kV)钛表面培养24 h(37 ℃)后的扫描电镜形貌

图 10.2 纯钛表面原位合成并镶嵌纳米银[10,12,32]

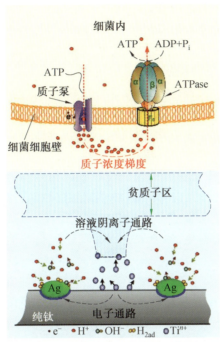

(e) 钛表面镶嵌纳米银抗菌的可能机制

续图 10.2

第 1 章已对植入式医疗器械生物相容性的内涵和外延进行了较系统的论述。对于抗菌表面功能化技术而言，其与人体局部所构成微系统的生物相容性通常表现为[32]：① 对临时性植入式医疗器械（如钛、不锈钢的内固定系统），通常要求抗菌表面尽量不与人体组织发生反应，即表现出选择惰性；② 对永久性装置（如钛人工关节、牙种植体），通常要求抗菌表面可与人体组织发生反应，以形成有效组织整合（tissue integration），即表现出选择活性。上述生物相容性表现，均要求抗菌表面具有细胞选择性（cell — selective toxicity）。然而，因细菌和人体细胞在黏附和代谢方面通常采用相似机制，赋予植入式医疗器械表面"细胞选择性"往往非常困难。其实，早在 20 世纪 80 年代，Gristina 针对医疗器械植入相关感染问题就提出过表面竞赛（race for the surface）概念[33]，即医疗器械植入的成败取决于细菌与人体组织细胞在医疗器械材料表面的竞争黏附。从那时起，细菌与哺乳动物细胞在植入材料表面的竞争黏附规律和调控机制即成为生物材料研发的重要方向[34-40]。基于银的抗菌表面工程技术，在细胞选择性方面也取得了较多进展[41]。例如，Fazel 等基于微弧氧化和水热处理技术开发复合工艺，将纳米银和纳米羟基磷灰石同时修饰在多孔 Ti6Al4V 材料表面,获得了促成骨兼抗菌功能[42]。Hu 等将纳米银和铁螯合剂(deferoxamine)包封在壳聚糖季铵盐与氧化葡聚糖－多巴胺的双交联水凝胶中,制得促血管生成兼具抗菌活性的 pH 响应型材料,可用于感染性糖尿病伤口的治疗[43]。如第 1 章所述,人的体液是腐蚀性极强的电解质,通常会在植入医疗器械材料表面激活电化学反应,这些电化学反应宏观上表现为促进植入材料腐蚀或降解,微观上可用于干预局部微区生物系统(蛋白吸附、细胞功能),调控材料－细胞(包括细菌)的相互作用,从而优化医疗器械植入效果。例如,金属植入材料通常由多种相组成,这些相可具有不同电极电位,当与电解质接触时电化学位较正的相可作为阴极而电化学位较负的相作为阳极激活电化学反应(即内部电偶腐蚀[44-45])。前述基于"纳米银－钛"微电偶腐蚀网络的抗菌表面设计即为此类电化学反应的应用之一[10],但这类表面的阳极反应往往需要避免,如纳米银－钛体系中,钛基体腐蚀(图 10.2(d)钛晶界的显现)。

鉴于此,作者进一步开发二元离子注入工艺[13],该工艺采用两个脉冲阴极弧分别提供两种离子组分,如银和钙离子(图 10.3(a)),并在同一负偏压加速下同时掺入钛表面。银注入后,仍可在钛表面制得镶嵌式纳米银颗粒(图 10.3(b)所示为高分辨透射电镜分析结果)[13]。虽然透射电镜分析未发现富钙结晶相析出(图 10.1 所示离子注入混合效应的体现),但采用 X 射线电子能谱进行深度分布分析,可见银和钙两种组分均已掺入钛的近表面(Ti－Ag/Ca,图 10.3(c))[13]。将大肠杆菌(ATCC 25922)和大鼠骨髓干细胞(BMSCs)接种到材料表面(Ti－Ag/Ca)并在 37 ℃下分别培养 24 h 和 1 h,可见细菌黏附被显著抑制且已黏附细菌大多呈严重破坏、扭曲形态(图 10.4(a)),而 BMSC 干细胞在材料表面的黏附却显著增加(图 10.4(c))且干细胞成骨分化功能显著增强(聚合酶链式反应分析),表现出优异的细胞选择性[15]。对于细菌黏附而言(图 10.4(b)),Ti－Ag/Ca 表面的阴极反应可能破坏细菌表面跨膜质子浓度梯度,抑制细菌能量合成(ATPase 运转);而阳极反应释放较高浓度的钙,可进一步扰乱细菌内钙浓度平衡,加剧能量消耗(钙外排泵工作需要能量)。对于干细胞而言(图 10.4(d)),Ti－Ag/Ca 表面的阴极和阳极反应可加速细胞表面钠－质子交换泵(NHE1)的质子外排和钠－钙交换泵(NCX1)的钙细胞内流,两者协同促使细胞膜泡(membrane bleb)成核、生长和缩回(图 10.4(c))。细胞膜泡生长和缩回可调节细胞力学微环境,促进干细胞成骨分化,显著改善钛植入体骨整合。作者采用犬模型试验发现,Ag/Ca 二元注入改性牙种植体具有优异的促成骨和骨整合性能(该研究结果尚未发表)。这类抗菌表面功能化技术,有望用于骨内植入医疗器械(如人工关节、种植牙等),以获得促成骨兼抗菌表面功能。

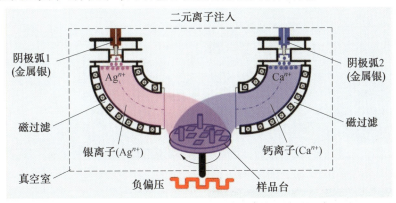

(a) 二元离子注入设备组成示意图

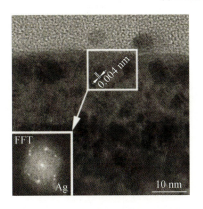

(b) Ti-Ag/Ca的横截面透射电镜分析,插入图为对应区域的傅里叶变换

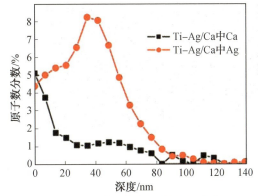

(c) Ti-Ag/Ca的X光电子能谱深度分析

图 10.3　银/钙二元离子注入工艺[13]

2. 肖特基微整流界面网络

金属与半导体接触可形成具有整流特性的界面,电子可越过界面由半导体流向金属(电子单向传输),即肖特基接触。如上所述,采用离子注入技术可原位合成与基材结合良好的镶嵌式纳米银,这为在半导体基材表面构建肖特基微整流界面网络(每一颗纳米银与半导体基材可构成一个微整流界面,一组纳米银颗粒与半导体基材即可构成微整流界面网络),调控材料—生物系统相互作用提供了条件。

如前所述,银离子在到达基材表面前需要获得足够的能量,才能注入基材表面。以作者所开发的银等离子体浸没离子注入和沉积(Ag—PIII&D)工艺为例,

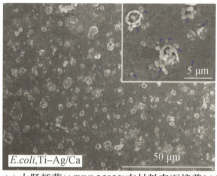

(a) 大肠杆菌(ATCC 25922)在材料表面培养24 h后的形貌

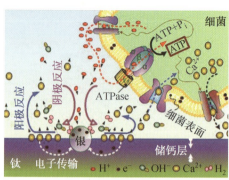

(b) 可能的抗菌机制

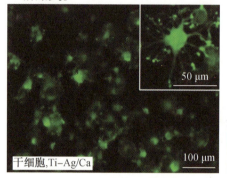

(c) 大鼠骨髓间充质干细胞在材料表面培养1 h后的肌动蛋白荧光染色形貌

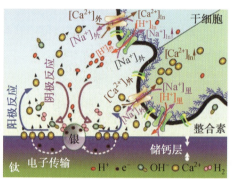

(d) 材料表面-干细胞可能的相互作用机制

图10.4 银/钙二元离子注入钛表面的细胞选择性[13]

其采用银脉冲阴极弧源,银离子在到达基材表面前将经历三个加速阶段:第一个阶段为脉冲阴极弧激发过程中银离子获得初始动能(E_{cd});第二个阶段为带电量为Q的银离子在负偏压(V_{py})作用下加速获得动能QeV_{py}(e为单位电荷);第三个阶段为银离子逼近基材表面瞬间的镜像电荷效应加速而获得动能E_{jx}。除加速过程获得动能外,银离子还将获得势能,包括内聚能E_{nj}(cohesive energy),电子激发能E_{dj}(excitation energy)及电离能E_{dl}(ionization energy)。据此,银离子在到达目标基材表面前所获得的总能量E_z[45]为

$$E_z = E_{cd} + QeV_{py} + E_{jx} + E_{nj} + E_{dj} + E_{dl} \tag{10.1}$$

其中,由镜像电荷效应加速获得的动能E_{jx}[46]为

$$E_{jx} = \frac{W}{2}\sum_{k=0}^{Q-1}\frac{2(Q-k)-1}{\sqrt{8(Q-k)+2}} \tag{10.2}$$

式中,改性基材的功函数W可由工具书查得,如金属的功函数可查阅文献[47];

其他元素或化合物的功函数也可由文献查到,如文献[48-49]等。

此外,式(10.1)中电离能 E_{dl} 为从带电量为 Q 的银离子表面移走一个电子,产生带电量为 $(Q+1)$ 的银离子所需的能量[45]。在浸没式离子注入工艺中,通常有多种带电量的银离子参与注入过程,因此高带电量银等离子体的电离能 (E_{dl}) 应为各低带电量阶段电离能的加和,即

$$E_{dl} = \sum_{i=0}^{Q-1} E_{dl}(i) \tag{10.3}$$

以带电量 $Q \approx 2$ 的银离子注入氧化钛表面为例,其初始动能 E_{cd}、内聚能 E_{nj} 和电离能 E_{dl} 分别为 69 eV、2.95 eV 和 29.1 eV[45]。基材氧化钛的功函数约为 4.13 eV[50],那么银离子因镜像电荷效应获得动能 E_{jx} 可由式(10.2)计算得到,约为 2.1 eV。假设注入负偏压为 14 kV,那么银离子在负偏压作用下获得的动能为 28 keV。可见,负偏压为 14 kV 时 2 价银离子在到达氧化钛基底之前所获得的总能量 E_z(式(10.1);电子激发能 E_{dj} 通常很小[51],故在此不计入)远大于大部分固体材料原子扩散激活能,为 $10 \sim 40$ eV[52]。利用离子注入的这一特点,可用来控制氧化钛表面纳米银的析出行为[11]。由上述计算结果,可知负偏压作用所获动能 QeV_{py} 占银离子所获总能量的比重非常大,达 99.6%。因此,负偏压可作为调节银离子能量,进而控制纳米银析出的有效参数。据此,通过适当调节负偏压和离子注入时间,在氧化钛表面制得了系列尺寸和分布的镶嵌式纳米银。如图 10.5 所示,14 kV 负偏压离子注入 30 min 制得纳米银平均直径为 5 nm(图 10.5(a));30 kV 负偏压离子注入 30 min 制得纳米银平均直径为 15 nm(图 10.5(b));30 kV 负偏压离子注入 90 min 可制得大小颗粒相间的纳米银(图 10.5(c))[11,27]。不仅在平面氧化钛基底上可实现镶嵌式纳米银尺寸和分布的调控,鉴于浸没式离子注入工艺的非视线特点,在曲面上也可实现镶嵌式纳米银尺寸和分布的调控,图 10.5(d) 所示为 30 kV 负偏压离子注入 90 min 在球形氧化钛颗粒表面制得的大小颗粒相间的纳米银[53]。

基于此,作者探究颗粒尺寸和分布影响镶嵌式纳米银,即纳米银—氧化钛肖特基微整流界面网络的抗菌规律和机制。如图 10.6 所示,采用 Ag—PIII&D 工艺在等离子喷涂氧化钛涂层表面制得平均直径分别为 5 nm(图 10.6(a),银面浓度①为 0.8 μg/cm²,采用 14 kV 负偏压离子注入 60 min 制得)和 15 nm(图 10.6(c),银面浓度为 0.78 μg/cm²,采用 30 kV 负偏压离子注入 30 min 制得)的镶嵌式纳米银,将大肠杆菌接种在材料表面于 37 ℃、无光辐照条件下培养 24 h

---

① 这里银的掺杂量与表面积相关,所以定义"面浓度",即 μg/cm²。

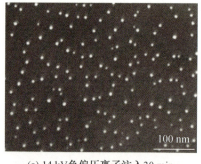
(a) 14 kV 负偏压离子注入 30 min

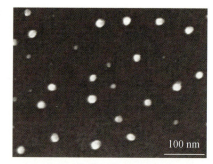
(b) 30 kV 负偏压离子注入 30 min

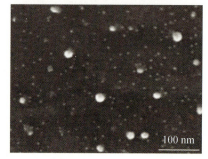
(c) 30 kV 负偏压离子注入 90 min(平面情形)

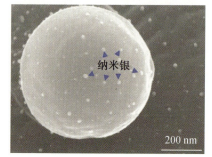
(d) 30 kV 负偏压离子注入 90 min(球面情形)

图 10.5　利用离子注入加热效应调控纳米银在氧化钛表面的析出[11,27,53]

后脱水干燥并进行扫描电镜形貌观察,发现颗粒尺寸较大(15 nm)的纳米银可大面积使黏附细菌的内容物泄漏(即细菌细胞壁被破坏,图 10.6(d));而颗粒尺寸较小(5 nm)的纳米银则不能使黏附细菌的内容物泄漏(图 10.6(b))。这与游离态纳米银颗粒尺寸越小抗菌活性越强(主要抗菌机制是纳米银吸附在细菌表面或被细菌吞噬进入细菌内)的规律不一致[24]。但与肖特基界面理论;纳米银电荷储存能力(Q_{Ag})与其直径大小(R_{Ag})成正比关系的规律一致(式 10.4)。

$$Q_{Ag} = \frac{2\pi\varepsilon_0\varepsilon_{zk}}{e} \cdot R_{Ag} \cdot \varphi \tag{10.4}$$

式中,φ 为肖特基势垒高度;ε_0 和 ε_{zk} 为基材静介电常数和真空介电常数。

由式(10.4)可知,镶嵌式纳米银直径大时可比直径小时储存更多电量,从而在肖特基界面的半导体一侧(图 10.6(e)所示氧化钛一侧)聚集更多空穴(h^+),从而激活材料表面的氧化反应,破坏细菌细胞壁的完整性,致使细菌内容物泄漏实现抗菌[11]。除在纳米银－氧化钛体系中发现上述抗菌规律外,作者在纳米银－氧化钽[54-55]和纳米铁－氧化钛[56]体系中也发现了类似规律。然而,问题的关键是上述抗菌试验均在无光辐照情况下进行(即光生电子－空穴对分离反应

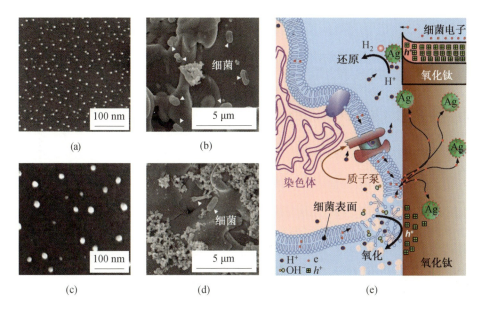

图 10.6　氧化钛表面离子注入原位合成并镶嵌不同尺寸纳米银的抗菌活性：(a) 纳米银平均直径约为 5 nm，银面浓度为 0.8 μg/cm²（14 kV 负偏压，离子注入 60 min 制得）；(b) 大肠杆菌在(a)表面培养 24 h 后的扫描电镜形貌；(c) 纳米银平均直径约为 15 nm，银面浓度为 0.78 μg/cm²（30 kV 负偏压，离子注入 30 min 制得）；(d) 大肠杆菌在(c)表面培养 24 h 后的扫描电镜形貌；(e) 肖特基微整流界面网络的抗菌机制

可排除)，由式(10.4)决定的纳米银所储存的电荷由何而来？事实上，细菌表面具有维持生命活动必需的质子耦合电子转移呼吸链[57]，且细胞外排电子是细菌生长的一般机制[58-59]。近年研究发现，细菌具有多种与外界物质交换电子的策略[60]，如通过细菌细胞壁或菌毛与材料表面物理接触的电子转移，细菌分泌具有氧化还原活性的化合物介导细菌与外界物质的电子转移。因此，虽然抗菌试验均在无光辐照情况下进行，纳米银仍然可以储存来自细菌的电子，从而激活纳米银 — 氧化钛肖特基界面的氧化反应，获得优异的抗菌活性（图 10.6）。

后续，其他研究团队的跟踪研究发现石墨烯 — 氧化钛界面的肖特基整流效应，也可收集黏附细菌的外排电子，激活抗菌过程[61]。体外试验结果也发现钴 — 二氧化钛和氧化钴（CoO 或 Co_3O_4）— 二氧化钛异质界面可下调细菌表面呼吸链相关基因的表达水平，对细菌表面造成氧化损伤[62]。Wang 等也发现，钨掺杂的二氧化钛涂层（通过微弧氧化工艺制备）的抗菌活性与其储存细菌外排电子诱导空穴积累氧化损伤细菌有关[63]。

作者研究镶嵌式纳米银分布与抗菌活性的关系,也发现符合肖特基界面理论(式(10.4))的规律[27]。如图10.7所示,采用Ag−PIII&D工艺在等离子喷涂氧化钛涂层表面制得平均直径均为5 nm,但面密度分别为$1×10^{11}$颗/cm^2(图10.7(a),银面浓度为0.5 $\mu g/cm^2$,14 kV负偏压离子注入30 min制得)和$1.6×10^{11}$颗/cm^2(图10.7(c),银面浓度为0.8 $\mu g/cm^2$,14 kV负偏压离子注入60 min制得)的镶嵌式纳米银[27]。将金黄色葡萄球菌接种在材料表面于37 ℃、无光辐照条件下培养24 h后脱水干燥并进行扫描电镜形貌观察,发现纳米银面密度较小时(颗粒数量/银含量少)可引起大量细菌内容物泄漏(图10.7(b));而纳米银面密度较大(颗粒数量/银含量多)时却不能显著破坏细菌细胞壁的完整性(图10.7(d))[27]。低密度镶嵌式纳米银间距较大,纳米银颗粒之间的氧化钛基材足以阻止电子在纳米银颗粒之间穿梭(图10.7(e));而高密度镶嵌式纳米银间距较小,纳米银颗粒之间的电子穿梭可能削弱纳米银基于电子储存激活氧化反应的潜能(总量一定的电子分散到更多纳米银颗粒上,可积累的空穴氧化势较小)[27]。体现在式(10.4)中,即为镶嵌低密度纳米银时,氧化钛基材的介电常数较大,局部纳米银能够储存更多电子,更容易激活氧化反应获得抗菌活性。上述研究结果显示,纳米银的抗菌活性可以通过调控一组纳米银的空间分布来优化,

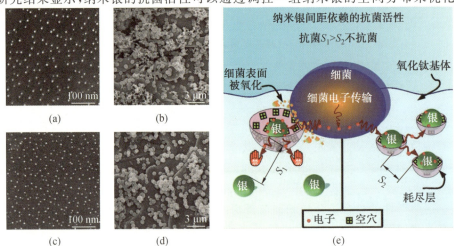

图10.7 氧化钛表面离子注入原位合成并镶嵌不同分布密度纳米银的抗菌活性:(a)纳米银平均直径约为5 nm,纳米银面密度$1×10^{11}$颗/cm^2,银面浓度为0.5 $\mu g/cm^2$(14 kV负偏压,离子注入30 min制得);(b)金黄色葡萄球菌在(a)表面培养24 h后的扫描电镜形貌;(c)纳米银平均直径约为5 nm,纳米银面密度$1.6×10^{11}$颗/cm^2,银面浓度为0.8 $\mu g/cm^2$(14 kV负偏压,离子注入60 min制得);(d)金黄色葡萄球菌在(c)表面培养24 h后的扫描电镜形貌;(e)肖特基微整流界面分布密度影响抗菌活性的示意图

仅仅增加纳米银量可能降低抗菌活性。此后,另一研究小组也在纳米银-氧化钛和纳米氧化锌-氧化钛体系中发现纳米颗粒过量而导致抗菌活性降低的现象[64]。上述基于肖特基微整流界面网络和黏附细菌相互作用,利用生物系统的内在特征而不依赖抗菌剂释放量的抗菌功能化技术,为细胞选择性植入医疗器械表面设计和制造提供了新思路。

10.2.3 纳米多孔表面制备

纳米尺度材料的物理化学性质可在分子和细胞层面激活人体特异性反应,从而促进人体组织再生、修复[65],改善医疗器械植入效果。植入材料表面纳米化已成为热点研究领域。因此,作者研究聚醚醚酮材料(polyetheretherketone,PEEK)纳米表面结构的离子注入制备工艺[15,66-67]。聚醚醚酮主链是由2个醚键和1个酮键连接的三个苯环结构[68],其玻璃化转变温度和熔融温度分别为143 ℃和334 ℃[69],可经受高压蒸汽和γ射线灭菌处理[70-71]。此外,PEEK材料的弹性模量与人体骨组织接近[68],应力屏蔽趋势较小,常用于骨组织修复或置换医疗器械(如脊柱融合器)。但是,聚醚醚酮表面生物活性不佳,不能快速与人体形成有效组织整合(如骨整合),容易形成纤维包裹,不利于医疗器械获得良好的长期植入效果[72]。

因此,对PEEK材料进行表面功能化处理具有科学和临床意义。与Ag-PIII&D工艺类似,将图10.2(a)中银阴极换成纯钛阴极或纯锌阴极就可以产生钛或锌等离子体,实现钛或锌等离子体浸没离子注入(Ti-PIII&D或Zn-PIII&D)。如图10.8所示,碳纤维增强PEEK材料在钛离子注入0.5 h和1.5 h(图10.8(b)和(c))可见材料表面钛沉积;当注入时间延长至2.0 h(图10.8(d)),材料表面可见分布均匀、直径为100~150 nm的多孔结构[15]。样品横截面分析显示,PEEK材料表面钛离子注入所制得多孔结构层厚可达800 nm(图10.8(e))。碳纤维增强PEEK材料在锌离子注入早期也可见锌在材料表面沉积,但注入时间延长至2.0 h,锌沉积层开始局部出现直径为40~80 nm的多孔结构(图10.8(f));当注入时间延长至3.0 h,可见材料表面完全被分布均匀的多孔结构层覆盖(图10.8(g))[73]。样品横截面分析显示,PEEK材料表面锌离子注入所制得多孔结构层厚度可达600 nm(图10.8(h))。PEEK材料的导电性较差,随离子注入时间延长,注入材料携带的电荷可在材料表面聚集形成平板电容(图10.1电荷聚集效应),当平板电容场强达到PEEK材料临界介电强度时,继续离子注入即可引发击穿,形成多孔结构(图10.8)。

细菌培养试验显示,钛离子注入在PEEK材料表面制得的多孔结构改性层具有显著抑制细菌黏附的效果,相较于未离子注入材料表面,其对金黄色葡萄球菌的抑制率约为70%。此外,大鼠骨髓间充质干细胞(bone marrow

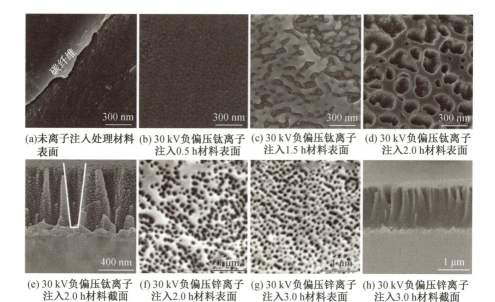

图 10.8　离子注入碳纤维增强聚醚醚酮表面制备纳米多孔[15,73]

mesenchymal stem cells，bMSCs）在钛离子注入制得的多孔结构改性层表面的黏附、增殖和分化功能也得到显著改善。相较于未离子注入 PEEK 表面，bMSCs 在多孔改性层表面的成骨相关基因，如 $COL-I$、$Runx2$、$BMP-2$、ALP、OCN 和 OPN 的表达均显著上调，其中，OCN 和 OPN 的表达水平是未离子注入组的 16 倍和 6 倍（细胞在材料表面培养 14 d 后的检查结果）。锌离子注入制得的多孔结构改性层也发现有类似生物学效应。

10.2.4　制备纳米碳锥阵列

碳纳米结构在医疗健康，如传感器[74]、抗菌[75]、制药[76-77]、可穿戴器件[78] 等领域应用前景广阔，因此其可控制备技术备受关注。作者依据等离子体与基材表面相互作用原理调控离子注入参数，在纳米氧化钛纳米管阵列表面外延构建了纳米碳锥阵列[79]。将图 10.2(a) 中银阴极换成石墨，实现碳离子注入及沉积（C-PIII&D）。采用乙二醇、氟化氨和水混合的电解液，50 V 阳极氧化钛表面 10 h 制得 TiO_2 纳米管阵列（平均管径约为 90 nm，平均管间距约为 30 nm；图 10.9(a)）；20 kV 负偏压条件下，C-PIII&D 可在 TiO_2 纳米管阵列表面外延与 TiO_2 纳米管逐一对应的纳米碳锥结构（图 10.9(b)）[79]。采用同样电解液，50 V 阳极氧化钛表面处理 1 h 制得纳米多孔结构（图 10.9(c)）；再采用同样的 C-PIII&D 工艺对纳米多孔结构表面处理，可观察到纳米孔直径减小，但未观察到碳锥结构(图 10.9(d))[79]。进一步分析,发现 TiO₂ 纳米管阵列表面 C—PIII&D 外延生长的碳锥内部为中空结构(图 10.9(e)),透电镜观察,可见纳米碳锥由碳纳米颗粒层层堆积而成(图 10.9(f) 和(g))[79]。纳米碳锥阵列形成与纳米管阵列表面碳等离子体鞘层结构有关[79-80]。依据 Sheridan 理论[81],碳等离子体受氧化钛纳米管直径(D) 约束,于管内形成重叠鞘层(平行内壁,图 10.9(h)),鞘层重叠长度 L_D 由式(10.5) 定义:

$$L_D = (-\frac{4\varepsilon_{zk}V_{py}}{e \cdot \eta})^{1/2} \tag{10.5}$$

式中,η 为碳等离子体密度。

基于此效应,纳米管内壁表面实际负偏压将小于施加在样品台(或样品表面)的负偏压(图 10.9(h) 所示中线处)。当 $D/2 \leqslant L_D$ 时,管内壁鞘层重叠,其表面负偏压降($-V_D$) 可由式(10.6) 定义[81-82]:

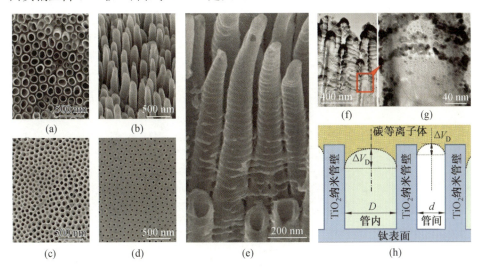

图 10.9　离子注入制备纳米碳锥阵列

(a) 阳极氧化 TiO₂ 纳米管阵列的扫描电镜形貌;(b)C—PIII&D 处理 TiO₂ 纳米管阵列的扫描电镜形貌;(c) 阳极氧化 TiO₂ 多孔结构的扫描电镜形貌;(d)C—PIII&D 处理 TiO₂ 多孔结构的扫描电镜形貌;(e) 中空纳米碳锥阵列的扫描电镜形貌;(f)、(g) 中空纳米碳锥阵列的透射电镜形貌及局部高倍明场像;(h) 碳等离子体与 TiO₂ 纳米管阵列相互作用示意图

$$\Delta V_D = (D/2L_D)^2 \cdot V_{py} \tag{10.6}$$

如前所述,依据式(10.1),碳离子在负偏压作用下所获得的动能 QeV_{py} 占其注入过程中所获得总能量的比例非常大。可见,管内壁鞘层重叠效应导致电压降,将显著降低碳离子到达氧化钛纳米管内侧表面所获能量和注入概率。同样

原理,纳米管间距(d)约束,也可产生类似效应,即当 $d/2 \leqslant L_d$ 时(L_d 为管间鞘层重叠长度),纳米管外表面也有类似电压降($-V_d$,式(10.7))。该电压降亦可显著减少碳离子注入氧化钛纳米管外侧表面的概率。

$$\Delta V_d = (d/2L_d)^2 \cdot V_{py} \tag{10.7}$$

由上述可见,受纳米管内外侧表面等离子体鞘层重叠影响,碳离子注入纳米管内外侧表面的概率显著减小,即实际 C-PIII&D 将主要发生在氧化钛纳米管上端面。因此,可在经 C-PIII&D 处理的纳米管表面观察到逐一对应外延中空纳米碳锥结构(图 10.9(e))。这一发现为利用基材表面结构与等离子体的相互作用原理制备特殊结构的纳米表面结构开辟了新思路。

10.2.5 反应注入沉积

上述离子注入工艺均使用固体材料作为离子源(如银、钙、钛、锌等)。事实上,气体源离子注入工艺也很常用。1996 年美国研制的第一台浸没式离子注入设备就是采用脉冲射频激发气体源等离子体注入[8],将气体源与固体源复合在一个真空室中(图 10.10),同时激发固体等离子体和气体等离子体,利用两种等离子体在注入过程中的反应(包括两类反应:等离子体飞行过程中的反应和到达材料表面后基于加热效应的反应),即可实现注入沉积化合物改性层。

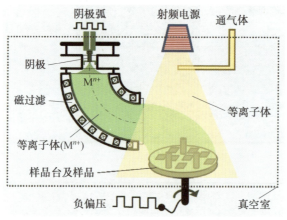

图 10.10　反应离子注入沉积示意图

ZnO 因具有优异的广谱抗菌活性而受到生物材料领域研究人员的广泛关注[83],基于原子层沉积(ALD)[84]、磁控溅射[85]、微弧氧化[86]、化学气相沉积[87]、水热处理[88]等技术开发了多种制备工艺。通过控制氧化锌纳米形貌(纳米棒、纳米线、纳米花、纳米球等)、特征晶面暴露及锌离子释放等材料物理化学性质,可获得优异的生物学性能。如同时采用阴极弧激发纯锌等离子体和采用射频激发氧气等离子体,即可实现锌/氧二元注入,在材料表面制备氧化锌涂层。图

10.11 所示为碳纤维增强 PEEK 表面锌／氧二元注入所制备 ZnO 涂层的扫描电镜形貌[67],可见多级结构:微米级层状起伏的坑结构及其内部的纳米颗粒状形貌[67]。如前所述,对碳纤维增强的 PEEK 材料进行单独 Zn—PIII&D 处理,可制得纳米多孔结构表面(图 10.8(f) 和图 10.8(g)),而锌／氧二元注入却未观察到多孔结构。Li 等对纯钛表面进行银／氮二元注入处理,发现银／氮二元注入时钛表面银纳米颗粒数量比银单独注入时显著增多[89]。这些研究结果表明,二元注入过程中两种等离子体相互作用(或反应)可显著影响离子注入效应(图 10.1),进而改变改性层形貌及性能。

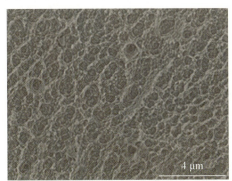
(a) 低倍扫描电镜形貌

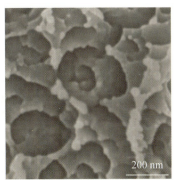
(b) 高倍扫描电镜形貌

图 10.11　碳纤维增强 PEEK 表面锌／氧二元注入制备 ZnO 涂层[68]

10.3　本章小结

离子注入是一种具高反应活性特点的原位表面改性技术,其在医疗器械表面工程中的优势主要体现在三个方面:① 基于该技术的改性层可与基体材料融为一体(改性层与基材无明显界面),可显著降低改性层脱落风险;② 掺杂过程不受热力学扩散限制,可根据功能需要定制医疗器械表面组分,表面改性工艺设计自由度非常大;③ 掺杂量可精确调控,且全程在真空中进行,有助于获得安全有效的改性层。可见离子注入工艺在医疗器械表面功能化领域具有广阔的应用前景。

本章参考文献

[1] DEARNALEY G. Ion implantation[J]. Nature,1975,256:701-705.

[2] RUTHERFORD E. Retardation of the α particle from radium in passing through matter[J]. Philos Mag,1906,12(68):134-146.

[3] YARLING C B. History of industrial and commercial ion implantation 1906-1978[J]. J Vac Sci Technol A,2000,18(4):1746-1750.

[4] CONRAD J R,RADTKE J L,DODD R A,et al. Plasma source ion-implantation technique for surface modification of materials[J]. J Appl Phys,1987,62(11):4591-4596.

[5] ANDERS A. Metal plasma immersion ion implantation and deposition:a review[J]. Surf Coat Technol,1997,93(2/3):158-167.

[6] PELLETIER J,ANDERS A. Plasma-based ion implantation and deposition: a review of physics,technology,and applications[J]. IEEE Trans Plasma Sci,2005,33(6):1944-1959.

[7] 黄永宪,田修波,杨士勤,等. 等离子体浸没离子注入(PIII)过程中初始离子阵鞘层尺度内各物理量的时空演化[J]. 真空科学与技术学报,2005,25(2):115-119.

[8] SCHEUER J T,WALTER K C,ADLER R A,et al. Commercial plasma source ion implantation facility[J]. Surf Coat Technol,1997,93(2/3):192-196.

[9] MÄNDL S,RAUSCHENBACH B. Improving the biocompatibility of medical implants with plasma immersion ion implantation[J]. Surf Coat Technol,2002,156(1/2/3):276-283.

[10] CAO H L,LIU X Y,MENG F H,et al. Biological actions of silver nanoparticles embedded in titanium controlled by micro-galvanic effects [J]. Biomaterials,2011,32(3):693-705.

[11] CAO H,QIAO Y,LIU X,et al. Electron storage mediated dark antibacterial action of bound silver nanoparticles:smaller is not always better[J]. Acta Biomater,2013,9(2):5100-5110.

[12] CAO H L,ZHANG W J,MENG F H,et al. Osteogenesis catalyzed by titanium-supported silver nanoparticles[J]. ACS Appl Mater Interfaces,2017,9(6):5149-5157.

[13] CAO H L, TANG K W, LIU X Y. Bifunctional galvanics mediated selective toxicity on titanium[J]. Mater Horiz,2018,5(2):264-267.

[14] SIGMUND P. Theory of sputtering. Ⅰ. sputtering yield of amorphous and polycrystalline targets[J]. Phys Rev,1969,184(2):383-416.

[15] LU T, LIU X Y, QIAN S, et al. Multilevel surface engineering of nanostructured TiO_2 on carbon-fiber-reinforced polyetheretherketone[J]. Biomaterials,2014,35(22):5731-5740.

[16] DISSEMOND J,BÖTTRICH J G,BRAUNWARTH H,et al. Evidence for silver in wound care - meta-analysis of clinical studies from 2000-2015[J]. J Ger Soc Dermatol,2017,15(5):524-535.

[17] LI S Z. Ben Cao Gang Mu, volume Ⅱ:waters,fires,soils,metals,jades, stones, minerals, salts [M]. USA:University of California Press, Oakland,2021.

[18] LEA M C. Allotropic forms of silver[J]. Am J Sci,1889,(222):476-491.

[19] NOWACK B,KRUG H F, HEIGHT M. 120 years of nanosilver history: implications for policy makers[J]. Environ Sci Technol, 2011, 45 (4): 1177-1183.

[20] KARL B. Über Collargol, seine Anwendung und seine Erfolge in der Chirurgie und Gynäkologie[J]. Dtsch Z Für Chir,1921,163(1):62-84.

[21] FEYNMAN R P. There's plenty of room at the bottom[J]. Resonance, 2011,16(9):890-905.

[22] TANIGUCHI N. On the basic concept of 'nano-technology'[J]. Proceedings of the international conference on production engineering,1974,p:18-22.

[23] TREDGET E E, SHANKOWSKY H A, GROENEVELD A, et al. A matched-pair, randomized study evaluating the efficacy and safety of Acticoat silver-coated dressing for the treatment of burn wounds[J]. J Burn Care Rehabil,1998,19(6):531-537.

[24] CAO H, QIN H, LI Y, et al. The action-networks of nanosilver:bridging the gap between material and biology[J]. Adv Healthc Mater, 2021, 10 (18):e2100619.

[25] US Department of Health and Human Services. Food drug administration [J]. Federal Register,1999,64:44653.

[26] TANIGUCHI N. On the basic concept of 'nano-technology' In Proceedings of the international conference on production engineering Tokyo, Part Ⅱ [C]. Tokyo: Japan Society of Precision Engineering,1974.

[27] CAO H L, QIAO Y Q, MENG F H, et al. Spacing-dependent antimicrobial efficacy of immobilized silver nanoparticles[J]. J Phys Chem Lett, 2014, 5(4): 743-748.

[28] QIN H, CAO H L, ZHAO Y C, et al. Invitro and invivo anti-biofilm effects of silver nanoparticles immobilized on titanium[J]. Biomaterials, 2014, 35(33): 9114-9125.

[29] ZHANG X R, YANG C G, YANG K. Contact killing of Cu-bearing stainless steel based on charge transfer caused by the microdomain potential difference[J]. ACS Appl Mater Interfaces, 2020, 12(1): 361-372.

[30] QIN H, CAO H L, ZHAO Y C, et al. Antimicrobial and osteogenic properties of silver-ion-implanted stainless steel[J]. ACS Appl Mater Interfaces, 2015, 7(20): 10785-10794.

[31] QIAO S C, CAO H L, ZHAO X, et al. Ag-plasma modification enhances bone apposition around titanium dental implants: an animal study in Labrador dogs[J]. Int J Nanomedicine, 2015, 10: 653-664.

[32] CAO H L, QIAO S C, QIN H, et al. Antibacterial designs for implantable medical devices: evolutions and challenges[J]. J Funct Biomater, 2022, 13(3): 86.

[33] GRISTINA A G. Biomaterial-centered infection: microbial adhesion versus tissue integration[J]. Science, 1987, 237(4822): 1588-1595.

[34] SUBBIAHDOSS G, KUIJER R, GRIJPMA D W, et al. Microbial biofilm growth vs. tissue integration: "the race for the surface" experimentally studied[J]. Acta Biomater, 2009, 5(5): 1399-1404.

[35] SUBBIAHDOSS G, GRIJPMA D W, VAN DER MEI H C, et al. Microbial biofilm growth versus tissue integration on biomaterials with different wettabilities and a polymer-brush coating[J]. J Biomed Mater Res A, 2010, 94(2): 533-538.

[36] SUBBIAHDOSS G, PIDHATIKA B, COULLEREZ G, et al. Bacterial biofilm formation versus mammalian cell growth on titanium-based mono- and bi-functional coating[J]. Eur Cell Mater, 2010, 19: 205-213.

[37] SUBBIAHDOSS G, FERNÁNDEZ I C, DOMINGUES J F, et al. In vitro interactions between bacteria, osteoblast-like cells and macrophages in the pathogenesis of biomaterial-associated infections[J]. PLoS One, 2011, 6(9): e24827.

[38] PÉREZ-TANOIRA R, HAN X, SOININEN A, et al. Competitive

colonization of prosthetic surfaces by staphylococcus aureus and human cells[J]. J Biomed Mater Res A,2017,105(1):62-72.

[39] MARTINEZ-PEREZ M,PEREZ-JORGE C,LOZANO D,et al. Evaluation of bacterial adherence of clinical isolates of Staphylococcus sp. using a competitive model:an in vitro approach to the "race for the surface" theory[J]. Bone Joint Res,2017,6(5):315-322.

[40] SHIELS S M,MANGUM L H,WENKE J C. Revisiting the "race for the surface" in a pre-clinical model of implant infection[J]. Eur Cell Mater, 2020,39:77-95.

[41] CAO H. Silver nanoparticles for antibacterial devices:biocompatibility and toxicity[M]. Boca Raton:CRC Press,Taylor & Francis,2017.

[42] FAZEL M,SALIMIJAZI H R,SHAMANIAN M,et al. Osteogenic and antibacterial surfaces on additively manufactured porous Ti-6Al-4V implants:combining silver nanoparticles with hydrothermally synthesized HA nanocrystals[J]. Mater Sci Eng C Mater Biol Appl,2021,120:111745.

[43] HU C,LONG L,CAO J,et al. Dual-crosslinked mussel-inspired smart hydrogels with enhanced antibacterial and angiogenic properties for chronic infected diabetic wound treatment via pH-responsive quick cargo release [J]. Chem Eng,2021,411:128564.

[44] SONG G,ATRENS A. Corrosion mechanisms of magnesium alloys[J]. Adv Eng Mater,1999,1:11-33.

[45] DESHPANDE K B. Numerical modeling of micro-galvanic corrosion[J]. Electrochim Acta,2011,56(4):1737-1745.

[46] ANDERS A. Atomic scale heating in cathodic arc plasma deposition[J]. Appl Phys Lett,2002,80(6):1100-1102.

[47] BURGDÖRFER J,MEYER F. Image acceleration of multiply charged ions by metallic surfaces[J]. Phys Rev A,1993,47(1):R20-R22.

[48] HÖHLER G,NIEKISCH E A. Springer tracts in modern physics 85. solid surface physics[M]. Berlin:Springer-Verlag,1979.

[49] MICHAELSON H B. Work functions of the elements[J]. J App Phys, 1950,21:536-540.

[50] YAMAMOTO S,SUSA K,KAWABE U. Work functions of binary compounds[J]. J Chem Phys,1974,60:4076-4080.

[51] IMANISHI A,TSUJI E,NAKATO Y. Dependence of the work function of TiO_2(rutile) on crystal Faces,studied by a scanning auger microprobe

[J]. J Phys Chem C,2007,111(5):2128-2132.

[52] ANDERS A. Cathodic arcs:from fractal spots to energetic condensation [M]. New York:Springer Science Business Media. LLC,2008.

[53] NASTASI M,MAYER J W,HIRVONEN J K. Ion-solid interactions:fundamentals and applications [M]. Cambridge:Cambridge University Press,1996.

[54] CAO H L,LIU X Y. Activating titanium oxide coatings for orthopedic implants[J]. Surf Coat Technol,2013,233:57-64.

[55] WANG M,CAO H,MENG F,et al. Schottky barrier dependent antimicrobial efficacy of silver nanoparticles[J]. Mater Lett,2016,179:1-4.

[56] CAO H,MENG F,LIU X. Antimicrobial activity of tantalum oxide coatings decorated with Ag nanoparticles[J]. J Vac Sci Technol A,2016,34:04C102.

[57] TIAN Y X,CAO H L,QIAO Y Q,et al. Antibacterial activity and cytocompatibility of titanium oxide coating modified by iron ion implantation [J]. Acta Biomater,2014,10(10):4505-4517.

[58] KAILA V R I,WIKSTRÖM M. Architecture of bacterial respiratory chains[J]. Nat Rev Microbiol,2021,19(5):319-330.

[59] REGUERA G,MCCARTHY K D,MEHTA T,et al. Extracellular electron transfer via microbial nanowires[J]. Nature,2005,435(7045):1098-1101.

[60] HARRIS H W,EL-NAGGAR M Y,BRETSCHGER O,et al. Electrokinesis is a microbial behavior that requires extracellular electron transport[J]. Proc Natl Acad Sci USA,2010,107(1):326-331.

[61] PANKRATOVA G,HEDERSTEDT L,GORTON L. Extracellular electron transfer features of Gram-positive bacteria[J]. Anal Chim Acta,2019,1076:32-47.

[62] YANG M,LIU H,QIU C,et al. Electron transfer correlated antibacterial activity of biocompatible graphene nanosheets-TiO_2 coatings[J]. Carbon,2020,166:350-360.

[63] LI J H,WANG J X,WANG D H,et al. Band gap engineering of titania film through cobalt regulation for oxidative damage of bacterial respiration and viability[J]. ACS Appl Mater Interfaces,2017,9(33):27475-27490.

[64] WANG R,ZHOU T,LIU J,et al. Bilayer microstructure of antibacterial TiO_2 coating on Ti6Al4V fabricated via micro-arc oxidation in W-containing electrolytes[J]. Surf Coat Technol,2021,413:127094.

[65] ROGUSKA A,BELCARZ A,PISAREK M,et al. TiO_2 nanotube

composite layers as delivery system for ZnO and Ag nanoparticles - an unexpected overdose effect decreasing their antibacterial efficacy[J]. Mater Sci Eng C Mater Biol Appl,2015,51:158-166.

[66] WEI G B,MA P X. Nanostructured biomaterials for regeneration[J]. Adv Funct Mater,2008,18(22):3566-3582.

[67] LU T,WEN J,QIAN S,et al. Enhanced osteointegration on tantalum-implanted polyetheretherketone surface with bone-like elastic modulus [J]. Biomaterials,2015,51:173-183.

[68] LU T,LI J,QIAN S,et al. Enhanced osteogenic and selective antibacterial activities on micro-/ nano-structured carbon fiber reinforced polyetheretherketone[J]. J Mater Chem B,2016,4(17):2944-2953.

[69] KURTZ S M,DEVINE J N. PEEK biomaterials in trauma,orthopedic,and spinal implants[J]. Biomaterials,2007,28(32):4845-4869.

[70] LESIUK G,SAWICKA A,CORREIA J,et al. Fracture resistance analysis of PEEK-polymer[J]. Eng Struct Technol,2017,9(4):207-213.

[71] GODARA A, RAABE D, GREEN S. The influence of sterilization processes on the micromechanical properties of carbon fiber-reinforced PEEK composites for bone implant applications[J]. Acta Biomater,2007,3(2):209-220.

[72] LI H M,FOURACRE R A,GIVEN M J,et al. The effects onpolyetheretherketone and polyethersulfone of electron and gamma irradiation[J]. Ieee Transactions on Dielectrics and Electrical Insulation,1999,6:295-303.

[73] TORSTRICK F B,LIN A S P,POTTER D,et al. Porous PEEK improves the bone-implant interface compared to plasma-sprayed titanium coating on PEEK[J]. Biomaterials,2018,185:106-116.

[74] 陆涛. 医用聚醚醚酮等离子体改性研究[D]. 北京:中国科学院大学,2015.

[75] HU P G,ZHANG J,LI L,et al. Carbon nanostructure-based field-effect transistors for label-free chemical/biological sensors[J]. Sensors,2010,10(5):5133-5159.

[76] XIN Q, SHAH H, NAWAZ A, et al. Antibacterial carbon-based nanomaterials[J]. Adv Mater,2019,31(45):e1804838.

[77] DUGAM S,NANGARE S,PATIL P,et al. Carbon dots:a novel trend in pharmaceutical applications[J]. Ann Pharm Fr,2021,79(4):335-345.

[78] TERADAL N L,JELINEK R. Carbon nanomaterials in biological studies and biomedicine[J]. AdvHealthc Mater,2017,6(17):1700574.

[79] WANG C Y,XIA K L,WANG H M,et al. Advanced carbon for flexible and wearable electronics[J]. Adv Mater,2019,31(9):e1801072.

[80] QIAN S,CAO H L,LIU X Y,et al. Nanotube array controlled carbon plasma deposition[J]. Appl Phys Lett,2013,102(24):243109.

[81] 钱仕. 氧化钛基纳米薄膜制备及生物学性能研究[M]. 北京:中国科学院大学,2013.

[82] SHERIDAN T E. Ion-matrix sheath in a cylindrical bore[J]. J Appl Phys,1993,74(8):4903-4906.

[83] SHERIDAN T E,KWOK T K,CHU P K. Kinetic model for plasma-based ion implantation of a short,cylindrical tube with auxiliary electrode[J]. Appl Phys Lett,1998,72(15):1826-1828.

[84] LUO Q M,CAO H L,WANG L Y,et al. ZnO@ZnS nanorod-array coated titanium:good to fibroblasts but bad to bacteria[J]. J Colloid Interface Sci,2020,579:50-60.

[85] YUAN N Y,WANG S Y,TAN C B,et al. The influence of deposition temperature on growth mode,optical and mechanical properties of ZnO films prepared by the ALD method[J]. J Cryst Growth,2013,366:43-46.

[86] MAKINO H,SHIMIZU H. Influence of crystallographic polarity on the opto-electrical properties of polycrystalline ZnO thin films deposited by magnetron sputtering[J]. Appl Surf Sci,2018,439:839-844.

[87] ZHANG R,LIU X,XIONG Z,et al. Novel micro/nanostructured TiO_2/ZnO coating with antibacterial capacity and cytocompatibility[J]. Ceram Int,2018,44(8):9711-9719.

[88] PHAN T L,YU S C,VINCENT R,et al. Photoluminescence properties of various CVD-grown ZnO nanostructures[J]. J Lumin,2010,130(7):1142-1146.

[89] 李丹. 基于暴露晶面调控制备高抗菌活性氧化锌及其应用研究[D]. 成都:西南交通大学,2018.

[90] LI J,QIAO Y,DING Z,et al. Microstructure and properties of Ag/N dual plasma immersion ion implanted titanium[J]. Surf Coat Technol,2011,205:5430-5436.

第 11 章
柔性医疗器械表面工程

11.1 柔性医疗器械发展和应用

医疗器械通常是指以直接或间接方式介入人体治疗的仪器、设备和器具，也包括体外诊断试剂及校准物或者相关的辅助物品。传统意义上的医疗器械具有刚性外形，而柔性医疗器械的出现克服了传统意义上刚性医疗器械的自由度限制，可避免刚性医疗机械与人体组织的模量失配，有效减轻病患在医疗干预过程中的损伤，从而利用良好变形自由度实现病灶精准定位，显著提高医疗诊断效率和准确率。自1934年美国巴特公司推出世界上第一根球囊导尿管，以柔性导管为代表的柔性医疗器械开始大规模临床应用，并逐渐衍生出多种新型柔性医疗器械，满足了不同场景的医疗需求。特别是近十年来，在大健康时代背景下，柔性电子技术(可穿戴电子、柔性探针电极等)的发展为主动式、多模态健康数据采集提供了有力的技术支撑，在此基础上开发出多种不同应用场景的柔性电子医疗器械，如可穿戴表皮电子、植入式柔性探针等(图 11.1)。

时至今日，伴随着医疗健康的需求，对柔性医疗器械的长效性、多能性及更好的人体匹配度、舒适度提出了新的要求。针对柔性医疗器械与人体组织表/界面的创新设计更是引起了广泛关注。基于此，本章对典型的柔性医疗器械的表面设计理念和表面工程技术进行简要概述。

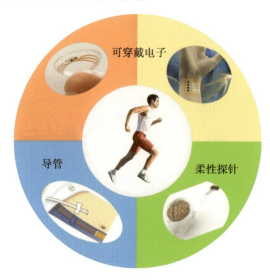

图 11.1　柔性医疗器械种类

11.2　传统导管类柔性医疗器械

医用导管是传统意义上临床实际使用的典型柔性医疗器械代表。医用导管在肠镜、胃镜及心血管等疾病的医疗诊断中的使用，挽救了众多病患的生命，推动了医疗技术的发展。医用导管通常有外用和内用之分。外用导管通常用于气体和液体的输运，如氧气管和输液管等。而内用导管通常用于介入治疗，如血液透析管、导尿管等连通人体内外的循环导管。随着人们生活水平和医疗水平的提高，导管需求量日益增加。在各种医疗器械广泛使用的背景下，导管相关性感染问题也逐渐暴露出来[1]。无论是血液导管，还是使用广泛的导尿管，虽然在使用前都会经过严格的灭菌处理，但是导管本身缺乏抗菌性，仍旧存在引发导管相关性感染的风险。血管导管相关性感染（CRBSIS）已成为引起相关血液感染的主要原因[2]。此外，有研究表明，80%的医院获得性尿路感染（CAUTI）都与留置导尿管有关，即使在标准操作流程下还是不能有效预防[3]。因此，介入导管引发的感染性问题一直是临床研究重点关注的问题。

医疗导管通常由硅橡胶[4]、聚氨酯[5]、乳胶[4]等高分子材料组成，这些疏水性的聚合物材料具有较低的表面能，可与蛋白质等物质发生不可逆的非特异性吸附。细菌通过分泌多糖基质、纤维蛋白、脂质蛋白黏附于材料表面,并将其自身包绕其中而形成细菌生物被膜[6-7]。与游离的单个细菌相比,生物被膜对抗生素及机体免疫力有着天然的抵抗能力,用抗生素难以彻底清除。生物被膜犹如一个"菌巢",会导致感染反复发作,迁延不愈,引发慢性感染。生物被膜一旦在导管上形成,往往需要再次插管,这无疑增加了病患的痛苦,延长了病患的住院时间,增加了病患的经济负担[1,6,8]。因此,从材料学角度出发,对导管材料进行表面改性,增强其抗菌性具有重要的临床意义。

表面改性相对于本体改性只对材料表面进行物理、化学处理,从而改变其表面性质,能够在保持材料本体性能(如柔性、拉伸性能)不受很大影响的情况下,达到所期望的性能指标(包括亲疏水性、表面粗糙度、抗菌性、抗凝血等性能)[9]。介入导管为细菌定植提供了有利场所,因此导管表面抗黏附、抗菌改性成为阻碍导管表面细菌定植的有效手段[1,10]。然而,导管材料的选择通常具有应用导向性。根据应用场景的不同,选择合适的材料及其表面改性方式显得尤为重要[1]。

11.2.1 导尿管表面工程

鉴于商用导尿管缺乏抗菌效力,研究者尝试使用具有银合金涂层和呋喃西林抗菌剂涂层的导尿管降低患者的导管相关性感染。然而,研究表明银合金涂层导尿管在降低导管相关性感染引发率方面效果甚微,呋喃西林浸渍导尿管从一定程度上能够降低导管相关性感染,但是在抗菌效能持久性方面及病人的舒适度方面都不具有临床意义[11-12]。具有环丙沙星洗脱涂层的聚氯乙烯导尿管仅能保留几个小时的释放效力,显然无法满足抗菌导管所需要的抗菌时效[13]。鉴于此,采用聚乙二醇(PEG)水凝胶包埋环丙沙星涂层的导尿管可将环丙沙星的释放时效延长到 7 d[14]。除了抗生素涂层之外,防腐剂涂层也是一种有效阻碍导管表面生物膜形成的表面改性手段[1]。例如,由氯己定、乙基纤维素及 PEG 组成的复合涂层导尿管在动物体内能够有效减缓生物膜的形成[15]。为了发挥抗生素和防腐剂的协同优势,将硅胶导尿管在双抗生素(利福平和司帕沙星)和三氯生的混合溶液中充分溶胀并干燥,这种制备方法的优势在于导管表面抗菌剂在被正常的尿液流动冲走之后,基相中的抗菌剂可不断地迁移和补充到导管表面,能够长效地抑制尿路病原菌,如奇异变形杆菌、金黄色葡萄球菌及大肠杆菌的定植,此外这种溶胀收缩处理过程不会对导管本身的机械性能产生负面影响,因而成为一种潜在可被临床应用的抗菌导尿管[16]。然而,三氯生的使用也引发了学者对其本身为促癌剂及易引发抗生素抗性的担忧[17-19]。尽管具有银合金涂层的导尿管未能表现出长时效的抗生物膜能力,但是银作为一种广谱无机抗菌剂仍然在抗菌材料的制备过程中具有重要应用潜能，尤其是在具有抗生素抗性细菌的生物膜抑制方面。已有研究表明，仅用 20 μg/mL 的银纳米颗粒浸渍导尿管就可有效灭活凝固酶阴性葡萄球菌及抑制其生物膜形成[20]。而通过结合浸渍和紫外光催化工艺制备二氧化钛/纳米银涂层的硅胶导管不仅能够在短时间内灭活 99% 的细菌，而且能够保持长时效的自清洁功能[21]。为使银涂层导管达到临床使用时效，保持银纳米颗粒的长时效可控稳定释放是主要的突破点。基于此，学者利用多巴胺作为黏结剂，将硅胶导尿管在聚多巴胺溶液和硝酸银溶液中交替浸渍后再用聚(甲基丙烯酸磺基甜菜碱共聚丙烯酰胺)抗污涂层封装表面，这种结构设计可长时间有效抑制奇异变形杆菌生物膜的形成和导管表面结垢，而且可通过控制硝酸银/聚多巴胺的交替浸渍次数控制银的释放量[22]。除银纳米颗粒之外，通过声化学反应在导尿管表面固定氟化镁纳米颗粒涂层同样可在一周内抑制细菌定植[23]。

一氧化氮作为人体内一种内源性物质，在生物体内与许多生理和病理过程紧密关联[24]。一氧化氮像激素一样控制各种器官。例如，它能调节血管的张力以及器官之间和内部的血液流动[24-25]。在 2003 年重症急性呼吸综合征(SARS)冠状病毒流行期间，急性肺衰竭时将一氧化氮作为吸入气体提高血氧饱和度水平的疗法得到了成功的尝试[26]。近年来，一氧化氮在抗菌方面也显示出良好的应用前景。由于一氧化氮的高反应活性，将硅胶导管在一氧化氮供体分子亚硝基硫醇中溶胀后能够在 3 周内有效抑制金黄色葡萄球菌的定植[27]。

在使用有机和无机抗菌剂之外，使用微生物噬菌体预处理的导管也是一种有效抑制细菌生物膜形成的手段。这种表面改性手段简易，将具有凝胶涂层的导尿管和噬菌体共混数小时即可使得改性导管的生物膜抑制时效提高到 72 h 以上[28]。抗菌生物肽 Lasioglossin-Ⅲ 通过巯基将其固定到 PEG 垫片上，并将其偶联到烯丙基缩水甘油醚接枝的硅胶导管上，能够在 4 d 内抑制革兰式阳性、阴性菌生物膜形成[29]。

细菌的群体感应是引发细菌生物膜形成的重要过程[30-31]。基于此，噻唑烷二酮-8(一种抗群体感应分子)与乙基纤维素或甲基丙烯酸铵共聚物混合成均相后，可用刷涂的方法固定到硅胶导管表面，这种聚合物基群感干扰分子缓释涂层可在导管表面保持 8 d，并能抑制白色念珠菌生物膜形成[32]。同样，酰基转移酶作为一种负电性群体感应干扰酶，可通过静电组装的方法固定到硅烷改性的硅胶导管表面，而后再与聚乙烯亚胺分子层层自主装成多层双分子涂层，这种涂层不会影响人成纤维细胞(BJ-5ta)的活力，并且在 7 d 内能有效抑制绿脓杆菌的生物膜形成，抑制率最高可达 80%[33]。

11.2.2 血管内导管表面工程

血管内导管,通常有中心静脉置管、动脉导管等,这些导管一旦与血流接触,基质蛋白(包括纤维蛋白、纤维蛋白原、弹性蛋白、层黏连蛋白等)会迅速在其表面黏附[34]。蛋白基质层的形成,不但容易引发血小板的黏附聚集,增加血栓的风险,而且蛋白基质层可作为细菌微生物体定植的丰沃场所。因此对血管内导管进行表面改性,以降低其血栓引发率和微生物感染率是十分必要的手段[35]。

血管内导管的表面改性着手点主要在于两个方面:①修饰抗黏附涂层,减少血小板聚集,降低溶血和血栓的发生率;②修饰抗菌涂层,阻碍细菌生物膜的形成[10,36-37]。英国的一项研究将1 485名儿童重症监护室(ICU)患者作为样本,调研了二甲胺四环素(利福平)抗菌剂涂层导管、肝素涂层导管及商用标准导管在抵抗血流感染方面的效果,研究表明选用抗菌剂涂层导管相比于肝素涂层导管及标准商用导管,可有效降低血流感染的风险[38]。然而,最近的一项研究表明贵金属(银、金、铂)合金涂层的静脉导管显示出更加优异的抗溶血和抗微生物黏附的性能[39]。

此外,一些非溶出型抗黏附高分子材料在抑制血管内导管表面细菌定植和血栓形成方面也显示出优势,如两性离子磺基甜菜碱单体,将N,N-二甲-N-甲基丙烯氧基乙基-N-(3-磺基丙基)铵接枝在经过臭氧预处理的聚氨酯血管导管上,可抑制导管表面的血小板黏附,达到抗血栓的目的[40]。经过两性离子聚合物磺基甜菜碱改性的中心静脉导管不仅能够抵抗血小板的黏附和激活(可在60 d内显著抑制血栓物质在表面的聚集黏附),而且由于磺基甜菜碱天然的抗黏附性,具有这种涂层的导管在动物体内也能有效预防血栓和感染的发生[35]。

与亲水性抗黏附涂层相比,将聚合物导管表面依次经过等离子体处理,再通过共价键的方式连接双组分全氟化碳可形成全氟碳液体薄膜,该涂层具有超疏液性,可防止纤维蛋白附着,减少血小板的黏附和活化,抑制生物膜的形成,可作为抗凝剂的替代涂层。动物试验表明,这种疏水性涂层可显著降低血栓和绿脓杆菌生物膜的形成[41]。

11.2.3 腹膜透析和血液透析导管表面工程

在接近400例的临床病例试验中,发现无论是用抗菌剂浸渍还是通过银离子注入改性的腹膜和血液透析导管都不能有效阻止导管相关感染的发生[42-44]。为此,研究人员试图用多组分剂改性导管来降低腹膜导管感染的发生。例如,将硅胶导管在具有利福平、甲氧苄氨嘧啶、三氯生的氯仿溶液中溶胀浸渍,即使在

医疗器械表面工程技术与应用

每周接种金黄色葡萄球菌和大肠杆菌的条件下,在长达 90 d 的时间内也不发生细菌定植的现象[45]。同样的,具有氯己定/磺胺嘧啶银/三氯生涂层的硅胶导管也能有效抑制导管介入位点的细菌定植[46]。

大网膜包覆腹透导管是肾透析患者介入治疗过程中的常见并发症,严重影响了导管治疗的效果[47]。试验表明,肝素涂层导管可在一定程度上抑制覆膜的发生[47-48]。四醚脂基的羟基端基经过三聚氰酰氯处理后,可在硅烷化处理的硅胶导管表面自组装,进一步通过 PEG 和磺内酯包覆。具有这种涂层的导管在流动介质条件下能够降低金黄色葡萄球菌和表皮葡萄球菌的混合菌种在其表面定植[49]。四醚脂基涂层在腹膜导管中应用的优异性在于其没有明显的细胞毒性,也不会对白细胞、红细胞和血小板的数量及凝血过程产生负面影响[49]。

综合而言,经过功能导向性表面改性后可提高导管的抗细菌定植,抗血液(血小板、纤维蛋白)黏附等性能。表 11.1 列出了几种典型的导管表面工程技术和功能,可见表面改性在一定程度上提高了导管的临床适用性,但是功效耐久性、稳定性仍然是需要继续探索和提高的方面。

表 11.1 典型导管表面工程技术和功能

用途	表面工程类型	表面工程技术	功能	参考文献
聚氯乙烯导尿管	有机(抗生素)	γ-射线辐照+浸渍(环丙沙星溶液)	维持几个小时抗菌时效	[13]
硅胶导尿管	有机(抗生素+防腐剂)	浸渍(利福平、司帕沙星、三氯生的混合溶液)	长效(7~12 周)抑制尿路病原菌表面定植	[16]
硅胶导尿管	无机(二氧化钛/纳米银)	浸涂(二氧化钛和二氧化硅混合液)+紫外光催化银沉积	长效自清洁	[21]
聚氨酯血管内导管	金属(银、金、铂)合金涂层	浸渍制备合金涂层	抗血小板黏附、抑制生物膜形成	[39]
聚氯乙烯血管内导管	无机(氟碳)	氧等离子体处理+浸渍(全氟辛基三氯硅烷溶液)	抗血栓、6.5 周内抑制生物膜形成	[41]
硅胶透析导管	有机(抗生素+抗菌剂)	溶胀浸渍(利福平、甲氧苄氨嘧啶、三氯生混合氯仿溶液)	90 d 内抑制细菌定植	[45]

续表 11.1

用途	表面工程类型	表面工程技术	功能	参考文献
硅胶透析导管	生物质（跨膜四醚脂）	碱处理活化＋硅烷化＋浸渍共价键合（三聚氰酰氯活化的四醚脂）	抗污、抑制细菌定植	[49]

11.3 新型柔性电子医疗器械

近年来，在大健康理念的不断深化及柔性电子技术快速发展的时代背景下，柔性电子医疗器械应运而生。柔性电子往往使用柔性、可延展的弹性基体，具有传统电子不可比拟的形变灵活性。基于柔性电子技术和生物医疗技术研发的柔性电子医疗器械不仅可为主动式健康管理提供长期可靠的数据支持，也可在临床诊断和治疗中发挥其形变适应性和数据监测优势[50-51]。

11.3.1 可穿戴柔性电子医疗器械

通常可穿戴医疗电子设备具有固定的刚性外形，长期佩戴可引起身体不适，而可穿戴柔性电子医疗器械通过将传感器、无线通信等技术集合到柔性基底上，不仅满足了数字医疗的动态实时监测需求，而且弥补了传统医疗器械在体适性方面的不足[52-53]。

可穿戴柔性电子医疗器械通常基于脉搏振动、人体的运动监测及血液、体液传感开发制造。作为与人体皮肤直接接触的外源性材料，其生物安全性是必要的考量因素[50,54]。根据《医疗器械生物学评价 第1部分：风险管理过程中的评价》(GB/T 16886.1—2011)中的要求，医疗器械的生物相容性应该与人体接触方式和时间相适应。对于无创的可穿戴柔性器械，应考虑细胞毒性、皮肤刺激及致敏反应的生物相容性研究；而对于有创或植入式柔性电子材料，应根据接触组织性质及接触时间开展相适应的生物相容性评估。

表皮电子系统作为一种常见的皮肤贴合式可穿戴医疗器械，能够测量丰富的人体电子数据，如心电图、肌电图及汗液、血液电生理信号等[53-54]。表皮电子系统通常由柔性基材（通常为聚二甲基硅氧烷或者聚酰亚胺）和感知电极组成。为了增强感知电极的导电性，银纳米线是最为常用的导电增强成分。然而，纳米银已证实具有明显的细胞毒性[55-57]。基于此，采用生物相容并具有化学惰性的金对其进行表面包覆是规避纳米银毒性的有效手段。研究表明采用化学还原硫酸金盐的方法可实现金在银纳米线表面的均匀沉积。基于这种金-银核壳纳米复合结构开发的柔性可穿戴器件贴合于人体皮肤,可用于电刺激信号及表面热刺激信号的监测[58]。除了使用金作为生物惰性包覆材料外,使用聚氯代对二甲苯对感知电极进行包覆也是一种可靠的改性方法[59]。虽然基于生物相容性的聚二甲基硅氧烷开发的表皮电子系统具有良好的灵敏度和迅速的应激响应时间,但是聚二甲基硅氧烷不透气的缺点使得基于此种薄膜开发的集成化电子皮肤不适合人体长时间穿戴。因此,除了针对感知电极的表面改性之外,新型柔性基材的开发也是推动表皮电子系统发展的必需着力点。动物皮革具有天然透气性、柔韧性及层级孔洞结构,是制造高性能电子皮肤的潜在候选基材。例如,将酸处理后的碳纳米管浆料通过抽滤的方法渗透到皮革的网格中,利用胶原纤维与碳纳米管表面的活性基团之间的氢键作用力可有效均匀地负载电活性物质,增加天然皮革电子皮肤的信号感知能力。这种电子皮肤制造方法可扩展延伸至其他功能,不仅可以测量不同的压力,还可以用于持续监测人的手腕脉搏(图11.2)。通过合理的设计,基于皮革的电子皮肤可以利用触觉将压力信息可视化,有利于改善人们的交流沟通和生活方式[60]。

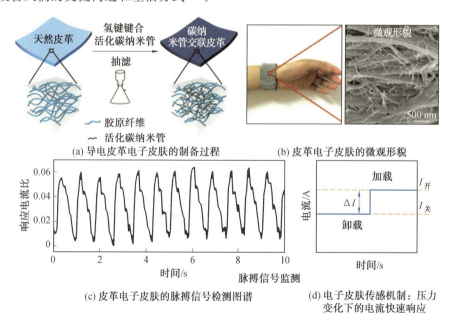

图11.2 基于碳纳米管改性天然皮革开发的灵敏型脉搏监测可穿戴电子设备[60]

柔性织物是另一种具有开发前景的表皮电子基材，但是织物的弱导电性造成了织物与皮肤的接触阻抗偏大，这会严重削弱传感精度和强度。基于此，可采用表面刮涂或者气相聚合等表面处理方式使得织物负载无机纳米导电剂涂层或者导电聚合物/无机纳米导电剂复合涂层。导电涂层的引入降低了织物与皮肤组织间的接触电阻，从而保证了织物可穿戴电子器件健康监测的敏感性和长期稳定性[61-62]。近年来，基于水凝胶柔性基材开发的可穿戴电子器件逐步进入视野。离子液体通常作为导电剂改性水凝胶使得其获得良好的传导能力和形变灵活性，但是离子液体生物相容性较差，这对其作为表皮可穿戴电子候选材料是不利的。选用生物相容性良好的共晶溶剂、水性聚氨酯和单宁酸共混并熔模铸造的水凝胶表现出优异的导电性及压阻敏感性，显示出与商用银/氯化银相媲美的信号敏感度和传输稳定性，可用于皮肤粘贴式可穿戴脉搏监测电子器件（图11.3）[63]。

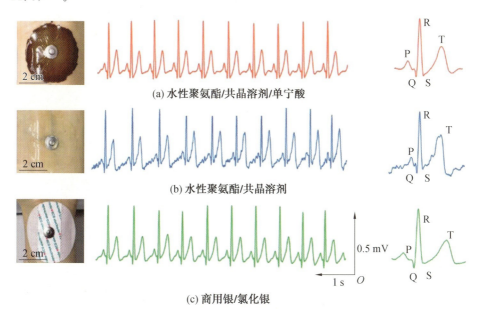

图 11.3　粘贴式水凝胶表皮电子[63]

11.3.2　植入式（有创）柔性医疗器械

传统植入式医疗器械的刚性封装往往使得其与人体器官组织模量适配，易引起组织器官的机械损伤和刺激。植入式柔性医疗器械使用柔性、可拉伸基底使得其与器官组织的贴合性、变形适应性得到显著提高。作为植入式柔性器件，其异体细胞毒性和免疫排斥反应值得首要考虑和关注。选用无毒性、抗菌性的材料封装柔性电子医疗器械是一个重要的切入点。例如，由聚丙烯网片构成的抗菌包膜可释放包括利福平和二甲胺四环素在内的抗菌药物，在降低柔性电子器械感染风险方面显示出显著疗效[64-65]。

探索神经系统的结构和动力学是老龄化社会最紧迫的研究课题[66]。临床上，神经记录和调节装置可用于诊断和调节帕金森病、阿尔茨海默病、癫痫、重度抑郁症等神经性疾病。在脑－机接口领域，在瘫痪患者的大脑皮层植入电子阵列电极后可辅助其实现对轮椅、假肢、计算机光标等外部系统的有效控制[67-68]。来自皮层的信号同样可以用于控制肢体肌肉，有效地绕过因脊髓损伤受损的电路，恢复运动功能。然而当异体的医疗器械植入神经组织周围时通常会引发以神经元死亡和胶质增生为表现的典型炎症反应[66]。而且，神经轴突在异体探针周围的生长通常受到抑制，在植入器件周围形成一层功能性绝缘层，导致神经记录的信噪比降低。发生这一现象通常是由植入器件对神经细胞、组织的机械性损伤造成的。因此，探索和发展柔性可植入神经探针成为延长神经探针使用时效的重要解决途径。传统的金属、硅材料探针电极模量与脑组织模量失配，使用软性聚合物基底或涂层开发的柔性电极是解决探针电极柔性化的主要方案之一。通常使用聚酰亚胺和聚对二氯甲苯作为柔性基底负载硅或金探针电极可使神经植入器械柔性化。此外，使用聚合物作为探针电极或涂层可进一步提高电极与神经组织的模量匹配和生物相容性。与金属探针电极的表面电容相比，离子在聚合物电极网络的渗入可产生更好的体积电容，可在低电位刺激条件下实现对神经元组织的长时有效刺激[69]。而在电极上涂覆导电聚合物聚乙撑二氧噻吩（PEDOT）以改善信号记录或刺激已被广泛应用，导电聚合物 PEDOT 涂层不仅可用于降低探针电极表面模量，而且有较好电极电荷注入能力和较低的界面阻抗[70]。聚合物涂层的使用带来的另一个好处在于其易于实现表面功能化，导电聚合物聚吡咯涂层在交联层纤维连接蛋白片段的丝状聚合物后能够显著促进胶质细胞的黏附，而将硫酸软骨素掺杂到聚吡咯并进一步与胶原交联可抑制组织炎症反应并促进电极表面神经细胞的黏附与分化[71]。将神经营养因子或抗炎药物引入导电聚合物涂层，在后续电极工作过程中的释放可促进周围神经元的存活生长[72-73]。由互穿聚合物网络结构构成的导电聚合物水凝胶涂层不仅具有和脑组织接近的机械性质，而且可减少蛋白质吸附，降低阻碍电荷传导的胶质瘢痕的产生率[74-75]。然而聚合物涂层材料在长期使用过程中的生物稳定性（电活性）的衰减及降解和分层仍然极大地限制了电极的寿命。

传统基于柔性基底开发的柔性神经电极以柄状为典型结构。探针电极的横截面尺寸参数会对植入组织损伤及穿透力产生影响。惯性矩与植入器件的立方厚度成正比,因此相对较小的器件尺寸和维度可以显著提高灵活性[76]。碳基材料具有电化学惰性和电催化活性且价格低廉等特点,可成为贵金属神经记录和刺激电极的替代材料。基于碳纤维开发的多通道阵列神经探针电极,不仅可实现高信噪比大振幅单元活动的神经信号记录,而且其较小的截面积减少了胶质瘢痕的生成[70-77],然而碳纤维探针的本征脆性导致的机械失效仍然在一定程度上限制了其发展。新型碳基纤维材料,如石墨烯纤维和碳纳米管纤维,因其自身的天然柔性、良好的机械强度和优异的导电性成为制备稳定微电极的理想材料[70-79]。虽然纤维类神经电极能够降低植入器件的硬度,但纤维材料弹性模量较小,且形状细长,极易在植入大脑的过程中发生屈曲。因此一般需要采用辅助手段和生物相容性涂层临时增加探针电极的刚度以避免探针电极在植入脑组织过程中的屈曲失效[66]。选用生物相容性的聚合物和水凝胶涂层临时增强柔性电极的刚度,在电极植入到指定位置后,生物可溶性涂层能在一定时间内在脑组织和体液中溶解并降解,使电极恢复柔性。这种方法不存在传统辅助工具回撤的问题,且制作加工较为方便灵活。

在直径几十微米的碳纳米管纤维表面通过浸渍提拉法制备聚苯乙烯-聚丁二烯嵌段共聚物涂层,这种涂层具有良好的介电性、生物相容性、柔性,同时可抑制纤维电极的屈曲失效(图11.4)。体外试验表明,碳纳米管纤维的组织接触阻抗明显低于铂铱金属纤维电极,适用于记录单神经元活动,而且无须对其进行额外的表面处理。在帕金森啮齿动物体内进行的慢性研究表明,碳纳米管纤维微电极刺激神经元的效果与金属铂铱电极相同,其表面积是金属电极的10倍,同时可显著降低炎症反应[70]。碳纳米管纤维微电极可以记录数周的神经活动,为开发长期稳定的多功能动态神经界面铺平了道路。

酸化处理碳纳米管纤维不仅有助于纤维的致密化,增加其载流极限和亲水性,而且可提高其生物相容性[80]。聚氯代对二甲苯绝缘层是常用的刚性增强型涂层,通常可采用浸涂或者低压化学气相沉积的方法在碳纳米管纤维表面制备,经过涂层修饰的碳纳米管纤维电极表现出优异的界面电化学性能,相比于铂铱电极,可显著降低磁共振伪影(图11.5)。其柔性属性可将其精确定位在特定的大脑区域,记录高质量的单元神经信号,能够连续检测和分离大鼠的单神经元信号长达4~5个月,且不需要电极重新定位,与坚硬的金属电极相比,发生脑炎症反应的概率大大降低[78]。

碳纳米管纤维通常采用浮动催化气相沉积的方法制备,这种方法可保证碳纳米管的高度取向化,获得高导电性的纤维材料。而石墨烯纤维通常采用湿法

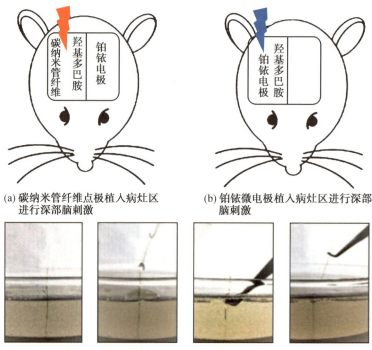

(a) 碳纳米管纤维点极植入病灶区进行深部脑刺激　　(b) 铂铱微电极植入病灶区进行深部脑刺激

(c) 碳纳米管纤维微电极经聚酰亚胺涂层固化封装后植入琼脂体的变化过程：从左至右，固化层逐步溶解

图 11.4　碳纳米管纤维用于神经刺激和记录[70]

纺丝和还原两步法获得。为提高石墨烯纤维的导电性、降低界面阻抗，可用磁控溅射的方法在纤维表面沉积几百纳米厚度的薄铂涂层，这种改性方法使得这两种成分之间产生强烈的协同效应，从而形成一种坚固而优越的混合材料，其性能优于单石墨烯电极或铂电极。而后通过涂布聚氯代对二甲苯绝缘层，最终得到石墨烯纤维/铂/聚氯代对二甲苯复合纤维电极。这种复合纤维电极具有极高的电荷注入能力（10.34 mC/cm^2），可有效记录和检测神经元活动。体内研究表明，植入大鼠大脑皮层的微电极可以在单个神经元的小区域内检测到信噪比高达 9.2 dB 的神经元活动，这种复合纤维电极是开发下一代高灵活性神经刺激微电极的理想材料[79]。

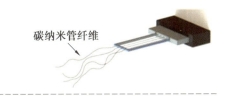
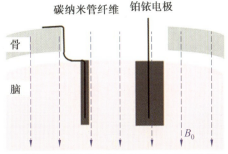
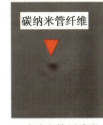
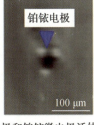

(a) 碳纳米管纤维微电极和铂铱微电极磁共振成像伪影大小示意图

(b) 碳纳米管纤维微电极和铂铱微电极活体磁共振成像伪影图

图 11.5　长效稳定和磁共振相容性碳纳米管纤维神经电极[78]

11.4　本章小结

柔性医疗器械的出现扩展了医疗器械的应用场景和维度。柔性医疗器械的低模量和变形适应性有效降低了刚性医疗器械对皮肤和组织的损伤,并可实现病灶处的精准定位。浸渍溶胀、浸涂覆膜、静电自组装、等离子体处理等表/界面工程技术的发展推动了以导管为代表的传统柔性医疗器械的功能化应用。虽然这些表面改性的抗菌导管(往往是导管片段)在试验中能够表现出良好的抗细菌定植、抗血栓形成作用,但是临床表现却不如人意。因此,开发具有缓释型抗菌剂涂层或者刺激响应式抗菌剂释放涂层的导管或许能成为延长抗菌导管时效性和推动抗菌导管临床应用的重要方向。此外,包含抗菌剂、防腐剂和抗污剂其中两种或多种成分的复合涂层以及针对不同应用场景的成分比例调控也是推动和开发功能性导管的重要着力点。

柔性电子医疗器械的出现更为个性化、精准化、常态化的治疗和健康监管提供了可靠的技术和数据支撑。可穿戴柔性电子器件基于压力传感、体液传感等模式开发,具有柔软、可拉伸变形、形状贴合人体曲线等特点。常见的可穿戴设备集成在聚二甲基硅氧烷或者聚酰亚胺柔性基底上,但是这些基底缺乏透气性,长期佩戴也会造成不适。基于皮革和纺织物的透气型或者亲肤性水凝胶为柔性衬底构建的可穿戴系统将会在未来体现出优势。此外，基于电场在介导细胞行为及创面治疗方面的积极作用，作者以碳纳米管纤维/石墨烯纤维为柔性基材，通过电泳沉积、静电组装等表面改性手段构建生物相容性锌离子电池/锌空气电池电极并作为可穿戴电刺激医疗器械在推动慢性创面治疗方面也将有较为广阔的发展和应用空间。寻找可替代贵金属金作为感知监测电极的材料也是未来可穿戴电子发展的重要探索方向。以碳纳米管纤维、石墨烯纤维为代表的新型纤维状植入式电生理柔性医疗器械成为监测和调节周围神经、心脏活动的有效接口。未来，集成表面工程技术和微电子技术，开发生物相容性纤维类微电极阵列实现多路接口长期稳定的记录和刺激是具有重要意义的研究方向。

本章参考文献

[1] NEOH K G, LI M, KANG E T, et al. Surface modification strategies for combating catheter-related complications: recent advances and challenges [J]. J Mater Chem B, 2017, 5(11): 2045-2067.

[2] VIOLA G M, ROSENBLATT J, RAAD I I. Drug eluting antimicrobial vascular catheters: progress and promise[J]. Adv Drug Deliv Rev, 2017, 112: 35-47.

[3] CONWAY L J, POGORZELSKA M, LARSON E, et al. Adoption of policies to prevent catheter-associated urinary tract infections in United States intensive care units[J]. Am J Infect Control, 2012, 40(8): 705-710.

[4] LAWRENCE E L, TURNER I G. Materials for urinary catheters: a review of their history and development in the UK[J]. Med Eng Phys, 2005, 27(6): 443-453.

[5] POTTECHER T, FORRLER M, PICARDAT P, et al. Thrombogenicity of central venous catheters: prospective study of polyethylene, silicone and polyurethane catheters with phlebography or post-mortem examination[J]. Eur J Anaesthesiol, 1984, 1(4): 361-365.

[6] O'TOOLE G, KAPLAN H B, KOLTER R. Biofilm formation as microbial development[J]. Annu Rev Microbiol, 2000, 54: 49-79.

[7] DONLAN R M. Biofilm formation: a clinically relevant microbiological

process[J]. Clin Infect Dis,2001,33(8):1387-1392.

[8] HAWSER S P,DOUGLAS L J. Biofilm formation by Candida species on the surface of catheter materials in vitro[J]. Infect Immun,1994,62(3):915-921.

[9] CHU P K,CHEN J Y,WANG L P,et al. Plasma-surface modification of biomaterials[J]. Mat Sci Eng R,2002,36(5/6):143-206.

[10] BALIKCI E,YILMAZ B,TAHMASEBIFAR A,et al. Surface modification strategies for hemodialysis catheters to prevent catheter-related infections: a review[J]. J Biomed Mater Res B Appl Biomater,2021,109(3):314-327.

[11] PICKARD R,LAM T,MACLENNAN G,et al. Antimicrobial catheters for reduction of symptomatic urinary tract infection in adults requiring short-term catheterisation in hospital:a multicentre randomised controlled trial [J]. Lancet,2012,380(9857):1927-1935.

[12] LAM T B,OMAR M I,FISHER E,et al. Types of indwelling urethral catheters for short-term catheterisation in hospitalised adults[J]. Cochrane Database Syst Rev,2014(9):CD004013.

[13] ISLAS L,ALVAREZ-LORENZO C,MAGARIÑOS B,et al. Singly and binary grafted poly(vinyl chloride) urinary catheters that elute ciprofloxacin and prevent bacteria adhesion[J]. Int J Pharm,2015,488(1/2):20-28.

[14] PUGACH J L,DITIZIO V,MITTELMAN M W,et al. Antibiotic hydrogel coated Foley catheters for prevention of urinary tract infection in a rabbit model[J]. J Urol,1999,162(3 Pt 1):883-887.

[15] SEGEV G,BANKIRER T,STEINBERG D,et al. Evaluation of urinary catheters coated with sustained-release varnish of chlorhexidine in mitigating biofilm formation on urinary catheters in dogs[J]. J Vet Intern Med,2013,27(1):39-46.

[16] FISHER L E,HOOK A L,ASHRAF W,et al. Biomaterial modification of urinary catheters with antimicrobials to give long-term broadspectrum antibiofilm activity[J]. J Control Release,2015,202:57-64.

[17] YUEH M F,TANIGUCHI K,CHEN S,et al. The commonly used antimicrobial additive triclosan is a liver tumor promoter[J]. Proc Natl Acad Sci USA,2014,111(48):17200-17205.

[18] CAREY D E,MCNAMARA P J. The impact of triclosan on the spread of

antibiotic resistance in the environment[J]. Front Microbiol,2014,5:780.

[19] CROFTON K M,PAUL K B,DEVITO M J,et al. Short-term in vivo exposure to the water contaminant triclosan:evidence for disruption of thyroxine[J]. Environ Toxicol Pharmacol,2007,24(2):194-197.

[20] THOMAS R,SOUMYA K R,MATHEW J,et al. Inhibitory effect of silver nanoparticle fabricated urinary catheter on colonization efficiency of Coagulase Negative Staphylococci[J]. J Photochem Photobiol B, 2015, 149:68-77.

[21] YAO Y Y,OHKO Y,SEKIGUCHI Y,et al. Self-sterilization using silicone catheters coated with Ag and TiO_2 nanocomposite thin film[J]. J Biomed Mater Res B Appl Biomater,2008,85(2):453-460.

[22] WANG R,NEOH K G,KANG E T,et al. Antifouling coating with controllable and sustained silver release for long-term inhibition of infection and encrustation in urinary catheters[J]. J Biomed Mater Res B Appl Biomater,2015,103(3):519-528.

[23] LELLOUCHE J,FRIEDMAN A,LAHMI R,et al. Antibiofilm surface functionalization of catheters by magnesium fluoride nanoparticles[J]. Int J Nanomedicine,2012,7:1175-1188.

[24] BUTLER A R,WILLIAMS D L H. The physiological role of nitric oxide [J]. Chem Soc Rev,1993,22(4):233-241.

[25] IGNARRO L J,BUGA G M,WOOD K S,et al. Endothelium-derived relaxing factor produced and released from artery and vein is nitric oxide[J]. Proc Natl Acad Sci USA,1987,84(24):9265-9269.

[26] KEYAERTS E,VIJGEN L,CHEN L N,et al. Inhibition of SARS-coronavirus infection in vitro by S-nitroso-N-acetylpenicillamine, a nitric oxide donor compound[J]. Int J Infect Dis,2004,8(4):223-226.

[27] KETCHUM A R,KAPPLER M P,WU J F,et al. The preparation and characterization of nitric oxide releasing silicone rubber materials impregnated with S-nitroso-tert-dodecyl mercaptan[J]. J Mater Chem B,2016,4 (3):422-430.

[28] LEHMAN S M,DONLAN R M. Bacteriophage-mediated control of a two-species biofilm formed by microorganisms causing catheter-associated urinary tract infections in an in vitro urinary catheter model[J]. Antimicrob

Agents Chemother,2015,59(2):1127-1137.

[29] MISHRA B,BASU A,CHUA R R Y,et al. Site specific immobilization of a potent antimicrobial peptide onto silicone catheters:evaluation against urinary tract infection pathogens[J]. J Mater Chem B,2014,2(12):1706-1716.

[30] PARSEK M R,GREENBERG E P. Sociomicrobiology:the connections between quorum sensing and biofilms[J]. Trends Microbiol,2005,13(1):27-33.

[31] SOLANO C,ECHEVERZ M,LASA I. Biofilm dispersion and quorum sensing[J]. Curr Opin Microbiol,2014,18:96-104.

[32] SHENDEROVICH J,FELDMAN M,KIRMAYER D,et al. Local sustained-release delivery systems of the antibiofilm agent thiazolidinedione-8 for prevention of catheter-associated urinary tract infections[J]. Int J Pharm,2015,485(1/2):164-170.

[33] IVANOVA K,FERNANDES M M,MENDOZA E,et al. Enzyme multilayer coatings inhibit Pseudomonas aeruginosa biofilm formation on urinary catheters[J]. Appl Microbiol Biotechnol,2015,99(10):4373-4385.

[34] IBEAS-LOPEZ J. New technology:heparin and antimicrobial-coated catheters[J]. J Vasc Access,2015,16(Suppl 9):S48-S53.

[35] SMITH R S,ZHANG Z,BOUCHARD M,et al. Vascular catheters with a nonleaching poly-sulfobetaine surface modification reduce thrombus formation and microbial attachment[J]. Sci Transl Med,2012,4(153):153ra132.

[36] BESARAB A,PANDEY R. Catheter management in hemodialysis patients:delivering adequate flow[J]. Clin J Am Soc Nephrol,2011,6(1):227-234.

[37] KLEMM P,VEJBORG R M,HANCOCK V. Prevention of bacterial adhesion[J]. Appl Microbiol Biotechnol,2010,88(2):451-459.

[38] GILBERT R E,MOK Q,DWAN K,et al. Impregnated central venous catheters for prevention of bloodstream infection in children (the CATCH trial):a randomised controlled trial[J]. Lancet,2016,387(10029):1732-1742.

[39] VAFA HOMANN M,JOHANSSON D,WALLEN H,et al. Improved ex

vivo blood compatibility of central venous catheter with noble metal alloy coating[J]. J Biomed Mater Res B Appl Biomater,2016,104(7):1359-1365.

[40] YUAN Y L,AI F,ZANG X P,et al. Polyurethane vascular catheter surface grafted with zwitterionic sulfobetaine monomer activated by ozone[J]. Colloids Surf B Biointerfaces,2004,35(1):1-5.

[41] LESLIE D C,WATERHOUSE A,BERTHET J B,et al. A bioinspired omniphobic surface coating on medical devices prevents thrombosis and biofouling[J]. Nat Biotechnol,2014,32(11):1134-1140.

[42] TROOSKIN S Z,HARVEY R A,LENNARD T W,et al. Failure of demonstrated clinical efficacy of antibiotic-bonded continuous ambulatory peritoneal dialysis (CAPD) catheters[J]. Perit Dial Int,1990,10(1):57-59.

[43] POMMER W,BRAUNER M,WESTPHALE H J,et al. Effect of a silver device in preventing catheter-related infections in peritoneal dialysis patients:silver ring prophylaxis at the catheter exit study[J]. Am J Kidney Dis,1998,32(5):752-760.

[44] CRABTREE J H,BURCHETTE R J,SIDDIQI R A,et al. The efficacy of silver-ion implanted catheters in reducing peritoneal dialysis-related infections[J]. Perit Dial Int,2003,23(4):368-374.

[45] BAYSTON R,FISHER L E,WEBER K. An antimicrobial modified silicone peritoneal catheter with activity against both Gram-positive and Gram-negative bacteria[J]. Biomaterials,2009,30(18):3167-3173.

[46] KIM C Y,KUMAR A,SAMPATH L,et al. Evaluation of an antimicrobial-impregnated continuous ambulatory peritoneal dialysis catheter for infection control in rats[J]. Am J Kidney Dis,2002,39(1):165-173.

[47] LI M,NEOH K G,KANG E T,et al. Surface modification of silicone with covalently immobilized and crosslinked agarose for potential application in the inhibition of infection and omental wrapping[J]. Adv Funct Mater,2014,24(11):1631-1643.

[48] ZAREIE M,KEUNING E D,TER WEE P M,et al. Improvement of a chronic rat model for peritoneal dialysis by using heparin-coated catheters[J]. Adv Perit Dial,2004,20:150-154.

[49] FRANT M,STENSTAD P,JOHNSEN H,et al. Anti-infective surfaces

based on tetraether lipids for peritoneal dialysis catheter systems[J]. Materialwiss Werkst,2006,37(6):538-545.

[50] 陈宽,许伟,张嵩.用于可穿戴和植入式医疗器械的柔性电子技术[J].中国医学装备,2020,17(12):191-196.

[51] CHUNG H U,KIM B H,LEE J Y,et al. Binodal,wireless epidermal electronic systems with in-sensor analytics for neonatal intensive care[J]. Science,2019,363(6430):eaau0780.

[52] SOMEYA T,BAO Z N,MALLIARAS G G. The rise of plastic bioelectronics[J]. Nature,2016,540(7633):379-385.

[53] MIYAMOTO A,LEE S,COORAY N F,et al. Inflammation-free,gas-permeable,lightweight,stretchable on-skin electronics with nanomeshes[J]. Nat Nanotechnol,2017,12(9):907-913.

[54] CHEN K,REN J Y,CHEN C Y,et al. Safety and effectiveness evaluation of flexible electronic materials for next generation wearable and implantable medical devices[J]. Nano Today,2020,35:100939.

[55] PARK E J,YI J,KIM Y,et al. Silver nanoparticles induce cytotoxicity by a Trojan-horse type mechanism[J]. Toxicol In Vitro,2010,24(3):872-878.

[56] PARK M V,NEIGH A M,VERMEULEN J P,et al. The effect of particle size on the cytotoxicity,inflammation,developmental toxicity and genotoxicity of silver nanoparticles[J]. Biomaterials,2011,32(36):9810-9817.

[57] PARK E J,BAE E,YI J,et al. Repeated-dose toxicity and inflammatory responses in mice by oral administration of silver nanoparticles[J]. Environ Toxicol Pharmacol,2010,30(2):162-168.

[58] CHOI S,HAN S I,JUNG D,et al. Highly conductive,stretchable and biocompatible Ag-Au core-sheath nanowire composite for wearable and implantable bioelectronics[J]. Nat Nanotechnol,2018,13(11):1048-1056.

[59] SCHMIDT E M,BAK M J,CHRISTENSEN P. Laser exposure of Parylene-C insulated microelectrodes[J]. J Neurosci Methods,1995,62(1/2):89-92.

[60] ZOU B H,CHEN Y Y,LIU Y H,et al. Repurposed leather with sensing capabilities for multifunctional electronic skin[J]. Adv Sci,2019,6(3):1801283.

[61] SOROUDI A,HERNÁNDEZ N,WIPENMYR J,et al. Surface modifica-

tion of textile electrodes to improve electrocardiography signals in wearable smart garment[J]. J Mater Sci Mater Electron, 2019, 30(17): 16666-16675.

[62] MATTANA G, COSSEDDU P, FRABONI B, et al. Organic electronics on natural cotton fibres[J]. Org Electron, 2011, 12(12): 2033-2039.

[63] WANG S, CHENG H L, YAO B, et al. Self-adhesive, stretchable, biocompatible, and conductive nonvolatile eutectogels as wearable conformal strain and pressure sensors and biopotential electrodes for precise health monitoring[J]. ACS Appl Mater Interfaces, 2021, 13(17): 20735-20745.

[64] ELLIS C R, KOLEK M J. Rising infection rate in cardiac electronic device implantation: the role of the AIGISRx® antibacterial envelope in prophylaxis[J]. Comb Prod Ther, 2011, 1(1): 003.

[65] TARAKJI K G, MITTAL S, KENNERGREN C, et al. Antibacterial envelope to prevent cardiac implantable device infection[J]. N Engl J Med, 2019, 380(20): 1895-1905.

[66] PARK S, LOKE G, FINK Y, et al. Flexible fiber-based optoelectronics for neural interfaces[J]. Chem Soc Rev, 2019, 48(6): 1826-1852.

[67] HOCHBERG L R, BACHER D, JAROSIEWICZ B, et al. Reach and grasp by people with tetraplegia using a neurally controlled robotic arm[J]. Nature, 2012, 485(7398): 372-375.

[68] HOCHBERG L R, SERRUYA M D, FRIEHS G M, et al. Neuronal ensemble control of prosthetic devices by a human with tetraplegia[J]. Nature, 2006, 442(7099): 164-171.

[69] NYBERG T, SHIMADA A, TORIMITSU K. Ion conducting polymer microelectrodes for interfacing with neural networks[J]. J Neurosci Methods, 2007, 160(1): 16-25.

[70] VITALE F, SUMMERSON S R, AAZHANG B, et al. Neural stimulation and recording with bidirectional, soft carbon nanotube fiber microelectrodes[J]. ACS Nano, 2015, 9(4): 4465-4474.

[71] CUI X, LEE V A, RAPHAEL Y, et al. Surface modification of neural recording electrodes with conducting polymer/biomolecule blends[J]. J Biomed Mater Res, 2001, 56(2): 261-272.

[72] LIU X, YUE Z L, HIGGINS M J, et al. Conducting polymers with immo-

bilised fibrillar collagen for enhanced neural interfacing[J]. Biomaterials, 2011, 32(30): 7309-7317.

[73] KOZAI T D Y, JAQUINS-GERSTL A S, VAZQUEZ A L, et al. Dexamethasone retrodialysis attenuates microglial response to implanted probes in vivo[J]. Biomaterials, 2016, 87: 157-169.

[74] RAO L, ZHOU H H, LI T, et al. Polyethylene glycol-containing polyurethane hydrogel coatings for improving the biocompatibility of neural electrodes[J]. Acta Biomater, 2012, 8(6): 2233-2242.

[75] GODING J, GILMOUR A, MARTENS P, et al. Interpenetrating conducting hydrogel materials for neural interfacing electrodes[J]. Adv Healthc Mater, 2017, 6(9): 1601177.

[76] ROGERS J A, SOMEYA T, HUANG Y G. Materials and mechanics for stretchable electronics[J]. Science, 2010, 327(5973): 1603-1607.

[77] MCCREERY R L. Advanced carbon electrode materials for molecular electrochemistry[J]. Chem Rev, 2008, 108(7): 2646-2687.

[78] LU L L, FU X F, LIEW Y, et al. Soft and MRI compatible neural electrodes from carbon nanotube fibers[J]. Nano Lett, 2019, 19(3): 1577-1586.

[79] WANG K Z, FREWIN C L, ESRAFILZADEH D, et al. High-performance graphene-fiber-based neural recording microelectrodes[J]. Adv Mater, 2019, 31(15): 1805867.

[80] HE S S, HU Y J, WAN J X, et al. Biocompatible carbon nanotube fibers for implantable supercapacitors[J]. Carbon, 2017, 122: 162-167.

第 12 章

牙种植体表面工程

12.1 种植体结构

种植体又称牙种植体、植入体、人工牙根等,是植入牙槽骨内替代天然牙根的部分。种植体通常由纯钛或钛合金制造,具有良好的生物相容性。与常规修复体相比,种植体可为缺失牙位提供稳定力学支持和固位,具有传导和分散𬌗力的作用。

种植体结构可分为颈部、体部和根部三部分。体部几何形态、长度、直径及表面处理是影响种植体骨整合(与骨组织结合)、后续力学支持和成功率的关键。Branemark 于 20 世纪 60 年代发现金属与骨组织在生化水平结合的骨结合现象;骨结合率越高,种植体周围骨支持力越大[1]。经过几十年,发展了多种种植体制造材料,如 Ti、Ti－6Al－4V、Co－Cr－Mo、Fe－Cr－Ni 等,其中钛及其合金为主流材料[2]。

12.1.1 颈部结构

种植体颈部(implant neck/implant cervix)为种植体冠方部分,最冠方则为种植体平台(platform)。种植体颈部形状和直径通常与体部不同,种植体颈部可与体部采用相同或不同的表面处理工艺(如体部粗糙,而颈部光滑)。

1. 颈部穿黏膜设计

种植体愈合方式可分为潜入式(submerged healing)、非潜入式(non-submerged healing)或半潜入式愈合(semi-submerged healing),对应的种植外科方式为潜入式种植、非潜入式种植和半潜入式种植。临床主要根据种植体初期稳定性、愈合时间和危险因素等(并非考虑种植体类型)选择种植方式[3-4]。不同类型种植体决定其植入后平台与牙槽嵴顶的冠根方向位置关系,可分为三种:位于牙槽嵴之内(与牙槽嵴顶平齐或略位于根方)、位于软组织之内(在牙槽嵴顶冠方,但未穿出软组织)和位于软组织之外。

(1)软组织水平种植体。

种植体穿黏膜颈部与种植体位于骨内的体部合为一体,为一体式种植体(one-piece implant),该种植体颈部位于软组织内,也称为软组织水平种植体,适于非潜入式种植,如只有植入同时穿黏膜一个阶段,又称为一段式种植体(one-stage implant)。种植体植入后,穿黏膜颈部使种植体平台位于软组织口腔侧,或通过安放于种植体平台上的愈合帽延伸到软组织口腔侧,骨愈合与软组织愈合同时进行。这类种植方式只需一次外科手术,不用二期手术暴露种植体(某些半潜入式种植情形,种植体平台位于软组织内,通常也不需要二期手术)。软组织水平种植体以 Straumann 系统为代表,颈部有一定高度的光滑表面,形成软组织封闭(图 12.1(a))[5]。在与基台连接时,因其连接界面高于牙槽骨水平,减少细菌侵入,定植有利于边缘骨保存,但其锥形膨大颈部可增加美学区牙龈退缩风险[6],容易在后期修复时露出种植体金属边缘。

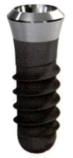 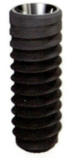

(a) 软组织水平　　　　(b) 骨组织水平

图 12.1　种植体颈部设计[5]

(2)骨组织水平种植体(图 12.1(b))[5]。

种植体本身没有穿黏膜颈部,其穿黏膜部分与种植体分离,为分体式种植体

(two-piece implant),这类种植体颈部位于牙槽嵴内,也称为骨组织水平种植体。骨组织水平种植体颈部也称为种植体领口(implant collar),适用于潜入式种植,需要植入和穿黏膜两个阶段,又称为两段式种植体(two-stage implant)[7]。该种植方式在植入种植体后需关闭黏膜创口,种植体进行潜入式愈合,需要进行二期手术暴露种植体,安放愈合帽后软组织愈合。骨组织水平种植体以 Nobel(Branemark)系统为代表,颈部平台平齐或埋入牙槽骨面,种植体领方软组织量充足,有助于满足美学需求。常采用如平台转移(采用直径小于种植体平台的基台)等技术改变颈部形态,减少边缘骨吸收。

上述两种颈部设计始于完全不同的两种理念。Sánchez-Siles 等[8]对软组织水平和骨组织水平种植体进行长达 10 年的临床观察研究,发现 1 244 例种植体中有 120 例发生了种植体周围炎,其中 15 例是有 2.5 mm 的光滑颈部设计的软组织水平种植体,而 105 例为骨组织水平种植体。此外,X 射线影像测量显示,软组织水平种植体边缘骨吸收显著较骨组织水平种植体少,但后者的患者美学满意度较前者高。

2. 颈部微螺纹设计

种植体颈部区域受到的应力和形变最大,而应力增加与种植体周围边缘骨吸收有关[9]。骨吸收可使种植体周围黏膜附着水平下降,增加感染风险,影响修复效果[10]。种植体颈部微螺纹设计可增加颈部与骨组织的接触面积,增加初期稳定性[11];同时可改善种植体周围骨组织应力分布,远期可显著减少边缘骨丧失[12]。

种植体颈部微螺纹有微螺环、单螺纹开螺纹、双螺纹开螺纹、扇形螺纹等设计类型。研究显示微螺环颈部边缘骨吸收多于开螺纹颈部[13],但颈部微螺纹位置、形状、螺距、深度等参数与其种植效果的关系仍有待进一步研究。

12.1.2 体部结构

种植体体部(implant body)为植入骨内的部分,是种植体锚固于骨内并与骨结合的主要结构。一体式种植体的体部通常位于骨内,穿黏膜光滑颈部位于软组织内,分体式种植体的体部与颈部均植入骨内。体部均趋向螺纹状设计。圆柱形、锥形种植体增加螺纹后可方便种植体就位,增加与骨组织结合的表面积,优化应力分布使骨组织保持稳定[14]。如图 12.2 所示,体部螺纹设计主要包括螺纹几何形状、螺纹端面角度、螺距和螺纹导程、螺纹深度、螺纹宽度、螺纹螺旋角[15]。

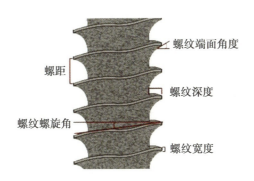

图 12.2　种植体的体部螺纹主要参数示意图[15]

1. 螺纹几何形状

螺纹几何形状(form of thread)即螺纹截面形状,包括 V 形螺纹(V-thread)、方形螺纹(square thread)、偏梯形(buttress thread)、反偏梯形(reverse buttress thread)等类型。这些螺纹类型中,方形螺纹反向扭矩最高[16],切割力较 V 形和偏梯形螺纹低,抗压力负荷较好,对牙槽骨吸收显著甚至完全吸收的患者有利。V 形螺纹最初由 Branemark 在 1965 年设计,切割力大、自锁性能好。当螺纹面夹角相同时,V 形螺纹和偏梯形螺纹的轴向负荷相当,但切割力可 10 倍于矩形螺纹。矩形螺纹设计可以增大垂直向负荷能力,但切割力低。偏梯形螺纹多用于承受单向轴向力。

2. 螺纹端面角度

螺纹端面角度(apical face angle)是螺纹面与种植体长轴垂直平面的夹角。不同螺纹形状的剪切力随螺纹端面角度增加而增加,V 形螺纹较方形螺纹自攻性强,植入阻力小[17]。

3. 螺距和螺纹导程

螺距(thread pitch)是指种植体相邻螺纹之间的垂直距离。同等种植体长度,螺距越小,螺纹越多,与骨组织接触面积更大,能更好地与骨机械锚固[14]。螺距增减,松质骨应力变化较皮质骨敏感[11]。

螺纹导程(thread lead)为种植体长轴方向上相邻螺纹之间的距离,即螺纹旋转一圈所移动的轴向距离。不同种植系统的螺纹导程不同。限定种植体长度,螺纹导程减少,螺纹带数目增加,其表面积也会增加,种植初期稳定性将增加。在单线螺纹的种植体中,螺距即为螺纹导程。双线螺纹和三线螺纹的种植体系统,因其螺纹导程是单线螺纹的 2～3 倍,可以更快地被植入,但就稳定性而言,最稳定的是单线螺纹,其次是双线螺纹,三线螺纹最不稳定[18]。

4. 螺纹深度

螺纹深度(thread depth)是指从螺纹尖端到种植体主体的距离。不同种植体系统的螺纹深度略有差异,但通常为 0.3 mm 左右。螺纹较深将增加功能表面积,利于疏松骨中种植;而螺纹较浅则更容易植入牙槽骨,利于致密骨的种植。一些种植体设计成根部区域较深,而冠部稍浅的渐进螺纹,其目的是增加松质骨向的负荷转移,减少冠部皮质骨向的负荷转移,可能有助于减少皮质骨吸收[11,17]。

5. 螺纹宽度

螺纹宽度(thread width)是指在同一轴向平面上单一螺纹冠部到底部之间的距离。与螺纹深度相比,螺纹宽度对骨应力的影响较小[19]。

6. 螺纹螺旋角

随着螺纹数量的增加,螺纹螺旋角(thread helix angle)会发生变化。螺纹线数增加,将使螺旋角增加,可能降低种植体垂直和水平负荷抗力[20]。

螺纹多且深、螺距小、螺纹螺旋角小有助于增加种植体与骨组织的接触面积。种植体中间部分螺旋形侧开口和空心内部通道可在早期愈合阶段引导骨组织向内生长[21]。部分中空结构设计可显著改善种植体锁固力和骨结合,使中空种植体力学性能接近甚至超过普通种植体[22]。

12.1.3 根部结构

根部(implant apex)为种植体末端,有圆钝形和锋利型两种基本类型。根据种植体向根端延伸的几何形态变化,又可分为柱形、锥形、切削状、卵圆形和膨胀形等(不同种植体根部形态如图 12.3 所示[5])。通常圆钝外形设计可以减少对周围组织的伤害,但无自攻能力;而锋利外形,如根尖 1/3 带有切割刃的种植体,其自攻能力较强[23]。锥形尖端根部设计可切开硬质骨,允许备洞差情况下植入,使种植体在骨质较差的条件下依然可以获得良好的初期稳定性。自攻能力也有助于医师进行即刻种植时调整种植体位置,达到最佳植入方向。需要注意的是,特定解剖部位要防止种植体自攻损害,如上颌窦底及下颌神经管附近。自攻过程施加的压缩力可使种植体与骨组织紧密接触,将松散骨小梁推近到一起,因此自攻种植体稳定性显著高于非自攻种植体[24]。

根部带有切割槽的种植体可在植入过程中挤压并储存骨屑,减少切削阻力,减小骨组织局部应力,对即刻种植初期稳定性有重要作用。曾有如边缘、碗和螺旋形等几种形状的切割槽设计。研究指出锥形根部加上凹槽的种植体植入时可

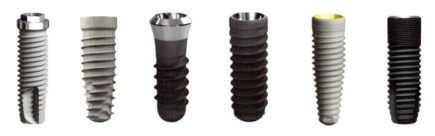

图 12.3 不同种植体根部形态[5]

对周围骨组织产生侧向压力,存储并挤压骨屑,使种植体与骨组织接触更紧密,达到更好的初期稳定性[23,25]。

12.1.4 种植体与基台和(或)修复体的连接

种植体与基台和(或)修复体的连接需要具有良好的机械稳定性及生物稳定性,可以良好连接上部结构,在传导殆力的同时抵抗各个方向的旋转力和咀嚼力。研究显示,在长期咀嚼力作用下种植体和基台之间会微动产生微渗漏,增加种植体周围炎和种植体周围骨吸收风险[26]。目前种植体与基台常见的三种连接方式是外连接方式、内连接方式和平台转移。

1. 外连接方式

传统种植系统为外六角形连接。外六角形连接的基台高度有限,受到侧向力时基台容易产生微动引起机械磨损,导致基台螺丝松动或折断[27],不利于种植体长期稳定和种植治疗效果。

2. 内连接方式

内连接方式机械性能较好,应用于多个种植体系统。根据内部结构差异,内连接又可分为内六方连接、锥度连接、管套管连接等。锥度连接可将部分水平应力转化为轴向应力,连接稳定性强,可有效减小螺丝、基台松动及微渗漏,减少种植体边缘骨吸收[28-29]。管套管连接的种植体,其基台底部呈管状,可插入种植体内部,形成抗旋转结构,机械稳定性较好[30],微渗漏更少[31]。

3. 平台转移

种植体平台(implant platform)位于种植体颈部最冠方,用于连接基台和(或)修复体。平台并非严格意义的平面,而是种植体冠方表面结构的总称。平台中心存在向冠方凸起或凹陷到种植体内部的结构设计,其边缘则为平面或斜面。软组织水平种植体平台边缘通常为窄斜面设计,与天然牙体预备的肩台类似。种植体平台构成基台—种植体界面,实现基台连接。主流观点认为种植体平台应低于唇侧牙槽嵴顶 2～4 mm，种植体与天然牙间距离至少留 1.5 mm[32-33]。理想种植体平台应具备与基台和（或）修复体的固位、抗旋转、定位和应力分散等功能，以便维持种植与周围骨（软）组织结合的长期稳定。

针对种植体周围炎预防，2006 年 Lazzara 首次提出种植体平台转移概念[34]，即采用基台直径小于种植体平台直径的两段式种植体，使基台连接位置向种植体平台中心内移。有学者进行 10 年双盲试验，证实使用平台转移设计种植体可有效保存种植体颈部骨组织，满足种植治疗长期美学需求[35]。

种植体平台转移设计，其周围骨吸收量显著小于非平台转移设计[36]，且种植体平台与基台直径相差越大，减少骨吸收的效果越显著[37]。种植体平台未被基台遮盖的水平区域被结缔组织附着，从而限制软组织向根方移动，将生物学宽度重建由非平台转移设计的垂直方向转变为水平方向，可减少为获得垂直向生物学宽度而导致边缘骨吸收。此外，平台转移种植体的基台界面内移动，可增加种植体—基台连接微间隙与骨组织的距离，减小界面微动对骨整合的影响，同时可减小细菌侵入种植体—骨界面引发的感染风险[38]。需要注意的是，平台转移种植体的应力集中部位在基台和螺丝处，存在潜在的折断风险。

12.2　种植体形态

种植体形态设计包括种植体的几何形状、直径、长度、螺纹等。临床普遍应用的是直径约为 4.0 mm、长度为 10～12 mm 的圆柱形、锥形种植体。在特殊解剖部位、骨组织条件受限时，可使用较短的种植体，但应考虑增加种植体直径或数目。目前有学者利用深度神经网络在影像学层面对种植体形态进行分类[39]。

12.2.1　种植体几何形状

过去几十年，种植体曾出现叶片状、盘状、卵圆形、阶梯型、圆柱形、锥形等外形。早期种植体常为柱状。近年研究发现[40]，锥形和圆柱形种植体在下颌骨后区的生物力学和生物学行为表现相似。也有研究发现[41]，在萎缩性上颌骨区，锥形种植体可利用锥状外形和减小螺纹螺距获得较高的初期稳定性。如今，主流形态是圆柱形和锥形骨内种植体[42]，早期骨膜下、黏膜内种植体和叶片状、盘状种植体等已逐渐被淘汰[43]。鉴于锥形种植体临床中优异的初期稳定性[44]，这种外形设计特别适合拔牙或缺失天然牙齿后的即刻或早期种植治疗[45]。

自 1969 年提出模拟天然牙根外形的根模拟种植体（root – analogue

implant,RAI)个性化设计思路以来,已开发出多种基于RAI的种植体系统。RAI技术通常先从锥形束计算机断层扫描(CBCT)图像中获得天然牙及其周围牙槽骨的三维模型,并使用计算机辅助设计(CAD)软件三维重建,设计模拟天然牙外形的种植体,再利用数字处理、3D打印等技术,为患者个性化制造种植体[46],以缩短治疗持续时间,获得更好的初期稳定性,有效控制种植体的空间位置。

12.2.2 种植体直径

种植体直径(implant diameter)包括种植体平台直径和体部直径。螺纹状种植体直径包括去除螺纹的内径和包含螺纹的外径。种植体直径通常指种植体体部外径,即种植体一侧螺纹最宽处的顶点到对侧相同点的距离。早期种植体直径被设计成与人群平均牙槽骨宽度相适应,现代种植体产品因系统不同而异,通常直径为3~7 mm,以直径4 mm最为常见。

通常直径小于3.5 mm的种植体称为小直径种植体[47];而直径大于4.5 mm的种植体称为大直径种植体[48-49]。种植体直径要与自然牙间隙适应,同时需要尽可能多地获得颊舌侧骨板支持以获得最大限度稳定性。

1. 小直径种植体和微型种植体

小直径种植体,也称为窄直径种植体(narrow-diameter implant),多应用于剩余牙槽嵴宽度不足,或缺牙间隙过小而不能满足常规种植条件的患者。小直径种植体作为修复种植义齿,其直径不小于3.0 mm[50]。小直径种植体主要适应症是上颌侧切牙种植,也包括青少年和成人的过渡义齿,以及种植区直径小于5 mm、无法植骨或通过正畸治疗等获得间隙的患者[51-52]。

小直径种植体的缺点是对𬌗向咬合力的应力抵抗较低[53]。种植体直径越窄,越易使种植体疲劳,引起断裂[54]。由于大直径种植体使应力分布及金属抗疲劳强度得到改善,故小直径种植体的应用范围进一步缩小。

微型种植体或迷你种植体,通常指直径小于3 mm的小直径种植体[55]。有学者称直径小于2.7 mm[56],或直径为1.1~1.3 mm的种植体为微型种植体[57-58]。微型种植体用作过渡性修复体或作为正畸支抗,其作为最终修复体的可靠性尚未得到验证。

2. 大直径种植体

种植体初期稳定性对骨结合至关重要[59]。颌骨所受应力随种植体直径和长度的增加而减小[14]。大直径种植体可增加其与骨组织的结合面积[60],有利于改善种植体-骨组织界面的应力分布,提升初期稳定性,可减少上部结构负载时基台所承受的压力[61],减少潜在骨吸收[53]。

前磨牙和磨牙区常因拔牙后受力较大易发生骨质缺损。因大直径种植体与牙槽嵴的接触面积大,被广泛应用于这些区域的即刻种植。当种植体区位于下颌牙槽嵴,离下颌神经管较近时,可应用短且粗的种植体以提高种植成功率。对于初次种植失败的患者,妥善处理创面后可改用较大直径种植体二次即刻植入;对于种植区骨质条件较差的患者,通常选用大直径种植体。对于上颌骨吸收、不接受植骨手术的患者,可选用较短的大直径种植体[62]。但是,大直径种植体通常受剩余牙槽骨宽度、外形限制,也受自然轮廓美学需求影响。此外,大直径种植体对种植器械要求较高且术中产热较多,影响成功率[60]。

12.2.3　种植体平台直径

种植体平台直径相对其体部直径通常有三种设计:

(1)种植体平台直径等于体部直径。平台直径和体部直径相同,方便种植窝预备,有助于保存与种植体平台平齐的牙槽嵴骨量,尤其利于维持前牙美学区唇侧骨板厚度。在缺牙间隙近远中向距离受限时,有利于维持与邻牙或相邻种植体的距离。

(2)种植体平台直径大于体部直径。软组织水平种植体通常增加平台直径,模仿天然牙颈部,形成较理想的穿龈轮廓。增加平台宽度可减少修复体颌面负荷平台的悬臂应力,也相应减小基台螺丝应力,降低基台螺丝松动风险,增加基台稳定性。

(3)种植体平台直径小于体部直径。该设计可尽可能多地增加种植体平台的周围骨量,改善软组织附着质量,增加种植成功率,是一种较新的种植体颈部形态设计(以 Bicon、Nobel 等系统为代表)。

12.2.4　种植体长度

种植体长度(implant length)是指种植体植入骨内部分的长度。因此,骨水平种植体长度是指整个种植体长度,而软组织水平种植体长度是指粗糙体部的长度(不包括光滑颈部高度)。通常认为,长种植体成功率和预后效果更好[51,63]。短种植体长度一般小于 10 mm,而长种植体长度一般为 10~18 mm[64]。增加种植体长度可增加其与骨组织的接触面积,增强抗侧向负荷的能力。然而,一旦骨结合形成,长种植体并不能帮助其转移应力,因此不需要过长的种植体。短种植体无须复杂的骨增量手术,可在萎缩上下颌骨成功支持单个或多个固定、覆盖义齿,从而减少并发症和治疗成本,缩短治疗周期[65]。有学者认为骨质量和骨结合比种植体长度更重要[66]。因此,在骨质量较差的上颌后牙区,种植体失败率通常较高,而种植体表面工程技术的应用可有效克服这些困难[67]。

12.3　种植体表面工程

目前临床使用的种植体品牌非常多(截至 2022 年国家药品监督管理局可检索到超过 150 个国内外牙种植系统品牌),典型种植牙品牌的制造材料和表面工程工艺见表 12.1。目前临床使用的种植体的表面工程方法可分为两类:物理表面工程(种植体表面空间、表面粗糙度、表面积拓展的设计和表面处理工艺)和化学表面工程(利用材料表面化学反应或无机涂层技术)。

表 12.1　典型种植牙品牌的制造材料和表面工程工艺

品牌	种植体材料	种植体表面处理	配件工艺
ICX	TA	氧化铝喷砂酸蚀	—
bredent	TA4	喷砂酸蚀	阳极氧化
XiVE	TA4	氧化铝喷砂酸蚀	—
ANKYLOS	TA	酸蚀喷砂	—
ALTATEC	TC4 ELI/TA4	喷砂酸蚀	—
人类牙科	Ti6Al4V ELI	喷砂酸蚀	—
安卓健 Anthogyr	Ti6Al4V ELI	双相磷酸钙喷砂酸蚀	氧化非晶碳膜
奥齿钛 MS	Ti6Al4V ELI	喷砂	—
奥齿钛 Osstem	TA	喷砂酸蚀	阳极氧化
DIO	Ti6Al4V ELI	羟基磷灰石涂层	—
DIO SM	TA4	可吸收介质(RBM)喷砂	—
仕诺康 SNUCONE	TA	大颗粒酸蚀喷砂	—
柯威尔	TA4	阳极氧化	—
登腾 Dentium	TA4	喷砂酸蚀	—
MST	TA4	喷砂	阳极氧化
美格真	TA4	氧化铝喷砂酸蚀	阳极氧化

续表 12.1

品牌	种植体材料	种植体表面处理	配件工艺
纽百特 NBT	TA4	羟基磷灰石涂层	—
ICM	TA4	可吸收介质（RBM）喷砂	—
科特斯 Cortex	Ti6Al4V	氧化铝喷砂酸蚀	阳极氧化
皓圣 HIOSSEN	TA	喷砂酸蚀	阳极氧化
西傲 CLC	TA3	喷砂酸蚀	—
儒伽 ZUGA	TA4	氧化铝喷砂	—
皆美 Zimmer	Ti6Al4V ELI	喷砂	阳极氧化
艾迪 AIDI	Ti6Al4V ELI	喷砂	—
Nobel—Branemark	TA4	阳极氧化	—
百好 BH	Ti6Al4V	吸收性研磨介质（RBT）喷砂	阳极氧化
3I	Ti6Al4V	酸蚀阳极氧化	阳极氧化
士卓曼 ITI	TA4	喷砂酸蚀＋氮气保护	—
ASTRA	TA4	喷砂酸蚀	阳极氧化
BB	TA4	喷砂	—
领健 Leader	Ti6Al4V	激光氧化层	—
MIS	Ti6Al4V ELI	喷砂酸蚀	—

12.3.1 种植体表面物理工程

物理修饰可分为宏观和微观两个层面。宏观层面设计主要为实现种植初期的稳定性和控制骨生长空间，是在种植体形状和螺纹模式方面的考虑。微观层面主要从增加种植体表面积，促进纤维蛋白基质形成、骨细胞功能和骨基质沉积的角度考虑。

1. 宏观层面设计

宏观层面设计主要包括种植体的形状、直径、长度和表面接触的选择。种植体设计首先考虑形状，其中平行种植体是实现初始稳定性的最常见设计之一。当种植体长度相同时，种植体直径越大，稳定性越高。种植体表面螺纹也是影响植入效果的重要宏观因素，种植体表面螺纹宽度较大或采用锥形、V形螺纹可能获得更有利的临床效果。

2. 微观层面改性

种植体表面微观尺度的物理修饰包括微米级和纳米级两种。微米级修饰最常见的包括机械加工、喷砂和喷砂酸蚀；纳米级修饰主要有激光刻蚀。表面微观物理修饰可增加种植体与骨组织的接触面积；纳米尺度修饰可在细胞和蛋白质水平增强骨结合。此外，微米尺度表面因与微生物外形尺寸相近，可能促进微生物定植形成生物膜；而纳米尺度表面则可减少细菌黏附，降低感染风险[68]。

(1) 机械加工。

20世纪90年代以前的第一代种植体通常采用机械研磨或抛光表面。机械加工种植体表面宏观光滑，但仍可检测到平均粗糙度为 0.96 μm 的微观凹槽和脊线等表面缺陷[69]。虽然机械加工种植体表面微观缺陷可为骨细胞附着及后续骨基质沉积提供位点并形成骨整合，但愈合时间通常较长，为 3～6 个月（具体取决于解剖位置和骨质量）。此外，机械加工种植体表面通常初始稳定性不佳，无法满足患者早期甚至立即加载需求，逐渐被市场淘汰。

(2) 喷砂工艺。

喷砂工艺通常将 25～50 μm 二氧化钛颗粒高速喷向种植体，使其表面变得粗糙[70]。喷砂处理可增加种植体与骨组织的接触和固定面积，比机械加工处理种植体成功率高；但是，喷砂颗粒可能残留种植体表面，影响临床种植效果。

(3) 喷砂酸蚀。

喷砂酸蚀(sandblasted, large grit, and acid-etched, SLA)是先利用大粒度颗粒喷砂工艺(250～500 μm)重塑种植体宏观表面，再采用酸腐蚀工艺构建微观结构的复合表面处理工艺。喷砂酸蚀技术可有效去除种植体表面污染物，并形成均匀且不规则的微米凹坑结构[69]，增加种植体表面积，加速骨细胞附着及骨结合。与机械加工表面相比，喷砂酸蚀处理的种植体具有更高的骨整合率，生物力学性能优越，是目前临床种植体系统最常用的表面处理工艺。

(4) 激光刻蚀。

激光刻蚀是一种采用激光束在种植体颈部区域构建纳米级通道的工艺，该工艺可以干净、精确、快速地构建具有较高分辨率的复杂纳米表面结构。激光刻蚀处理种植体骨整合率高且结缔组织纤维可垂直纳米结构表面附着，防止上皮细胞向下生长，改善软组织密封，抑制细菌生物膜形成[71]。

12.3.2 种植体表面化学工程

种植体表面化学修饰获得亲水性能可显著改善种植体骨整合，抑制细菌生物膜形成。目前种植体产品常用表面化学工程(此处按表面功能性分类,种植体表面化学工程也可采用物理表面工程技术获得,如后续将提及的紫外辐照技术)方法有前面已经提及的酸蚀工艺、涂层技术(如阳极氧化、羟基磷灰石涂层)和辐照技术(包括光、等离子体辐照)。

1. 亲水性表面

通常植入材料表面容易吸附碳,降低表面能,从而变得疏水,不利于骨细胞附着及后续骨结合。鉴于此,通常采用表面工程技术对种植体进行羟基化处理,提高表面能而获得亲水性能。研究表明,亲水材料表面有助于维持吸附蛋白质适当构象和功能,进而促进骨细胞迁移、附着、分化和成熟[72]。早期愈合阶段临床研究发现,亲水种植体 SLActive 表面的骨响应显著强于非亲水 SLA 表面[73]。

2. 阳极氧化涂层

阳极氧化(第 4 章对该技术有较系统介绍)是在特定电解液中,利用电场驱动植入材料表面氧化反应的表面处理工艺。对钛种植体而言,阳极氧化处理可在其表面形成更厚的 TiO_2 层,调节氧化层厚度,可调节种植体系统工件宏观颜色。未表面处理的钛材料表面 TiO_2 层厚度通常为 $17\sim200$ nm,阳极氧化处理后氧化层厚度为 $600\sim1\,000$ nm[74]。此外,还可控制阳极氧化工艺,获得多孔结构(如纳米坑、纳米管等)氧化层,显著促进牙龈成纤维细胞和骨细胞附着,改善软组织密封和骨结合,且可减少细菌黏附数量 $1\sim2$ 个对数[75],有助于预防种植体相关感染。

3. 羟基磷灰石涂层

HA 可作为骨组织无机化学组分钙和磷来源,改善钛植入体表面骨传导性能[76]。等离子喷涂是制备 HA 涂层的最常见方法[77],人工髋关节的股骨柄表面等离子喷涂 HA 涂层已临床使用了几十年(第 13 章有较系统介绍),种植体表面喷涂 HA 涂层也有应用。HA 涂层理化性质可由喷涂参数调整,其最佳厚度为 $40\sim50$ μm[78]。因 HA 与钛基材性质差异较大,HA 涂层存在脱落风险[79]。如果 HA 涂层脱落,将导致骨吸收,进而造成种植失败,故 HA 改性种植体的长期稳定性和临床效果仍不确定。

4. 紫外光/等离子体辐照功能化

紫外光辐照处理(又名光功能化)可使钛材料表面氧化钛半导体(可为自然形成或人工氧化制备)发生空穴-电子对分离,从而与特定溶液或气氛发生化学反应,生成钛羟基,改善钛表面亲水性,以获得更好的骨传导性[80],促进早期骨结合[81]。近年来,等离子体技术在医学领域的应用发展迅速,牙科种植术中也已应用。等离子体表面处理有轰击效应,从而可清除钛种植体表面吸附的杂质(如碳),改善亲水性,从而促进细胞黏附和功能[82]。此外,等离子体具有高反应活性,特定条件下可将所需化学组分掺入钛表面或在钛表面构建特定结构,从而赋予钛种植体新的表面功能(第1章述及的离子注入表面工程技术就是利用等离子体的这一特点)。

12.4 种植体表面功能化进展

12.4.1 种植体表面功能需求

1. 促成骨需求

种植体植入后需要与牙槽骨融为一体,才能获得最佳的临床效果,因此种植体与骨组织的结合(即骨整合)对种植成败至关重要。骨组织的反应与种植体表面性质关系密切[75]。种植体表面适当改性可促进成骨分化,加速骨组织形成,提高骨结合效率,并最终获得更好的临床效果[83-84]。改变微观粗糙度是种植体表面改性的最常见思路,增加粗糙度有助于骨细胞附着和骨组织结合[85]。通常,粗糙度 $Ra<0.8~\mu m$ 的光滑种植体表面与骨组织的结合较差;增加表面粗糙度($1~\mu m<Ra<2~\mu m$),种植体与骨结合界面也相应增加,可有效提高骨整合率[75,86]。但是,粗糙种植体表面($Ra>2~\mu m$)通常也可促进细菌黏附,造成菌斑堆积引发种植体周围炎,导致种植失败[87]。目前,喷砂酸蚀、微弧氧化、等离子体喷涂等表面工程技术是改善种植体表面成骨性能的主要手段[88-90]。近年来,这些表面技术的改进及新型涂层技术的涌现(如细胞外基质(ECM)涂层、纳米结构涂层[89,91])为在蛋白质水平调控种植体表面性质和提高骨整合率提供了可能。

2. 抗菌需求

口腔菌群环境复杂(通常有几百种细菌),植入物因打破周围黏膜上皮屏障,永久暴露于口腔菌群之中,其感染风险非常高。种植体周围炎是种植体失败的最常见原因。种植体周围炎通常由致病微生物引起,报道显示种植体感染率高达14%[192]。因此,种植体表面抗菌功能化是预防种植体周围炎的重要方向。骨植入物相关感染可根据感染时间分为三个不同类别:早期、延迟和晚期[93]。早期感染通常在植入后3个月内被发现,通常与金黄色葡萄球菌有关[94];延迟感染发生在植入后3~24个月[95];晚期感染可能发生在植入后2年以后。延迟和晚期感染通常由低毒细菌(如凝固酶阴性葡萄球菌)引起或因细菌侵入骨骼管状网络逃脱免疫细胞攻击。细菌可在目前临床使用的各种植入材料表面(金属、陶瓷、高分子或复合材料)定植并形成生物膜,增加了感染风险[96]。因此,植入式医疗器械表面抗菌功能化已成为生物材料领域的前沿研究热点,涌现出诸多新技术、新思路。

目前,材料抗感染表面工程技术主要分为两大类(图 12.4)[97]:①抗黏附表面改性;②杀菌表面改性。第一类表面工程技术旨在抑制细菌黏附、定植和生物膜形成的防污染或干扰细菌群感(quorum sensing,QS)表面改性策略。这些策略包括涂覆亲水聚合物、构建超疏水纳米结构表面或释放制剂干扰 QS 的涂层。第二类表面工程技术旨在杀死与表面直接接触的细菌和(或)其附近的细菌。这些策略包括可物理破坏细菌完整性的纳米结构(如纳米柱穿刺效应)、固载金属离子或抗生素、pH 响应或光响应涂层等。

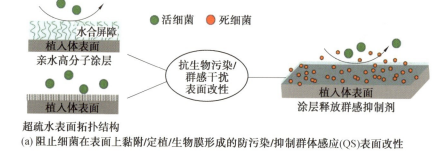

(a) 阻止细菌在表面上黏附/定植/生物膜形成的防污染/抑制群体感应(QS)表面改性

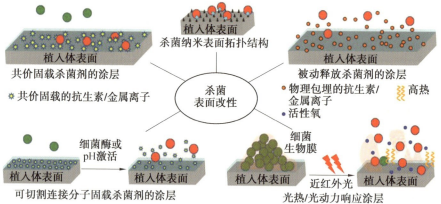

(b) 可杀灭与表面或其附近直接接触细菌的表面改性

图 12.4 两类抗感染表面工程方案[97]

细菌黏附是形成生物膜的第一步,了解材料表面—细菌相互作用规律和机制对抗菌或抑菌种植体设计至关重要。细菌接近种植体表面的方式包括布朗运动、沉降、随体液流动、细菌侵入细胞并与其一起移动、细菌与细菌或细胞相互作用形成聚集体等[98]。细菌利用多种机制附着在材料表面,其中亲疏水和静电相互作用最为常见[99]。不同种属细菌间相互作用类型不同,甚至可能发生突变。可见,细菌-材料表面相互作用过程非常复杂,尚无统一理论模型可准确预测细菌在不同材料表面的黏附,目前抗菌表面设计主要关注材料表面形貌和物理化学性质的优化[100-102]。研究表明,材料表面形貌、粗糙度、亲疏水性、表面能等是影响细菌初始黏附、定植和生物膜形成的关键因素[103]。至于是亲水表面还是疏水表面有利于细菌黏附,目前还存在争议,通常疏水性细菌更喜欢与疏水表面结合,反之亦然[104]。有研究发现疏水表面可减少细菌黏附[105],超疏水钛表面可不同程度影响金黄色葡萄球菌定植,而对铜绿假单胞菌则无影响[106]。

材料表面物理形貌和化学组成可显著影响微生物附着[107]。荷叶表面自清洁效应就是其表面多级微纳米结构和疏水蜡晶的复合效应[108],因此模仿荷叶这一自清洁原理,设计超疏水表面可减少细菌黏附[109]。有研究采用阳极氧化技术在钛表面先制得纳米管阵列结构氧化钛薄膜(NT),再结合硅烷化处理(全氟辛基三乙氧基硅烷,PTES),获得多种亲疏水性不同的材料表面,即亲水纳米管阵列表面(NT,水接触角为54°)、超疏水的纳米管阵列加PTES处理表面(NTS,水接触角为156°)和疏水的PTES处理钛表面(PTES,水接触角为133°)。金黄色葡萄球菌黏附试验2 h和4 h结果显示,细菌在疏水表面黏附数量较亲水表面黏附数量少(图12.5)[97]。

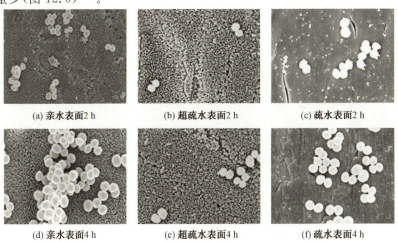

图 12.5 金黄色葡萄球菌在不同润湿性钛表面的黏附规律[97]

12.4.2 种植体表面功能化进展

1. 无机涂层技术

(1)等离子喷涂技术(等离子喷涂表面工程技术在第 13 章中有较系统介绍)。

等离子喷涂钙磷涂层是一种改善钛植入体骨整合性能的简单、通用技术,但涂层与基材间结合强度需要格外关注。对于 HA 喷涂而言,ISO 13779-2 要求临床植入器械表面膜基结合强度不能低于 15 MPa[110]。相纯度、相结晶度和膜基结合强度是获得高质量等离子喷涂涂层的关键[111]。研究表明,喷涂 HA 前先对基材 Ti6Al4V 热氧化,以形成氧化钛层,可改善 HA 与基材的结合强度,提高 HA 涂层的结晶度,降低其降解速率[112]。

(2)激光表面技术(第 9 章有较系统介绍)。

近年激光表面工程技术在医疗器械表面工程中的应用逐渐被重视,其中脉冲激光沉积(PLD)是一种在衬底上形成薄膜涂层和多层结构的技术。PLD 利用激光束轰击(加热)涂层材料,使其溅射(蒸发)并冷凝沉积在基材表面[113]。与等离子喷涂技术相比,PLD 制备的钙磷涂层具有更高的相纯度和膜基结合强度[113]。采用 PLD 技术可将颗粒状、结晶度良好的 HA 薄膜沉积在钛表面[114]。激光熔覆是利用激光束局部加热涂层材料(通常为预置的陶瓷粉末)和基料,使它们形成合金化结合的一种增材制造技术[115]。激光熔覆工艺的合金化过程可使涂层材料和基材化学组分相互扩散(稀释)[116],从而在涂层和基材间形成过渡层,有助于提高膜-基结合强度。

(3)电泳沉积技术。

电泳沉积(EPD)技术是对导电基材施加电压,驱动带电组分由电解液中沉积到材料表面[117]。EPD 技术可将复杂几何形状植入体表面陶瓷化,该技术设备简单且成本低、处理温度低、涂层结晶度可控,临床应用前景广阔。采用 EPD 技术可在钛种植体表面沉积厚度可控、多孔羟基磷灰石网络[118],为提高种植体骨整合性能提供新方向。

(4)物理气相沉积技术。

物理气相沉积(physical vapor deposition,PVD)技术是利用物理方式来加热或激发出材料用以沉积薄膜的技术。其中,磁控溅射技术(在第 8 章有较系统介绍)可在复杂外形基材表面制备均匀致密、结合力强的功能涂层[119]。涂层的化学组成由溅射靶材控制,从而可保障涂层具有高纯度[120]。采用磁控溅射技术制备的生物陶瓷涂层稳定性高,与钛基材的热膨胀系数更接近,是极有应用前景的生物活性涂层[119]。

(5) 化学气相沉积技术。

化学气相沉积技术是利用所需涂层组分的气相化合物或单质在基材表面化学反应沉积材料、生长成膜的涂层技术。金属钽力学性能好，与骨组织的生物相容性佳，但其熔点极高(3 017 ℃)、密度大(约为 16.68 g/cm³)[121]，因此临床通常制成多孔结构器械使用。最近，Zimmer 公司基于化学气相沉积技术开发了孔隙率高达 75%~85% 的多孔钽涂层[122]。该技术可显著改善植入体与骨组织的结合，已在人工髋关节表面商业应用，可为种植体表面功能化提供技术参考。

(6) 微弧氧化技术(在第 5 章有较系统介绍)。

MAO 技术可以在微尺度上使钛表面略微粗糙((0.21±0.32) μm)，并且显著改善表面亲水性[123]。在 MAO 处理之前对表面进行喷砂和酸蚀处理，在 MAO 后进行碱处理的种植体骨结合增强，新骨矿化加快。众所周知，微米和纳米尺度的形貌可以调节与成骨相关的细胞行为，包括更好的细胞黏附、增殖和成骨基因的上调表达。除了在 TiO_2 涂层中加入生物活性元素外，调节 MAO 涂层的形貌以获得更明显的成骨效果也被广泛采用。目前的策略主要集中在对预处理的表面进行微弧氧化，并将微弧氧化与后处理相结合，包括热处理、化学处理和电化学处理，而不是仅对金属生物材料进行微弧氧化处理[124]。

(7) 热氧化技术。

热氧化技术是直接在金属植入物表面生成氧化层的技术。同一钛材料在不同氧化气氛中热氧化，获得的氧化涂层相组成可能不同。在纯氧气氛中，高浓度的氧可快速诱导氧化过程，从而在材料表面迅速生成可抑制进一步氧化的氧化层；在氧含量较少的空气中，氧可在钛表面扩散，逐渐获得氧化较充分的改性层。研究显示，空气中热氧化钛表面的亲水性显著优于纯氧中热氧化表面，其在诱导磷灰石沉积、改善细胞附着和增殖、提高骨整合率方面表现优异，是一种极具潜力的种植体表面功能化技术[125]。

(8) 离子注入技术。

离子注入技术是利用物质等离子体状态的带电、高反应活性特点，在真空、低温环境下改变材料表面化学组成和结构的技术。通常在基材表面施加与预注入组分等离子体状态带电极性相反的高压，驱动所需组分加速轰击(注入)基材表面。化学组分离子注入深度主要由等离子体物质种类和基材表面偏压决定，可精确控制[126]。近年开发的等离子体浸没离子注入沉积技术(plasma immersion ion implantation and deposition，PIII—D)克服了传统离子注入技术只能沿视线注入的不足，可对复杂结构外形器械表面改性[127]，在种植体表面功能化方面应用前景广阔。近年采用离子注入技术对植入材料表面功能的研究报道非常多,对种植体表面功能化有启发的主要进展有以下几个方面:①氧注入。氧注入可形成被动氧化层,提高基材表面耐腐蚀性和抗划伤性能,抑制基材有毒组分释放[128]。研究发现,氧注入钛表面硬度显著增高,可促进骨髓间充质干细胞(BMSCs)黏附,改善种植体表面成骨和骨结合性能[129-130]。②碳注入。碳注入可减小基材水接触角[131],改善细胞在基材表面的附着和迁移[132],抑制异物反应、纤维组织包裹、细菌黏附[133]。钛合金(Ti6Al4V)表面碳注入改性后,材料表面-骨组织间可通过共价结合提高种植体骨整合性能[16]。③氟注入。氟是人体必需的微量元素,在维持骨骼和牙齿结构稳定性方面具有重要作用。研究发现,氟注入钛表面骨细胞相容性好,可促进新生骨成熟,改善早期骨整合;此外,氟注入改性可抑制细菌黏附,减弱细菌如牙龈卟啉单胞菌对骨细胞的毒性作用[134-135]。④镁注入。镁是与骨整合相关的重要金属组分。镁注入钛表面可刺激大鼠骨髓间充质干细胞(rBMSCs)增殖和成骨活性,同时增加细胞初始黏附、碱性磷酸酶活性和钙积累,镁注入种植体的骨反应优于可吸收介质喷砂处理种植体[136-137]。⑤钙注入。钙是人体重要化学组分,钙注入可增强钛表面耐腐蚀性、诱导磷灰石沉积能力,显著调节骨细胞周期,促进骨细胞分化[138-139]。种植体表面钙注入可增强骨细胞增殖、分化能力,有效刺激早期新骨形成改善骨整合[140]。⑥钠注入。钠是人体必需的化学组分。钠注入可在钛表面形成钛酸钠改性层,增强钛表面耐腐蚀性,激活羟基磷灰石沉淀,显著促进骨细胞增殖,提高碱性磷酸酶分泌[32,141-142]。但钠金属非常活泼,其离子注入工艺较难操控,应用前景不佳。⑦锌注入。锌是人体多种蛋白质功能或结构所必需的微量元素,参与细胞分裂、DNA 合成等大量生命过程[143]。钛表面锌注入可促进骨细胞黏附、增殖、迁移、碱性磷酸酶分泌、胶原合成、细胞外基质矿化[144-145]。此外,锌注入钛表面可抑制大肠杆菌和金黄色葡萄球菌生长,减少变形链球菌附着[146-147]。⑧银注入。银因其优异的抗菌活性而受到广泛关注。钛表面银注入可原位制备镶嵌式纳米银,不但可抑制细菌黏附,还可促进骨细胞附着和增殖[148-149]。最近研究发现,银注入钛表面可激活整合素 $\alpha_5\beta_1$ 调控的 MAPK/ERK 通路,促进大鼠骨髓干细胞(BMSCs)成骨分化,显著促进钛植入体骨整合(图 12.6)[150],这为赋予种植体表面成骨兼抗菌功能提供了新思路。⑨氮注入。氮是组成氨基酸的基本元素之一。钛表面氮注入(以氮气或氨为氮源)可改善亲水性,促进细胞黏附、增殖,进而改善钛植入体表面成骨和骨整合性能[151]。

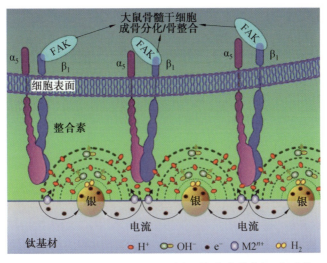

图 12.6　离子注入原为析出纳米银（镶嵌式纳米银）促进钛表面骨整合[150]

2. 载生物活性分子涂层

近年，多种生命物质或药物，如细胞外基质（extracellular matrix，ECM）、多肽、生长因子等被用于表面修饰，对植入体骨结合和细菌生物膜形成有限制影响：①ECM。在骨整合过程中，成纤维细胞分泌胶原、硫酸软骨素、玻璃粘连素、纤维连接素等 ECM 分子引导骨祖细胞向功能表面迁移[152]。研究发现，将 ECM 组分应用于种植体表面，利用 ECM 激活细胞多种信号通路和功能可促进骨愈合[153]。②多肽。多肽是分子量较小的蛋白质，包括精氨酸甘胱甘肽（arginylglycylaspartic acid，RGD）、P15 肽、杀菌肽等。其中，RGD 是一种特异性氨基酸序列，作为整合素受体结合位点，在成骨细胞黏附和迁移中起重要作用[154]。P15 是人工合成的由 15 个氨基酸组成的肽，将其附着于钛表面可模仿人类胶原蛋白 α—1 链的细胞结合域，增加成骨细胞和间充质细胞的附着、迁移和成骨活性，促进骨整合[155]。人腮腺分泌蛋白来源的合成多肽 GL13K 和人 β 防御素（HBDs）也被用于种植体表面改性，可减少种植相关细菌感染[156-157]。③生长因子。血小板和巨噬细胞在骨整合第一阶段释放各种生长因子，帮助启动骨整合第二阶段。其中，转化生长因子 β（TGFβ）、血小板衍生生长因子（PDGF）和成纤维细胞生长因子（FGF）已用于种植体表面功能化，以启动骨再生、修复过程[158-160]。此外，研究发现，载有骨形成蛋白（BMP）的涂层可促进种植体表面新骨形成，增加骨密度和骨整合率[161]；载有 PDGF 的涂层可加速种植体周围软组织愈合[162]；FGF 可直接影响骨细胞增殖[163]。④药物。他汀类药物(如辛伐他汀),可通过刺激BMP和血管内皮生长因子(VEGF)表达,增强种植体－骨组织接触,促进成骨和骨整合[164]。研究表明,载有辛伐他汀的多孔钛表面提高了体外成骨前细胞的碱性磷酸酶活性、Ⅰ型胶原合成和骨钙素释放[165]。此外,在种植体表面负载抗菌剂(如四环素抗生素)[166-167]、骨吸收抑制剂双磷酸盐[168]、骨质疏松治疗药物雷奈酸锶[169]等也可改善种植体植入效果,是载药涂层的重要研究方向。然而,建立载药涂层给药标准仍然较难[170]。

(1)生物活性分子载体。

生命物质或药物通常不能直接与种植体结合,需要通过特定载体才可在种植体表面固载,实现安全、稳定、有效给药。目前,常用的种植体药物载体有钙磷涂层、氧化钛纳米管、壳聚糖。

①钙磷涂层。钙磷涂层如HA,其主要成分是成骨必需的无机组分,具有良好的骨传导性能[171]。研究表明,HA可作为多种治疗药物(如抗生素、生长因子等)的载体,实现药物缓释或控释[172]。目前,制备载药钙磷涂层的表面技术主要有溶胶－凝胶法、仿生共沉积等。

②氧化钛纳米管。氧化钛纳米管具有高比表面积和负载能力,优良的骨组织相容性,可定制的尺寸和化学组成(第4章有较系统介绍),是生命物质或药物吸附和装载的良好载体。研究表明,氧化钛纳米管可装载不同剂量的庆大霉素,通过缓释有效抑制表皮葡萄球菌黏附[173-174]。

③壳聚糖。壳聚糖可生物降解,具有抑菌性且生物相容性好。壳聚糖作为天然聚合物基材被用于药物赋形剂和给药领域,壳聚糖在载药领域的主要应用如图12.7所示[175]。有研究采用乳液法、凝聚/沉淀法、离子凝胶法等合成壳聚糖颗粒用于药物载体,用于上皮组织修复(如口腔、颌面部等)[176]。基于壳聚糖的水凝胶药物载体,可与组织酶(如葡萄糖苷酶、淀粉酶、葡聚糖酶等)相互作用,通过扩散、溶胀和化学修饰等机制控制药物释放速率[177]。此外,研究者还开发了多种壳聚糖衍生物用于高疏水药物的包裹和递送,可减缓药物缓释速度,改善有效药物浓度,增加药物在作用部位的持续时间,在跨黏膜药物递送方面已初现潜力[177-179]。

④聚合物纳米颗粒,特别是PLGA。聚合物纳米颗粒作为药物输送载体受到越来越多的关注。图12.8所示为基于PLGA的生物可降解微球在药物递送方面应用的示意图[180]。研究发现,PLGA纳米颗粒具有良好的生物相容性和生物降解性,调整PLGA分子量和粒径分布可延长药物释放期,以减少剂量频率[181-182]。PLGA纳米粒可作为多肽的活性载体,增强多肽细胞递送效率[183]。

采用壳聚糖对 PLGA 纳米粒表面改性可有效抑制 PLGA 爆发释放,延长药物作用周期,改善药物递送效果[184]。

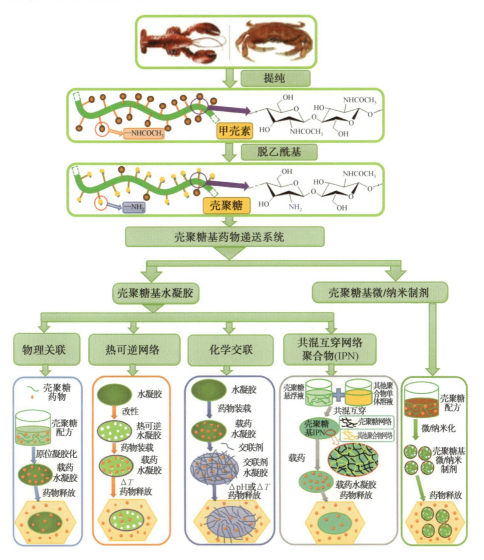

图 12.7 壳聚糖在载药领域的主要应用[175]

(2)生物活性分子装载技术。

①层层自组装技术(layer—by—layer self—assembly,LbL)。LbL 技术是一种基于不同电荷聚电解质之间相互作用的多层膜静电自组装技术,在种植体

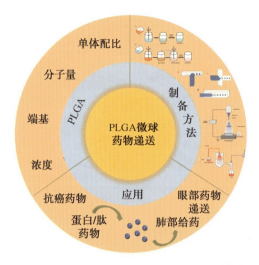

图 12.8 基于 PLGA 的药物递送应用示意图[180]

表面改性方面受到了广泛关注。LbL 技术以静电和氢键相互作用作为组装驱动力,并受聚电解质溶液浓度、组装时间及离子化程度等多种因素影响[185-186]。LbL 技术的主要特点包括:组装过程在简单、温和条件下进行,不需要高温、高压等特殊设备;薄膜形态和结构可精确调控;涂层成膜过程主要依靠静电和氢键相互作用,有助于装载生命物质或药物并维持活性。研究显示,LbL 薄膜可促进成骨细胞黏附、增殖和成骨分化,增加成骨标志物表达[187];作为抗菌肽 ponericin G1 载体,可实现持续控释、顺序给药[188]。

②钙磷仿生沉积。钙磷仿生沉积通常是将种植体浸入到 5 倍浓度模拟体液和过饱和磷酸钙溶液中,药物活性大分子和钙磷共沉积合成钙磷涂层。钙磷仿生沉积主要有三个阶段[189]:磷酸八钙快速成核、纤细的磷酸八钙晶体瞬时水解成贫钙的羟基磷灰石相和磷酸八钙晶体生长。仿生共沉积涂层制备工艺简单,可在不受种植体外形限制情况下实现药物缓释目的。

③物理吸附。某些药物可通过物理吸附方式载入涂层中。种植体表面通常先预制多孔涂层,然后用目标药物溶液浸润种植体,使药物扩散至涂层内部,获得载药涂层。这类载药涂层短期爆发式释放特征显著,不利药物缓释控制[190]。

④共价接枝。共价接枝是生物活性分子通过共价键结合方式固定于种植体表面,或者通过接枝分子间接共价嵌入种植体表面的方法。研究发现,由共价接枝方式固定在种植体表面的多种抗菌肽可有效抑制细菌黏附,减少巨噬细胞活化和炎症反应,获得广谱抗菌和抗细菌生物膜形成功能,显著降低种植体周围感染风险[191-192]。

⑤3D打印。3D打印技术是植入式医疗器械研发热点之一。RGD广泛存在于细胞外基质蛋白(如纤维连接蛋白、玻璃粘连蛋白和层粘连蛋白)中,促进骨细胞黏附和增殖。研究发现,3D打印RGD－噬菌体嵌入支架可以携带骨髓间充质干细胞(MSCs)促进血管化骨再生(图12.9)[193]。

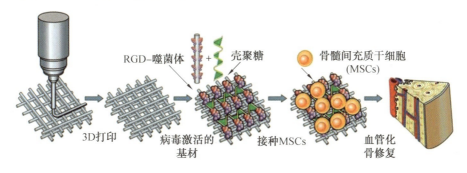

图12.9　3D打印RGD－噬菌体和MSCs嵌入支架[193]

⑤无机多孔结构。无机多孔结构通常与物理吸附过程复合。二氧化钛纳米管具有良好的耐腐蚀性和生物相容性,可促进骨细胞黏附和增殖,加速成骨和骨结合[194]。二氧化钛纳米管与生命物质或药物复合可开发集抗菌和促成骨于一体的多功能表面涂层(图12.10)[195],有望同时解决种植体表面骨整合和抗感染需求。

4. 光响应涂层

种植体相关细菌感染是一个非常严峻的临床问题,已成为生物医用材料临床最常见和最严重的并发症之一。近年开发了多种光响应涂层,可赋予种植体表面抗菌功能,为种植体相关感染的防治提供了新思路。

(1)近红外光热治疗。

某些材料在近红外光(NIR)辐照下可将光能转为热能用于细菌感染治疗,即光热治疗(photothermal therapy,PTT)[196]。热效应可通过使蛋白质变性、破坏细菌内部代谢等不可逆损伤来杀灭细菌[197]。近红外光热抗菌的主要特点有[198]:①具有时间和空间上的可控性,能避免损害健康组织;②近红外光吸收较小,可实现组织高穿透;③采用纳米尺寸光热剂,可实现细菌靶向治疗;④可克服细菌耐药问题。PTT是治疗细菌感染的有效方法,有研究用硫醇壳聚糖包裹金纳米颗粒,在近红外光辐照下实现高效抗菌[199]。但是,单一PTT模式因需要高功率密度和长期暴露于NIR下,可能破坏健康组织。

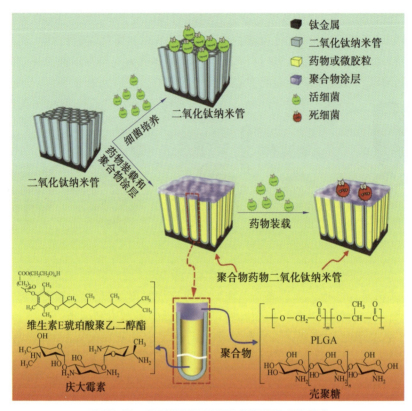

图 12.10　兼具成骨和抗菌功能的表面涂层[195]

(2) 近红外光动力疗法。

光敏材料在近红外光辐照下,发生电子－空穴对分离[200],进一步与水和氧气反应生成活性氧 (reactive oxygen species, ROS),可氧化破坏细菌膜脂、蛋白质和 DNA 等杀灭细菌[201-204],即光动力治疗 (photodynamic therapy, PDT)。光动力治疗被认为是治疗牙周炎和种植体周围炎有前途的方法之一,但其疗效仍有待长期评估。此外,单一 PDT 抗菌通常需要产生较大剂量的 ROS,但 ROS 过量可能损害正常组织,引起炎症反应[205-206]。鉴于此,目前临床获批的 PDT 治疗光敏剂非常少,且只能作为牙科治疗的辅助手段[207],更安全的近红外光动力抗菌疗法仍有待研究。

(3) 光热/光动力协同疗法。

为弥补单一 PTT 或 PDT 治疗的不足,提高杀菌效率的同时不损害人体正常组织,研发出系列光热/光动力协同疗法。涂层中搭载以氧化石墨烯(GO)为光热剂的上转换纳米颗粒(UCNPs@TiO$_2$@GO),在 980 nm 光辐照下可通过光热效应和 ROS 释放有效杀灭大肠杆菌和金黄色葡萄球菌[208]。负载 HA 颗粒的 PDA 与金纳米颗粒的复合材料,在 808 nm 激光照射后可通过光热效应(45 ℃较低温)和羟基自由基释放,在不损伤正常组织的情况下,高效杀灭大肠杆菌(抗菌率为 96.8%)和金黄色葡萄球菌(抗菌率为 95.2%)[209]。最近发现,$CuFe_2O_4$/GO 异质结涂层可赋予 PEEK 植入体基于光热/光动力/化学动力协调的优异抗菌功能,有望避免抗生素耐药问题,拓宽 PEEK 材料在细菌污染骨缺损修复领域的临床应用(图 12.11)[210]。

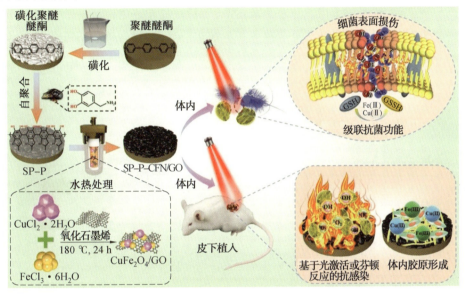

图 12.11 聚醚醚酮(PEEK)植入体表面多重抗菌[210]

12.5 本章小结

牙种植体是替代天然牙根的关键医用材料,通常由钛及其合金制成,具有优良的生物相容性和机械性能。种植体的表面特性直接影响种植体与骨组织的结合效果,因此其表面工程优化对于提升种植修复临床效果至关重要。

从临床需求来看,种植体表面工程的核心目标是促进骨整合和增强抗菌性能。骨整合对于种植体稳定性至关重要,表面改性有助于加速成骨过程,提高种植体与骨组织的结合力。比如物理表面工程能够通过增加种植体表面的粗糙度,提升骨细胞的黏附和增殖能力,从而促进骨整合。此外,化学表面工程可以通过在种植体表面涂覆无机涂层、活性分子或生物材料，改善种植体的生物活性，进一步加速骨组织的形成。同时，种植体周围感染是种植体失败的主要原因之一。为此，抗菌表面工程技术被广泛研究，包括抑制细菌附着的防感染策略和通过表面涂层杀菌的直接干预方法，其中光响应涂层等新技术为种植体相关感染的防治提供了创新思路。因此，开发集抗菌和促成骨于一体的多功能表面工程技术，有望同时解决种植体表面骨整合和抗感染需求。

总之，种植体表面工程在提高种植体的生物相容性、加速骨整合和预防感染方面具有至关重要的作用。随着纳米技术、生物材料和智能表面技术的发展，未来种植体表面工程有望朝着更加精准和个性化的方向发展，更加适应临床需求，为患者提供更加可靠、持久的治疗方案。

本章参考文献

[1] BRÅNEMARK P I, ADELL R, BREINE U, et al. Intra-osseous anchorage of dental prostheses. Ⅰ. Experimental studies[J]. Scand J Plast Reconstr Surg, 1969, 3(2): 81-100.

[2] LEMONS J E. Dental implant biomaterials[J]. J Am Dent Assoc, 1990, 121(6): 716-719.

[3] GULATI M, GOVILA V, VERMA S, et al. In vivo evaluation of two-piece implants placed following one-stage and two-stage surgical protocol in posterior mandibular region. assessment of alterations in crestal bone level[J]. Clin Implant Dent Relat Res, 2015, 17(5): 854-861.

[4] TROIANO G, LO RUSSO L, CANULLO L, et al. Early and late implant failure of submerged versus non-submerged implant healing: a systematic review, meta-analysis and trial sequential analysis[J]. J Clin Periodontol, 2018, 45(5): 613-623.

[5] ALGHAMDI H S, JANSEN J A. The development and future of dental implants[J]. Dent Mater J, 2020, 39(2): 167-172.

[6] CHEN S T, DARBY I B, REYNOLDS E C. A prospective clinical study of non-submerged immediate implants: clinical outcomes and esthetic results[J]. Clin Oral Implants Res, 2007, 18(5): 552-562.

[7] BUSER D, MERICSKE-STERN R, DULA K, et al. Clinical experience with

one-stage,non-submerged dental implants[J]. Adv Dent Res,1999,13:153-161.

[8] SÁNCHEZ-SILES M,MUÑOZ-CÁMARA D,SALAZAR-SÁNCHEZ N,et al. Incidence of peri-implantitis and oral quality of life in patients rehabilitated with implants with different neck designs:a 10-year retrospective study [J]. J Craniomaxillofac Surg,2015,43(10):2168-2174.

[9] YASUTAKE M,KUROSHIMA S,ISHIMOTO T,et al. Influence of implant neck design on bone formation under mechanical repetitive loading: histomorphometric and microcomputed tomographic studies in rabbit tibiae [J]. Implant Dent,2016,25(2):171-178.

[10] VALLES C,RODRÍGUEZ-CIURANA X,CLEMENTINI M,et al. Influence of subcrestal implant placement compared with equicrestal position on the peri-implant hard and soft tissues around platform-switched implants:a systematic review and meta-analysis[J]. Clin Oral Investig,2018, 22(2):555-570.

[11] ABUHUSSEIN H,PAGNI G,REBAUDI A,et al. The effect of thread pattern upon implant osseointegration[J]. Clin Oral Implants Res,2010, 21(2):129-136.

[12] NICKENIG H J,WICHMANN M,HAPPE A,et al. A 5-year prospective radiographic evaluation of marginal bone levels adjacent to parallel-screw cylinder machined-neck implants and rough-surfaced microthreaded implants using digitized panoramic radiographs[J]. J Craniomaxillofac Surg, 2013,41(7):564-568.

[13] CALVO-GUIRADO J L,JIMÉNEZ-SOTO R,PÉREZ ALBACETE-MARTÍNEZ C,et al. Influence of implant neck design on peri-implant tissue dimensions:a comparative study in dogs[J]. Materials,2018,11 (10):2007.

[14] STEIGENGA J T,AL-SHAMMARI K F,NOCITI F H,et al. Dental implant design and its relationship to long-term implant success[J]. Implant Dent,2003,12(4):306-317.

[15] PATIL V,NAIK N,GADICHERLA S,et al. Biomechanical behavior of bioactive material in dental implant:a three-dimensional finite element analysis[J]. Sci World J,2020,2020:2363298.

[16] STEIGENGA J, AL-SHAMMARI K, MISCH C, et al. Effects of implant thread geometry on percentage of osseointegration and resistance to reverse torque in the tibia of rabbits[J]. J Periodontol, 2004, 75(9):1233-1241.

[17] ORMIANER Z, MATALON S, BLOCK J, et al. Dental implant thread design and the consequences on long-term marginal bone loss[J]. Implant Dent, 2016, 25(4):471-477.

[18] CALÌ M, ZANETTI E M, OLIVERI S M, et al. Influence of thread shape and inclination on the biomechanical behaviour of plateau implant systems[J]. Dent Mater, 2018, 34(3):460-469.

[19] ONG S M, ZHAO Z Q, AROOZ T, et al. Engineering a scaffold-free 3D tumor model for in vitro drug penetration studies[J]. Biomaterials, 2010, 31(6):1180-1190.

[20] MA P, XIONG W, TAN B S, et al. Influence of thread pitch, helix angle, and compactness on micromotion of immediately loaded implants in three types of bone quality: a three-dimensional finite element analysis[J]. Biomed Res Int, 2014, 2014:983103.

[21] KIM D G, KIM K H, JO Y, et al. Bone regeneration into side openings and hollow inner channel of a dental implant[J]. J Mech Behav Biomed Mater, 2020, 101:103416.

[22] ZHU J W, YANG D W, MA F. Feasibility study of a partially hollow configuration for zirconia dental implants[J]. J Oral Maxillofac Surg, 2010, 68(2):399-406.

[23] WU S W, LEE C C, FU P Y, et al. The effects of flute shape and thread profile on the insertion torque and primary stability of dental implants[J]. Med Eng Phys, 2012, 34(7):797-805.

[24] MARKOVI-A, CALVO-GUIRADO J L, LAZI-Z, et al. Evaluation of primary stability of self-tapping and non-self-tapping dental implants. A 12-week clinical study[J]. Clin Implant Dent Relat Res, 2013, 15(3):341-349.

[25] SAKOH J, WAHLMANN U, STENDER E, et al. Primary stability of a conical implant and a hybrid, cylindric screw-type implant in vitro[J]. Int J Oral Maxillofac Implants, 2006, 21(4):560-566.

[26] BROGGINI N, MCMANUS L M, HERMANN J S, et al. Persistent acute

inflammation at the implant-abutment interface[J]. J Dent Res,2003,82(3):232-237.

[27] GRACIS S,MICHALAKIS K,VIGOLO P,et al. Internal vs. external connections for abutments/reconstructions:a systematic review[J]. Clin Oral Implants Res,2012,23(Suppl 6):202-216.

[28] TESMER M,WALLET S,KOUTOUZIS T,et al. Bacterial colonization of the dental implant fixture-abutment interface:an in vitro study[J]. J Periodontol,2009,80(12):1991-1997.

[29] WENG D,NAGATA M J,BOSCO A F,et al. Influence of microgap location and configuration on radiographic bone loss around submerged implants:an experimental study in dogs[J]. Int J Oral Maxillofac Implants,2011,26(5):941-946.

[30] STEINEBRUNNER L,WOLFART S,LUDWIG K,et al. Implant-abutment interface design affects fatigue and fracture strength of implants[J]. Clin Oral Implants Res,2008,19(12):1276-1284.

[31] STEINEBRUNNER L,WOLFART S,BÖSSMANN K,et al. In vitro evaluation of bacterial leakage along the implant-abutment interface of different implant systems[J]. Int J Oral Maxillofac Implants,2005,20(6):875-881.

[32] CHOQUET V,HERMANS M,ADRIAENSSENS P,et al. Clinical and radiographic evaluation of the papilla level adjacent to single-tooth dental implants. A retrospective study in the maxillary anterior region[J]. J Periodontol,2001,72(10):1364-1371.

[33] TARNOW D P,CHO S C,WALLACE S S. The effect of inter-implant distance on the height of inter-implant bone crest[J]. J Periodontol,2000,71(4):546-549.

[34] LAZZARA R J,PORTER S S. Platform switching:a new concept in implant dentistry for controlling postrestorative crestal bone levels[J]. Int J Periodontics Restorative Dent,2006,26(1):9-17.

[35] CANULLO L,CANEVA M,TALLARICO M. Ten-year hard and soft tissue results of a pilot double-blinded randomized controlled trial on immediately loaded post-extractive implants using platform-switching concept[J]. Clin Oral Implants Res,2017,28(10):1195-1203.

[36] STRIETZEL F P, NEUMANN K, HERTEL M. Impact of platform switching on marginal peri-implant bone-level changes. a systematic review and meta-analysis[J]. Clin Oral Implants Res, 2015, 26(3): 342-358.

[37] CANULLO L, FEDELE G R, IANNELLO G, et al. Platform switching and marginal bone-level alterations: the results of a randomized-controlled trial[J]. Clin Oral Implants Res, 2010, 21(1): 115-121.

[38] GARDNER D M. Platform switching as a means to achieving implant esthetics[J]. N Y State Dent J, 2005, 71(3): 34-37.

[39] SUKEGAWA S, YOSHII K, HARA T, et al. Deep neural networks for dental implant system classification[J]. Biomolecules, 2020, 10(7): 984.

[40] WAECHTER J, MADRUGA M M, CARMO FILHO L C D, et al. Comparison between tapered and cylindrical implants in the posterior regions of the mandible: a prospective, randomized, split-mouth clinical trial focusing on implant stability changes during early healing[J]. Clin Implant Dent Relat Res, 2017, 19(4): 733-741.

[41] SCHIEGNITZ E, AL-NAWAS B, TEGNER A, et al. Clinical and radiological long-term outcome of a tapered implant system with special emphasis on the influence of augmentation procedures[J]. Clin Implant Dent Relat Res, 2016, 18(4): 810-820.

[42] LOVATTO S T, BASSANI R, SARKIS-ONOFRE R, et al. Influence of different implant geometry in clinical longevity and maintenance of marginal bone: a systematic review[J]. J Prosthodont, 2019, 28(2): e713-e721.

[43] ESPOSITO M, ARDEBILI Y, WORTHINGTON H V. Interventions for replacing missing teeth: different types of dental implants[J]. Cochrane Database Syst Rev, 2014(7): CD003815.

[44] WILSONT G, MILLER R J, TRUSHKOWSKY R, et al. Tapered implants in dentistry: revitalizing concepts with technology: a review[J]. Adv Dent Res, 2016, 28(1): 4-9.

[45] TOYOSHIMA T, WAGNER W, KLEIN M O, et al. Primary stability of a hybrid self-tapping implant compared to a cylindrical non-self-tapping implant with respect to drilling protocols in an ex vivo model[J]. Clin Implant Dent Relat Res, 2011, 13(1): 71-78.

[46] SAEIDI POUR R, FREITAS RAFAEL C, ENGLER M L P D, et al. His-

torical development of root analogue implants: a review of published papers[J]. Br J Oral Maxillofac Surg,2019,57(6):496-504.

[47] RENOUARD F,NISAND D. Impact of implant length and diameter on survival rates[J]. Clin Oral Implants Res,2006,17(Suppl 2):35-51.

[48] MIJIRITSKY E,MAZOR Z,LOREAN A,et al. Implant diameter and length influence on survival: interim results during the first 2 years of function of implants by a single manufacturer[J]. Implant Dent,2013,22(4):394-398.

[49] JACKSON B J. Small-diameter implants: a 7-year retrospective study[J]. J Oral Implantol,2017,43(2):125-129.

[50] CHRISTENSEN G J. Critical appraisal. Mini implants: good or bad for long-term service? [J]. J Esthet Restor Dent,2008,20(5):343-348.

[51] VIGOLO P,GIVANI A. Clinical evaluation of single-tooth mini-implant restorations: a five-year retrospective study[J]. J Prosthet Dent,2000,84(1):50-54.

[52] MINSK L. Interim implants for immediate loading of temporary restorations[J]. Compend Contin Educ Dent,2001,22(3):186-190,192,194,passim.

[53] HIMMLOVÁ L,DOSTÁLOVÁ T,KÁCOVSKÝ A,et al. Influence of implant length and diameter on stress distribution: a finite element analysis[J]. J Prosthet Dent,2004,91(1):20-25.

[54] SHEMTOV-YONA K,RITTEL D,LEVIN L,et al. Effect of dental implant diameter on fatigue performance. Part I: mechanical behavior[J]. Clin Implant Dent Relat Res,2014,16(2):172-177.

[55] SCHIEGNITZ E,AL-NAWAS B. Narrow-diameter implants: a systematic review and meta-analysis[J]. Clin Oral Implants Res,2018,29(Suppl 16):21-40.

[56] KANIE T,NAGATA M,BAN S. Comparison of the mechanical properties of 2 prosthetic mini-implants[J]. Implant Dent,2004,13(3):251-256.

[57] SIVAMURTHY G,SUNDARI S. Stress distribution patterns at mini-implant site during retraction and intrusion--a three-dimensional finite element study[J]. Prog Orthod,2016,17:4.

[58] BALAJI A,MOHAMED J B,KATHIRESAN R. A pilot study of mini im-

plants as a treatment option for prosthetic rehabilitation of ridges with sub-optimal bone volume[J]. J Maxillofac Oral Surg,2010,9(4):334-338.

[59] KOHN D H. Overview of factors important in implant design[J]. J Oral Implantol,1992,18(3):204-219.

[60] LANGER B,LANGER L,HERRMANN I,et al. The wide fixture:a solution for special bone situations and a rescue for the compromised implant. Part 1[J]. Int J Oral Maxillofac Implants,1993,8(4):400-408.

[61] MAHON J M,NORLING B K,PHOENIX R D. Effect of varying fixture width on stress and strain distribution associated with an implant stack system[J]. Implant Dent,2000,9(4):310-320.

[62] HALLMAN M. A prospective study of treatment of severely resorbed maxillae with narrow nonsubmerged implants:results after 1 year of loading[J]. Int J Oral Maxillofac Implants,2001,16(5):731-736.

[63] EL-ANWAR M I,EL-ZAWAHRY M M,IBRAHEEM E M,et al. New dental implant selection criterion based on implant design[J]. Eur J Dent,2017,11(2):186-191.

[64] AL-JOHANY S S,AL AMRI M D,ALSAEED S,et al. Dental implant length and diameter:a proposed classification scheme[J]. J Prosthodont,2017,26(3):252-260.

[65] EDHER F,NGUYEN C T. Short dental implants:a scoping review of the literature for patients with head and neck cancer[J]. J Prosthet Dent,2018,119(5):736-742.

[66] GENG J P,TAN K B,LIU G R. Application of finite element analysis in implant dentistry:a review of the literature[J]. J Prosthet Dent,2001,85(6):585-598.

[67] NEDIR R,BISCHOF M,BRIAUX J M,et al. A 7-year life table analysis from a prospective study on ITI implants with special emphasis on the use of short implants. results from a private practice[J]. Clin Oral Implants Res,2004,15(2):150-157.

[68] RASOULI R,BARHOUM A,ULUDAG H. A review of nanostructured surfaces and materials for dental implants:surface coating,patterning and functionalization for improved performance[J]. Biomater Sci,2018,6(6):1312-1338.

[69] JEEVANANDAM J,BARHOUM A,CHAN Y S,et al. Review on nanoparticles and nanostructured materials:history,sources,toxicity and regulations[J]. Beilstein J Nanotechnol,2018,9:1050-1074.

[70] SOUZA J C M,SORDI M B,KANAZAWA M,et al. Nano-scale modification of titanium implant surfaces to enhance osseointegration[J]. Acta Biomater,2019,94:112-131.

[71] ZHANG S F,KUCHARSKI C,DOSCHAK M R,et al. Polyethylenimine-PEG coated albumin nanoparticles for BMP-2 delivery[J]. Biomaterials,2010,31(5):952-963.

[72] KUBO K,TSUKIMURA N,IWASA F,et al. Cellular behavior on TiO_2 nanonodular structures in a micro-to-nanoscale hierarchy model[J]. Biomaterials,2009,30(29):5319-5329.

[73] CHIANG H J,HSU H J,PENG P W,et al. Early bone response to machined,sandblasting acid etching (SLA) and novel surface-functionalization (SLAffinity) titanium implants:characterization,biomechanical analysis and histological evaluation in pigs[J]. J Biomed Mater Res,2016,104A:397.

[74] PAULOSE M,SHANKAR K,YORIYA S,et al. Anodic growth of highly ordered TiO_2 nanotube arrays to 134 microm in length[J]. J Phys Chem B,2006,110(33):16179-16184.

[75] WENNERBERG A,ALBREKTSSON T. Effects of titanium surface topography on bone integration:a systematic review[J]. Clin Oral Implants Res,2009,20(Suppl 4):172-184.

[76] BARHOUM A,SAMYN P,ÖHLUND T,et al. Review of recent research on flexible multifunctional nanopapers[J]. Nanoscale,2017,9(40):15181-15205.

[77] ZHAO J,KONH M,TEPLYAKOV A. Surface chemistry of thermal dry etching of cobalt thin films using hexafluoroacetylacetone (hfacH)[J]. Appl Surf Sci,2018,455:438-445.

[78] MCMANUS A J,DOREMUS R H,SIEGEL R W,et al. Evaluation of cytocompatibility and bending modulus of nanoceramic/polymer composites [J]. J Biomed Mater Res A,2005,72(1):98-106.

[79] CHOI A H,CAZALBOU S,BEN-NISSAN B. Nanobiomaterial coatings in

dentistry[J]. Front Oral Biol,2015,17:49-61.

[80] DUBEY A K,ANUMOL E A,BALANI K,et al. Multifunctional properties of multistage spark plasma sintered HA-BaTiO$_3$-based piezobiocomposites for bone replacement applications[J]. J Am Ceram Soc,2013,96:3753.

[81] EISENBARTH E,MEYLE J,NACHTIGALL W,et al. Influence of the surface structure of titanium materials on the adhesion of fibroblasts[J]. Biomaterials,1996,17(14):1399-1403.

[82] MEHDIKHANI-NAHRKHALAJI M,FATHI M H,MORTAZAVI V,et al. Novel nanocomposite coating for dental implant applications in vitro and in vivo evaluation[J]. J Mater Sci Mater Med,2012,23(2):485-495.

[83] LE GUÉHENNEC L,SOUEIDAN A,LAYROLLE P,et al. Surface treatments of titanium dental implants for rapid osseointegration[J]. Dent Mater,2007,23(7):844-854.

[84] KIESWETTER K,SCHWARTZ Z,DEAN D D,et al. The role of implant surface characteristics in the healing of bone[J]. Crit Rev Oral Biol Med,1996,7(4):329-345.

[85] SCHNEIDER G B,PERINPANAYAGAM H,CLEGG M,et al. Implant surface roughness affects osteoblast gene expression[J]. J Dent Res,2003,82(5):372-376.

[86] WENNERBERG A,HALLGREN C,JOHANSSON C,et al. A histomorphometric evaluation of screw-shaped implants each prepared with two surface roughnesses[J]. Clin Oral Implants Res,1998,9(1):11-19.

[87] YEO I S,KIM H Y,LIM K S,et al. Implant surface factors and bacterial adhesion:a review of the literature[J]. Int J Artif Organs,2012,35(10):762-772.

[88] MENDONÇA G,MENDONÇA D B,ARAGÃO F J,et al. Advancing dental implant surface technology--from micron- to nanotopography[J]. Biomaterials,2008,29(28):3822-3835.

[89] DE JONGE L T,LEEUWENBURGH S C G,WOLKE J G C,et al. Organic-inorganic surface modifications for titanium implant surfaces[J]. Pharm Res,2008,25(10):2357-2369.

[90] JUNKER R,DIMAKIS A,THONEICK M,et al. Effects of implant sur-

face coatings and composition on bone integration:a systematic review[J]. Clin Oral Implants Res,2009,20(Suppl 4):185-206.

[91] PRODANOV L,LAMERS E,DOMANSKI M,et al. The effect of nanometric surface texture on bone contact to titanium implants in rabbit tibia [J]. Biomaterials,2013,34(12):2920-2927.

[92] NOROWSKI P A Jr,BUMGARDNER J D. Biomaterial and antibiotic strategies for peri-implantitis:a review[J]. J Biomed Mater Res B Appl Biomater,2009,88(2):530-543.

[93] ANAGNOSTAKOS K,SCHMID N V,KELM J,et al. Classification of hip joint infections[J]. Int J Med Sci,2009,6(5):227-233.

[94] CHEN X F,LI X L. Extracorporeal shock wave therapy could be a potential adjuvant treatment for orthopaedic implant-associated infections[J]. J Med Hypotheses Ideas,2013,7(2):54-58.

[95] MORAN E,BYREN I,ATKINS B L. The diagnosis and management of prosthetic joint infections[J]. J Antimicrob Chemother,2010,65(Suppl 3):iii45-iii54.

[96] ORAPIRIYAKUL W,YOUNG P S,DAMIATI L,et al. Antibacterial surface modification of titanium implants in orthopaedics[J]. J Tissue Eng,2018,9:2041731418789838.

[97] GHIMIRE A,SONG J. Anti-periprosthetic infection strategies:from implant surface topographical engineering to smart drug-releasing coatings [J]. ACS Appl Mater Interfaces,2021,13(18):20921-20937.

[98] TEUGHELS W,VAN ASSCHE N,SLIEPEN I,et al. Effect of material characteristics and/or surface topography on biofilm development[J]. Clin Oral Implants Res,2006,17(Suppl 2):68-81.

[99] PARK K D,KIM Y S,HAN D K,et al. Bacterial adhesion on PEG modified polyurethane surfaces[J]. Biomaterials,1998,19(7/8/9):851-859.

[100] DAMODARAN V B,MURTHY N S. Bio-inspired strategies for designing antifouling biomaterials[J]. Biomater Res,2016,20:18.

[101] XIE M Y,WANG Y J,ZHAO W J. Design novel three-dimensional network nanostructure for lubricant infused on titanium alloys towards long-term anti-fouling[J]. Colloids Surf B Biointerfaces,2021,197:111375.

[102] HIZAL F,RUNGRAENG N,LEE J,et al. Nanoengineered superhydro-

phobic surfaces of aluminum with extremely low bacterial adhesivity[J]. ACS Appl Mater Interfaces,2017,9(13):12118-12129.

[103] GALLARDO-MORENO A M,PACHA-OLIVENZA M A,SALDAÑA L,et al. In vitro biocompatibility and bacterial adhesion of physico-chemically modified In vitro biocompatibility and bacterial adhesion of physico-chemically modified Ti6Al4V surface by means of UV irradiation surface by means of UV irradiation[J]. Acta Biomater,2009,5(1):181-192.

[104] HU C,ASHOK D,NISBET D R,et al. Bioinspired surface modification of orthopedic implants for bone tissue engineering[J]. Biomaterials,2019,219:119366.

[105] WENNERBERG A,ALBREKTSSON T. Effects of titanium surface topography on bone integration:a systematic review[J]. Clin Oral Implants Res,2009,20(Suppl 4):172-184.

[106] QIN S,XU K H,NIE B N,et al. Approaches based on passive and active antibacterial coating on titanium to achieve antibacterial activity[J]. J Biomed Mater Res A,2018,106(9):2531-2539.

[107] SCHEUERMAN T R,CAMPER A K,HAMILTON M A. Effects of substratum topography on bacterial adhesion[J]. J Colloid Interface Sci,1998,208(1):23-33.

[108] ZHANG Y L,XIA H,KIM E,et al. Recent developments in superhydrophobic surfaces with unique structural and functional properties[J]. Soft Matter,2012,8(44):11217-11231.

[109] FADEEVA E,TRUONG V K,STIESCH M,et al. Bacterial retention on superhydrophobic titanium surfaces fabricated by femtosecond laser ablation[J]. Langmuir,2011,27(6):3012-3019.

[110] TSUI Y C,DOYLE C,CLYNE T W. Plasma sprayed hydroxyapatite coatings on titanium substrates. Part 1:mechanical properties and residual stress levels[J]. Biomaterials,1998,19(22):2015-2029.

[111] KE DX,ROBERTSON S F,DERNELL W S,et al. Effects of MgO and SiO_2 on plasma-sprayed hydroxyapatite coating:an in vivo study in rat distal femoral defects[J]. ACS Appl Mater Interfaces,2017,9(31):25731-25737.

[112] BOSE S,KE D X,VU A A,et al. Thermal oxide layer enhances crystal-

linity and mechanical properties for plasma-sprayed hydroxyapatite biomedical coatings[J]. ACS Appl Mater Interfaces, 2020, 12(30): 33465-33472.

[113] BAO Q H, CHEN C Z, WANG D G, et al. Pulsed laser deposition and its current research status in preparing hydroxyapatite thin films[J]. Appl Surf Sci, 2005, 252(5): 1538-1544.

[114] CAPUCCINI C, TORRICELLI P, SIMA F, et al. Strontium-substituted hydroxyapatite coatings synthesized by pulsed-laser deposition: in vitro osteoblast and osteoclast response[J]. Acta Biomater, 2008, 4(6): 1885-1893.

[115] ROY M, VAMSI KRISHNA B, BANDYOPADHYAY A, et al. Laser processing of bioactive tricalcium phosphate coating on titanium for load-bearing implants[J]. Acta Biomater, 2008, 4(2): 324-333.

[116] LUSQUIÑOS F, POU J, BOUTINGUIZA M, et al. Main characteristics of calcium phosphate coatings obtained by laser cladding[J]. Appl Surf Sci, 2005, 247(1/2/3/4): 486-492.

[117] SIKKEMA R, BAKER K, ZHITOMIRSKY I. Electrophoretic deposition of polymers and proteins for biomedical applications[J]. Adv Colloid Interface Sci, 2020, 284: 102272.

[118] DE LIMA CAVALCANTI J H, MATOS P C, DEPES DE GOUVÊA C V, et al. In vitro assessment of the functional dynamics of titanium with surface coating of hydroxyapatite nanoparticles[J]. Materials, 2019, 12(5): 840.

[119] QADIR M, LI Y C, WEN C E. Ion-substituted calcium phosphate coatings by physical vapor deposition magnetron sputtering for biomedical applications: a review[J]. Acta Biomater, 2019, 89: 14-32.

[120] CALDERON V S, SÁNCHEZ-LÓPEZ J C, CAVALEIRO A, et al. Biotribological behavior of Ag-ZrC$_x$N$_{1-x}$ coatings against UHMWPE for joint prostheses devices[J]. J Mech Behav Biomed Mater, 2015, 41: 83-91.

[121] MOHANDAS G, OSKOLKOV N, MCMAHON M T, et al. Porous tantalum and tantalum oxide nanoparticles for regenerative medicine[J]. Acta Neurobiol Exp, 2014, 74(2): 188-196.

[122] FRASER D, FUNKENBUSCH P, ERCOLI C, et al. Biomechanical analy-

sis of the osseointegration of porous tantalum implants[J]. J Prosthet Dent,2020,123(6):811-820.

[123] HE W L,YIN X,XIE L,et al. Enhancing osseointegration of titanium implants through large-grit sandblasting combined with micro-arc oxidation surface modification[J]. J Mater Sci Mater Med,2019,30(6):73.

[124] LIU Z Q,LIU X L,RAMAKRISHNA S. Surface engineering of biomaterials in orthopedic and dental implants:strategies to improve osseointegration,bacteriostatic and bactericidal activities[J]. Biotechnol J,2021,16(7):e2000116.

[125] BUTT A,HAMLEKHAN A,PATEL S,et al. A novel investigation of the formation of titanium oxide nanotubes on thermally formed oxide of Ti-6Al-4V[J]. J Oral Implantol,2015,41(5):523-531.

[126] RAUTRAY T R,NARAYANAN R,KWON T Y,et al. Surface modification of titanium and titanium alloys by ion implantation[J]. J Biomed Mater Res B Appl Biomater,2010,93(2):581-591.

[127] ALGHANNAM F,HEMMER P. Engineering of shallow layers of nitrogen vacancy colour centres in diamond using plasma immersion ion implantation[J]. Sci Rep,2019,9(1):5870.

[128] CATANIO BORTOLAN C,PATERNOSTER C,TURGEON S,et al. Plasma-immersion ion implantation surface oxidation on a cobalt-chromium alloy for biomedical applications[J]. Biointerphases,2020,15(4):041004.

[129] MEIRELLES L,UZUMAKI E T,LIMA J H C,et al. A novel technique for tailored surface modification of dental implants-a step wise approach based on plasma immersion ion implantation[J]. Clin Oral Implants Res,2013,24(4):461-467.

[130] YANG C H,WANG Y T,TSAI W F,et al. Effect of oxygen plasma immersion ion implantation treatment on corrosion resistance and cell adhesion of titanium surface[J]. Clin Oral Implants Res,2011,22(12):1426-1432.

[131] LEI Z Y,LIU T,LI W J,et al. Biofunctionalization of silicone rubber with microgroove-patterned surface and carbon-ion implantation to enhance biocompatibility and reduce capsule formation[J]. Int J Nanomedicine,

2016,11:5563-5572.

[132] WANG S L,SHI X H,YANG Z,et al. Osteopontin (OPN) is an important protein to mediate improvements in the biocompatibility of C ion-implanted silicone rubber[J]. PLoS One,2014,9(6):e98320.

[133] ZHOU X,CHEN X,MAO T C,et al. Carbon ion implantation:a good method to enhance the biocompatibility of silicone rubber[J]. Plast Reconstr Surg,2016,137(4):690e-699e.

[134] WANG X J,LIU H Y,REN X,et al. Effects of fluoride-ion-implanted titanium surface on the cytocompatibility in vitro and osseointegatation in vivo for dental implant applications[J]. Colloids Surf B Biointerfaces,2015,136:752-760.

[135] AGUILERA-CORREA J J,MEDIERO A,CONESA-BUENDÍA F M,et al. Microbiological and cellular evaluation of a fluorine-phosphorus-doped titanium alloy, a novel antibacterial and osteostimulatory biomaterial with potential applications in orthopedic surgery[J]. Appl Environ Microbiol,2019,85(2):e02271-e02218.

[136] WANG G F,LI J H,ZHANG W J,et al. Magnesium ion implantation on a micro/nanostructured titanium surface promotes its bioactivity and osteogenic differentiation function[J]. Int J Nanomedicine,2014,9:2387-2398.

[137] KIM B S,KIM J S,PARK Y M,et al. Mg ion implantation on SLA-treated titanium surface and its effects on the behavior of mesenchymal stem cell[J]. Mater Sci Eng C Mater Biol Appl,2013,33(3):1554-1560.

[138] KRUPA D,BASZKIEWICZ J,KOZUBOWSKI J A,et al. Effect of calcium-ion implantation on the corrosion resistance and biocompatibility of titanium[J]. Biomaterials,2001,22(15):2139-2151.

[139] NAYAB S N,JONES F H,OLSEN I. Modulation of the human bone cell cycle by calcium ion-implantation of titanium[J]. Biomaterials,2007,28(1):38-44.

[140] CHENG M Q,QIAO Y Q,WANG Q,et al. Calcium plasma implanted titanium surface with hierarchical microstructure for improving the bone formation[J]. ACS Appl Mater Interfaces,2015,7(23):13053-13061.

[141] PHAM M T,MATZ W,GRAMBOLE D,et al. Solution deposition of

hydroxyapatite on titanium pretreated with a sodium ion implantation [J]. J Biomed Mater Res,2002,59(4):716-724.

[142] BASZKIEWICZ J,KRUPA D,KOZUBOWSKI J A,et al. The effect of sodium-ion implantation on the properties of titanium[J]. J Mater Sci Mater Med,2008,19(9):3081-3091.

[143] WATT N T,TAYLOR D R,KERRIGAN T L,et al. Prion protein facilitates uptake of zinc into neuronal cells[J]. Nat Commun,2012,3:1134.

[144] JIN G D,CAO H L,QIAO Y Q,et al. Osteogenic activity and antibacterial effect of zinc ion implanted titanium[J]. Colloids Surf B Biointerfaces,2014,117:158-165.

[145] SEO H J,CHO Y E,KIM T,et al. Zinc may increase bone formation through stimulating cell proliferation, alkaline phosphatase activity and collagen synthesis in osteoblastic MC3T3-E1 cells[J]. Nutr Res Pract,2010,4(5):356-361.

[146] PREMANATHAN M,KARTHIKEYAN K,JEYASUBRAMANIAN K,et al. Selective toxicity of ZnO nanoparticles toward Gram-positive bacteria and cancer cells by apoptosis through lipid peroxidation[J]. Nanomed-Nanotechnol Biol Med,2011,7(2):184-192.

[147] 徐娟,胡敏,谭新颖,等. 钛表面锌元素注入沉积改性及对变形链球菌附着性能的影响[J]. 上海口腔医学,2013,22(2):151-155.

[148] CAO H L,QIAO Y Q,MENG F H,et al. Spacing-dependent antimicrobial efficacy of immobilized silver nanoparticles[J]. J Phys Chem Lett,2014,5(4):743-748.

[149] CAO H L,QIAO Y Q,LIU X Y,et al. Electron storage mediated dark antibacterial action of bound silver nanoparticles:smaller is not always better[J]. Acta Biomater,2013,9(2):5100-5110.

[150] CAO H L,ZHANG W J,MENG F H,et al. Osteogenesis catalyzed by titanium-supported silver nanoparticles[J]. ACS Appl Mater Interfaces,2017,9(6):5149-5157.

[151] CISTERNAS M,BHUYAN H,RETAMAL M J,et al. Study of nitrogen implantation in Ti surface using plasma immersion ion implantation & deposition technique as biocompatible substrate for artificial membranes [J]. Mater Sci Eng C Mater Biol Appl,2020,113:111002.

[152] TERHEYDEN H, LANG N P, BIERBAUM S, et al. Osseointegration: communication of cells[J]. Clin Oral Implants Res, 2012, 23(10): 1127-1135.

[153] DE BARROS R R, NOVAES A B Jr, KORN P, et al. Bone formation in a local defect around dental implants coated with extracellular matrix components[J]. Clin Implant Dent Relat Res, 2015, 17(4): 742-757.

[154] SMEETS R, STADLINGER B, SCHWARZ F, et al. Impact of dental implant surface modifications on osseointegration[J]. Biomed Res Int, 2016, 2016: 6285620.

[155] FU L Y, OMI M, SUN M K, et al. Covalent attachment of P15 peptide to Ti alloy surface modified with polymer to enhance osseointegration of implants[J]. ACS Appl Mater Interfaces, 2019, 11(42): 38531-38536.

[156] HU C C, KUMAR S R, VI T T, et al. Facilitating GL13K peptide grafting on polyetheretherketone via 1-Ethyl-3-(3-dimethylaminopropyl) carbodiimide: surface properties and antibacterial activity[J]. Int J Mol Sci, 2021, 23(1): 359.

[157] YU W J, NING N Z, XUE Y, et al. A chimeric cationic peptide composed of human β-Defensin 3 and Human β-Defensin 4 exhibits improved antibacterial activity and salt resistance[J]. Front Microbiol, 2021, 12: 663151.

[158] SAYGILI E, KAYA E, ILHAN-AYISIGI E, et al. An alginate-poly(acrylamide) hydrogel with TGF-β3 loaded nanoparticles for cartilage repair: biodegradability, biocompatibility and protein adsorption[J]. Int J Biol Macromol, 2021, 172: 381-393.

[159] VAINIERI M L, LOLLI A, KOPS N, et al. Evaluation of biomimetic hyaluronic-based hydrogels with enhanced endogenous cell recruitment and cartilage matrix formation[J]. Acta Biomater, 2020, 101: 293-303.

[160] YANG S M, GUO Y W, ZHANG W M, et al. Effect of FGF-21 on implant bone defects through hepatocyte growth factor (HGF)-mediated PI3K/AKT signaling pathway[J]. Biomedecine Pharmacother, 2019, 109: 1259-1267.

[161] KIM J E, KANG S S, CHOI K H, et al. The effect of anodized implants coated with combined rhBMP-2 and recombinant human vascular endo-

thelial growth factors on vertical bone regeneration in the marginal portion of the peri-implant[J]. Oral Surg Oral Med Oral Pathol Oral Radiol, 2013, 115(6): e24-e31.

[162] BATES C, MARINO V, FAZZALARI N L, et al. Soft tissue attachment to titanium implants coated with growth factors[J]. Clin Implant Dent Relat Res, 2013, 15(1): 53-63.

[163] TAKEI Y, MINAMIZAKI T, YOSHIKO Y. Functional diversity of fibroblast growth factors in bone formation[J]. Int J Endocrinol, 2015, 2015: 729352.

[164] SENDYK D I, DEBONI M C, PANNUTI C M, et al. The influence of statins on osseointegration: a systematic review of animal model studies [J]. J Oral Rehabil, 2016, 43(11): 873-882.

[165] YANG F, ZHAO S F, ZHANG F, et al. Simvastatin-loaded porous implant surfaces stimulate preosteoblasts differentiation: an in vitro study [J]. Oral Surg Oral Med Oral Pathol Oral Radiol Endod, 2011, 111(5): 551-556.

[166] LEWIS K. Persister cells: molecular mechanisms related to antibiotic tolerance[J]. Handb Exp Pharmacol, 2012(211): 121-133.

[167] DAVIDSON H, POON M, SAUNDERS R, et al. Tetracycline tethered to titanium inhibits colonization by Gram-negative bacteria[J]. J Biomed Mater Res B Appl Biomater, 2015, 103(7): 1381-1389.

[168] LEE S J, OH T J, BAE T S, et al. Effect of bisphosphonates on anodized and heat-treated titanium surfaces: an animal experimental study[J]. J Periodontol, 2011, 82(7): 1035-1042.

[169] LI Y F, FENG G, GAO Y, et al. Strontium ranelate treatment enhances hydroxyapatite-coated titanium screws fixation in osteoporotic rats[J]. J Orthop Res, 2010, 28(5): 578-582.

[170] BARIK A, CHAKRAVORTY N. Targeted drug delivery from titanium implants: a review of challenges and approaches[J]. Adv Exp Med Biol, 2020, 1251: 1-17.

[171] RAMESH N, MORATTI S C, DIAS G J. Hydroxyapatite-polymer biocomposites for bone regeneration: a review of current trends[J]. J Biomed Mater Res B Appl Biomater, 2018, 106(5): 2046-2057.

[172] ASLAM KHAN M U, ABD RAZAK S I, AL ARJAN W S, et al. Recent advances in biopolymeric composite materials for tissue engineering and regenerative medicines: a review[J]. Molecules, 2021, 26(3): 619.

[173] KUMERIA T, MON H, AW M S, et al. Advanced biopolymer-coated drug-releasing titania nanotubes (TNTs) implants with simultaneously enhanced osteoblast adhesion and antibacterial properties[J]. Colloids Surf B Biointerfaces, 2015, 130: 255-263.

[174] SU E P, JUSTIN D F, PRATT C R, et al. Effects of titanium nanotubes on the osseointegration, cell differentiation, mineralisation and antibacterial properties of orthopaedic implant surfaces[J]. Bone Joint J, 2018, 100-B(1 Supple A): 9-16.

[175] KHAN M I H, AN X Y, DAI L, et al. Chitosan-based polymer matrix for pharmaceutical excipients and drug delivery[J]. Curr Med Chem, 2019, 26(14): 2502-2513.

[176] RODRÍGUEZ-VÁZQUEZ M, VEGA-RUIZ B, RAMOS-ZÚÑIGA R, et al. Chitosan and its potential use as a scaffold for tissue engineering in regenerative medicine[J]. Biomed Res Int, 2015, 2015: 821279.

[177] JAIN A, GUPTA Y, JAIN S K. Perspectives of biodegradable natural polysaccharides for site-specific drug delivery to the colon[J]. J Pharm Pharm Sci, 2007, 10(1): 86-128.

[178] MIN K H, PARK K, KIM Y S, et al. Hydrophobically modified glycol chitosan nanoparticles-encapsulated camptothecin enhance the drug stability and tumor targeting in cancer therapy[J]. J Control Release, 2008, 127(3): 208-218.

[179] KULKARNI A D, PATEL H M, SURANA S J, et al. N,N,N-Trimethyl chitosan: an advanced polymer with myriad of opportunities in nanomedicine[J]. Carbohydr Polym, 2017, 157: 875-902.

[180] SU Y, ZHANG B L, SUN R W, et al. PLGA-based biodegradable microspheres in drug delivery: recent advances in research and application[J]. Drug Deliv, 2021, 28(1): 1397-1418.

[181] SUN F Y, YU C H, LIU X M, et al. Butyl stearate prolongs the drug release period of isoperidone-loaded poly(lactic-co-glycolic acid) microspheres: in vitro and in vivo investigation[J]. Mol Med Rep, 2019, 19(3):

1595-1602.

[182] BRIGGER I, DUBERNET C, COUVREUR P. Nanoparticles in cancer therapy and diagnosis[J]. Adv Drug Deliv Rev,2002,54(5):631-651.

[183] MA W X,CHEN M S,KAUSHAL S,et al. PLGA nanoparticle-mediated delivery of tumor antigenic peptides elicits effective immune responses [J]. Int J Nanomedicine,2012,7:1475-1487.

[184] WANG Y C,LI P W,KONG L X. Chitosan-modified PLGA nanoparticles with versatile surface for improved drug delivery[J]. AAPS PharmSciTech,2013,14(2):585-592.

[185] DE VILLIERS M M,OTTO D P,STRYDOM S J,et al. Introduction to nanocoatings produced by layer-by-layer (LbL) self-assembly[J]. Adv Drug Deliv Rev,2011,63(9):701-715.

[186] WANG F,WANG M B,SHE Z D,et al. Collagen/chitosan based two-compartment and bi-functional dermal scaffolds for skin regeneration [J]. Mater Sci Eng C Mater Biol Appl,2015,52:155-162.

[187] SHI Q,QIAN Z Y,LIU D H,et al. Surface modification of dental titanium implant by layer-by-layer electrostatic self-assembly[J]. Front Physiol,2017,8:574.

[188] SHUKLA A,FLEMING K E,CHUANG H F,et al. Controlling the release of peptide antimicrobial agents from surfaces[J]. Biomaterials, 2010,31(8):2348-2357.

[189] REINER T,GOTMAN I. Biomimetic calcium phosphate coating on Ti wires versus flat substrates:structure and mechanism of formation[J]. J Mater Sci Mater Med,2010,21(2):515-523.

[190] RAPHEL J,HOLODNIY M,GOODMAN S B,et al. Multifunctional coatings to simultaneously promote osseointegration and prevent infection of orthopaedic implants[J]. Biomaterials,2016,84:301-314.

[191] GAO G Z,LANGE D,HILPERT K,et al. The biocompatibility and biofilm resistance of implant coatings based on hydrophilic polymer brushes conjugated with antimicrobial peptides[J]. Biomaterials, 2011, 32(16): 3899-3909.

[192] JIN Y J,KANG S,PARK P,et al. Anti-inflammatory and antibacterial effects of covalently attached biomembrane-mimic polymer grafts on

gore-tex implants[J]. ACS Appl Mater Interfaces,2017,9(22):19161-19175.

[193] YIN S,ZHANG W J,ZHANG Z Y,et al. Recent advances in scaffold design and material for vascularized tissue-engineered bone regeneration [J]. Adv Healthc Mater,2019,8(10):e1801433.

[194] LI Y H,YANG Y,LI R Y,et al. Enhanced antibacterial properties of orthopedic implants by titanium nanotube surface modification:a review of current techniques[J]. Int J Nanomedicine,2019,14:7217-7236.

[195] KUMERIA T,MON H,AW M S,et al. Advanced biopolymer-coated drug-releasing titania nanotubes (TNTs) implants with simultaneously enhanced osteoblast adhesion and antibacterial properties[J]. Colloids Surf B Biointerfaces,2015,130:255-263.

[196] WANG Y,YANG Y N,SHI Y R,et al. Antibiotic-free antibacterial strategies enabled by nanomaterials:progress and perspectives[J]. Adv Mater,2020,32(18):e1904106.

[197] MELAMED J R,EDELSTEIN R S,DAY E S. Elucidating the fundamental mechanisms of cell death triggered by photothermal therapy[J]. ACS Nano,2015,9(1):6-11.

[198] NTZIACHRISTOS V,BREMER C,WEISSLEDER R. Fluorescence imaging with near-infrared light:new technological advances that enable in vivo molecular imaging[J]. Eur Radiol,2003,13(1):195-208.

[199] MANIVASAGAN P,KHAN F,HOANG G,et al. Thiol chitosan-wrapped gold nanoshells for near-infrared laser-induced photothermal destruction of antibiotic-resistant bacteria[J]. Carbohydr Polym,2019,225:115228.

[200] QI D Y,LU L J,WANG L Z,et al. Improved SERS sensitivity on plasmon-free TiO-photonic microarray by enhancing light-matter coupling [J]. J Am Chem Soc,2014,136(28):9886-9889.

[201] SILVA A F,BORGES A,GIAOURIS E,et al. Photodynamic inactivation as an emergent strategy against foodborne pathogenic bacteria in planktonic and sessile states[J]. Crit Rev Microbiol,2018,44(6):667-684.

[202] WAINWRIGHT M,MAISCH T,NONELL S,et al. Photoantimicrobials-are we afraid of the light? [J]. Lancet Infect Dis,2017,17(2):e49-e55.

[203] LIU S W,HUANG G C,YU J G,et al. Porous fluorinated SnO(2) hollow nanospheres:transformative self-assembly and photocatalytic inactivation of bacteria[J]. ACS Appl Mater Interfaces,2014,6(4):2407-2414.

[204] NOSTRO A,CELLINI L,DI BARTOLOMEO S,et al. Antibacterial effect of plant extracts against Helicobacter pylori[J]. Phytother Res,2005,19(3):198-202.

[205] ZHU Y,MATSUMURA Y,VELAYUTHAM M,et al. Reactive oxygen species scavenging with a biodegradable,thermally responsive hydrogel compatible with soft tissue injection[J]. Biomaterials,2018,177:98-112.

[206] MITTAL M,SIDDIQUI M R,TRAN K,et al. Reactive oxygen species in inflammation and tissue injury[J]. Antioxid Redox Signal,2014,20(7):1126-1167.

[207] PARKER S. The use of diffuse laser photonic energy and indocyanine green photosensitiser as an adjunct to periodontal therapy[J]. Br Dent J,2013,215(4):167-171.

[208] SUN J,SONG L J,FAN Y,et al. Synergistic photodynamic and photothermal antibacterial nanocomposite membrane triggered by single NIR light source[J]. ACS Appl Mater Interfaces,2019,11(30):26581-26589.

[209] XU X M,LIU X M,TAN L,et al. Controlled-temperature photothermal and oxidative bacteria killing and acceleration of wound healing by polydopamine-assisted Au-hydroxyapatite nanorods[J]. Acta Biomater,2018,77:352-364.

[210] ZHANG J C,GAO X Y,MA D C,et al. Copper ferrite heterojunction coatings empower polyetheretherketone implant with multi-modal bactericidal functions and boosted osteogenicity through synergistic photo/Fenton-therapy[J]. Chem Eng J,2021,422:130094.

第 13 章
人工髋关节表面工程

13.1 人工髋关节结构及表面需求

骨骼是支撑人体的重要结缔组织,也是人类实现一切运动机能的基础,而关节是连接骨骼的重要结构,人体各部位的自由活动都离不开骨骼与关节的协调作用。髋关节是人体最大的关节,位于大腿根处,由股骨的上端——股骨头(球)和骨盆的一部分——髋臼(窝)构成。在日常生活中,髋关节除了支撑人体上半身结构外,还参与走路、蹲坐等运动行为。然而,随着全球人口老龄化趋势加剧,髋关节常会发生退行性骨关节炎和高龄股骨颈骨折,失去正常功能,给患者的生活带来了极大不便[1]。近年来,髋关节病变及股骨头缺血性坏死等症在30多岁的青年人中呈多发趋势,轻者行动不便,严重者则丧失行走能力,被喻为骨科"癌症"[2]。对此,各类药物保守治疗均不理想,髋关节置换术被认为是治疗髋关节疾病、维持关节功能的有效手段[3]。

髋关节置换术是指通过手术的方法将被疾病或外伤破坏的股骨头和髋臼采用人工髋关节假体进行替换,帮助患者恢复关节活动与原有功能,被认为是近30年来矫形外科中投资最大、发展变化最突出的领域之一[4]。近10年来人工髋关节置换术的成功率已超过90%,欧美等发达国家每年人工髋关节置换的数量已超过50万人次[5]。据推算,我国约有100万的病人需要人工髋关节手术,需翻修手术的数量也将稳步增加[6]。

人工髋关节是骨科领域在20世纪取得的最重要进展之一,它使过去只能依赖拐杖行走甚至残疾的关节病患者实现了行走自如。髋关节置换术过程(图13.1)中将毁损的股骨头和股骨颈去除,将股骨柄植入到股骨的髓腔内,通过人工股骨头与髋臼假体配合,实现旋转等运动,恢复髋关节的原有结构和功能。早在1960年,英国医生John Charnley首次将髋关节置换术应用于人体,他采用了不锈钢一体式股骨柄和股骨头与聚乙烯的髋臼假体,并用聚甲基丙烯酸甲酯作为骨结合剂。在超过20年的时间里,他所设计的髋关节置换术在全世界广泛使用,并奠定了现今所有髋关节置换的基础[7]。随着材料科学和生物力学的不断发展,现在的人工髋关节在材质、结构形状等方面都有了很大提升。

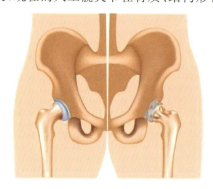
(a) 髋关节病变

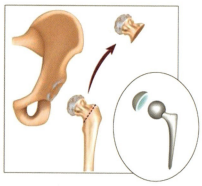
(b) 切除股骨头和一侧髋关节窝

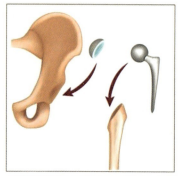
(c) 将股骨柄插入股骨中,将髋臼部件置入骨盆关节窝

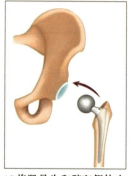
(d) 将股骨头和髋臼假体中塑料内胆接触

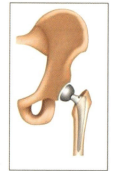
(e) 完成压配

图 13.1　髋关节置换术示意图

钴铬合金和钛合金是目前人工关节头(柄)部材料中最常用的两种金属[8-9]。钛合金表面易氧化生成致密的二氧化钛氧化膜,具有良好的生物相容性和耐腐蚀性;另外,钛合金密度约为钴合金的一半,而且其具有较低的弹性模量,可减少潜在的近端应力屏蔽和骨吸收风险,因此被广泛用于股骨柄和髋臼杯的制造。钴铬合金具有良好的生物相容性和耐磨性能,是制造股骨头和膝关节股骨部件的常用材料。超高分子量聚乙烯是较理想的耐磨损高分子材料,是制造髋臼内衬的常用材料,将其与钴铬合金股骨头配对仍是临床应用最广的组合[10];相比于金属或陶瓷内衬,聚乙烯内衬可被制造出防后脱位的高边。氧化铝陶瓷具有良好的生物相容性和优异的耐磨性能,氧化铝股骨头和内衬的组合正逐渐成为热爱运动的青年患者的首选材料[11]。

人工髋关节假体一般由髋臼假体(髋臼杯和内衬)、人工股骨头和股骨柄三个部件组成,其固定方法可分为骨水泥固定和生物型固定两种。骨水泥型股骨柄和髋臼的外表面有适当深度的横向环形沟槽和纵向沟槽,以利于假体与骨水泥的机械绞索固定。尽管髋关节假体的骨水泥固定已有许多改进,但由于骨水泥取出困难,有时伴有大量骨缺损,造成翻修困难[12-13],因此,近年来倾向于采用非骨水泥固定,即生物固定的人工髋关节假体(图 13.2)。

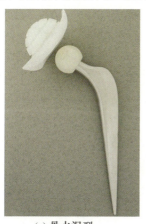
(a) 骨水泥型

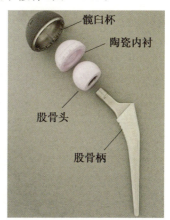
(b) 生物型

图 13.2 骨水泥型和生物型人工髋关节假体

生物固定的概念最早是在 20 世纪 50 年代 Moore 型假体中得到证明的[14],最初出现的非骨水泥固定大多集中在假体几何形状的改变或假体表面处理,以获得生物固定,即在股骨柄上制作凹陷或不规则表面。目的是增加假体与骨的接触面积,为骨组织长入提供有利条件。20 世纪 70 年代,人们对生物固定进行了广泛深入研究,不仅找到了适合骨组织长入的条件,而且还发展了制造工艺[15]。研究发现，通过在人工髋关节假体表面制备生物涂层，是提高其生物固定效果的可行途径[16]。热喷涂技术是常用的表面改性手段之一，其制备的生物医用涂层主要有金属氧化物涂层（Al_2O_3、ZrO_2、TiO_2 等）、生物玻璃涂层、多孔钛涂层、生物活性羟基磷灰石涂层等[17]。其中，钛和羟基磷灰石涂层已广泛应用于临床实践。

热喷涂是指利用某种热源（如电弧、高温等离子体、燃料火焰等）将粉末或线材加热到熔融或半熔融状态，以一定速度喷射到经预处理的基体表面，沉积并形成涂层的一种技术[19]。热喷涂技术包括火焰喷涂、电弧喷涂、等离子喷涂、超音速火焰喷涂、爆炸喷涂，以及近年发展的液相热喷涂等（图 13.3）。火焰喷涂发明于 20 世纪初，广泛用于喷涂金属粉末和线材，而大气等离子喷涂在 20 世纪 60 年代主要用于航空航天应用，并从 20 世纪 80 年代开始进入更广泛的工业应用，迅速成为一种通用的涂层制备技术（图 13.4）。1986 年，荷兰 De Groot 等[20]和 Cook 等[21]分别利用大气等离子喷涂技术在髋关节假体柄上成功制备了羟基磷灰石涂层，加速和改善了骨组织向假体内生长行为。我国也于 1988 年制备了含羟基磷灰石涂层的牙种植体，并试用于临床。为了避免涂层材料在大气环境中的氧化，真空等离子喷涂技术应运而生[22]。该技术在真空腔室中进行，允许喷涂大气环境下极易氧化的材料。例如，钛很容易氧化，大气等离子喷涂钛涂层氧化严重、结构疏松、结合强度较低。然而，采用真空等离子喷涂技术制备的钛涂层，基本没有发生氧化现象，涂层与钛基材结合强度较高，能够达到 50 MPa[23]。中国科学院上海硅酸盐研究所于 2001 年采用真空等离子喷涂技术，在人工髋关节假体表面成功制备了多孔钛涂层，并获得临床应用；此后，又开展了真空等离子喷涂羟基磷灰石生物涂层制备中的关键技术研究，并获得成功。他们研制的羟基磷灰石涂层具有高结晶度，不需进行后处理即可满足临床植入对其结晶度的要求。等离子喷涂技术已成为人工髋关节假体表面羟基磷灰石和钛涂层制备的首选方法[24]。

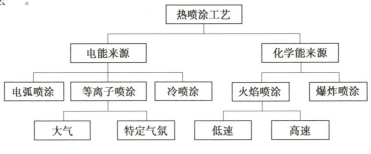

图 13.3 热喷涂工艺种类

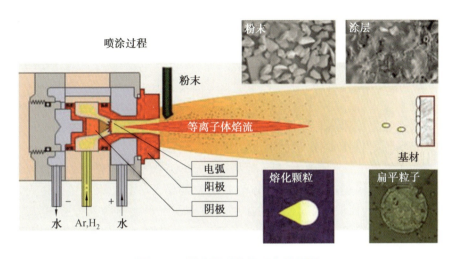

图 13.4　等离子喷涂的工作原理[19]

13.2　商业人工髋关节表面工程概述

13.2.1　人工髋关节用羟基磷灰石涂层

HA 的化学式为 $Ca_{10}(PO_4)_6(OH)_2$，属六方晶系，钙、磷原子的理论比值为 1.67，微溶于水，呈弱碱性（pH＝7～9），易溶于酸而难溶于碱。HA 广泛存在于人和动物的骨骼和牙齿中，是一种典型的生物活性陶瓷材料，植入体内后能与骨组织形成化学键结合，其间无纤维组织存在。尽管 HA 陶瓷生物相容性好，但其抗弯强度和断裂韧性较低，在生理环境中抗疲劳强度差，无法满足人工骨与人工齿的负重要求[25]。因此，发展出了将 HA 制备于金属骨科植入物表面的概念，综合利用了金属良好的强度和延展性以及 HA 优异的生物相容性和生物活性[26-27]。在金属骨科植入物表面制备 HA 涂层的众多方法中，等离子喷涂技术被认为是最经济和效率最高的方法[28]。自 20 世纪 80 年代中期以来，等离子喷涂 HA 涂层已被广泛用于牙科和矫形假体，例如髋关节和膝关节植入物及螺钉骨板中用于骨折固定的销钉等。与牙科种植体相比，髋关节植入物的机械和生物环境更加复杂，HA 通常被喷涂在股骨柄的表面和髋臼杯的外表面。HA 涂层可覆盖整个柄（或杯）或近端，而近端涂层柄中的界面应力传递更均匀。在感染的情况下，部分涂层的茎（或杯）比完全涂层的茎（或杯）更容易去除。一些研究者专门比较了喷涂 HA 涂层的股骨柄与骨水泥股骨柄的固定效果,发现使用 HA 涂层柄具有相近甚至更好的临床使用效果。例如,Donnelly 等[29]对 538 位髋关节置换患者进行了 5~10 年的随访,生存分析显示,相比于光滑 Ti－6Al－4V 柄和喷丸处理的柄,HA 涂层柄和骨水泥柄的效果更好(生存率为 100%),而且平均迁移率更低。此外,相比于骨水泥柄,在使用 HA 涂层柄的患者中观察到更少的射线可透线和溶骨性病变。随着时间的推移,压配柄和骨水泥柄的近端骨质减少增加,但在 HA 涂层柄中没有发生。

在人工髋关节假体上喷涂 HA 涂层能有效地克服金属假体与生物体组织不相容和体液腐蚀问题,并能改善假体与骨组织的结合。HA 涂层植入体内后与生物环境作用,表面层溶解,然后在涂层表面重新沉积类骨磷灰石层,其成分和结构都与天然骨组织十分类似。新骨不但生长在周围骨组织表面,也在 HA 涂层表面生长,形成双向生长。这种生长方式可促进髋关节假体与骨组织间形成直接的化学键合,有利于假体早期稳定,缩短手术后的愈合期。临床经验显示,喷涂 HA 涂层的人工髋关节在植入后不久就显示出良好的临床效果,并可持续固定超过 10 年[29-30]。更令人鼓舞的是,无论在稳定或不稳定的机械条件下,HA 涂层都可以促进骨骼和植入物之间 1 mm 间隙的骨骼生长,还能够限制纤维膜的形成并能将运动诱发的纤维膜转化为骨锚固[31-33]。HA 涂层还被发现具有良好的密封效果,可防止聚乙烯颗粒沿骨－植入物界面迁移,这会降低骨溶解和随后的植入物失败的发生率[34]。

等离子体喷涂 HA 涂层的相组成和结晶状态与原料粉末有较大的差异[35]。HA 粉末在高温等离子体焰流作用下会发生相变。相变过程通常包括晶态向非晶态的相变和 HA 向其他磷酸钙相的相变。在等离子喷涂过程中,HA 颗粒部分熔融(较细的颗粒完全熔融),仅内核保持原来的结晶态。随后 HA 颗粒在与基材高速碰撞时快速冷却(冷却温度可达 10^8 K/s),绝大部分熔融的 HA 来不及再结晶,以无定形态凝固。最终形成的 HA 涂层的显微结构由无定形相包围的结晶核堆聚而成,结晶核分散在无定形相基质中[36]。HA 涂层的组成和结构与原料粉末相比,发生了显著的改变。因此,从材料科学的角度来看,涂层的生理反应不一定反映原料的确切特性。采用不同的喷涂参数,如气体组合和流速、喷涂功率和间隔距离,会导致涂层的生理反应不同。商业上基本使用完全结晶的 HA 粉末用于喷涂,但是,在喷涂之前 HA 粉末在颗粒形态、尺寸分布、微观结构、密度和羟基含量方面也可能发生变化。金属植入物类型和表面纹理是影响 HA 涂层形成和性能的另一个变量。因此,HA 涂层的整体质量是原料粉末、植入金属和喷涂参数的综合结果。

HA涂层的关键质量规格包括纯度（相组成）、结晶度、钙与磷比值、微观结构、孔隙率、表面粗糙度、厚度及植入物类型和表面纹理，这些会导致不同的机械性能，例如内聚力、黏合强度、拉伸强度、剪切强度、弹性模量、残余应力和疲劳寿命等[34]。所有这些变量都会导致涂层不同的生物活性和耐久性，实现这些特性的不同涂层设计，尤其是工艺方法，是属于公司的知识产权。有人提出，理想的人工髋关节用HA涂层应具有低孔隙率、强内聚强度、与基材的良好结合强度、高结晶度及高化学和相稳定性[26]。然而，有研究显示，与高结晶度的涂层相比，无定形涂层可能更有益于早期骨向内生长[37]。

13.2.2　人工髋关节用钛涂层

对骨科植入物进行表面粗化，可以增强其与骨组织间的物理固定。简单的方法是表面喷砂处理，处理后的钛植入物与骨组织的结合强度明显高于纯机械加工的植入物[38]。为了改进生物固定效果，植入物表面需要构建多孔结构。骨科植入物与骨接触表面的多孔涂层是植入物固定的金标准，具有长期的临床有效性和安全性。多孔涂层的空间三维结构具有较高的孔隙率、理想的孔径、较高的摩擦系数及较低的弹性模量，这些特性可增加骨长入的速度、深度及改善初始的稳定性，使植入物具有更好的骨整合和生物固定效果。1980年，Bobyn等[39]通过烧结工艺制备了不同孔隙直径的多孔涂层，以研究孔径对植入物表面骨长入效果和固定强度的影响，发现孔径在50～400 μm范围的多孔涂层可在短时间内（8周）提供最大的固定强度（17 MPa）。

钛凭借良好的生物相容性和耐腐蚀性及多孔结构下的低弹性模量（接近骨骼），被广泛研究用于骨科和牙科植入物表面多孔涂层制备。多孔钛呈现出由孔洞和粗糙峰构成的特定表面几何形状。粗糙峰会产生摩擦力，有助于植入物的初步固定，而孔隙率、孔径和互连的方式为长期骨整合和巩固创造了合适的环境。钛珠（钛丝）烧结和等离子喷涂是制备多孔钛涂层的常用方法。利用钛珠或钛丝涂布在金属植入物表面，经过真空烧结可获得三维连通的多孔结构，其中微孔直径为100～300 μm，孔隙率可达40%～55%[40]。Zhou等[40]通过真空烧结直径为100 μm、200 μm、400 μm和600 μm的钛珠来制备多孔钛，发现随着钛珠直径的增加，多孔钛的孔隙率在25%～35%范围内逐渐上升，比表面积在45%～5% mm^{-1}范围内逐渐下降。

制备多孔钛涂层的常用方法还有热喷涂，特别是等离子喷涂。钛或其合金粉末经高温等离子体熔融后喷涂到金属基体表面，即形成钛涂层。Vercaigne等[41]评估了钛涂层植入物的生物学和机械性能，并研究了表面粗糙度对骨反应的影响。采用大气等离子喷涂工艺制备钛涂层,在喷涂过程中熔融的钛易被空气中的氧气氧化,在涂层中生成大量氧化物相,降低了涂层的结合强度,影响其生物学性能。真空等离子喷涂工艺可在惰性气氛下制备钛涂层,能有效避免钛在喷涂过程中的氧化,有利于获得高质量的钛涂层。目前,采用真空等离子体喷涂方法在人工髋关节表面制备的钛涂层已获临床应用。

等离子喷涂钛涂层的表面呈现粗糙多孔的结构,其中粉体、喷涂距离、喷涂功率、气体流量、基体温度等工艺参数均对涂层的孔隙结构有所影响。例如,较细的钛粉在等离子体焰流中熔融较好,制得的涂层较为致密,孔隙率较低且孔隙尺寸较小,一般都是 10 μm 以下的微孔,涂层的表面相对平滑;而当钛粉粒径较大时,未熔融颗粒增多,涂层孔隙率升高,可形成 100 μm 以上的宏观孔隙,表面粗糙度较大。粗糙的钛涂层表面增加了与骨组织的接触面积,可促进骨组织长入孔隙内,增加机械嵌合作用。尤其是当表面具有大于 100 μm 的孔隙时,毛细血管也能长入孔内[42]。除了增加与细胞和组织的接触面积,粗糙的钛涂层还能择优黏附成骨细胞和上皮细胞,促进骨组织在其表面生长[43]。

13.3 人工髋关节表面工程新进展

与正常生理状态的患者相比,患者的病理状态(如骨质疏松、糖尿病、痛风等)会对骨折修复产生不良影响,严重影响人工髋关节假体的临床使用效果。骨质疏松患者体内氧化应激会诱发成骨细胞氧化损伤,降低成骨细胞功能状态,导致其分泌的成骨性细胞因子数量减少、分泌的胶原结构疏松和骨代谢失衡[44]。当糖尿病患者发生骨折后,其骨缺损部位血糖升高,增加感染风险。由于患者体内钙、硅、锌、镁等矿物质随尿液大量流失,骨质脱钙、成骨能力下降[45]。痛风是一种炎症性关节炎,持续的炎症反应会影响骨折修复部位免疫细胞的功能性表达,影响随后成骨细胞行为和骨修复效果。因此,针对代谢性疾病下成骨微环境恶化不利于植入物与骨结合的问题,研究者们通过开展功能化人工髋关节表面涂层材料设计与构建,以期提高病理状态下人工髋关节假体的临床使用效果。

13.3.1 纳米催化生物涂层

氧化应激是由机体内 ROS 簇过剩而引起的氧化还原系统失衡,可导致组织损伤、机体衰老和疾病发生。大量研究结果证实,过量的 ROS 在骨质疏松症的产生和发展过程中起重要作用,并影响着正常骨修复的进程[47-48]。当骨质疏松患者发生骨折后,氧化应激下产生的过量 ROS 一方面会抑制成骨细胞分化与矿化,引起细胞损伤甚至凋亡;另一方面还会提高破骨细胞的活性和数量,导致骨吸收加剧。因此,研制具有 ROS 调控功能的骨科植入材料,对于促进骨质疏松患者体内骨修复并改善骨质量具有重要的临床意义。

铈作为镧系金属第一个具有 4f 电子的元素,当与氧原子结合后,可形成具有萤石结构的氧化铈(CeO_2)。氧化铈因其优异的催化活性而一直备受关注。它的催化性质来源于表面铈离子可以快速地进行 Ce^{3+} 和 Ce^{4+} 转变,并能够根据环境很容易地接受或失去电子。氧化铈中 Ce^{3+} 与 Ce^{4+} 混合价态的共存赋予了其生物抗氧化性,使得氧化铈能够催化分解生物体内的过量 ROS,可用于调控氧化应激下间充质干细胞、成骨细胞和破骨细胞功能。

采用等离子喷涂技术可制备混合价态的 CeO_{2-x} 涂层,涂层中 Ce^{3+} 与 ($Ce^{3+}+Ce^{4+}$) 的比值约为 30%[48]。通过在细胞培养液中添加双氧水(H_2O_2)模拟氧化应激状态,发现 CeO_{2-x} 涂层能够明显减小 H_2O_2 模拟的氧化应激对前成骨细胞 MC3T3-E1 增殖与凋亡的负面影响。与无 H_2O_2 处理的对照组相比,H_2O_2 处理后的成骨细胞增殖率在第 7 天降低至 23.8%±0.5%,然而 H_2O_2 处理后氧化铈涂层表面的成骨细胞增殖率达 43.2%±1.5%。细胞凋亡结果显示,相较于 H_2O_2 处理后钛表面成骨细胞 73.9% 的凋亡率,H_2O_2 处理后氧化铈涂层表面的细胞凋亡率降低至 58.1%。碱性磷酸酶(ALP)是成骨细胞分化的早期标志物,氧化铈涂层能够减缓 H_2O_2 对 ALP 活性的抑制作用。过多 H_2O_2 引发的氧化应激会提高细胞内 ROS 的含量,增加脂质氧化,对细胞增殖与分化活性造成不良影响。随后进一步研究氧化铈涂层的保护机理发现,氧化铈涂层表面 Ce^{4+} 可通过 $2Ce^{4+}+2H_2O_2 \longrightarrow 2Ce^{3+}+H_2O+2H^+$ 反应,模拟过氧化氢酶(CAT)活性,消除涂层周围过量的 ROS,减少 ROS 对前成骨细胞氧化损伤,从而减少氧化应激对成骨细胞增殖与前期分化的负面影响。

等离子喷涂技术制备的钙-磷基、钙-硅基生物活性陶瓷涂层的生物相容性和骨整合性能优良[17,49-50],但不具备生物抗氧化的功能,无法满足骨质疏松病理条件下对骨科植入材料性能的要求。将氧化铈引入硅酸钙($CaSiO_3$,CS)生物陶瓷涂层中,能赋予其抗氧化应激的能力,并增强生物活性涂层的化学稳定性和生物活性[51]。体外细胞试验表明,复合涂层能明显提升 MC3T3-E1 前成骨细胞在氧化应激状态下的存活率和细胞内的 ALP 活性。将氧化铈掺入 HA 涂层中制备复合涂层,能够提高 HA 涂层的生物抗氧化能力,增强 HA 涂层在骨质疏松性骨折部位的骨愈合能力[52]。利用固相烧结方法和等离子喷涂技术可制备不同质量分数(10%、30%)氧化铈掺杂的羟基磷灰石涂层(HA-10Ce、HA-30Ce)。通过研究复合涂层对氧化应激模拟条件下成骨细胞行为的影响发现,随着氧化铈掺杂量的增加,复合涂层可以提高氧化应激下的细胞活性,并降低细胞凋亡率。氧化应激能抑制骨髓间充质干细胞(BMSCs)成骨分化。氧化铈掺杂的 HA 涂层通过刺激细胞内 Wnt/β—catenin 信号通路,提高成骨分化基因与蛋白的(Runx2、ALP、OCN)的表达,保护 BMSCs 成骨分化能力免于氧化应激的负面影响。此外,该掺杂涂层能够提高细胞内 OPG/RANKL 的表达,抑制破骨细胞活性。

氧化铈纳米颗粒(CeNPs)催化性能来源于 Ce^{3+}/Ce^{4+} 的氧化还原循环能力,但是,生理环境中的磷酸根离子很容易与 CeNPs 中的 Ce^{3+} 结合,阻碍 Ce^{3+} 和 Ce^{4+} 之间的可逆循环。为此,Shao 等[53]将 CeNPs 负载在氧化钛纳米管阵列层(TiNTA)表面,发现相比于钛负载的纳米氧化铈(Ti—CeNPs),TiNTA 负载的 CeNPs(TiNTA—CeNPs)在体外氧化应激模拟环境下(含 H_2O_2 的磷酸盐缓冲溶液)仍能保留 Ce^{3+}/Ce^{4+} 的氧化还原循环能力(图 13.5)。这是由于 TiNTA 表面 Ti^{3+} 与磷酸盐的配体交换作用抑制了磷酸根离子与 Ce^{3+} 的结合,从而保留了 TiNTA—CeNPs 的循环抗氧化功能。

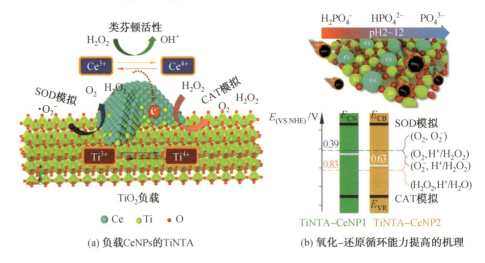

(a) 负载CeNPs的TiNTA   (b) 氧化-还原循环能力提高的机理

图 13.5　TiNTA—CeNPs 发挥 SOD 和 CAT 模拟活性示意图及其发挥循环抗氧化功能的机理图

同时,Hu 等还通过建立 TiNTA—CeNPs 缺陷能带结构与其抗氧化类酶活性之间的构效关系,发现 TiNTA—CeNPs 禁带中氧空位相关的缺陷态能级(E_{SDS})与超氧化物歧化酶(SOD)和 CAT 催化反应中氧化还原对(redox couple)电位的匹配程度能显著影响材料的类酶活性。进一步地,他们还研究了涂层对氧化应激下成骨细胞活性的保护作用和机理,以及对骨松性骨缺损动物模型下骨再生的促进效果,发现具有高 CAT 模拟活性和低类芬顿反应活性的 TiNTA－CeNP2 能显著降低氧化应激下成骨细胞内 ROS 含量,保护成骨细胞活性和分化能力免受氧化损伤。另外,TiNTA－CeNP2 能有效降低骨松性大鼠体内植入物周围组织中氧化物质的产生,减少炎性纤维组织的生成,更好地促进骨再生。

纳米氧化锰(MnO_x)是一类催化活性高、制备成本低的无机纳米酶材料。相比于 V_2O_5、Fe_3O_4、Co_3O_4 等氧化物纳米酶,MnO_x 具备更优异的 ROS 清除能力和细胞相容性。其中,MnO_2 相较于 Mn_2O_3 和 Mn_3O_4 具有更优异的 CAT 模拟活性。基于其优异的抗氧化酶模拟活性,MnO_2 纳米材料常被用于细胞保护和创面修复等研究。Liu 等[54]采用紫外光照法在钛合金表面制备了 Cu^{2+} 或 Zn^{2+} 掺杂的 MnO_2 纳米涂层,提高了 MnO_2 中氧空位(V_O)的含量。类酶活性研究结果显示,离子掺杂涂层的 CAT 模拟活性与其表面 V_O 含量呈正相关性,SOD 模拟活性与涂层中溶出金属离子及周围阴离子配体的性质相关。通过分析材料的能带结构,发现 MnO_2 禁带中缺陷态能级与 CAT 或 SOD 催化反应氧化还原电位的匹配程度能显著影响涂层类酶活性(图 13.6)。在氧化应激下,具有较好 CAT 模拟活性和较低类芬顿反应活性的 Zn 掺杂 MnO_2 涂层能抑制 MC3T3－E1 细胞内氧化物质产生,促进细胞成骨分化[55]。

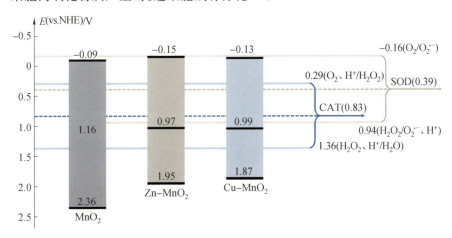

图 13.6　MnO_2、Zn^{2+} 掺杂 MnO_2 和 Cu^{2+} 掺杂 MnO_2 能带结构与 SOD 和 CAT 催化反应中氧化还原对电位的相对关系[54]

13.3.2　生物活性离子改性涂层

细菌感染与骨愈合缓慢是骨折合并糖尿病患者临床上亟待解决的问题,从骨科植入物涂层材料入手是避免或有效减少这类问题发生的重要途径[45-56]。等离子喷涂方法制备的硅酸钙类生物活性陶瓷涂层具有良好的生物相容性和骨传导性能，被认为是潜在的骨科植入物涂层材料[57-58]。然而，目前硅酸钙类陶瓷涂层对糖尿病患者骨折修复没有针对性。生物活性离子改性涂层即通过离子取代的方式为硅酸钙类涂层提供骨诱导性或抗生素活性等额外的特性。因此，生物活性离子改性的钙－硅基涂层不仅可以加速生物力学固定，还可以在糖尿病等病理情况下发挥积极作用，目前已成为一个重要的研究领域。

锌（Zn）是重要的无机抗菌材料，相比于有机抗菌材料，如抗生素，锌具有持久抗菌性、不易产生耐药性和耐热性等特点。等离子喷涂锌掺杂钙－硅基涂层材料在模拟体液中浸泡 28 d 后，锌离子释放量仅为 5.6 mg/L[59]，远低于世界卫生组织推荐的成人每日 2～3 mg 的锌摄入量。在骨代谢中，锌是不可缺少的重要微量元素之一，是多种酶的辅助因子，对骨重建与再生发挥着重要作用[60]。等离子喷涂锌黄长石（$Ca_2ZnSi_2O_7$）涂层能有效抑制细菌在其表面的黏附与增殖，对革兰氏阳性金黄色葡萄球菌和革兰氏阴性大肠杆菌均有显著抗菌效果，体现了广谱抗菌性能[62]。涂层中缓慢释放的锌离子因库仑吸引作用吸附于细菌细胞壁上，与细胞壁外膜发生一系列复杂的生物化学反应，造成细胞壁溶解和细胞膜损伤，接着渗入菌体内的锌离子作用于 DNA 分子，使其失去复制能力，最终杀死细菌（图 13.7）。此外，$Ca_2ZnSi_2O_7$ 涂层具有良好的促成骨细胞活性与成骨分化

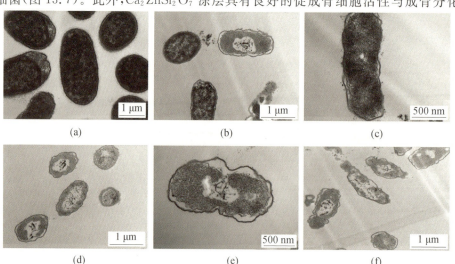

图 13.7　细菌在等离子喷涂锌黄长石（$Ca_2ZnSi_2O_7$）与 Ti－6Al－4V 合金表面培养后的形貌对比[61]（大肠杆菌在 Ti－6Al－4V 上孵育 24 h(a)、在 $Ca_2ZnSi_2O_7$ 涂层上孵育 12 h(b 和 c)和 24 h(d～f)的 TEM 图像）

的能力[62-63]。相比于医用钛合金和 $CaSiO_3$ 涂层，$Ca_2ZnSi_2O_7$ 涂层更有利于 MC3T3-E1 前成骨细胞在其表面增殖与成骨分化标志物（ALP、Col-Ⅰ、OCN）分泌和基因表达。通过构建兔子股骨缺损模型来评价涂层体内骨整合效果发现，硅酸钙涂层植入体内 6 周后，涂层与骨组织界面仍存在纤维组织填塞的间隙，而锌掺杂硅酸钙涂层与骨组织界面无纤维组织层并且骨组织生长良好（图 13.8），表明硅酸钙涂层中锌的掺入能促进材料与骨组织界面骨结合[64-65]。

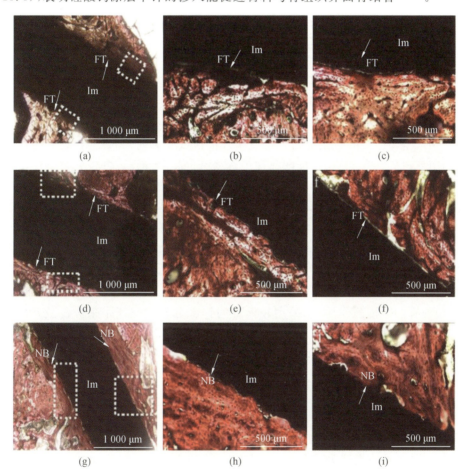

图 13.8　兔股骨植入 6 周后植入物与骨组织界面的组织学形态图像[65]
图(a)～(c)中植入物为未经处理的 Ti-6Al-4 V；图(d)～(f)中植入物为喷涂硅酸钙涂层的 Ti-6Al-4 V；图(g)～(i)中植入物为喷涂锌掺杂硅酸钙涂层的 Ti-6Al-4 V；Im 代表植入物，FT 代表纤维组织，NB 代表新生骨

硼（B）是人体必需的微量元素，在降低骨质疏松和关节炎风险、诱导血管生成方面有着重要作用。B作为典型的网络形成体元素，能够替代硅酸钙中的部分Si而形成结构更复杂且稳定的化合物，如硼硅酸钙（$Ca_{11}Si_4B_2O_{22}$）。等离子喷涂$Ca_{11}Si_4B_2O_{22}$涂层表现出良好的细胞相容性，能够促进MC3T3-E1前成骨细胞在其表面黏附与增殖[66]。此外，该涂层还能够影响BMSCs内骨形态发生蛋白（BMP）信号通路，从而促进干细胞内成骨分化标志物（ALP、Col-Ⅰ、OCN）分泌和基因表达；该涂层还能够通过抑制巨噬细胞内Toll样受体（TLR）通路，从而限制巨噬细胞向M1型极化，表现出抗炎性功能[67]。$Ca_{11}Si_4B_2O_{22}$涂层浸提液还表现出明显的成血管功能，能够促进人脐静脉内皮细胞迁移和诱导微管形成，通过影响细胞内蛋白激酶B（PKB）通路来上调成血管基因表达[58]。

银（Ag）是一种被广泛使用的无机抗菌剂，具有良好的杀菌能力[68]。利用溶胶凝胶法和等离子喷涂技术制得的锌银共掺杂硅酸钙涂层能进一步提升锌掺杂硅酸钙基生物涂层的抗菌能力[69-70]。体外抗菌试验表明，锌银共掺杂硅酸钙涂层抑菌率高达99%，抗菌性能明显优于锌掺杂的生物涂层。锌银共掺杂涂层表面的银纳米颗粒能直接接触并破坏细菌壁，增大细菌膜通透性。而涂层释放银纳米颗粒或银离子进入细菌内部后，可与蛋白质和核酸分子中的硫基和氨基等官能团反应，抑制细菌增殖或直接杀灭细菌。与锌或银单掺杂的硅酸钙涂层相比，锌银共掺杂硅酸钙涂层具有多重优点：①锌掺入能提高硅酸钙涂层的化学稳定性；②银离子广谱抗菌能力强，但促成骨性能较弱，而锌离子能有效促进成骨细胞的增殖和分化，刺激骨骼生长；③银离子和其他无机抗菌离子（如锌和铜离子等）具有协同抗菌作用；④采用较廉价的锌部分替代银能带来经济效益。因此，钙-硅基陶瓷涂层中锌与银的掺入能够赋予涂层良好的抗菌性能，并能提高涂层的促成骨能力，其有望应用于骨折合并糖尿病患者体内的骨科植入器械。

13.3.3 类骨仿生结构涂层

当人工髋关节假体植入人体后，免疫细胞采集到材料表面，分泌多种炎症因子主导炎症反应，或分泌细胞因子调节其他种类细胞的功能与活性[71]。过度的炎症反应（如类风湿性关节炎、痛风）会使得材料表面形成纤维结缔组织，严重影响植入物与骨组织之间的结合。而合适的炎症反应不仅能够防止纤维结缔组织的生成，还可对其他细胞（如骨组织细胞）产生有利的调控作用，表现出较好的骨免疫性能。巨噬细胞是免疫反应的主要效应细胞，其功能性表达会影响随后的成骨细胞系行为[72]。通过对植入物表面巨噬细胞行为的调控，既能抑制其炎症反应，也能调控其骨免疫性能向促进成骨愈合转化。

骨组织具有天然的微纳多级结构,从仿生角度出发,在钛植入物表面构建微纳多级结构,有望提高其骨免疫调节和骨整合性能[73-74]。为了获得较优异的纳米结构,上海硅酸盐研究所采用水热法对钛进行了表面处理,获得了纳米线、纳米巢和纳米片等多种不同形貌的纳米结构。其中,纳米线表面具有更高的亲水性和比表面积,以及更低的ζ电势,能够更好地调节纤维连接蛋白质构象,引导整合素结合和特异性,从而增强 BMSCs 细胞的成骨分化并诱导 RAW264.7 巨噬细胞产生理想的骨免疫反应[75]。

在此工作的基础上,将真空等离子喷涂技术和水热法相结合,在钛表面制备了微纳多级结构钛涂层(图 13.9)[76]。

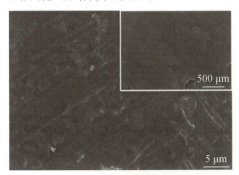
(a) 光滑钛合金

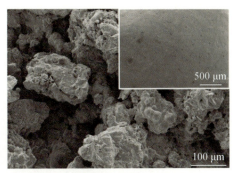
(b) 等离子喷涂钛涂层

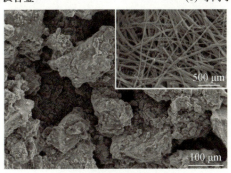
(c) 经水热处理后钛涂层

图 13.9 光滑钛合金、等离子喷涂钛涂层和经水热处理后钛涂层表面的 SEM 照片[77]

微纳多级结构表面的 MC3T3-E1 前成骨细胞和 BMSCs 干细胞均表现出较好的细胞伸展,具有较高的 Rho 相关蛋白激酶(ROCK)活性,产生了较高的骨架张力,相比于单纯的微米、纳米表面,微纳多级结构表面的细胞能更好地向成骨细胞分化[77]。细胞内骨架张力影响细胞分化的机理研究发现,微纳多级结构能通过增加骨架张力来上调细胞内 Yes 相关蛋白(YAP)活性,使其向细胞核内移动，激活其对相关转录因子的调控作用，进而分别提高成骨转录因子 Runx2 和抑制成脂转录因子 PPARγ 的活性，发挥促进干细胞向成骨方向分化的作用[76]。微纳多级结构还能够调节巨噬细胞向 M2 表型极化，提高巨噬细胞抑炎症基因的表达，这可能是由于微纳多级结构能够促进巨噬细胞的伸展，进而影响细胞内骨架张力，从而通过力传导作用来调节其极化行为。同时，微纳多级结构表现出良好的骨免疫调节性能，其表面的巨噬细胞能够促进 $BMP-2$ 和血管内皮生长因子(VEGF)基因表达，促进成骨分化与成血管性能。其表面的干细胞也由于细胞内骨架张力调控其环氧化酶-2(COX-2)基因的表达和前列腺素 E2(PGE2)分泌，进而作用于巨噬细胞膜上的前列腺素 E4 受体(EP4)，促进巨噬细胞向 M2 极化表型转变，从而对免疫反应产生影响。通过构建大鼠髂骨缺损模型来评价涂层体内骨整合效果发现，在植入 8 周后，相比于光滑钛棒和喷涂微米级钛涂层的钛棒，具有微纳多级结构钛涂层的钛棒与周围骨组织结合更紧密[75]。

针对传统等离子喷涂钛涂层孔隙尺寸较小、不具连通性的问题，上海硅酸盐研究所采用模板辅助等离子喷涂法制备了具有 100 μm 以上贯通孔结构的图案化钛涂层，体外细胞培养试验发现该涂层能促进前成骨细胞的黏附、增殖、分化等行为[78]。相比于传统钛涂层，图案化钛涂层表面能够限制巨噬细胞间相互接触，导致细胞膜区域 E-钙黏素(E-cadherins)的表达降低，促使细胞膜区域的 β-环连蛋白(β-catenin)向细胞质区域或细胞核内移动，从而使得巨噬细胞向 M2 表型极化[79]。将传统钛涂层与具有贯通结构图案化钛涂层植入雄性新西兰大白兔股骨缺损部位，术后 12 周发现，具有贯通结构钛涂层能够促进新骨的生成，增强植入物与骨组织之间的结合。

13.4 本章小结

人工髋关节置换术近年来取得了重大进展，为患有破坏性髋关节疾病的患者提供了极好的缓解疼痛和功能恢复的方法。在 20 年前，患者们被告知他们的新髋关节可能存活 10 年，而其中一些髋关节假体在 20 年后的存活率超过 90%。尽管人工髋关节置换术取得了一些重大发展，但仍有不断增加的翻修手术。因此，现代研究的主要目标是通过开发最大限度地延长髋关节假体寿命的产品和技术来最小化修复负荷。

髋关节假体的整体性能和使用寿命取决于假体材料和设计、表面涂层制备、骨床准备、患者骨质量和数量及手术技术等因素的组合。对于表面涂层，当前研究的两个主要领域是开发新的表面材料和改进现有涂层表面以促进更好的骨骼生长。根据对当前临床需求的评估,研究人员、外科医生和制造商对骨诱导涂层、抗感染涂层产生兴趣,希望通过优化植入物－组织界面并增强骨整合,尤其是在宿主骨骼状态不佳或在更具挑战性的临床场景(例如,局部感染或辐射、骨骼和软组织的大面积创伤等)。目前最常见的骨诱导涂层研究是在 HA 或 Ti 涂层上或在涂层中应用骨生长因子,以防止植入时生长因子的突然释放。由于生长因子在骨长入过程中的生理高表达,目前研究最多的是肿瘤生长因子 β1(TGFβ1)和胰岛素样生长因子 1(IGF1)。当在可生物降解的涂层中递送时,这两种蛋白质都显示出对钛植入物机械固定和骨整合的改善,并不会在植入物－组织界面中产生纤维组织。在骨科植入物上局部递送生长因子的众多可能性的探索才刚开始,目前仍处于试验阶段,面临许多问题。例如,涂层中应包含哪些分子及递送的方法、剂量和最佳时间过程等问题,如何解决因生物分子易降解而产生的储存和运输问题。植入物相关感染是整形外科手术中最常见和最可怕的并发症之一,通常需要清创并移除植入物以根除感染。装载抗生素的聚甲基丙烯酸甲酯骨水泥作为一种局部输送高剂量抗生素的治疗方法,已取得了巨大的成功。然而,当考虑抗生素涂层时,会出现与生长因子相似的问题。例如,局部和全身抗生素毒性、抗生素耐药性、局部微生物菌群的改变以及可能出现的超级感染相关的问题,使这一研究领域具有高度相关性和争议性。

本章参考文献

[1] MEALY A, SORENSEN J. Effects of an aging population on hospital costs related to elective hip replacements[J]. Public Health, 2020, 180:10-16.

[2] KRANTZ N, MILETIC B, MIGAUD H, et al. Hip resurfacing in patients under thirty years old: an attractive option for young and active patients[J]. Int Orthop, 2012, 36(9):1789-1794.

[3] MCKEE G K. Total hip replacement: past, present and future[J]. Biomaterials, 1982, 3(3):130-135.

[4] LEARMONTH I D, YOUNG C, RORABECK C. The operation of the century: total hip replacement[J]. Lancet, 2007, 370(9597):1508-1519.

[5] MIHALKO W M, HAIDER H, KURTZ S, et al. New materials for hip and knee joint replacement: what's hip and what's in kneed? [J]. J Orthop Res,

2020,38(7):1436-1444.

[6] LUO Z Y, WANG D, HUANG Z Y, et al. Knee and hip replacements and the risk of revision[J]. Lancet,2019,394(10200):e30.

[7] GOMEZ P F, MORCUENDE J A. A historical and economic perspective on Sir John Charnley, Chas F. Thackray Limited, and the early arthoplasty industry[J]. Iowa Orthop J,2005,25:30-37.

[8] PATEL B, FAVARO G, INAM F, et al. Cobalt-based orthopaedic alloys: relationship between forming route, microstructure and tribological performance[J]. Mater Sci Eng C,2012,32(5):1222-1229.

[9] HANAWA T. Titanium-tissue interface reaction and its control with surface treatment[J]. Front Bioeng Biotechnol,2019,7:170.

[10] BRACCO P, BELLARE A, BISTOLFI A, et al. Ultra-high molecular weight polyethylene: influence of the chemical, physical and mechanical properties on the wear behavior. a review[J]. Materials,2017,10(7):791.

[11] YOO J J, KIM Y M, YOON K S, et al. Alumina-on-alumina total hip arthroplasty. a five-year minimum follow-up study[J]. J Bone Joint Surg Am,2005,87(3):530-535.

[12] SCHMALZRIED T P, CALLAGHAN J J. Wear in total hip and knee replacements[J]. J Bone Joint Surg Am,1999,81(1):115-136.

[13] JONES L C, HUNGERFORD D S. Cement disease[J]. Clin Orthop Relat Res,1987(225):192-206.

[14] MOORE A T. The self-locking metal hip prosthesis[J]. J Bone Joint Surg Am,1957,39-A(4):811-827.

[15] PULEO D A, NANCI A. Understanding and controlling the bone-implant interface[J]. Biomaterials,1999,20(23/24):2311-2321.

[16] LIU Y, RATH B, TINGART M, et al. Role of implants surface modification in osseointegration: a systematic review[J]. J Biomed Mater Res A, 2020,108(3):470-484.

[17] ZHENG X B, XIE Y T. Progress on biomedical ceramic coatings prepared by thermal spraying[J]. J Inorg Mater,2013,28(1):12-20.

[18] LÓPEZ-LÓPEZ J A, HUMPHRISS R L, BESWICK A D, et al. Choice of implant combinations in total hip replacement: systematic review and network meta-analysis[J]. BMJ,2017,359:j4651.

[19] HERMAN H,SAMPATH S,MCCUNE R. Thermal spray:current status and future trends[J]. MRS Bull,2000,25(7):17-25.

[20] DE GROOT K,GEESINK R,KLEIN C P,et al. Plasma sprayed coatings of hydroxylapatite[J]. J Biomed Mater Res,1987,21(12):1375-1381.

[21] COOK S D,THOMAS K A,KAY J F,et al. Hydroxyapatite-coated porous titanium for use as an orthopedic biologic attachment system[J]. Clin Orthop Relat Res,1988(230):303-312.

[22] GRUNER H. Vacuum plasma spray quality control[J]. Thin Solid Films,1984,118(4):409-420.

[23] CHEN Y K,ZHENG X B,JI H,et al. Effect of Ti-OH formation on bioactivity of vacuum plasma sprayed titanium coating after chemical treatment [J]. Surf Coat Technol,2007,202(3):494-498.

[24] SUN L,BERNDT C C,GROSS K A,et al. Material fundamentals and clinical performance of plasma-sprayed hydroxyapatite coatings:a review[J]. J Biomed Mater Res,2001,58(5):570-592.

[25] JARCHO M. Calcium phosphate ceramics as hard tissue prosthetics[J]. Clin Orthop Relat Res,1981(157):259-278.

[26] TSUI Y C,DOYLE C,CLYNE T W. Plasma sprayed hydroxyapatite coatings on titanium substrates. part 1:mechanical properties and residual stress levels[J]. Biomaterials,1998,19(22):2015-2029.

[27] GROSS K A,BERNDT C C. Thermal spraying of hydroxyapatite for bioceramic applications[J]. Key Eng Mater,1991,53/54/55:124-129.

[28] TSUI Y C,DOYLE C,CLYNE T W. Plasma sprayed hydroxyapatite coatings on titanium substrates. part 2:optimisation of coating properties[J]. Biomaterials,1998,19(22):2031-2043.

[29] DONNELLY W J,KOBAYASHI A,FREEMAN M A,et al. Radiological and survival comparison of four methods of fixation of a proximal femoral stem[J]. J Bone Joint Surg Br,1997,79(3):351-360.

[30] CAPELLO W N,D'ANTONIO J A,FEINBERG J R,et al. Hydroxyapatite-coated total hip femoral components in patients less than fifty years old. Clinical and radiographic results after five to eight years of follow-up [J]. J Bone Joint Surg Am,1997,79(7):1023-1029.

[31] SØBALLE K,HANSEN E S,BROCKSTEDT-RASMUSSEN H,et al. Gap

healing enhanced by hydroxyapatite coating in dogs[J]. Clin Orthop Relat Res,1991(272):300-307.

[32] SØBALLE K,HANSEN E S,B-RASMUSSEN H,et al. Tissue ingrowth into titanium and hydroxyapatite-coated implants during stable and unstable mechanical conditions[J]. J Orthop Res,1992,10(2):285-299.

[33] SØBALLE K, HANSEN E S, BROCKSTEDT-RASMUSSEN H, et al. Hydroxyapatite coating converts fibrous tissue to bone around loaded implants[J]. J Bone Joint Surg Br,1993,75(2):270-278.

[34] SØBALLE K,OVERGAARD S. The current status of hydroxyapatite coating of prostheses[J]. J Bone Joint Surg Br,1996,78(5):689-691.

[35] CHEANG P,KHOR K A. Thermal spraying of hydroxyapatite (HA) coatings:effects of powder feedstock[J]. J Mater Process Technol,1995, 48(1/2/3/4):429-436.

[36] CHEN J,WOLKE J G,DE GROOT K. Microstructure and crystallinity in hydroxyapatite coatings[J]. Biomaterials,1994,15(5):396-399.

[37] MAXIAN S H,ZAWADSKY J P,DUNN M G. Mechanical and histological evaluation of amorphous calcium phosphate and poorly crystallized hydroxyapatite coatings on titanium implants[J]. J Biomed Mater Res, 1993,27(6):717-728.

[38] LIU X,CHU P,DING C. Surface modification of titanium, titanium alloys,and related materials for biomedical applications[J]. Mater Sci Eng R Rep,2004,47(3/4):49-121.

[39] BOBYN J D,PILLIAR R M,CAMERON H U,et al. The optimum pore size for the fixation of porous-surfaced metal implants by the ingrowth of bone[J]. Clin Orthop Relat Res,1980(150):263-270.

[40] ZHOU R,WEI D Q,CHENG S,et al. The effect of titanium bead diameter of porous titanium on the formation of micro-arc oxidized TiO_2-based coatings containing Si and Ca[J]. Ceram Int,2013,39(5):5725-5732.

[41] VERCAIGNE S,WOLKE J G,NAERT I,et al. Histomorphometrical and mechanical evaluation of titanium plasma-spray-coated implants placed in the cortical bone of goats[J]. J Biomed Mater Res,1998,41(1):41-48.

[42] LINCKS J,BOYAN B D,BLANCHARD C R,et al. Response of MG63 osteoblast-like cells to titanium and titanium alloy is dependent on surface

roughness and composition[J]. Biomaterials,1998,19(23):2219-2232.

[43] CURTIS A,WILKINSON C. Topographical control of cells[J]. Biomaterials,1997,18(24):1573-1583.

[44] FINI M,GIAVARESI G,TORRICELLI P,et al. Osteoporosis and biomaterial osteointegration[J]. Biomedecine Pharmacother,2004,58(9):487-493.

[45] THRAILKILL K M,LIU L C,WAHL E C,et al. Bone formation is impaired in a model of type 1 diabetes[J]. Diabetes,2005,54(10):2875-2881.

[46] TAO H Q,GE G R,LIANG X L,et al. ROS signaling cascades:dual regulations for osteoclast and osteoblast[J]. Acta Biochim Biophys Sin,2020,52(10):1055-1062.

[47] MOUTHUY P A,SNELLING S J B,DAKIN S G,et al. Biocompatibility of implantable materials:an oxidative stress viewpoint[J]. Biomaterials,2016,109:55-68.

[48] LI K,XIE Y T,YOU M Y,et al. Plasma sprayed cerium oxide coating inhibits H_2O_2-induced oxidative stress and supports cell viability[J]. J Mater Sci Mater Med,2016,27(6):100.

[49] XUE W C,LIU X Y,ZHENG X B,et al. In vivo evaluation of plasma-sprayed wollastonite coating[J]. Biomaterials,2005,26(17):3455-3460.

[50] XIE Y T,LI H Q,DING C X,et al. Effects of graphene plates' adoption on the microstructure,mechanical properties,and in vivo biocompatibility of calcium silicate coating[J]. Int J Nanomedicine,2015,10:3855-3863.

[51] LI K,XIE Y T,YOU M Y,et al. Cerium oxide-incorporated calcium silicate coating protects MC3T3-E1 osteoblastic cells from H_2O_2-induced oxidative stress[J]. Biol Trace Elem Res,2016,174(1):198-207.

[52] LI K,SHEN Q Y,XIE Y T,et al. Incorporation of cerium oxide into hydroxyapatite coating protects bone marrow stromal cells against H_2O_2-induced inhibition of osteogenic differentiation[J]. Biol Trace Elem Res,2018,182(1):91-104.

[53] SHAO D D,LI K,HU T,et al. Titania nanotube array supported nanoceria with redox cycling stability ameliorates oxidative stress-inhibited osteogenesis[J]. Chem Eng J,2021,415:128913.

[54] LIU S W,LI K,SHAO D D,et al. Dual enzyme-like activities of transition

metal-doped MnO_2 nanocoatings and their dependence on the electronic band structure and ionic dissolution[J]. Appl Surf Sci, 2020, 534: 147649.

[55] LIU S W, LI K, HU T, et al. Zn-doped MnO(2) nanocoating with enhanced catalase-mimetic activity and cytocompatibility protects pre-osteoblasts against H_2O_2-induced oxidative stress[J]. Colloids Surf B Biointerfaces, 2021, 202: 111666.

[56] MA X Y, FENG Y F, MA Z S, et al. The promotion of osteointegration under diabetic conditions using chitosan/hydroxyapatite composite coating on porous titanium surfaces[J]. Biomaterials, 2014, 35(26): 7259-7270.

[57] LIU X Y, MORRA M, CARPI A, et al. Bioactive calcium silicate ceramics and coatings[J]. Biomedecine Pharmacother, 2008, 62(8): 526-529.

[58] LI K, LU X, RAZANAU I, et al. The enhanced angiogenic responses to ionic dissolution products from a boron-incorporated calcium silicate coating[J]. Mater Sci Eng C Mater Biol Appl, 2019, 101: 513-520.

[59] LI K, YU J M, XIE Y T, et al. Chemical stability and antimicrobial activity of plasma sprayed bioactive $Ca_2ZnSi_2O_7$ coating[J]. J Mater Sci Mater Med, 2011, 22(12): 2781-2789.

[60] TAPIERO H, TEW K D. Trace elements in human physiology and pathology: zinc and metallothioneins[J]. Biomed Pharmacother, 2003, 57(9): 399-411.

[61] LI K, XIE Y T, HUANG L P, et al. Antibacterial mechanism of plasma sprayed $Ca_2ZnSi_2O_7$ coating against Escherichia coli[J]. J Mater Sci Mater Med, 2013, 24(1): 171-178.

[62] LI K, YU J M, XIE Y T, et al. Effects of Zn content on crystal structure, cytocompatibility, antibacterial activity, and chemical stability in Zn-modified calcium silicate coatings[J]. J Therm Spray Technol, 2013, 22(6): 965-973.

[63] YU J M, XU L Z, XIE N, et al. Optimal Zn-modified Ca-Si-based ceramic nanocoating with Zn ion release for osteoblast promotion and osteoclast inhibition in bone tissue engineering[J]. J Nanomater, 2017, 2017: 7374510.

[64] YU J M, LI K, ZHENG X B, et al. In vitro and in vivo evaluation of zinc-modified ca-si-based ceramic coating for bone implants[J]. PLoS One, 2013, 8(3): e57564.

[65] YU J M,XU L Z,LI K,et al. Zinc-modified calcium silicate coatings promote osteogenic differentiation through TGF-β/smad pathway and osseointegration in osteopenic rabbits[J]. Sci Rep,2017,7(1):3440.

[66] LU X,LI K,XIE Y T,et al. Chemical stability and osteogenic activity of plasma-sprayed boron-modified calcium silicate-based coatings[J]. J Mater Sci Mater Med,2016,27(11):166.

[67] LU X,LI K,XIE Y T,et al. Improved osteogenesis of boron incorporated calcium silicate coatings via immunomodulatory effects[J]. J Biomed Mater Res A,2019,107(1):12-24.

[68] ZHENG K Y,SETYAWATI M,LEONG D,et al. Antimicrobial silver nanomaterials[J]. Coord Chem Rev,2018,357:1-17.

[69] LI K,XIE Y T,AO H Y,et al. The enhanced bactericidal effect of plasma sprayed zinc-modified calcium silicate coating by the addition of silver[J]. Ceram Int,2013,39(7):7895-7902.

[70] YU J M,XU N,XI Y H,et al. Adhesion behavior of Escherichia coli on plasma-sprayed Zn and Ag co-incorporated calcium silicate coatings with varying surface roughness[J]. J Therm Spray Technol,2018,27(8):1428-1435.

[71] CHEN Z T,BACHHUKA A,WEI F,et al. Nanotopography-based strategy for the precise manipulation of osteoimmunomodulation in bone regeneration[J]. Nanoscale,2017,9(46):18129-18152.

[72] BROWN B N,RATNER B D,GOODMAN S B,et al. Macrophage polarization:an opportunity for improved outcomes in biomaterials and regenerative medicine[J]. Biomaterials,2012,33(15):3792-3802.

[73] WANG Q,HUANG Y X,QIAN Z Y. Nanostructured surface modification to bone implants for bone regeneration[J]. J Biomed Nanotechnol,2018,14(4):628-648.

[74] PAN H H,XIE Y T,ZHANG Z Q,et al. Hierarchical macropore/nano surface regulates stem cell fate through a ROCK-related signaling pathway[J]. RSC Adv,2017,7(14):8521-8532.

[75] LI K,LIU S W,HU T,et al. Optimized nanointerface engineering of micro/nanostructured titanium implants to enhance cell-nanotopography interactions and osseointegration[J]. ACS Biomater Sci Eng,2020,6(2):

969-983.

[76] PAN H H, XIE Y T, ZHANG Z Q, et al. YAP-mediated mechanotransduction regulates osteogenic and adipogenic differentiation of BMSCs on hierarchical structure[J]. Colloids Surf B Biointerfaces, 2017, 152: 344-353.

[77] PAN H H, XIE Y T, LI K, et al. ROCK-regulated synergistic effect of macropore/nanowire topography on cytoskeletal distribution and cell differentiation[J]. RSC Adv, 2015, 5(123): 101834-101842.

[78] SHI Y Q, XIE Y T, PAN H H, et al. Plasma-sprayed titanium patterns for enhancing early cell responses[J]. J Therm Spray Technol, 2016, 25(5): 946-958.

[79] ZHANG Z Q, XIE Y T, PAN H H, et al. Influence of patterned titanium coatings on polarization of macrophage and osteogenic differentiation of bone marrow stem cells[J]. J Biomater Appl, 2018, 32(7): 977-986.

第 14 章

心血管支架表面工程

14.1 心血管支架应用概述

2019 年《全球心血管疾病负担和风险》指出，心血管疾病（cardiovascular diseases，CVDs）依然是导致人类死亡的最主要因素。2019 年全球约有 960 万男性及 860 万女性死于 CVDs，约占全球死亡人数的 1/3[1]。《中国心血管健康与疾病报告 2019》概要中也指出，CVDs 占我国居民疾病死亡构成的 40% 以上，远高于肿瘤及其他疾病[2]。冠状动脉粥样硬化性心脏病，即冠心病，是 CVDs 的主要疾病类型，是导致心血管病患者死亡的主要因素之一。而动脉粥样硬化（atherosclerosis，AS）是冠心病的主要病因，可引发冠脉狭窄或闭塞；在此基础上合并痉挛，可引起冠状动脉供血不足、心肌缺血、缺氧或梗死。冠心病的死亡率和致残率高，对其进行有效防治具有重大意义。介入治疗是目前冠心病治疗的重要手段之一。

1977 年，德国内科医生 Gruentzig 在瑞士苏黎世大学医院用一根球囊导管为一位 38 岁的男性心绞痛患者实施了医学史上首例经皮冠状动脉腔内血管成形术（percutaneous transluminal coronary angioplasty，PTCA）并取得成功，成为冠心病介入治疗史上的里程碑事件。然而，PTCA 可能引起斑块破裂，伴随血栓形成,加之血管壁弹性回缩,使得术后 6 个月的再狭窄率高达 50%[3],限制其临床治疗效果。为此,人们开始探索和寻求更加有效且安全的冠心病治疗方法。

14.2 心血管支架的发展历史

为了降低 PTCA 导致的血管急性闭塞风险,1986 年,两位法国医生 Puel 和 Sigwart 在图卢兹成功实施了第一例冠状动脉裸金属支架(bare metal stent, BMS)置入术。BMS 的应用有效地避免了 90% 以上的 PTCA 急性灾难性事件,成为冠心病介入治疗史上的又一座里程碑,随之发展成冠心病介入治疗的主要方法之一。然而,随着 BMS 在临床上的大规模应用,其缺点也逐渐暴露出来:有研究表明,BMS 植入 3~6 个月内,有 20%~30% 的患者发生支架内再狭窄(in stent restenosis,ISR),并伴有新生内膜过度增生[4]。BMS 在撑开的过程中不可避免地会损伤内膜组织,因此容易触发急性血栓,引起炎症反应,诱导平滑肌细胞(smooth muscle cells,SMCs)表型转换,使其过度增殖并表达大量细胞外基质(extracellular matrix,ECM),最终导致 ISR[5]。316L 不锈钢(stainless steel,SS)作为早期 BMS 制造的最主要材料类型,其自身血液相容性并不理想[6],急性血栓发生风险较高,并且其长期植入体内后还存在钴、镍等毒性金属离子释放和累积,进而引发组织炎症[7],两者共同促进 SMCs 表型转变及过度增殖,引发 ISR。为了降低 ISR 发生率,在过去的 30 余年时间,研究人员基于表面改性技术,在针对提高 316L SS 血液相容性、组织相容性及抑制 SMCs 增殖等方面展开了大量的研究工作。

BMS 引起的内膜增生主要与 SMCs 的过度增殖和 ECM 的大量表达有关,因此,抑制 SMCs 增殖被认为是解决 ISR 的有效手段,药物洗脱支架(drug eluting stent,DES)应运而生。DES 利用 BMS 平台携带(装载)抑制细胞增殖的药物,使其在血管局部可控释放,有效抑制 SMCs 生长,预防 ISR。自 1999 年第一例 DES 被植入人体以来,大量的临床研究已证实,与 BMS 相比,患者植入 DES 后支架内急性血栓、ISR 及靶病变血运重建的发生率显著降低[8],这使得 DES 迅速取代 BMS 成为冠心病介入治疗的首要选择。但随着大规模的临床研究结果的陆续发布,第一代 DES 的缺点也逐渐暴露出来。2006 年 Camenzind 发表的分析结果表明,第一代 DES 植入患者的急性心梗发生率和死亡率有所提高,归因于晚期血栓(late stent thrombosis,LST)和极晚期血栓(very late stent thrombosis,VLST)的发生[9],进而引发对 DES 的安全性产生质疑。第一代

DES,因其释放的药物会对血管内皮细胞(endothelial cells,ECs)造成不可逆转的损伤,大大延迟内皮化进程。此外,由于第一代 DES 药物载体采用的是生物相容性较差的不可降解聚合物材料,当双联抗血小板治疗(dual antiplatelet therapy,DAPT)终止后,暴露在血液中的药物载体触发 LST 和 VLST[10]。随后,在第二代 DES 的设计中,研究人员通过替换支架本体材料(例如,采用力学性能更好的钴铬合金以降低支架筋尺寸),将不可降解的药物载体聚合物替换为生物相容性更佳的可降解聚合物,将抗增生药物替换为 ECs 毒性更小的依维莫司或佐他莫司等手段,以期在有效降低 ISR 的基础上改善内皮化环境。随着无损光学相干断层扫描技术(optical coherence tomography,OCT)在心血管介入领域中的普及,支架植入后的血栓形成、内膜增生及组织再生等过程的研究变得更加直观,支架植入引发的支架内新生动脉粥样硬化(in stent neoatherosclerosis,ISNA)现象被陆续报道。ISNA 的发生涉及几乎所有临床应用血管支架类型。有研究发现,超过 1/3 的第一代 DES 患者存在 ISNA;在第二代 DES 患者中,ISNA 也仍然存在[11]。Lee 等采用 OCT 对第一代(101 例)和第二代 DES(111 例)植入后的 ISNA 发生过程进行研究,结果表明,与第一代 DES 相比较,第二代 DES 的 ISNA 发生率并无明显改善[12]。ISNA 是许多病理因素共同作用的结果,包括患者自身的年龄、生活习惯和生理特征,例如吸烟和慢性肾病等;还包括支架本身导致的血管内皮愈合延迟、炎症反应、过敏反应等。因此,如何通过支架表面工程设计及优化提高再生内皮细胞层的生理功能,降低炎症和过敏反应,依然是 DES 设计需要解决的关键科学问题。

尽管第二代 DES 的工艺仍然在不断改进升级中,其本底材料的不可降解性使其长期与机体相互作用,慢性炎症过程难以避免;同时,血管支架与血管组织的力学不匹配使其对血管节律性运动造成破坏;此外,不可降解血管支架植入后一旦发生血栓或者 ISR,进行再治疗将变得异常困难。因此,生物可吸收血管支架(bioresorbable stent,BRS)被认为是血管支架未来发展的方向。与传统不可降解的金属支架相比,生物可降解支架具有如下优势:①BRS 可暂时提供足够支撑力,避免血管弹性回缩;②BRS 降解后不再限制血管正常管腔运动,可使血管舒张和收缩功能得到恢复;③BRS 降解后的血管重塑,使管腔内径进一步扩大;④BRS 不引起伪像,方便经皮冠状动脉介入治疗(percutaneous coronary intervention,PCI)后的 CT 和磁共振影像学随访;⑤避免支架长期存在影响冠脉旁路移植术实施。

2016 年,雅培公司(Abbott)研发的依维莫司涂层生物可吸收血管支架系统(ABSORB GT1 BVS)获得美国食品和药物管理局(Food and Drug

Administration,FDA)临床应用许可,这也是血管支架发展历史上的又一个里程碑事件。然而,临床对 ABSORB 的随访发现,与雅培公司生产的上一代不可降解 DES 相比,接受 ABSORB 治疗的患者的不良事件发生率显著提高,尤其是靶血管心肌梗死(TVMI)、LST 和 VLST,进而导致长期靶病变失败风险升高[13]。受此影响,BRS 的热度迅速下降。随着雅培公司宣布在全世界范围内停止销售 ABSORB BVS,BRS 的发展遭遇了瓶颈期。ABSORB 系列 BRS 的高血栓发生率及再狭窄率被认为与厚支架筋导致的血液紊流,以及未完全内皮化的支架异常塌陷相关[14]。镁基支架是目前开展临床试验较多的 BRS 类型,较好的力学性能使得其支架筋比高分子 BRS 更细,有效降低了血液紊流对血栓形成的不利影响。镁的降解产物之一氢气被认为具有抗炎的功能[15],但快速释放的氢气也可能会在组织内部形成气腔,阻碍内膜组织正常修复。因此,通过镁材料的合金化,或者构建表面保护涂层,调控镁基支架的降解速率,依然是镁基 BRS 的重要研究内容。

纵观血管支架的发展历程(图 14.1),血管支架的失效通常与其表面性能有关联;而血管支架性能的提升,往往通过表面改性的方式来实现。

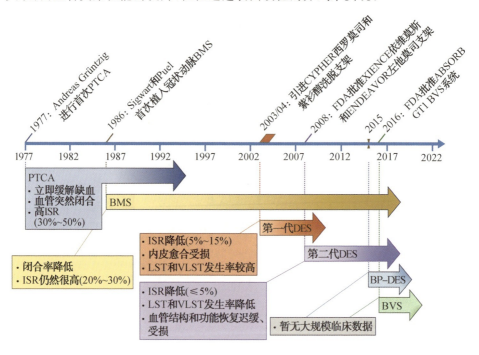

图 14.1 血管支架的发展历史、支架类型及临床应用中存在的问题

14.3 导致血管支架失效的重要因素

14.3.1 急性血栓

血管支架介入治疗存在引发支架内血栓发生的风险。根据血栓发生的时间,可将其分为急性血栓(24 h)、亚急性血栓(1~30 d)和迟发性血栓(>30 d)。据美国学术研究联合会报道,支架植入后急性血栓的发生率约为 0.7%,是早期治疗失败的主要原因之一[16-17]。血管支架介入治疗,其术后急性血栓形成可由多因素诱发,常见的因素如下。

1. 血管内膜损伤

结构和功能完整的血管内皮细胞层能合成和分泌多种生物活性物质,调节血管正常的收缩和舒张,调控血管 SMCs 的增殖及表型,维持凝血系统平衡[18]。血管支架介入手术过程中,支架撑开时不可避免地造成血管内膜组织机械损伤,导致内皮下 ECM 的暴露,从而激活血小板和凝血因子Ⅻ。与此同时,损伤的内膜组织释放组织因子激活凝血因子Ⅶ,进而启动凝血途径。此外,支架的应力作用还可能使斑块出现移位,进入并阻塞穿支动脉,导致血管支架周围的血管组织受损,受损的血管管壁收缩,血液流速减慢,继而导致血小板激活、黏附、聚集,凝血因子、组织因子等逐个被瀑布式活化,纤维蛋白多聚体形成,最终在极短的时间内引发血栓形成[19]。

2. 机体循环系统及斑块部位病理性变化

在正常的生理条件下,机体具有完整的凝血和抗凝血机制,且这种机制处于一个动态平衡的状态,既不会有血液渗出,也不会发生凝血。血管支架介入术导致的组织损伤、疼痛应激和炎症等因素,使得机体内凝血和抗凝血系统失去动态平衡,且通常处于一个血液高凝的病理状态[20],此时可能会引起抗凝血作用减弱或(和)凝血作用加强,最终提高血栓形成的风险。

3. 支架材料血液相容性不足

血管支架介入引发的急性血栓形成还与支架材料本身的血液相容性密切相关。支架表面的物理形貌、化学性质、电学特性及能量状态等均可能诱发溶血反应,溶血过程所释放的小分子物质会促使血小板黏附、聚集,从而启动凝血途径,最终导致血栓形成[21-22]。支架材料的血液相容性不足除了可能导致溶血外,还可能会增加纤维蛋白原的吸附。有研究表明,材料表面如果优先吸附纤维蛋白原,则有利于血小板黏附并释放凝血因子,促进凝血、加速血栓形成;若优先吸附白蛋白,则不易发生血小板黏附,从而抑制凝血发生,降低急性血栓发生率[23]。材料表面蛋白质吸附的主要驱动力是其亲(疏)水性能,整体而言亲水表面对纤维蛋白原的吸附能力低于疏水表面[24]。其次是静电作用,在血液环境中,红细胞表面细胞膜唾液酸使其带负电,血浆蛋白也处于阴离子状态,当支架表面电负性升高,由于负电荷间的相互排斥力,红细胞和血浆蛋白黏附减少,进而降低血栓形成的可能性[25]。另有研究报道,只有当蛋白质吸附达到某个临界厚度时,才会发生血小板黏附,而这个临界厚度与材料的表面性质有关[26]。进一步研究发现,材料表面纤维蛋白原吸附并不会导致血小板的黏附,所吸附纤维蛋白原构象变化是导致血小板黏附的直接原因,因为只有当纤维蛋白原构象发生变化才会暴露出与血小板受体GPⅡb/Ⅲa结合的位点。材料表面蛋白质吸附的表面能理论认为,当材料表面与血液接触时,由于两者表面能的不同,产生界面张力,血液中活性成分向界面运动,达到减小界面张力的目的。如果材料-血液界面张力过大,蛋白质以多层方式吸附在材料表面,蛋白质变性显著;如果材料-血液界面张力小,则蛋白质构象变化较小。材料表面吸附蛋白质的变性由材料与血液的界面张力所决定[27]。由此可见,材料的表面性质影响蛋白质吸附的种类、数量及构象,从而决定材料的血液相容[28]。

冠状动脉支架介入术后,患者通常进行阿司匹林联合P2Y$_{12}$受体抑制剂(氯吡格雷、普拉格雷或替格瑞洛)双联抗血小板治疗(dual antiplatelet therapy, DAPT),可显著降低支架植入引发急性血栓的风险。然而,术后长期服用抗凝药存在引起人体出血的风险,而不合理停药又可能导致心血管事件再次发生。因此,赋予支架表面优异的抗凝血性能,有效避免急性血栓形成对于提高支架服役效果十分重要。

14.3.2 支架内再狭窄

在过去的几十年里,PCI治疗,尤其是基于血管支架植入的PCI已经成为冠心病治疗的主要手段。PCI术后血管腔缩小被称为"再狭窄",包括PTCA术后的血管重塑或弹性回缩;支架植入后的新内膜增生,即支架表面内膜组织过度增殖,以及随后进一步发生的称为"ISNA"的斑块形成;或者是ISNA斑块破裂等原因导致的LST和VLST等。随着DAPT技术的发展,血管支架植入后急性血栓发生率显著降低,内膜增生和LST导致的支架内再狭窄,成为支架失效的最主要因素。PTCA术后再狭窄的发生率为32%~55%,BMS的应用将支架再狭窄

第14章 心血管支架表面工程

的发生率降低到17%~41%;而DES特别是第二代DES和药物涂层球囊(drug-coated balloon,DCB)的问世,将支架再狭窄率降至10%以下[29]。

1. SMCs表型转化与ISR

大量研究表明,血管SMCs的迁移和增殖是血管支架,尤其是BMS的ISR发生和发展的主要原因之一,对血管介入术后的血管功能恢复产生巨大影响[30]。与其他终末分化细胞不同,SMCs较为敏感且具有很强的可塑性,各种环境刺激,如生长因子、细胞因子、反应性氧化物质,甚至机械损伤等,都能导致SMCs的表型和生长行为发生显著改变[31-32]。活化后的SMCs会迁移到血管管腔表面,增殖并合成大量ECM,最终导致血管狭窄。ISR在狭窄血管、分叉血管及糖尿病患者体内尤为显著。

2. SMCs表型转化的影响因素

(1)血管组织急性损伤。

血管支架植入造成的血管壁组织机械损伤是导致VSMCs表型和生长行为发生显著改变的重要原因。首先,支架植入时的高压扩张会对血管壁造成急性损伤,包括血管内膜完整性破坏,或者弹力膜的断裂,甚至可能造成斑块破裂,进而引发级联的急性凝血反应及炎症反应。有研究发现,实施血管支架植入术后,患者全身的炎症标志物表达量显著增加,支架植入部位炎性细胞广泛分布[33]。组织受损后的局部炎症,尤其是炎症介质的释放,诱导血管内膜SMCs和外膜肌成纤维细胞向内膜迁移、增殖,诱导SMCs从收缩表型转变为合成表型[31-32]并表达大量的ECM。Tahir等研究发现,支架内新生内膜组织的增生程度取决于支架植入初期迁移的SMCs数量,与最初几小时或几天内迁移的SMCs的数量呈正比。此外,该研究中还发现,SMCs从收缩表型转变为合成表型的过程中,细胞的黏附能力会下降,更有利于其迁移[34]。

(2)支架植入部位的AS斑块的炎症刺激。

支架植入部位为AS斑块病灶部位。在AS的形成过程中,低密度脂蛋白(low-density lipoprotein,LDL)在活性氧增强的环境下被氧化成氧化型低密度脂蛋白(Ox-LDL),或者被酶修饰成酶修饰的低密度脂蛋白(enzyme modified low density lipoprotein,ELDL),ELDL和Ox-LDL共同激活SMCs,使其转变为合成表型,增殖、迁移并表达大量ECM[35-36]。此外,AS病变部位的ECs在血液紊流、Ox-LDL的作用下被活化,表达大量的促炎因子,包括血管细胞黏附分子1(vascular cell adhesion molecule 1,VCAM-1)、单核细胞趋化蛋白1(monocyte chemoattractant protein 1,MCP-1)及白介素8(interleukin 8,IL-

8)等,进一步诱导 SMCs 表型转换[37],如图 14.2 所示。

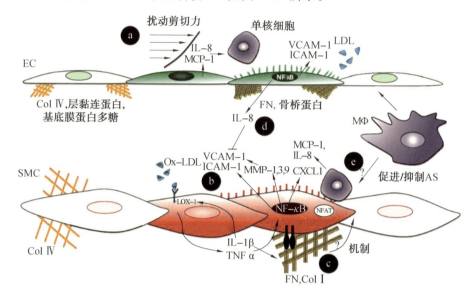

图 14.2　AS 斑块中 SMCs 表型调节[37]

a. 血液紊流、Ox—LDL 导致 ECs 处于促炎状态,诱导 IL-8、VCAM-1 和 ICAM-1 等炎性介质的表达,促进单核细胞的捕获和牢固黏附。b. Ox—LDL 也能促进 SMCs 的 NF-κB 依赖途径中相关细胞因子的产生和细胞黏附分子的表达。c. 细胞因子刺激细胞分泌大量纤维连接蛋白(FN),FN 通过整合素信号激活 NF-κB 和(或)NFAT,但其引起 SMCs 炎症的直接机制尚不明确。d. 目前尚不清楚巨噬细胞与 ECs 和 SMCs 的相互作用是否对每种细胞表型有促炎/抗炎作用。e. 剪切力紊乱可引起 IL-8 分泌,IL-8 可抑制 SMCs 的 VCAM-1 表达,从而揭示了机械刺激影响 ECs/SMCs 的相互关系,最终导致 SMCs 炎症状态的一种机制。绿色的 ECs 和红色的 SMCs 表示向激活的炎症状态转变。

(3)血管支架的长期异物反应。

支架植入后 2～4 周,急性炎症逐渐消退,血管支架逐步被新生内膜组织覆盖。新生内膜组织包含慢性炎症细胞、机化血栓、增殖的 SMCs 及薄层 ECM。30 d 后,慢性炎症持续存在,SMCs 继续增殖,ECM 进一步表达,共同促进新生内膜生长[38]。支架介入与 PTCA 相比,引起更深的动脉损伤和更强烈的血管壁炎症反应[39]。支架植入除了导致血管壁组织破裂外,还对动脉壁产生永久性的径向机械应变。有研究表明,动脉壁支架筋所在部位是应变最大的部位,其炎症反应最明显[40]。此外,BMS 尤其是 316L SS 支架植入体内会缓慢释放有毒金属离子,如镍离子和钼离子等,同样会引起慢性炎症[7]。越来越多的证据表明,BMS 支架诱发的持续性异物炎症反应可能导致 ISR 及迟发性动脉粥样硬化改变,在某些情况下可能引发血管堵塞[41-43]。

由此可见,对于不可降解金属支架而言,其对周围血管组织产生的应变等长期异物反应是无法避免的,但是通过表面改性技术,减少支架有害金属离子释放,或者赋予支架表面抗炎性能,对于减轻支架植入后的炎症反应,调控 SMCs 表型转变,抑制 ISR 发生则大有裨益。

14.3.3 晚期血栓、极晚期血栓及新生粥样硬化

第一代 DES 的设计初衷是解决 BMS 的高 ISR 问题。通过在 BMS 表面装载能够抑制 SMCs 增殖的药物,有效地将 ISR 发生率降至 10% 以内,并在过去 20 年中取得了巨大的商业成功。然而,随后的长期临床研究结果表明,第一代 DES 植入患者的急性心梗发生率和死亡率明显提高,进而引发对 DES 安全性的质疑。LST 和 VLST 的形成是限制第一代 DES 临床治疗效果的重要原因。

1. LST 和 VLST

LST,是指支架置入后 30 d 至 1 年内发生的血栓;VLST,是指支架置入 1 年后发生的血栓。Brodie 等开展的一项为期 15 年的临床研究结果表明,支架植入第一年,DES 和 BMS 的支架血栓发生率相似(分别为 4.0% 和 5.1%),但一年后接受 DES 治疗的患者的血栓年平均发生率明显高于 BMS(分别为 1.9% 和 0.6%)[44]。Landmark 分析(大于 1 年)结果显示,DES 的 VLST($P<0.001$)和再梗死的发生率($P=0.003$)显著高于 BMS,且 DES 是 VLST 唯一显著的独立危险因素(风险比率为 3.79,95% 置信区间为 1.64~8.79,$P=0.002$)。越来越多的研究和报告都证实,DES 相关的 VLST 明显高于 BMS,而且 VLST 在支架血栓事件中所占的比例越来越高,同时血栓相关事件多发生在停用氯吡格雷的 15~362 d 后[45]。

2. LST 和 VLST 的形成机制

DES 的出现使 ISR 发生率显著降低,但 LST 尤其是 VLST 的发生率较 BMS 明显提高,且 LST 和 VLST 的发生往往是灾难性的。目前有关 DES 血栓形成的发生机制尚不十分明确。LST 和 VLST 形成的可能机制包括内皮化延迟、ISNA、晚期支架贴壁不良、对 DES 的药物载体聚合物材料过敏,以及过早停用 DAPT 等。

(1)支架内皮化延迟。

Jimenez-Valero 等[46]用 OCT 对支架内皮化与 VLST 的相关性进行研究发现,支架内皮化不完全可能是导致 VLST 的主要原因。支架置入血管后会造

成血管内皮的损伤,且血管壁受到球囊损伤后内皮功能紊乱将持续 3 个月以上,在 BMS 或 DES 植入后,这种内皮功能紊乱较单纯球囊扩张后的持续时间将会更长,且持续的时间与内膜受损伤的程度呈正相关性。Van Belle 等将裸 316L SS 支架植入兔子股动脉,28 d 可实现支架表面内皮覆盖[47];但在人体内,裸支架实现内皮化的时间将会更长,需要 3~6 个月[48]。对第一代 DES 而言,其释放的药物对 ECs 也会产生抑制作用,显著延长内皮化时间。有研究发现,BMS 植入后的 3~6 个月内已完全内皮化,而 87% 的 DES 却没有实现完全内皮化,并且有 50% 的 DES 内有血栓,其 LST 发生率是 BMS 的两倍[49]。由于结构完整及功能正常的血管内皮层是维持血管组织稳态及凝血系统平衡的重要保障,未完全内皮化的血管支架长时间暴露在血液中,将引发高血栓形成风险。因此,血管支架植入后,快速实现内皮化对血管功能的恢复具有重要的生理意义。

(2)支架内 ISNA。

ISNA 是指血管支架置入后,在新生内膜组织中形成的以薄纤维帽、大量黄色脂质堆积为特征的病变,因其与支架植入晚期并发症(如血运重建、LST 形成)密切相关而备受关注。一项基于冠状动脉内成像技术,评估血管支架植入患者的发病率、临床表现和危险因素的研究表明,与 BMS 相比较,DES 的 ISNA 患者会伴有更多的不适症状,更具危险性,也更容易发展为急性冠状动脉综合征。这种差异可能与 DES 和 BMS 之间 ISNA 发生机制不同有关。BMS 的 ISNA 往往发生在支架植入数年后,相比较而言,DES 的 ISNA 发生速度更快,进展也更快[50]。有研究发现,超过 1/3 的第一代 DES 患者存在 ISNA;在第二代 DES 患者中,ISNA 仍然存在[11]。尽管第二代 DES 满足支架内皮化要求,却依然避免不了 ISNA 的发生,有学者将其归因于再生的 ECs 并未恢复正常的生理学功能,具体表现为细胞间隙连接不够紧密,细胞表达的抗凝血成分不足等[51]。

病理学研究表明,晚期 ISNA 斑块破裂是血管支架植入后 LST 形成的重要诱因,也与 ST 段抬高心肌梗死的发生密切相关[52]。临床研究发现,急性或亚急性支架血栓形成患者中未发现 ISNA 斑块破裂,但 LST 或 VLST 患者中有 28% 的患者检测到支架内 ISNA 斑块的破裂[53]。ISNA 是许多病理因素共同作用的结果,包括血管内皮愈合延迟,过敏反应,支架类型,患者年龄、生活习惯和生理特征等,例如吸烟和慢性肾病。其发展的潜在机制如图 14.3 所示[54]。

(3)内皮功能障碍与 ISNA。

第一代和第二代 DES 植入患者的 ISNA 发生频率较高,而 BMS 的发生频率较低[50]。DES 释放的药物对内皮再生进程的抑制被认为是导致其 ISNA 高发的重要原因。第一代 DES 装载的抗增殖药物引起的内皮化延迟效应,在 LST、

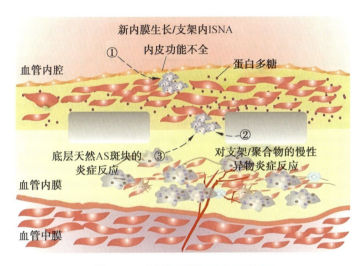

图 14.3　ISNA 发展的潜在机制[54]

①内皮功能不全；②对支架/聚合物的慢性异物炎症反应；③底层天然 AS 斑块的炎症反应

VLST 和 ISNA 的发展中起着关键作用。支架置入后完成内皮覆盖被认为是安全的，可以有效预防血管病变，包括血栓形成和炎症。因此第二代 DES 将所装载药物替换成对 ECs 毒性更小的依维莫斯或佐他莫斯，以提高支架内皮化速率，这也使得其 LST 发生率与第一代 DES 相比明显降低(降低 40%～50%)。尽管如此，第二代 DES 与第一代相比，ISNA 的发生率并无显著差别[55]。第二代 DES 装载的药物从本质上仍然是 mTOR 抑制剂，不具备积极调控 ECs 再生的功能，即使实现 ECs 完整覆盖，也可能引起内皮屏障功能受损。Nakazawa 等[56]分析了 44 只新西兰大白兔的双侧髂动脉支架诱导的动脉粥样硬化病变，以评估 DES 和 BMS 的再生内皮功能。研究结果显示，尽管第二代 DES 和 BMS 之间的内皮覆盖率相当，DES 新生 ECs 的内皮型一氧化氮合酶(endothelial nitric oxide synthase，eNOS)表达水平却显著低于 BMS，提示 DES 再生的内皮功能不全。

(4)炎症与 ISNA。

ISNA 的主要特征包括黄色脂质泡沫巨噬细胞在新生斑块内聚集，有坏死核心区或钙化现象。Cook 等[57]对比了 54 例 DES 患者(28 例 DES 支架 VLST 形成患者和 26 例对照组)的组织学结果，结果表明 DES 极晚期血栓形成与炎症相关，嗜酸性粒细胞浸润在 DES 植入部位形成的 VLST 中更为常见。Virmani 等[58]的病理学研究结果也显示，DES 涂层周围可见大量的肥大细胞和嗜酸性粒细胞浸润，考虑局部血管壁对 DES 涂层的过敏反应所致，这也使得 DES 植入后所引起的组织炎症反应比 BMS 更明显。有研究指出，DES 的新生内膜成分与

BMS 相比有明显差异，BMS 新生内膜主要由增殖的 SMCs 和富含蛋白多糖的 ECM 组成，而 DES 新生内膜的主要表面成分是纤维蛋白沉积，存在大量 T 细胞、嗜酸性粒细胞等炎症细胞浸润，这也可能是 LST 形成的原因之一[59]。近年来，随着 OCT 技术的应用，大量的临床研究数据也证实，病变血管部位的炎症在 ISNA 的诱发及发展过程中起决定性作用。DES 植入后期，药物释放完毕后失去了对病变血管的调控作用，而且药物载体聚合物（典型的如聚乳酸）本体及降解所产生酸性物质刺激炎症反应，从而导致 ISNA。

由于支架内皮化延迟、内皮功能不全及炎症等因素在 LST 或 ISNA 的发生及进展中起到重要的推动作用，因此实现支架植入部位快速内皮化、内皮功能恢复及对炎症反应进行调控，对降低临床并发症具有重要的意义。

14.4　血管支架表面工程

血管支架植入术作为冠心病患者，尤其是急性冠脉综合征患者的最主要治疗方法之一，在挽救重症患者生命和提高患者生活质量方面起到了积极的作用。然而，如上所述，支架介入治疗过程中伴随的急性血栓形成、炎症反应、SMCs 过度增殖，最终导致 ISR 及 LST 等一系列并发症，影响了支架介入的治疗效果，甚至可能危及患者生命安全。血管支架材料的表面性能（如血液相容性、细胞相容性、组织相容性等）与上述并发症的发生密切相关。因此，通过对血管支架表面进行改性，赋予其优异的理化及生理学性能，在提升支架治疗效果，减少并发症发生方面效果显著。材料表面工程是利用表面技术使材料表面获得其自身没有但又渴望有的系列功能的系统工程。为了提高血管支架临床治疗效果，血管支架表面工程技术在过去的 30 余年里得到了蓬勃的发展。随着科研人员对血管支架植入患者的病理行为和机制的逐步深入与了解，血管支架表面工程设计理念经历了包括"抗凝血表面工程策略""抗 ISR 表面工程策略""促内皮表面工程策略""炎症调控表面工程策略"及"多功能表面工程策略"几个典型的更新迭代的发展阶段。

14.4.1　抗凝血表面工程策略

血管支架作为外来物，其植入过程中首先涉及与血液接触的问题。支架本身引发的表面凝血，以及血管内膜组织损伤引发的急性血栓，一直是制约其临床治疗效果的重要因素。因此，赋予血管支架优异的抗凝血性能显得十分重要。

血管支架表面凝血的发生与纤维蛋白原的吸附与变性、血小板黏附与激活等密切相关。因此,通过表面工程策略减少纤维蛋白原、血小板等血液成分在支架表面的黏附,或者抑制其激活,可以降低血栓发生的风险。针对血液成分黏附问题而开发出来的表面策略主要包括生物惰性无机、有机涂层,超亲水/超疏水改性等;针对血栓问题而发展的表面改性策略主要包括抗凝血活性分子(如肝素、比伐卢定)及抗血小板活化剂(如一氧化氮、阿司匹林)的装载或固定;针对不可避免已经发生的血栓而发展的策略包括表面溶栓策略等。

1. 生物惰性抗凝血涂层表面工程策略

利用生物惰性无机涂层改善血管支架血液相容性是较早采用的表面工程策略。常用的无机涂层包括金[60-61]、氧化钛(Ti—O)[62]、碳化硅[63]及类金刚石薄膜(diamond like carbon,DLC)[64]等。这些涂层通过改变材料表面结构、表面电化学性能和表面能进而降低纤维蛋白原、血小板等血液成分在表面的黏附及激活,改善血液相容性。金是一种高度化学惰性的贵金属材料,能被生物体很好地耐受,是抗凝血涂层的理想材料。然而,人体临床试验显示,涂覆金涂层的支架再狭窄与未涂层支架相当[60-61]。在所有血管支架无机涂层中,氧化钛涂层似乎是最有前途的,气相沉积氧化钛涂层的不锈钢支架 Titan2(法国赫斯卡斯)能够有效抑制血小板聚集[62]。碳化硅是一种无定形的半导体,由于其具有抗血栓形成的特性,故被用作支架涂层。临床试验结果显示,碳化硅涂层支架的急性血栓形成较金属裸支架少[63]。DLC 涂层是一种化学惰性碳基材料,具有良好的生物相容性[64]。"Carbostent™"(意大利索林梅迪卡)是一种涂碳的金属支架,临床试验表明,其可以显著减少支架血栓形成和再狭窄[65]。除了无机涂层外,聚合物改性层也在血管支架表面改性中得到了广泛研究及应用,其中以 PEG 及其嵌段聚合物等[66]最为常见。链状结构的 PEG 在材料表面呈"长刷状",形成高空间位阻效应及低表面能,可有效降低血浆蛋白、血小板等血液成分的黏附。

2. 生物活性抗凝血涂层表面工程策略

上述以抑制凝血成分黏附为核心的被动抗凝血表面改性方式,尤其是基于强力除污功能的涂层技术,如 PEG 涂层,在抑制凝血成分黏附的同时,也会抑制ECs 的黏附与生长。研究者们注意到,健康生物体内的抗凝血系统功能十分强大,保障血液的正常流动。天然 ECs 通过表达一系列具有抗凝血活性的分子,如前列环素(prostacyclin I_2,PGI_2)、NO、抗凝血酶Ⅲ(antithrombin Ⅲ,AT Ⅲ)、凝血调节蛋白等,避免生理条件下发生凝血。除此之外,生物体内的肝素、水蛭素等物质也发挥着重要的抗凝血作用。因此,基于仿生设计理念,研究者们开始尝试将这些抗凝活性分子以物理装载、静电吸附、共价接枝等多种方式固定在血管支架表面,赋予其优异的抗凝血性能。由于这些抗凝血分子多由天然 ECs 分泌产生,在生理浓度范围内对 ECs 生长不仅不会产生负面作用,而且在赋予支架抗凝血的同时还能促进血管支架内皮化。

3. 肝素

由于凝血酶在血栓形成中起着核心作用,大多数材料表面抗凝血设计的核心任务集中在阻止凝血酶的产生或抑制其活性等方面。肝素是一种黏多糖硫酸酯类抗凝剂,它通过提高 AT Ⅲ 对凝血酶以及其他凝血因子的亲和力来降低血栓形成的风险,同时通过结合 AT Ⅲ 的赖氨酸基团,使其灭活凝血因子的作用增强 2 000 倍以上,达到减少血凝块生成的效果[67],由于出色的抗凝效果,肝素成为临床上应用最为广泛的一种抗凝剂和抗血栓药物。然而,大剂量的肝素使用会导致许多不良反应,如出血、血小板减少、转氨酶升高、过敏反应等。将肝素装载或接枝在血管支架表面,可预防支架表面凝血发生,同时避免全身性肝素使用导致的上述并发症,因此肝素也是唯一在临床血管支架改性上获得应用的抗凝活性分子。Christensen 等评估了肝素修饰对覆膜血管支架表面血小板和凝血活动的影响,研究结果表明,经过肝素修饰的支架表面血小板黏附与激活显著减少,几乎没有血栓[68]。Gilberto 等研制了一种含有肝素的水凝胶涂层,其能够进行局部肝素递送,显著抑制血小板依赖的血栓形成[69]。Van der Giesson 等[70]将肝素涂层改性支架与裸支架植入猪冠脉,结果发现裸支架组 19 例中有 7 例发生支架内血栓事件(猝死或心肌梗死),而肝素改性支架组无一例血栓事件发生,证明肝素支架有明显的抗血栓作用。Hårdhammar 等[71]进一步研究了裸支架及肝素涂层支架植入猪冠脉后的表现,发现裸支架组 27 只动物(包括服用和未服用阿司匹林)中有 9 只发生了支架血栓性闭塞;而肝素涂层支架组的 30 只动物中均未观察到血栓形成导致的血管闭塞($P<0.001$),说明肝素涂层可消除亚急性血栓形成。然而,肝素涂层支架的血液相容性在临床研究上的表现却大相径庭。Colombo 等对 359 例 Palmaz—Schatz 冠状动脉支架置入术患者进行随访,其中 321 名支架扩张充分的患者仅在手术后接受抗血小板治疗(噻氯匹定 1 个月+阿司匹林 5 d 治疗,或者仅用阿司匹林治疗)。尽管上述 321 名患者没有进行抗凝血治疗,但在 2 个月的临床随访中仅有 2 例急性支架血栓形成(0.6%)和 1 例亚急性支架血栓形成(0.3%);3~6 个月的随访发现另外 2 例血管闭塞(0.6%);在 6 个月的临床随访中,支架闭塞率为 1.6%,心肌梗死的发生率为 5.7%,冠状动脉搭桥手术的发生率为 6.4%,死亡发生率为 1.9%。上述结果表明,Palmaz—Schatz 支架可安全植入冠状动脉中,无须后续抗凝治疗,但前提是支架扩张充分

且不存在其他限流病变[72]。Wöhrle等展开了一项肝素涂层和裸的Jostent支架间的临床应用效果比对试验，结果显示，随访期间裸支架和肝素涂层支架植入患者的亚急性支架血栓形成(1.3%和1.9%)和心肌梗死的发生率(1.3%和1.9%)并没有差异[73]。

4. 水蛭素及其衍生物

水蛭素是一种从水蛭唾液中提取的具有65个氨基酸与三对二硫键的多肽，对凝血酶具有高选择性和高效的直接抑制作用。水蛭素通过识别凝血酶的非活性底物识别位点及酶活性中心，与凝血酶1∶1结合形成不可逆的复合物，从而抑制凝血酶介导的血栓形成。为了解决天然水蛭素来源不足和质量差等缺点，重组水蛭素已被FDA批准用于临床抗凝治疗[74]，例如来匹卢定、地昔卢定和比伐卢定等。Serruys等对比了水蛭素和肝素注射对血管支架介入患者的早期心脏事件发生率及预后的影响，发现水蛭素注射患者的早期心脏事件发生率明显低于肝素注射组，但两者长期随访结果差别不大[75]。尽管如此，与肝素相比较，水蛭素不会引起血小板减少症，使其成为肝素的优选抗凝剂替代品[76]。同时，水蛭素与凝血酶的作用独立于抗凝血酶Ⅲ，且两者之间有明确的剂量反应关系，更容易实现准确的剂量控制。Lahann等在血管支架材料上化学气相沉积对环芳烃涂层，并接枝水蛭素，体外血液相容性评价结果表明，水蛭素改性涂层能显著降低血小板黏附和血栓形成[77]。西南交通大学黄楠教授团队在钛材料上通过阳极氧化构建TiO_2纳米管阵列，装载比伐卢定后用PDA涂层封管。PDA涂层封管有效缓解了比伐卢定突释，并将其释放期从40 d延长到300 d以上。涂层释放的药物具有高的生物活性，显著抑制纤维蛋白原、血小板和其他血液成分的黏附和变性，减少血栓形成[78]。该团队还报道了一种借助酚氨表面(聚烯丙胺/单宁酸)固定比伐卢定的血管支架表面改性方法。结果表明，比伐卢定改性涂层能显著抑制凝血酶活性，减少血小板的黏附与激活。离体血栓形成试验结果证明，改性涂层具有显著的抗血栓效果[79]。Sane等研制了一款比伐卢定囊泡与西罗莫司纳米颗粒共固定的药物洗脱血管支架，用于实现抗急性血栓和ISR。体外抗凝血试验结果表明，比伐卢定的释放显著延长了支架材料的活化部分凝血活酶时间(APTT)、凝血酶原时间(PT)和凝血酶时间(TT)[80]。然而，水蛭素具有较差的血清稳定性和对蛋白酶降解的敏感性，导致其在体内清除速度快、半衰期短，因此生物利用度低[81]。Laine等研究发现，与肝素相比，接受比伐卢定的PCI的急性冠状动脉综合征(acute coronary syndrome, ACS)患者的急性支架血栓发生率更高，比伐卢定的短半衰期和凝血酶活性的快速恢复可能是急性支架血栓形成的原因[82]。除此之外，其在体内使用易引发出血，这些缺点制约着水蛭素及重组水蛭素的应用。

5. 其他抗凝血活性分子

人体血栓的形成是多因素、多途径共同作用的结果,每一个途径的阻断都有可能延缓甚至阻断凝血的发生。除了肝素和重组水蛭素等获得 FDA 许可的药物,其他一些具有抗凝血性能的活性分子也在血管支架表面修饰中得到应用,例如 NO、活化蛋白 C(activated protein C,APC)等。

NO 被证实为 ECs 表达的血管内皮舒张因子(endothelium — derived relaxing factor,EDRF)以来,其生理学功能便被不断地发掘,其中包括抗凝血功能。NO 的抗凝血作用主要通过提高血小板可溶性鸟苷酸环化酶(guanylate cyclase,sGC)的激活,导致环状鸟苷酸(cyclic guanosine,cGMP)表达量增加,进而抑制血小板聚集[83];但也有人提出 NO 抗血小板聚集的非 cGMP 依赖途径,如酪氨酸硝化途径,NO 通过被自由基氧化形成过氧亚硝基阴离子(ONOO−),随后硝化 α 辅肌动蛋白,进而调控血小板黏附[84]。除了抗血小板聚集外,NO 还具有促进 ECs、抑制 SMCs 增殖等多重生物学功能,因此将在"多功能表面修饰策略"章节中进行详细的描述。

APC 是一种内源性蛋白,经凝血酶活化后使活化的凝血因子Ⅴa 和Ⅷa 选择性灭活,具有抗凝和促进纤维蛋白溶解(纤溶)的作用。Lukovic 等在 Yukon Choice 裸金属支架表面构建载 APC 涂层($2.6\ \mu g/mm^2$),并将支架植入家猪的左前降支和回旋冠状动脉中。尽管涂层中药物的释放仅能维持 4 h 左右,但与裸支架相比,APC 涂层支架植入 1 个月后,纤维蛋白沉积和外膜炎症明显减少,同时新内膜面积显著降低[85]。

凝血发生过程中,纤维蛋白原和其他黏附蛋白可通过血小板糖蛋白受体Ⅱb/Ⅲa(GPⅡb/Ⅲa)与血小板相结合,形成血小板−血栓形成的最终共同途径,因此 GPⅡb/Ⅲa 受体的单克隆抗体(mAb)或拮抗剂具有有效的抗血小板和抗血栓形成特性。Yin 等设计了一种 GPⅡb/Ⅲa 受体 mAb 洗脱血管支架,发现支架洗脱的 mAb 可以有效地抑制血小板的黏附与聚集,减少血栓形成,改善血流和保持动脉通畅[86]。

二磷酸腺苷(ADP)依赖的血小板聚集是支架内血栓形成的重要原因。膜外三磷酸核苷二磷酸水解酶(E−NTPDase)可迅速将 ADP 水解为单磷酸腺苷,抑制血小板聚集。Takemoto 等在裸金属支架上涂覆含有 E−NTPDase cDNA 的阳离子明胶水凝胶,制备基因洗脱支架(E−NTPDase 支架),并将其植入兔股动脉,每隔 4 周用球囊反复损伤支架植入部位,模拟富含血小板血栓的病理环境。所有植入 E−NTPDase 支架的股动脉均保持通畅($P<0.01$),而植入裸支架的

动脉通畅率较低(17%~25%),表明 E－NTPDase 支架可抑制闭塞性富血小板血栓的形成[87]。

6. 具有纤溶功能的涂层技术

在生理条件下,当组织受损伤时,凝血系统激活,形成血栓及时止血;与此同时,纤溶系统也会被激活,与凝血系统相互制衡,避免血栓过大或扩散。因此,有研究者认为,既然血液接触类器械植入后,表面抗凝血设计不能保证血栓形成被100%抑制,能否通过在器械表面构建具有溶解血栓能力的涂层,溶解意外形成的血栓以降低血栓风险。纤溶系统主要包括纤维蛋白溶解酶原(纤溶酶原)、纤维蛋白溶解酶(纤溶酶)、纤溶酶原激活物及抑制剂等。在血栓形成过程中,纤维蛋白原被凝血酶切断形成纤维蛋白单体,纤维蛋白单体在凝血因子的作用下形成纤维蛋白多聚体,对血栓起到物理支撑的作用;同时纤维蛋白原在裂解和聚合的过程中暴露出羧基端的赖氨酸残基,特异性结合纤溶酶原和纤溶酶原激活物,如组织型纤溶酶原激活剂(tissue plasminogen activator,tPA),实现自身降解[88]。具体而言,纤维蛋白所暴露的羧基端赖氨酸残基吸引纤溶酶原聚集并发生构象变化,促进其与 tPA 的结合,形成三原复合物,快速激活纤溶酶原,溶解纤维蛋白凝块。受此启发,Woodhouse 等[89]首次提出了在血液接触材料表面通过固定 ε－赖氨酸来构建纤溶表面的策略,发现 ε－赖氨酸修饰的表面纤溶酶原的吸附量显著高于磺化表面,在 tPA 存在时,表现出高的纤溶酶活性。随后的一些基于 ε－赖氨酸修饰的纤溶表面,主要集中在如何获得更高的 ε－赖氨酸接枝密度,或者如何提高 ε－赖氨酸与纤溶酶原的结合能力等方面[90-93]。Mcclung 等[94]通过光化学方法在聚乙烯(polyethylene,PE)表面接枝含有大量 ε－赖氨酸的聚合物,试验结果表明,ε－赖氨酸表面血栓的溶解是由于 ε－赖氨酸表面产生的纤溶酶,而不是由释放到血液中的微量 tPA 形成的纤溶酶导致的。苏州大学陈红课题组将聚甲基丙烯酸－2－羟乙酯或其共聚物接枝到聚氨酯(polyurethane,PU)表面,通过侧链羟基接枝高密度 ε－赖氨酸(2.81 nmol/cm^2),高选择性结合纤溶酶原,获得更快的溶栓速率[95]。由于 tPA 在纤溶酶原激活的过程中起到十分关键的作用,而血液中的 tPA 浓度通常较低,陈红课题组在 ε－赖氨酸溶栓表面设计基础上,利用 ε－赖氨酸化静电纺丝 PU 制备纤溶表面,通过静电纺丝多孔结构装载 tPA,加速三原复合物形成,加速溶栓速度[96]。此外,血液接触材料表面溶栓策略也可以与其他抗凝血策略相结合,在抑制凝血的基础上赋予其溶解血栓的功能,从不同角度进一步提升材料的血液相容性。例如,以 PEG 为间隔臂的 ε－赖氨酸表面,PEG 具有被动抗血液成分黏附的功能,减少血栓形成;即使血栓生成,表面的 ε－赖氨酸也可启动血栓溶解途径[97]。

尽管上述多角度的抗凝血策略在体外和体内试验中均获得了较为理想的效果，然而科学家们依然坚信，只有在血管支架表面形成具有正常生理学功能的ECs层，由其构建的凝血平衡系统，才是解决支架血栓的最佳途径，而且ECs的功能不仅仅体现在抑制凝血上，在抑制ISR和LST形成等方面，ECs的功能发挥也起到了决定性作用。

14.4.2 抗ISR表面工程策略

支架内再狭窄(ISR)概念的提出，源于BMS植入后期新生内膜持续增厚导致的血管管腔丢失。影像学上，ISR被定义为支架段或支架两侧血管内（与支架边缘距离5 mm内的血管段）的血管管径丢失大于50%。临床上ISR的定义除了上述血管管径丢失大于50%外，还应包括以下临床症状之一，即复发性心绞痛、缺血的客观体征（如心电图变化）、冠状动脉血流动力学评估阳性且血流储备分数（fractional flow reserve，FFR）小于0.80、血管内超声（intravascular ultrasound，IVUS）最小横截面积小于4 mm²（左主干小于6 mm²）；或者是再狭窄不大于70%（无论是否有上述临床症状）[98]。正如前文所提及的，接受BMS植入治疗的所有患者中，ISR发生率最高可达42%[99]，而导致BMS-ISR的主要因素是合成表型SMCs异常增殖所引起的内膜增生。为了解决SMCs过度增殖引发的BMS-ISR问题，相关科研人员将精力聚焦在抗ISR表面改性策略上，通过赋予支架抗SMCs增殖功能实现ISR的有效抑制。

1. 非选择性抑制SMCs增殖的抗ISR策略

(1)临床应用DES。

SMCs过度增殖引起的新生内膜增生是导致BMS-ISR发生的一个重要因素，因此，将抑制SMCs增殖的药物装载于支架表面，通过局部释放药物抑制SMCs增殖，抑制ISR，基于此理念研发出的支架被称为DES。自2001年首例临床应用以来，DES更新迭代发展了20余年，已经基本取代了BMS，成为目前临床应用的主流血管支架类型。截至目前，DES发展主要经历了三代。第一代DES，以裸不锈钢金属支架为平台，以不可降解聚合物为药物载体，装载西罗莫司(Sirolimus)或紫杉醇(paclitaxel，PTX)等抗增生药物，代表性产品有美国波士顿科学公司研发的西罗莫司洗脱支架(Cypher)和美国强生公司研发的PTX洗脱支架(Taxus)[100-103]。西罗莫司也称为雷帕霉素，是一种具有强大免疫抑制特性的大环内酯类抗生素，其通过对细胞周期蛋白Cln1-3的下调和对细胞周期依赖激酶(cyclin dependent kinase，CDK)抑制剂蛋白Sic1的上调双重机制使细胞停滞在G1期，进而抑制细胞分裂[103]。PTX则是通过稳定细胞微管引起有丝分裂阻滞，进而抑制细胞增殖[104]。基于两种强力细胞增殖抑制剂构建的DES将ISR显著地降低至10%以内，因此曾经一度被誉为心血管疾病介入治疗技术的里程碑。然而，随着第一代DES在患者体内植入时间的延长，其临床并发症逐渐显现，具体表现为较高的心梗发生率和死亡率[105]，两者随后被证实与LST和VLST发生率的显著增加有关。导致LST和VLST发生的最根本原因是DES所洗脱的药物缺乏细胞抑制选择性，在抑制SMCs增殖的同时也抑制了ECs的生长，大大延迟了内皮化进程，使得药物释放完毕后暴露出血液相容性较差的不可降解的高分子聚合物载体，引发血栓形成。此外，第一代DES的不可降解聚合物载体，长期作为异物存在于体内还可能导致慢性炎症反应[57,106]，触发凝血。

基于此，第二代DES的设计针对性地从药物和药物载体两方面着手进行改进：①选用组织指向性更高的抗细胞增殖药物，例如，选用依维莫斯、佐他莫司、Bolimus A9等替代西罗莫司和紫杉醇，降低药物使用量，以减轻对ECs的抑制作用；②选用生物相容性更好的或可生物降解的聚合物作为药物载体，甚至用物理结构替代聚合物进行药物装载，以降低炎症及过敏反应导致的SMCs病理变化。除此之外，第二代的DES还采用了力学性能更优的钴铬合金代替316L SS，通过显著降低支架筋尺寸的手段减小植入过程对组织的损伤，减轻炎症的同时，更有利于ECs的迁移。例如，美国雅培公司研发的XIENCE系列DES，采用具有更低ECs毒性的西罗莫司的衍生物依维莫司作为缓释药物和具有更优生物相容性的聚合物偏氟乙烯－六氟丙烯共聚物作为药物载体构建药物洗脱涂层。着眼于改进药物和药物载体设计理念研发的第二代DES还包括美国美敦力公司的Resolute Integrity™、Resolute Onyx™系列支架，该系列支架涂层由佐他莫司和BioLinx聚合物组成；新加坡柏盛国际公司研发的BioFreedom™、BioMatrix™系列，药物涂层装载的是高度亲脂性抗再狭窄药物——Biolimus A9™；国内微创医疗研发的Firebird2®、FireCondor™和Firekingfisher™支架，吉威医疗研发的EXCEL和BioFreedom支架，以及乐普医疗研发的NeoVas®、Nano plus®和Partner®等支架，也分别从多维角度对DES涂层工艺进行了改进。第二代DES从支架制造材料、药物和药物载体等多维度进行性能优化改进，使得ISR的发生率较第一代DES有了进一步的降低。然而，第二代DES植入后，随着时间的延长，ISR的晚期追赶现象依然存在。OCT检查结果表明，DES植入后ISR晚期追赶与ISNA的形成有关。Otsuka等研究发现，尽管第二代DES的内皮化程度更高，但ISNA的发生率与第一代DES并无显著区别[55]。炎症依然是ISNA发生的重要促进因素；此外，第二代DES虽然选用了对ECs毒性较低的药物，但其仍然不具备血管细胞选择性，致使再生内皮细胞依然存在功能不全，例如细胞间连接不紧密,eNOS 等功能分子表达不足等问题[55],制约了其临床治疗效果。

(2)其他类型非选择性抗 ISR 策略。

除了上述临床应用 DES 常用药物外,还有一些靶向细胞增殖基因的药物也被证实具有有效抑制 ISR 的作用。Frimerman 团队利用靶向增殖细胞核抗原(proliferating cell nuclear antigen, PCNA)mRNA 的锤头状核酶,强力阻断 SMCs 增殖进而抑制 ISR,然而 PCNA 表达同样也是 ECs 增殖所必须的,因此该策略不可避免地会造成对 ECs 的抑制[107]。类似地,Guzman 等将装载单纯疱疹病毒胸苷激酶基因(HSV-TK)的腺病毒靶向至血管球囊损伤部位,转染该基因的细胞所表达产物可使前药更昔洛韦磷酸化,形成抑制 DNA 合成的核苷类似物,完全抑制 SMCs 生长,但同时也彻底抑制内皮化[108]。除此之外,还有一些研究团队则采用无细胞选择性的物理学策略实现抗 ISR 的目的。例如,哥伦比亚大学 Luo 等将 316L SS 血管支架与柔性电容器条集成形成谐振电路,该电路在 320 mW 的射频功率进行谐振时,支架表现出明显的发热效应(其温度超过 30 ℃),抑制 SMCs 增殖,该策略为 ISR 的治疗提供了一种新的途径[109]。Carter 和 Fischell 将放射性同位素^{32}P 直接注入商用不锈钢 Palmaz-Schatz 血管支架表面,使该支架获得放射性,将具有特定辐射剂量的血管支架植入猪冠状动脉狭窄模型中,结果显著抑制了新内膜增生。一期 IRIS 临床试验中,57 名有症状的新发或再狭窄的冠状动脉病变患者成功接受了低辐射剂量(0.5~1.5 μCi)的^{32}P Palmaz-Schatz 支架治疗,没有出现重大手术并发症(死亡、紧急冠状动脉搭桥术、Q 波心肌梗死)。支架植入 30 d 内,无支架内血栓形成、靶血管血运重建或其他不良事件发生[110]。

然而,基于上述非细胞选择性抗 ISR 策略构建的 DES,必然存在内皮化延迟或再生内皮功能障碍等问题,不可避免地提高了临床并发症(如 LST、VLST 以及 ISNA 等)的发生风险。因此,寻找选择性抑制 SMCs,同时对 ECs 无不良影响,甚至促进 ECs 生长的抗 ISR 策略,成为抗 ISR 血管支架发展的重要研究方向。

2. 选择性抑制 SMCs 增殖的抗 ISR 策略

(1)血管细胞选择性药物或基因。

随着高通量药物筛选技术的发展,一些天然的药物或人工合成的化合物,被发现具有选择性抑制 SMCs,同时不影响甚至是促进 ECs 生长的功能。这一类常见的药物(化合物)包括植物多酚类(如表没食子儿茶素,epigallocatechin gallate,EGCG)、白藜芦醇、大黄素、β-榄香烯等。Han 等利用聚丙交酯-共-ε-己内酯(polylactide-co-ε-caprolactone,PLCL)作为药物载体材料将

EGCG 装载在支架表面,所释放的 EGCG 赋予支架显著抑制 SMCs 增殖的功能[111]。Zhu 等将具有抑制 SMCs 增殖和表型转化功能的白藜芦醇水凝胶注射至血管外膜层,能够有效降低内膜损伤导致的再狭窄,同时不影响损伤处内皮化[112],证明其在抑制 ISR 方面具有一定的应用前景。

SMCs 过度增殖是导致 ISR 发生的重要原因,而 SMCs 过度增殖的前提是 SMCs 发生表型转变,即从收缩表型转变为合成表型。通过抑制 SMCs 分裂增殖来抑制 ISR 的策略,往往也会导致对 ECs 的抑制;而旨在抑制 SMCs 表型转变的策略,通常不会对 ECs 产生明显副作用。血小板衍生生长因子(platelet-derived growth factor,PDGF)是诱导 SMCs 表型转变、促进 SMCs 迁移和增殖的强效细胞生长分子。舒尼替尼(一种 PDGF 受体酪氨酸激酶抑制剂)局部给药,具有抑制 SMCs 增殖、迁移的功能,从而起到抑制 ISR 而不影响内皮化的作用[113]。SMCs 转变为合成表型过程中,RhoA 信号通路被激活。南通大学附属医院黄晨等将 RhoA 信号通路抑制剂 rhosin 装载至血管支架表面,并将其植入兔颈动脉中,6 个月后新内膜增生得到显著抑制[114]。重庆大学王贵学教授团队构建了三氧化二砷(As_2O_3)洗脱支架并将其植入兔子颈动脉,支架释放的 As_2O_3 通过抑制 YAP 信号通路诱导 SMCs 向收缩表型转变,显著抑制 SMCs 增殖及 ISR[115]。

同时,研究人员通过对 AS 病理进展及 ISR 发生过程进行表观遗传学研究,也获得一些治疗 AS 和 ISR 的靶点[30]。A20 基因属于锌指蛋白家族,其产物能有效增强 ECs 抵抗损伤的能力,抑制 SMCs 的病理性增殖。陆军军医大学朱楚洪教授团队将 A20 基因固定在胶原涂层预修饰的血管支架表面,并将该支架植入猪冠状动脉中,发现 A20 基因洗脱支架具有预防颈动脉再狭窄和促进支架内皮化的功能[116]。Ras 蛋白在细胞增殖、存活和迁移方面起着十分关键的作用,其作用的发挥需要依赖于 Ras 蛋白的法尼基化。Coats 等在兔血管开展支架植入研究中发现,短暂施用 Ras 法尼基转移酶抑制剂 FPT Ⅲ,可有效减少 ISR,而不会对血管功能或内皮再生产生有害影响[117]。

(2)ECs 表达分泌的具有抑制 SMCs 作用的功能分子。

除了采用上述高通量药物筛选和分子生物学手段外,研究人员还从 ECs 自身表达分泌的功能分子中筛选出了具有特异选择性抑制 SMCs 的活性分子,用于血管支架表面功能修饰,以实现抗 ISR 的目的,且该方法更加直接、简便、有效。天然血管内皮可以通过分泌和表达一系列生物活性分子,调控 SMCs 舒缩、增殖、迁移、表型等生理学行为(图 14.4)[118]。

ECs 表达分泌多种促 SMCs 生长的因子(如 PDGF、碱性成纤维细胞生长因

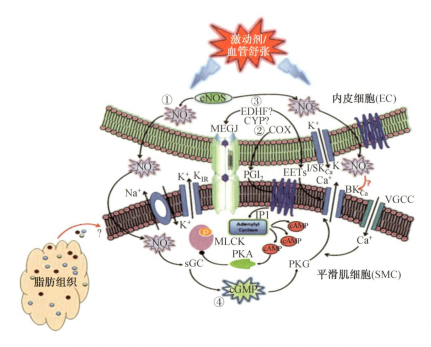

图 14.4　ECs、SMCs 和血管周围组织之间可能的相互作用：[118]内皮依赖性血管扩张剂激动剂诱导
①内皮细胞 eNOS 催化产生 NO；②环氧合酶（cyclooxygenase，COX）产生 PGI_2；③激活内皮衍生的超极化因子（EDHF）通路；④激活 NO 依赖性可溶性鸟苷酸环化酶（sGC），导致环磷酸鸟苷（cGMP）和蛋白激酶 G（PKG）的产生

子、胰岛素样生长因子-1、内皮素-1 等）的同时，也会表达一些抑制 SMCs 生长的因子，例如乙酰肝素、NO 和 PGI_2 等[118]，当促进因子和抑制因子达到平衡时，血管组织稳态得以维持。最新的一些研究发现，ECs 还能分泌和表达一氧化碳（CO）和硫化氢（H_2S）气体，两者与 NO 一样，具有特异性抑制 SMCs 增殖的功能[119-120]。基于此，NO、CO 和 H_2S 气体分子被广泛应用于血管支架表面功能修饰，其中 NO 受到了最广泛关注。Lin 等将 NO 供体装载在聚（乳酸-共-乙醇酸）-PEG 微球中，随后用包裹 NO 释放微球的 PEG-二甲基丙烯酸酯水凝胶改性血管支架。该支架植入新西兰大白兔主动脉第 7 天，植入部位血管组织中的 cGMP 表达水平显著增加，增殖细胞核抗原阳性细胞减少；支架在植入的第 7 天和第 28 天，与对照组相比，NO-释放涂层改性支架组的内膜与中膜比分别降低了 46% 和 32%[121]。Brito 等在 316L SS 支架表面构建载有 eNOS 质粒 DNA 的聚（D,L-丙交酯-乙交酯）和明胶涂层，与对照组相比，eNOS 基因洗脱支架

植入兔子髂动脉 24 h 后,血管组织中 eNOS 蛋白表达量显著增加;植入 2 周后,ISR 得到明显抑制,内皮化程度明显提高[122]。

14.4.3　促内皮表面工程策略

在天然血管中,由功能正常的 ECs 通过分泌一系列活性分子来调控 SMCs 的生长行为,维持血管组织稳态,因此越来越多的学者认为,在血管支架表面快速实现具有正常生理功能的内皮再生是抑制 ISR 的最有效手段。

目前,实现血管支架内皮化的进程主要包括:①ECs 迁移及内皮祖细胞(EPCs)趋化;②ECs 黏附及 EPCs 归巢;③细胞增殖、分化及细胞功能分子表达(图 14.5)[123]。为了加速内皮化进程,科研人员针对上述不同阶段有针对性地提出了多种促内皮表面工程策略。

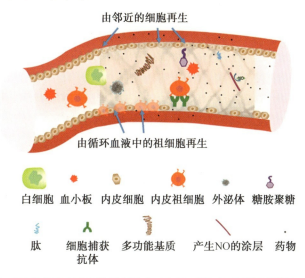

图 14.5　通过表面工程策略实现血管支架内皮化的两种机制[123]

1. 促进 ECs 迁移及 EPCs 趋化的表面工程策略

ECs 迁移及 EPCs 趋化是支架实现内皮化的第一步,有研究发现,低于 2 mm 的创面内皮化过程以 ECs 迁移为主导;而对于更大的创面,EPCs 趋化归巢作用的贡献会有所提升[124]。降低血管支架筋厚度、设计适度的流线形结构是提高内皮化的有效手段[125]。第二代 DES 通过将第一代 DES 的制造材料 316L SS 替换成力学强度更优的钴铬合金,在减小支架筋尺寸以减轻支架对血管组织损伤的同时,加速了内皮化。在此基础上,研究人员结合表面工程修饰手段,通过提升 ECs 迁移及 EPCs 趋化速度,进一步加速了内皮化进程。

(1) 支架表面拓扑结构诱导的细胞迁移。

从物理层面来说,ECs 生长行为与 ECM 表面微纳形貌及体内血流冲刷密切相关[126]。微图案排列引起的几何限制可以影响细胞内 F—肌动蛋白和微管蛋白的结构和排列方式,进而影响细胞的迁移、黏附、形态和功能表达。基于此,改变支架的表面拓扑结构显示出诱导 ECs 迁移的巨大潜力。Palmaz 和 Lu 研究发现,细胞在具有拓扑结构的材料表面比在光滑表面上表现出更好的迁移和运动性能,ECs 在宽度为 $2\sim22~\mu m$ 的沟槽上的迁移能力得到显著增强[127-128]。Sprague 等[129]用化学刻蚀技术在血管支架表面构建出宽度为 $15~\mu m$ 的交替凹槽结构,冠状动脉损伤模型猪体内植入试验结果表明,植入 7 d 后,图形化改性支架表面 ECs 的迁移距离提高两倍,加速内皮化进程的同时,有利于内皮功能表达。Brammer 等利用阳极氧化法在钛金属表面构建与细胞膜受体或蛋白质尺寸相适配的 TiO_2 纳米管阵列,促进 ECs 的黏附和迁移,加速 ECM 的形成,从而诱导出一个更利于 ECs 生长的微环境[130]。Peng 等研究了不同管径的 TiO_2 纳米管阵列上 ECs 及 SMCs 的生长行为,发现特定尺寸的 TiO_2 纳米管阵列表现出选择性地促进 ECs 生长而抑制 SMCs 增殖的能力[131]。进一步地,Li 等[132]利用激光表面工程技术在沉积 CrN 和 Fe(2/3/4)N 涂层的 316L SS 及商品化冠状动脉支架表面构建具有超亲水性的微纳复合结构,并开展了临床试验研究,结果表明,该微纳复合结构可显著提高早期人冠状动脉 ECs 的迁移、黏附和增殖能力。Liang 等[133]利用飞秒激光技术在血管支架上制备了 SMCs 仿生微纳结构,有效促进了 ECs 的迁移、黏附和增殖,植入动物体内可显著地促进再内皮化进程。

(2) 趋化因子介导的细胞迁移。

支架植入后对血管组织造成的损伤可触发多种生物活性因子的表达,包括细胞因子和趋化因子,进而引起血小板、免疫细胞、SMCs、ECs 及 EPCs 的迁移、归巢、活化等过程,最终参与凝血、炎症反应和组织修复的调控。在血管支架上装载促进 ECs 迁移或者 EPCs 趋化的因子,通过因子的缓慢释放形成化学浓度梯度,可以促进 ECs 或 EPCs 的迁移和归巢,加速支架内皮化进程。最常见的趋化因子包括血管内皮生长因子(vascular endothelial growth factor,VEGF)、基质细胞衍生生长因子(stromal—cell derived growth factor—1α,SDF—1α)及 EDRF 等。SDF—1α 是一种具有 ECs 和 EPCs 趋化功能的因子。Kang 等首先对血管支架表面进行肝素化功能修饰,借助肝素对 SDF—1α 特异性结合能力实现支架表面 SDF—1α 的固定。研究结果显示,与裸的或者肝素改性的 Co—Cr 合金支架相比,SDF—1α 功能化修饰的血管支架表现出更优的 EPCs 募集能力。纤维蛋白凝胶迁移试验结果显示,EPCs 对 SDF—1α 的释放速率低至 1 ng/d 的血管支架表面依然具有趋化响应性[134]。然而，Yu 等[135]发现 SDF-1 的细胞选择性并没有 VEGF 高，SDF-1 不仅可以趋化 EPCs，还可以趋化平滑肌祖细胞（smooth muscle progenitor cells，SMPCs），这可能会导致潜在的 ISR 发生风险。

NO 除了具有前面所提及的特异性抑制血小板激活及 SMCs 增殖功能外，在促进 ECs 迁移中也扮演着重要的角色。已有研究证实，NO 是维持 ECs 整合素 αvβ3 功能表达的关键因素，而整合素 αvβ3 是 ECs 迁移、存活和血管生成的必要介质[136]。因此，NO 可通过促进 ECs 迁移在介导内皮再生及血管生成中起到重要作用。基于此，Sharif 等使用腺病毒装载 eNOS 基因改性血管支架，并将其植入高胆固醇血症新西兰大白兔髂动脉中，14 d 和 28 d 结果表明，装载 eNOS 基因的血管支架通过催化内源性精氨酸释放 NO，显著地促进支架内皮化进程，从而有效地抑制内膜增生[137]。而 Murohara 等用 eNOS 抑制剂 N-硝基-L-精氨酸甲酯(L-NAME)处理 ECs 后发现，处理过的 ECs 的 NO 合成速率显著降低，ECs 的迁移能力也明显减弱[136]。以上研究进一步证明了 NO 在调控 ECs 迁移行为中扮演着重要的角色。

2. 促进细胞黏附的表面工程策略

生物体内，细胞通过表面的受体与 ECM 上的配体结合，实现细胞黏附。ECM 是由细胞表达并释放至细胞外的三维纤维网络结构，以蛋白质、多糖纤维为骨架，中间网罗多种生物活性分子，包括多种细胞生长因子。ECM 在机体内表现出明显的组织特异性，特异性的来源既包括拓扑结构的差异，又包括成分组成的差异，最终表现为生物功能的差异。西南交通大学黄楠教授团队研究发现，相比于 SMCs 构建的 ECM，ECs 原位沉积的 ECM 能更有效地促进血管支架表面内皮化[138]。当生物材料或者植介入器械植入人体内，内源性蛋白质与其表面结合，形成被称为"蛋白冠"的大分子复合物涂层，介导细胞的黏附、增殖等生物学行为[139]。"蛋白冠"由硬冠（不可逆结合的蛋白质，尤其是以稳定方式接枝在材料表面的蛋白质）和软冠（材料表面和介质之间的蛋白质动态交换）组成，硬冠可通过主动接枝来构建，软冠的形成在很大程度上取决于材料本身的性质，包括材料的物理及化学性质。因此，促进细胞黏附的表面工程策略研究中，调控材料表面"蛋白冠"的组成是一个重要的研究方向，包括改变材料物理、化学性能，调控"软冠"组成，选择性接枝目标蛋白组分，构建功能性"硬冠"。

(1)基于改善血管支架表面物理、化学性能的促 ECs 黏附策略。

Kolandaivelu 等用氧等离子体处理 BMS，使其接触角从 74°±6°下降到 5°～15°之间，获得超亲水表面(UHS-BMS)，随后将 UHS-BMS、BMS 和 DES 植入猪冠状动脉中，发现 UHS-BMS 支架支持快速内皮化，从而显著抑制 ISR[140]。

Shim等用大气压等离子体射流处理钴铬合金支架,支架表面粗糙度增加,水接触角显著降低,ECs迁移试验表明,处理后的钴铬合金细胞迁移率从58.2%±11.44%提升至85.2%±12.01%[141]。Wang等在聚醚砜(PES)膜表面引入羧酸根(—COOH)、磺酸根(—SO$_3$H)和氨基(—NH$_2$)基团,调控三者比例可获得较好的血液相容性并促进内皮化[142]。Kim等采用钽(Ta)离子注入法PLLA血管支架,动物体内植入结果表明,Ta离子注入可以提高PLLA支架内皮化速率,预防血栓形成[143]。

(2)促细胞黏附分子的固定。

鉴于细胞是通过细胞表面受体与ECM上配体结合实现细胞黏附,科研人员开始尝试将ECM成分固定在血管支架表面,旨在通过促进ECs黏附,进而加速内皮化进程。用于血管支架表面改性的ECM成分包括乙酰肝素、硫酸软骨素、透明质酸(hyaluronic acid,HA)、层黏连蛋白(laminin,LN)、FN、弹性蛋白和胶原蛋白等。肝素,是乙酰肝素的衍生物,具有与乙酰肝素类似的多重生物学功能,是抗凝血改性最常用的ECM活性分子。Bae等用多巴胺修饰的肝素分子所构建的涂层,除了改善钴铬合金的血液相容性外,还提高了ECs的黏附与增殖[144]。Kim等在血管支架的血液接触面构建多巴胺/透明质酸涂层,在支架血管壁接触面释放对ECs有显著抑制作用的雷帕霉素的情况下,依然能够促进支架内皮化[145]。FN是最常见的促细胞黏附蛋白。Liu等用装载FN的肝素纳米颗粒改性血管支架,可有效提高ECs黏附和增殖,加速内皮化[146]。Yin等在惰性金属支架上通过等离子体沉积的方式共价接枝弹性纤维蛋白,该蛋白涂层能长时间承受血液流动的剪切应力并促进ECs增殖及迁移[147]。采用单一ECM成分修饰血管支架,在促进ECs黏附与增殖的同时,也存在非特异性地促进SMCs生长的可能性,从而导致潜在的内膜增生风险。因此,Tersteeg等采用LN、纤维蛋白原和原弹性纤维蛋白共同修饰血管支架,依靠多组分之间的协同和互补作用,实现支架在促进内皮化的同时,避免再狭窄和凝血发生[148]。然而,由于上述天然多糖或蛋白质分子结构复杂,可能存在免疫原性、纯化困难及后续分子改造方法有限的局限性,在材料改性应用中逐渐被免疫原性较小的重组蛋白或者分子量较小的模拟多肽所替代。在血管支架表面改性中应用最广泛的促内皮化多肽序列包括RGD多肽、REDV多肽和YIGSR多肽等。RGD多肽是最早应用于生物材料表面改性的促细胞黏附多肽,研究发现其在促进ECs黏附生长的同时也会非特异性地促进血小板和SMCs的黏附与生长[149-151]。随后,研究人员合成出对ECs具有更高亲和性的REDV和YIGSR多肽系列,但两者对ECs表现出的特异性选择亲和性往往需要借助一个抗黏附的预修饰表面。浙江大学高长友教授团队的研究发现,在 HA 抗黏附功能的预修饰涂层的辅助下,REDV 多肽表现出显著的促进 ECs、抑制 SMCs 的功能[152]。而 Ceylan 教授课题组采用自组装技术,将 REDV 多肽固定于 ECM 仿生纳米纤维(不具备抗黏附功能)改性的 316L SS 上,并未发现其对 SMCs 的选择性抑制能力[153];此外,西南交通大学黄楠和杨志禄教授团队发现,单一 REDV 修饰的血管支架表面同样未表现出对 ECs 和 SMCs 的双向特异性选择调控作用[154]。因此,基于促进 ECs 黏附活性分子的表面修饰策略,往往需要与其他抗凝血或抑制 SMCs 策略相结合,确保在促进内皮化的过程中避免因凝血和 SMCs 增殖而导致的血栓或内膜增生发生的风险。

3. 基于 EPCs 捕获的表面工程策略

上述基于促进 ECs 或 EPCs 迁移、趋化及黏附的表面工程策略实现支架内皮化受限于支架植入病灶部位附近健康 ECs 数量及患者生理条件下血液中的 EPCs 数量,依靠有限数量的 ECs 迁移及 EPCs 归巢实现内皮化往往需要较长时间,因此研究者们开始寻找能更快实现内皮化的策略,EPCs 捕获便是其中最常见的一种[155]。

EPCs 是血管 ECs 的前体细胞,具有分化为功能性 ECs 的潜力,并具有"持续"的自我更新及定向分化的能力。自 1997 年首次被发现以来,EPCs 的生物学特性和治疗作用就一直是再生医学领域的研究热点问题。截至目前,EPCs 已经被证实可以增强缺血组织的新血管生成和组织修复,促进血管内皮损伤修复和促进缺血组织血管网络生成,介导组织缺血损伤修复[156]。因此,通过在血管支架上固定具有特异性识别 EPCs 的功能分子,实现循环血液中 EPCs 的快速捕获并促使其在表面黏附、生长和定向分化,有望实现支架表面原位快速内皮化[157]。目前,用于快速捕获 EPCs 的策略包括 3 种:①表面固定 EPCs 特异性抗体;②表面固定较 EPCs 抗体具有更高特异性的多肽适配子及核酸适配子;③磁性粒子介导的 EPCs 捕获。

(1)EPCs 特异性抗体。

Song 等[158]用密度梯度离心法从脐带血中分离 EPCs,经鉴定发现,EPCs 可不同程度表达 CD133、CD34、CD31 等表面标记物,而这些特异性标记物常被用作 EPCs 捕获的靶标。CD34 抗体是 EPCs 捕获型血管支架最常用的介质。表面固定 CD34 抗体的 Genous 支架已获得临床应用许可,2003 年第一个 EPCs 捕获血管支架在鹿特丹进行临床试验。一项涉及 16 名接受 CD34 抗体改性支架植入患者的临床研究结果表明,支架表面固定的 CD34 抗体通过特异性结合 EPCs 表面的 CD34 抗原,成功地将血液中的 EPCs 捕获到支架表面,该支架对非复杂性冠状动脉狭窄患者的治疗被证明安全有效[159]。到目前为止，CD34抗体可通过物理吸附、静电组装和共价接枝等多种方法固定于血管支架表面。然而CD34抗体捕获EPCs的特异性并不高，有研究发现，250个CD34阳性细胞中只有1个是EPCs，其他细胞类型如SMPCs也可能被捕获[160]，而被捕获的SMPCs在支架表面的增殖最终可导致ISR发生[161]，这也是CD34抗体涂层支架的一个重大缺陷。随后，比CD34具有更高EPCs特异识别能力的CD133抗体开始被研究人员所关注。Li等将CD133改性的不锈钢血管支架植入动物体内，研究结果表明CD133支架可以实现快速内皮化，但由于该研究只是EPCs捕获的初步论证性试验，并未与CD34抗体进行比较，其对EPCs的特异识别性并未得到有效评估[162]。随后，Sedaghat等在CD133抗体与CD34抗体对EPCs特异性捕获的对比研究中发现，CD133抗体存在与CD34抗体类似的问题，即单核细胞也同样会被CD133抗体所捕获[163]。血管内皮钙黏蛋白是晚期EPCs表面特异性抗原，Lim等选用VE-钙黏蛋白抗体改性血管支架(VE-cad支架)植入兔子髂动脉，其研究结果发现，支架在植入48 h后其表面捕获的CD-31阳性EPCs明显多于BMS；支架植入3 d后，扫描电镜结果显示90%以上的VE-cad支架表面被EPCs覆盖；当支架植入42 d后，VE-cad支架新内膜厚度明显小于BMS[164]。该结果证明，通过在血管支架表面固定具有更高EPCs特异性识别功能的活性分子可改善支架表面的内皮化质量，从而有效抑制内膜增生。

(2)EPCs适配子。

基于指数富集的配体系统进化技术(systematic evolution of ligands by exponential enrichment，SELEX)，从随机单链核酸序列库中筛选出与EPCs高度亲和的核酸适配子，被认为是提高EPCs捕获特异性的有效手段。Hoffmann等[165-166]借助SELEX技术合成了与EPCs高度亲和的单链DNA适配子，在PEG介导下实现对支架材料表面的功能修饰。体外循环模拟系统实验显示，单链DNA适配子修饰的表面展现出特异性捕获全血中EPCs的能力，所捕获的EPCs可以在10 d内定向分化成ECs，实现快速内皮化，并行使内皮生理功能。尽管寡核苷酸适配子可以与EPCs高效、特异性结合，结合常数甚至优于单克隆抗体，但由于体内环境中存在大量的核酸切割酶，可导致适配子降解，制约其临床应用和发展。随后，Veleva等[167]筛选出可与血液来源EPCs特异性结合的多肽适配子，并将其共价接枝在三元共聚物表面，体外研究显示其可以特异结合EPCs，具有应用于心血管材料表面改性的潜在价值。Chen等将生物素化多肽适配子和牛血清白蛋白用于钛金属材料表面共修饰，赋予其EPCs特异性捕获和抗血小板黏附功能，证明了该多肽适配子应用于心血管支架表面改性的可行性[168]。

(3) 磁性粒子策略。

除了基于 EPCs 表面特异性识别位点设计的抗体和多肽实现 EPCs 捕获的策略之外，另一种 EPCs 捕获的方法是借助磁场的作用，即借助外部施加的磁场或支架本体带有的磁性，将血液中吞噬磁性纳米粒子的 EPCs 捕获至支架表面。Pislaru 等[169]通过密度梯度离心法分离出 EPCs，并进一步诱导其分化成 ECs，然后与磁性纳米粒子（magnetic nanoparticles，MNP）共培养，从而得到吞噬 MNP 的 ECs，即磁化 ECs。随后，将该细胞悬液通入顺磁化的人工血管内，当对人工血管施加磁场后，观测到施加磁场部位的磁化 ECs 黏附数量是未加磁场部位的 30 倍，且磁场作用下细胞黏附的稳定性得到显著提高。然而，MNP 的吞噬可能会对 EPCs 或 ECs 的生物学行为产生不利影响；此外，细胞需要经过分离、纯化、体外培养后才能进行磁性标记，该过程不仅漫长而且成本高，对于急性患者难以实现临床应用。更为重要的是，目前临床应用的血管支架材料磁性较弱，若要实现对磁化的 EPCs 或 ECs 高效的捕获，则血管支架材料中需要引入更多的磁性金属元素，如镍或铬，而这些重金属元素的引入将增加人体危害的潜在风险，故而，基于磁性粒子的 EPCs 捕获策略发展具有快速内皮再生能力的血管支架面临着较大的局限性。

4. 基于促进细胞增殖与分化的表面工程策略

基于趋化、黏附和特异性捕获等策略实现的 ECs 或 EPCs 在血管支架表面着床，其内皮化进程则取决于支架表面能否赋予细胞快速增殖和定向分化能力，从而诱导其最终形成结构完整且功能正常的内皮细胞层，行使血管内皮生理功能。VEGF 是 ECs 增殖促进剂，也是诱导新血管生成的重要活性物质，因此被广泛应用于血管支架促进内皮化研究。VEGF 应用于血管支架表面功能改性的形式多样，包括以物理装载或化学接枝方式固定至支架表面；通过药物球囊在支架植入的血管组织部位载入；支架表面装载 VEGF 基因等。新加坡国立大学 Wilson Wang 教授团队在钛合金表面预修饰 PDA 涂层，以表面的酚羟基/醌基为反应位点共价固定 VEGF。体外 ECs 培养结果证明，VEGF 的修饰有效地促进了 ECs 的黏附、增殖和存活；同时还表现出诱导人间充质干细胞（mesenchymal stem cells，MSCs）向 ECs 分化的潜能[170]。Belle 等以药物球囊的形式在支架植入部位载入 VEGF，7 d 动物试验结果表明 VEGF 基因表现出显著的促内皮化效果，有效地改善了血栓形成[47]。Paul 等用纳米杂交杆状病毒装载 VEGF 基因修饰血管支架，并将其植入犬股动脉中，发现支架植入部位的 VEGF 基因表达显著增强，内皮功能快速恢复，新内膜生成显著减少[171]。此外，

Chang 等还报道了一种将转染 VEGF 和肝细胞生长因子(hepatocyte growth factor, HGF)基因的 MSCs 接种在血管支架表面的快速内皮化策略,借助 MSCs 表达的两种因子诱导自身朝 ECs 定向分化,加速内皮化并抑制 ISR[172]。Wu 等也开展了类似的研究,该研究团队将转染 VEGF 基因的 ECs 接种于血管支架上,研究发现该支架植入兔子腹主动脉 1 周后可实现 ECs 全覆盖;植入 12 周后,在支架表面形成的内膜面积显著减小[173]。然而,由于转基因细胞改性支架的策略受细胞扩增周期或细胞免疫原性的影响,对急需进行支架移植的患者并不适用,其发展也受到了一定的限制。

上述策略在改善或促进支架再内皮化方面取得了较好的进展,然而,这种促内皮化策略忽略了血管支架植入病灶处的炎症环境,其中不断产生的炎症因子和 H_2O_2 会持续损伤再生的 ECs,因此无法为具有正常生理功能的内膜再生提供理想的微环境,甚至还可能会成为诱发 ISNA 的关键因素。例如,第二代 DES 通过选用对 ECs 副作用较小的药物来改善内皮化进程,尽管其植入体内后也可以实现较快的内皮化,但是再生的内皮细胞层却存在 eNOS 表达减少,细胞间隙连接不紧密的特点,导致其临床应用过程中 ISNA 的发生与第一代 DES 相比并无显著差异[55]。由此可见,一个理想的血管支架,必须兼具促进 ECs 生长及炎症调控的功能。

14.4.4 炎症调控表面工程策略

研究人员在对 AS 发病机制的研究中发现,炎症参与了 AS 的发生及发展的各个阶段。AS 病变初期,炎症介导白细胞的募集;中期,炎症则参与诱导白细胞及血管壁细胞分泌细胞因子和生长因子,促进 SMCs 的迁移、增殖及表型转化;晚期,炎症参与抑制胶原合成,促进胶原酶的表达,使斑块纤维帽变薄、易于破裂[174]。此外,炎症也被证实可能与支架植入后的一系列不良事件相关,包括 ISR、LST 和 ISNA 等(图 14.6)[175]。因此,不论是在支架植入后进行系统抗炎治疗,还是通过表面功能改性手段赋予血管支架抗炎功能,均能改善 AS 斑块病理环境,提高血管支架治疗效果,甚至实现病灶治愈。

早期,临床上针对 AS 和支架植入引发的炎症反应主要采用系统给予抗炎药的方式进行治疗。对于 AS 抗炎治疗,Zhang[176]列举了 5 个不同阶段的标志性事件,分别为:①皮质类固醇的应用;②非甾体抗炎药的应用;③秋水仙碱的应

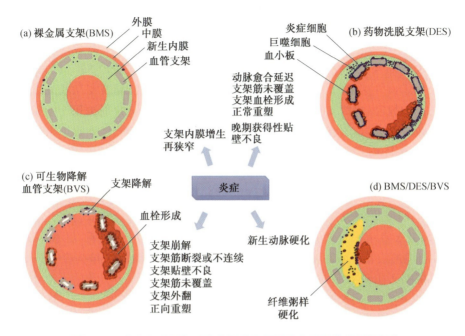

图 14.6　炎症在支架介入治疗后不良事件发生过程中的作用[176]

用;④2017 年 Canakinumad①抗炎性血栓形成研究(CANTOS);⑤2018 年心血管炎症相关的减少血管炎症试验(CIRT)。然而,系统性给药方式治疗 AS 虽然取得了一定的治疗效果,但是也给患者带来了一系列并发症发生的风险。例如:①急性心梗患者皮质类固醇治疗会抑制梗死心肌的愈合,进而增加心脏破裂的风险;②稳定型冠状动脉疾病患者长期使用皮质类固醇治疗可能诱发高脂血症和高血糖,进而加重 AS 病变;③所有非甾体抗炎药(阿司匹林除外)都会增加心肌梗死的风险,因此,除阿司匹林外,缓解 AS 心血管疾病患者疼痛已不再推荐使用非甾体抗炎药[177]。他汀类药物,3-羟基-3 甲基戊二酰辅酶 A(HMG-CoA)还原酶的抑制剂是近年来 AS 疾病患者辅助治疗的常用药物,可显著提高患者生存率,减少靶血管的血运重建,降低 ISR 发生率[178];然而,他汀类药物通过系统给药方式存在导致严重的胃肠道反应及肌肉综合征的风险[179]。为了规避系统性给药方式治疗血管支架植入引发炎症的潜在风险,研究人员借助表面工程策略实现抗炎药物(分子)对血管支架的表面功能修饰,将系统性给药治疗方式变成局部抗炎治疗。

---

① Canakinumad 是一种靶向白介素 1β 的单克隆抗体。

1. 基于抗氧化剂的抗炎表面

近年来,很多证据表明氧化应激在炎症的发生和进展中起着至关重要的作用[180],而炎症又是导致支架植入后不良事件发生的重要原因[38,57]。因此,将抗氧化剂用于血管支架的表面改性有望通过降低炎症水平,降低支架植入术后并发症发生的风险,提高支架治疗效果。目前已有多种抗氧化剂被用于血管支架的表面改性研究,主要包括植物多酚、植物黄酮类、维生素 C、维生素 E 和柠檬酸等。Ceresnakova 等用柠檬酸改性镍钛诺血管支架,发现柠檬酸除了有抗氧化特性外,还可以通过诱导 ECs 整合素的构象变化进而促进细胞迁移及黏附,加速内皮化的同时,有效地抑制 ISR 的发生[181]。Lim 等将没食子酸(gallic acid,GA)洗脱支架(GES)、西罗莫司洗脱支架(SES)、没食子酸和西罗莫司双药物洗脱支架(GSES)植入猪冠状动脉中,28 d 后的组织病理学分析结果表明,尽管 GES 和 GSES 组中的没食子酸在抑制 ISR 方面没有显示出协同作用,但其比 SES 组更有效地降低了组织炎症水平[182]。

2. 基于抗炎介质的抗炎表面

(1)基于他汀类药物的策略。

他汀类药物,因其能够有效降低血液中 LDL 和三酰甘油,提高高密度脂蛋白(high density lipoprotein,HDL)含量的功能,被广泛应用于 AS 疾病患者的辅助治疗[183]。此外,他汀类药物还能通过调控炎症[184]、特异选择性抑制 SMCs 生长[185]、调节血栓形成[186]等途径起到抑制或减轻 ISR 的效果。基于他汀类药物应用于 AS 疾病治疗的潜在理想功能,有研究团队开始尝试将他汀类药物应用于血管支架表面功能改性研究。Scheller 等将阿托伐他汀药物洗脱支架植入猪体内,发现支架筋周围的局部组织炎症反应明显降低[187]。Kersani 等则采用静电纺丝技术将含有辛伐他汀、壳聚糖及 β 环糊精的混合物装载于自膨胀镍钛合金支架表面,动物试验结果证明,辛伐他汀的局部释放有效地减少了支架植入术后的炎症反应并改善内皮功能[188]。Roopmani 等用聚 L-丙交酯-己内酯(PLCL)涂层装载阿托伐他汀和非诺贝特改性 BMS,该涂层在体外能显著减少巨噬细胞的黏附,改性支架植入大鼠皮下 28 d 后表现出优异的组织相容性,无炎症反应发生[190]。Wang 等设计了一个由 EGCG 与半胱胺交联并装载匹伐他汀钙的新型药物洗脱涂层,其在 ROS 的作用下,促使半胱胺二硫键断裂,释放出匹伐他汀钙,有效地减轻炎症反应,抑制 SMCs 增殖,但促进 ECs 迁移和增殖[190]。

(2)基于免疫抑制剂的策略。

雷帕霉素是一种由陆地细菌产生的抗真菌剂[191],具有免疫抑制[192]、抗肿瘤[193]、神经保护或再生[194]和延长寿命[195]等功能。雷帕霉素所表现出来的多重生物学功能激发了研究人员对其作用靶点和作用方式研究的热情和兴趣。系列研究结果揭示,雷帕霉素与细胞内受体FK506结合蛋白12(FKBP12)结合形成复合物,该复合物可以抑制雷帕霉素靶标(mTOR)的活性,进而影响细胞的多种生物学过程[196]。有研究表明,口服雷帕霉素减轻AS的同时不会对血管正常功能产生不利[197],因此雷帕霉素成为了第一代DES的目标药物。然而,随着雷帕霉素DES在临床上的广泛应用,其缺陷也逐渐暴露出来,支架释放的雷帕霉素在抑制炎症和SMCs增殖的同时,也抑制了ECs生长,大大延迟了支架的内皮化进程,导致LST和VLST发生率显著提高[198]。随后,研究人员在雷帕霉素基础上合成多种脂溶性更高的雷帕霉素类似物或者衍生物,例如依维莫司(Everolimus)、佐他莫司(Zotalimus)、优美莫司(Biolimus)等。这些药物组织指向性更高,因此治疗所需的药物剂量大大减少,显著降低了对ECs的损伤[199]。柏盛国际集团设计了一种高度亲脂性的优美莫司 A9™(BA9™),利用支架表面微孔结构(SMS)装载药物的办法,研发出包括 BioFreedom™、BioFreedom™ Ultra、BioMatrix™ Alpha 和 BioMatrix NeoFlex 在内的一系列 DES 产品。然而,即便采用对 ECs 更加友好的抗炎、抗增生药物,例如依维莫司等,第二代 DES 临床应用于患者治疗的过程中,其表面重建的内皮层依然存在功能不全的问题(包括纤溶酶原激活物抑制剂 1 的上调和 eNOS 的下调等)[200]。因此,寻找对 ECs 不会造成损伤的其他抗炎策略依然是该领域亟待解决的问题。

(3)基于抗炎蛋白、多肽及基因的策略。

CD40是肿瘤坏死因子受体(tumor necrosis factor receptor,TNFR)超家族分子成员之一,与CD40配体(CD40L)结合后在机体免疫及炎症发生过程中起到重要的促进作用,其中包括AS病变[201-202]。由于CD40的细胞质结构域缺乏直接的激酶活性,因此必须与其他细胞内蛋白质结合以启动信号级联反应,例如肿瘤坏死因子相关蛋白(TNF-related protein,TRAF)。因此,阻断CD40/CD40L或者CD40/TRAF相互关系,均可起到抑制炎症反应的效果,进而有效缓解AS的发生与发展。1998年,Mach等首次证实CD40L中和抗体可阻断CD40/CD40L相互作用,从而降低LDL受体基因敲除小鼠(LDLR$^{-/-}$)的动脉AS斑块大小,减少脂质沉积及巨噬细胞和T细胞数量[203]。Lievens等则采用CD40/TRAF6阻断剂处理载脂蛋白E敲除模型(Apoe$^{-/-}$)小鼠,发现该阻断剂不仅可以降低Apoe$^{-/-}$小鼠的新生AS斑块面积,而且对已经发生AS的模型小鼠斑块进展也有明显的抑制作用,同时还可以减小斑块坏死区域大小,稳定AS斑块[204]。另外,有研究证明,CD40/TRAF6阻断剂对ECs无抑制作用[205],这为随后基于CD40/TRAF6阻断剂的抗炎血管支架的研发奠定了基础。

CD47,又被称为整合素相关蛋白,是一种广泛分布的跨膜蛋白,当它与其同源受体信号调节蛋白α结合时,可以阻止炎症细胞的激活,从而降低炎症反应[206]。Finley等[207]研究发现,不论在体外还是体内,CD47功能化的表面均可显著抑制炎症细胞的黏附和活化程度;当CD47功能化表面与血液时,展现出显著的抑制血小板黏附和激活的效果。Slee等[208]将CD47多肽改性316L SS支架植入兔颈动脉,与裸支架相比,CD47多肽修饰的支架能够有效抑制血栓的形成及炎性细胞的黏附,显著降低ISR。此外,Inamdar等选用重组CD47蛋白(RecCD47)/CD47免疫球蛋白结构域对应的多肽序列(PepCD47),通过双膦酸盐配位化学和硫醇偶联反应将其固定在316L SS支架表面,体外研究证明,该功能化支架可以在减少血小板和炎症细胞黏附的同时,支持ECs生长[209]。然而,抗炎多肽存在价格昂贵和体内酶环境不稳定等缺点,尽管后续衍生出更为稳定和廉价的多肽分子,但该类分子改性血管支架依然面临酶降解而带来功能发挥时效性有限的问题。

表面基因装载策略被认为是一种比蛋白质或多肽装载更高效、更持久的改性方式,这是由于转染目标基因的细胞会持续表达目标蛋白。MCP-1是由多种细胞(包括ECs、SMCs、单核/巨噬细胞等)表达的促炎因子,其通过趋化单核细胞在血管内皮下聚集来驱动AS病变发生。Ohtani等将抗MCP-1的基因(7ND)注射至家兔或猴子的腿部肌肉中,局部施加电脉冲刺激以提高骨骼肌细胞的转染效率,3 d后将血管支架植入上述兔子或猴子颈动脉内。研究结果显示,骨骼肌抗MCP-1基因的表达可以有效抑制支架动脉壁中的单核细胞浸润与活化,并显著抑制新内膜增生和ISR[210]。随后,该团队制备了7ND基因洗脱支架,实现7ND基因在目标植入血管部位的局部递送。试验结果显示,7ND基因洗脱支架植入兔髂动脉1个月后,支架周围单核细胞浸润和新内膜形成显著减少;而该支架植入猴髂动脉1个月、3个月和6个月后,均显示出对新内膜形成的有效抑制[211]。核因子κB(NF-κB)是TNFR超家族成员之一,主要表达于活化的T细胞、树突状细胞、造血前体细胞等,也是参与炎症调节的主要转录因子。Ohtani等[212]通过利用聚氨酯作为药物载体构建了NF-κB诱饵基因序列(ODN)洗脱涂层并应用于血管支架表面改性,ODN洗脱支架植入兔股动脉3 d和10 d的结果显示,与BMS和聚氨酯涂层改性支架组相比,ODN洗脱支架组的组织炎症标志物表达显著减少,支架植入4周后,其新生内膜厚度减少约30%。尽管基因洗脱支架目前取得了较好的进展,然而针对其未来应用转化过程中所要面临的关键问题则在于如何开发出一种能够有效诱导局部基因表达,但没有副作用的基因载体(例如纳米颗粒载体等)[213]。

3. 基于理疗气体释放的抗炎策略

气体分子作为药物,具有轻易穿透组织及细胞膜屏障的优点。NO 是由 ECs 分泌的具有舒张血管、调控 SMCs 增殖及血小板活化等多重生物学功能的气体分子,同时还能发挥炎症介质的作用。在炎症反应中,促炎细胞因子介导诱导型 NO 合酶(Inducible NO synthase,iNOS)在单核细胞(巨噬细胞)、中性粒细胞及其他细胞中的表达并释放 NO[214]。生理浓度的 NO 可以作为自由基清除剂[215]减轻强氧化自由基介导的炎症反应;此外,NO 还可以通过降低还原型辅酶Ⅱ氧化酶活性来抑制嗜中性粒细胞产生超氧化物,进一步减轻炎症[216]。然而,当 NO 浓度或者其他炎症介质(包括趋化因子)浓度过高时,则会进一步趋化更多的免疫细胞,表达更多的炎症介质,形成正反馈,加剧炎症反应。有研究发现,机体细菌感染时,内毒素诱导大量的 NO 释放,其释放浓度甚至高达生理浓度的 1 000 倍[217]。过量的 NO 可导致组织破坏,诱发炎症性自身免疫疾病[218]。因此,在炎症发生与发展过程中,NO 扮演着"双刃剑"的角色[219]。NO 最终是扮演促炎还是抗炎的角色,主要取决于 NO 的浓度。因此,通过表面工程化修饰手段,赋予血管支架表面催化或释放 NO 功能,其 NO 的释放速率需要得到精确控制[220],既要保证其充分发挥其抑制 SMCs 增殖和血小板激活的功能,又要保证其具有正向调控炎症反应的能力。

除了 NO,其他一些具有抗炎功能的理疗气体,如较为典型的硫化氢(H_2S)和一氧化碳(CO)也在血管支架表面工程化修饰中受到较为广泛的关注。这两种气体除了具有抗氧化和抗炎功能外,还参与了血管细胞的凋亡、增殖与迁移等多重生物学功能,这部分内容将在下面展开论述。

14.4.5 多功能表面修饰策略

在介入手术中,支架在撑开的过程中不可避免地会对病灶处血管造成机械损伤,继而引发一系列细胞和分子事件,触发血栓形成、炎症反应、内膜增生、基质沉积及血管重塑等病理学响应过程,最终导致 ISR 发生。由此可见,作为一款理想的血管支架,在病变血管微环境下需要具备抗凝血、炎症调控及抑制 SMCs 过度增殖和表型转换、促进 ECs 生长等多重生物学功能,为促进具有正常生理功能的内皮再生营造出友好的微环境,最终实现病变血管再生修复。功能单一的支架表面工程改性策略无法满足如此复杂、苛刻的多重生物学功能需求,因此难以实现血管支架调控病变血管再生修复的终极目标。例如,DES 因内皮重建延迟或缺失引发 LST 和 VLST;CD34 抗体改性的 EPCs 捕获血管支架因缺乏对

SMCs调控引起ISR。因此，构建具有多重生物学功能的表面成为血管支架研究和发展的新方向。血管支架多功能表面的构建主要涉及两种策略：具有多重功能的单一功能分子修饰策略；两种或多种功能分子协同修饰策略。

1. 具有多重功能的单一功能分子修饰策略

（1）多功能多糖及蛋白质。

肝素是多糖乙酰肝素的衍生物（内皮细胞糖萼主要组成成分），也是动物体内一种天然的抗凝物质，因其具有优异的抗凝血性能被广泛应用于临床。随后研究人员发现，肝素可以与多种蛋白质、趋化因子和生长因子特异性结合，发挥许多重要的生物学功能，典型的如抗凝、抗炎、促进ECs生长及抑制SMCs增殖等[221-222]。肝素表现出来的多重生物学功能也使其成为血管支架表面功能修饰的一种潜在理想功能分子。早在2010年，西南交通大学Yang等[223]利用酰胺偶合的化学接枝手段将肝素共价固定于等离子沉积聚烯丙胺涂层改性的富含氨基的316L SS表面，研究发现，经过肝素改性的316L SS不仅可显著抑制血小板的黏附、激活，还表现出促进ECs黏附和增殖的功能。动物体内试验结果证明，肝素功能化的316L SS具有快速促进内皮化和显著抑制血栓的功能。在随后的研究中，黄楠、王进教授团队为了减少共价接枝对肝素活性的影响，改用静电修饰法在等离子体聚烯丙胺涂层改性的316L SS表面实现肝素功能修饰[224]。通过对肝素功能化表面进行系统性的生物学研究发现，肝素功能的发挥与其在材料表面固定量有着密切的关系，当材料表面肝素固定量控制在 3 $\mu g/cm^2$ 以下时，肝素功能化的表面同时兼具抗凝、促进ECs而抑制SMCs的多重生物学功能，而当其表面肝素固定量超过 3 $\mu g/cm^2$ 以上时，却表现出抑制ECs的作用，这可能是肝素接枝量过大导致支架表面负电位过大，使得其对ECs电荷排斥作用大于肝素对ECs的亲和力[223,225]。此外，研究人员还发现，肝素功能化的血管支架表面还表现出抗炎功能。Li等研究发现，肝素可以通过调控IkB-α、ERK1/2、JNK、p38 MAPK和STAT3的磷酸化，抑制脂多糖（lipopolysaccharide，LPS）诱导的ECs炎症[226]。Johnbosco等[227]制备了肝素生物杂化水凝胶改性钴铬血管支架，静态和动态全血试验结果表明，肝素水凝胶涂层可显著抑制凝血和炎症反应。Lin等将肝素涂层血管支架植入狒狒髂动脉，30 d和90 d结果表明，肝素涂层能显著降低支架新生内膜增生[228]。

HA作为天然内皮糖萼的重要组成部分，有着包括无免疫原性、亲水、可生物降解等独特优点，已被广泛应用于临床。在生理功能方面，HA在调节各种生物过程和维持体内生物学平衡方面发挥着多方面的作用，包括抗凝血、抑制SMCs增殖并调控其表型表达、抗炎、免疫调节、促进组织再生等[229]。

Tavianatou 等[230]研究发现,不同分子量的 HA 片段与其受体(尤其是 CD44 与 RHAMM)的相互作用方式不同,导致其对细胞生长行为产生不同的影响。Isa 等[231]采用星型氨基化 PEG 交联 HA 形成水凝胶,研究其在体外对于炎性模型髓核细胞的影响,发现 HA 水凝胶可通过抑制白介素 1 受体(IL-1 R1)和 MyD88 的炎性受体降低 *NGF* 和 *BDNF* 基因表达,从而减少炎性对于髓核细胞的伤害。基于 HA 在炎症调控及心血管方面表现出的潜在的理想多重生物学功能,HA 应用于血管支架表面功能修饰的研究陆续开展。Lih 等[232]采用多巴胺修饰的 HA 改性 Co-Cr 合金支架表面,利用 HA 分子侧链上引入的酚羟基与 Co-Cr 合金血管支架表面金属配位螯合作用将其牢固固定在支架表面,研究结果表明,经过 HA 改性的血管支架不仅有效抑制了蛋白质吸附和血小板黏附,而且还增强了 ECs 的黏附和增殖。随后,西南交通大学杨苹教授团队在不同分子质量的 HA(4~500 ku)改性血管支架的研究中发现,HA 分子量与生物学功能的发挥存在密切的关联性。分子质量在 100~500 ku 范围的 HA 具有优异的抗凝血、抑制 SMCs 增殖、促进 ECs 生长和调控炎症反应等功能,具备血管支架所期望的多重生物学功能[233]。

褐藻糖胶是一种从褐海藻中提取的硫酸化多糖,具有与肝素相似的抗凝效果,也同样具有抗 SMCs 增殖[234]、促进内皮再生[235]和抗炎[236]等生物学功能。Deux 等发现,兔子髂动脉血管支架植入后用低分子量的褐藻糖胶(LMWF)治疗,14 d 后 LMWF 治疗组的血管管腔横截面积缩小 58%,显著抑制 ISR[234]。Kim 等制备了褐藻糖胶洗脱血管支架,植入兔子髂动脉 4 周后,与裸支架相比,褐藻糖胶洗脱支架的再狭窄面积显著减小[237]。

除了上述一系列多功能多糖类外,一些 ECM 中的蛋白质也被用于构建具有多重生物学功能的血管支架。作为血管壁的组成结构蛋白之一,弹性蛋白因其显著抑制血小板黏附和激活的性能,也被用于修饰血液接触材料[238]。Ito 等用猪主动脉提取的凝聚 α-弹性蛋白改性涤纶材料进行研究,发现 SMCs 在改性表面的迁移受到显著抑制,且抑制程度与 α-弹性蛋白的接枝量呈正相关;而 ECs 在改性涂层上的迁移与生长不受影响[239]。至此,弹性蛋白展现出多种符合血管支架性能需求的特性,然而弹性蛋白内在的不溶性使其难以从动物组织中直接进行纯化和加工,进而限制其应用。针对弹性蛋白结构域进行的一系列表征及分析发现,弹性蛋白中的五肽序列(VPGVG)表现出与弹性蛋白一致的弹性行为和光谱特征,奠定了弹性蛋白衍生物改性血管支架的分子基础[240]。Defife 等用聚丙烯酰胺、PEG、聚乙烯吡咯烷酮、HA 和 VPGVG 多肽分别改性硅橡胶,与裸的硅橡胶相比,每种改性涂层都显著降低了纤维蛋白原和免疫球蛋白的吸附,然而没有一种涂层能抑制单核细胞或多形核白细胞的黏附。尽管有更多的单核细胞在 PEG 和 VPGVG 多肽涂层上黏附，但单核细胞在上述两种涂层上表达的促炎因子量却最低，从综合效果来看，VPGVG 多肽涂层功能表现最优[241]。此外，Fernández-Colino 等发展了一种由 VPGVG 五肽制备而成的重组弹性蛋白薄膜(ELR)用于改性冠脉支架。钱德勒的循环试验表明 ELR 膜改性的表面血小板黏附数量最少；体外细胞试验结果表明 EPCs 在 ELR 膜改性的表面融合生长并形成完整内皮层；体内动物试验结果表明 ELR 涂层改性支架可以避免 AS 斑块与血流接触，减少血小板黏附，同时促进内皮化[242]。

随着其他多功能 ECM 蛋白的活性结构域陆续得到表征，其对应衍生多肽在血管支架表面修饰中也得到广泛研究与应用，典型的代表包括纤连蛋白(FN)衍生的多功能 Arg-Glu-Asp-Val (REDV)多肽，以及层粘连蛋白(LN)衍生的 Tyr-Ile-Gly-Ser-Arg (YIGSR)多肽等。REDV 多肽被证明可以与 ECs 表面特有的 $\alpha_4\beta_1$ 整合素结合，因此具备选择性促进 ECs 黏附的功能[152]。

(2)多功能理疗气体。

①NO 等理疗气体。NO 是由内皮组织产生的血管舒张因子，被证实具有多重生理学功能，包括抗凝血[245]、抗内膜增生[244]、抗炎[245]、抗菌[246]等，而这些功能正是血管支架所需。尽管到目前为止仍然没有 NO 改性血管支架应用于临床，但 NO 在血管支架改性方面已经显示出广阔的应用前景，这与 NO 生理上的多重特异性功能息息相关(图 14.7)[247]。

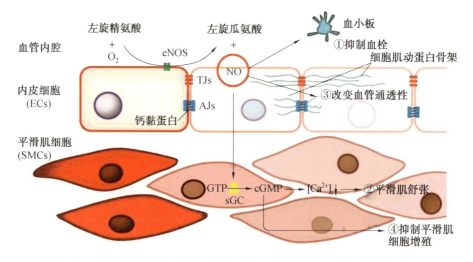

图 14.7　eNOS 介导的 NO 生物合成及 NO 在血管系统中的生物学效应[247]

第14章 心血管支架表面工程

在心血管系统中,NO的产生主要来源于两条途径:①在ECs分泌的eNOS的催化作用下,促使L-精氨酸转化为L-瓜氨酸并释放出NO[248];②谷胱甘肽过氧化物酶(glutathione peroxidase,GPx)催化内源性一氧化氮供体亚硝基硫醇(S-nitrosothiols,RSNO)分解释放出NO[249]。鉴于NO生理学功能与血管支架需求的高度适配性,借鉴心血管系统中NO的产生途径,研究者们逐步发展出NO-释放型和NO-催化型两种代表性NO涂层体系,用于血管支架的表面修饰。

NO-释放型涂层通常以聚合物为载体,通过物理共混或者化学交联等手段将NO供体装载或交联于聚合物材料中。Yoon等开展了以聚氨酯作为载体装载NO供体硝普钠改性血管支架的研究。28 d的动物试验结果显示,尽管NO改性支架对动脉壁产生局部生物学效应,使得组织中cGMP水平持续升高,但并没有显著抑制血管新生内膜增生的作用[250],这可能与后期NO释放量不足有关。Lin等采用同时装载NO供体和PTX的聚甲基丙烯酸甲酯(polymethyl methacrylate,PMMA)涂层改性316L SS支架(RSNO-PTX),并将其植入兔髂动脉。支架植入初期表现出优异的抑制血小板黏附、SMCs增殖及ISR的效果。然而,支架植入6~12个月后,PMMA表面出现了炎症反应及晚期血栓,并导致血管阻塞[251],可能是由NO和PTX快速释放结束后,暴露出生物相容性较差的药物载体PMMA导致。

为了改善NO-释放型涂层NO释放周期短的问题,Parzuchowski等[252]采用多种甲基丙烯酸类单体形成聚合物或聚合微粒,Mintzer等选用树枝状聚烯丙胺[253]装载NO。这一系列的聚合物分子具有丰富的可转变为NO供体二醇二氮烯鎓(NONOate)的仲氨基团,可以提高NO的装载量。Nablo和Schoenfisch则采用疏水PVC涂层覆盖NO载体干凝胶,有效降低涂层的NO释放速率,提高释放稳定性和释放时间[254]。Do等在血管支架表面固定NO释放微球,改性支架的NO释放模式为:第1周快速释放,随后3周缓慢持续释放。改性支架植入兔子体内第7天和第28天,支架内膜与中膜比分别降低了46%和32%[121]。然而,这类基于NO供体分解释放NO策略而构建的支架涂层存在NO装载量有限、供体半衰期短、稳定性差(光、热和湿度敏感)的缺点。当其应用于体内时,由于前期NO突释严重,产生细胞和组织毒性;而中晚期NO释放剂量不足,导致无法满足支架长期服役的实际需求。除此之外,NO释放型涂层还存在不易保存、灭菌困难等特点,影响其临床应用。因此,设计出适用于血管支架表面改性的新型涂层技术,赋予其持续、稳定、可控释放NO的功能,成为该领域亟待解决的问题。

为了解决 NO 释放型涂层应用于血管支架表面工程修饰中存在的上述缺陷，研究者开始把目光聚焦于基于 eNOS 催化 L-精氨酸释放 NO，以及 GPx 催化内源性 NO 供体释放 NO 的涂层体系，即 NO-催化型涂层体系构建。值得注意的是，体系中的酶或仿生酶作为催化剂在催化反应过程中并不会被消耗，因此将其固定在血管支架表面可以实现 NO 的持续催化释放，可有效避免 NO-释放型涂层存在的 NO 释放剂量不可控及释放周期短等缺点。

受 eNOS 催化 L-精氨酸释放 NO 的启发，Brito 等[122]采用脂质体复合物装载 eNOS 基因改性血管支架，通过装载的 eNOS 基因转染周围细胞并表达 eNOS，进而催化释放 NO。研究发现，该涂层改性支架植入兔髂动脉的第 1 天和第 5 天，动脉组织中的 eNOS 信使 RNA 表达水平显著升高；支架植入 14 d 后，表面内皮再生良好，ISR 得到明显抑制。Sharif 等[137]使用腺病毒装载 eNOS 基因制备基因洗脱支架，动物试验结果表明 eNOS 基因洗脱涂层可以提高支架内皮化速度，同时抑制内膜增生。上述 eNOS 基因洗脱支架实现 NO 催化释放的前提是支架植入部位需具有相当数量的活性细胞成分，且细胞成功被洗脱的 eNOS 基因转染并表达 eNOS，因此该类 NO 改性支架在健康动物体内取得较好的效果。然而，临床上血管支架植入的部位，通常是晚期 AS 斑块区域，存在大量的细胞凋亡和细胞程序性坏死，因此可能导致 eNOS 基因的转染效率低下，降低 NO 催化释放速率，最终难以满足生理功能需求。此外，eNOS 基因的不稳定性和高成本也是限制该类 NO-催化型涂层工程化血管支架向临床转化应用的重要因素。

在基于仿生 GPx 构建 NO-催化型涂层研究方面，研究者们发现，有机硒分子和过渡金属离子（典型的代表如 Cu^{2+}）具有类 GPx 的催化活性，材料表面共价固定有机硒分子或者有机物-金属离子配位物可赋予其持续、稳定催化内源性 RSNO 释放 NO 的功能，且表现出与天然 ECs 相似的 NO 释放动力学特征，即典型的零级释放模式。这些重要发现催生出一系列基于有机硒或铜离子-有机物配位物的 NO-催化型涂层改性血管支架的研究。黄楠、杨志禄教授团队还发展出贻贝灵感"酚-胺"表面化学改性方法，选用贻贝灵感黏附分子植物多酚，如 GA、EGCG、多巴（dopa）或多巴胺（dopamine，DA）与硒代胱胺（selenocystamine，SeCA）作为涂层构建前驱体，基于一步"浸涂法"在血管支架表面成功构建了具有植物多酚（儿茶酚）-SeCA 网络结构的 NO-催化型涂层，通过调节 SeCA 和 GA（或 EGCG、dopa、DA）的化学计量比，实现涂层 NO 催化释放速率在生理值范围内的调控。该涂层改性血管支架的 NO 催化释放可持续 60 d 以上；支架植入兔髂动脉两周内实现了内皮化，并有效地抑制了血栓形成和 ISR 的发生[255]。

然而，受限于联硒化合物自身催化活性上限的影响，该团队发展的上述植物多酚（儿茶酚）—SeCA 涂层的最大 NO 催化释放速率局限在 2.5×10^{-10} mol/(cm² · min¹)以内(低于生理上限值 4.0×10^{-10} mol/(cm² · min¹))，导致无法探索适用于血管支架表面功能修饰的最优 NO 催化释放速率。相比较而言，铜离子具有更高的 NO 催化释放活性。随后，该团队选用具有更高 NO 催化活性的铜离子（Cu^{2+}）替代 SeCA，借助 Cu^{2+} 与 DA 的配位组装构建出以 DA—Cu^{2+} 为催化活性中心的 NO—催化释放涂层[220]，通过调节 Cu^{2+} 与 DA 化学计量比实现了 NO 在$(0.4\sim6.5)\times10^{-10}$ mol/(cm² · min¹)范围内的可控释放。该涂层改性血管支架植入新西兰大白兔髂动脉 2 周内实现了快速内皮化，并有效地抑制了血栓形成和 ISR。为了提高涂层中 Cu^{2+} 螯合的稳定性，该团队进一步采用了具有更强 Cu^{2+} 螯合能力的大环多胺类分子(DOTA)制备 GPx 仿生酶 Cu—DOTA 配合物，并将其共价接枝到表面氨基化的血管支架，实现了血管支架表面 NO 更稳定、长效的催化释放[256]。

然而，由于 AS 患者大多数存在血管内皮功能障碍，其血液中的 NO 供体普遍不足且含量差异性较大，难以保障 NO—催化释放型涂层功能的正常发挥。因此，要确保 NO—催化型涂层具有可预期的 NO 催化释放剂量，适时补充外源性 NO 供体可能是解决办法之一。为了解决该问题，有研究人员致力于将这两种 NO 释放策略结合起来。Pant 等[257]将 S—亚硝基—N—乙酰青霉胺（S—nitroso—N—acetylpenicillamine，SNAP）装载于涂有铜纳米颗粒的聚合物涂层中，通过自身涂层补充供体实现 NO 的长期、持续可控催化释放。同样，Mondal 等[258]开发了一种硒和 SNAP 掺杂的聚合物涂层，用于血管支架表面改性。SNAP 的持续释放为硒提供充足的 NO 供体，保障血管支架在随后的几天内保持较高的 NO 催化释放速率，赋予支架优异的抗血小板黏附功能。

②其他多生理功能性理疗气体。除了 NO，其他一些理疗气体，典型的包括硫化氢（H_2S）和一氧化碳（CO），也在血管支架改性中得到关注。

在过去的 20 年中，科学家们已经证实 H_2S 对多种器官、多种细胞类型（ECs、SMCs、炎症细胞）和多层次的生理功能(线粒体、内质网和核转录因子等)产生了重大影响。在心血管方面，内源性 H_2S 具有保护血管的作用，具体表现为抗氧化、抗细胞凋亡、促血管生成、扩张血管和调节 eNOS 活性，并广泛参与 CVDs 相关的病理生理过程(图 14.8)[259]。在慢性缺血时，H_2S 被证明可通过激活细胞外激酶通路促进血管生长[260]。此外，还有研究表明，H_2S 参与 VEGF 信号转导，刺激 ECs 的增殖和迁移[261-262]。

基于此，Lu 等[263]以阿司匹林为母药，引入能够释放 H_2S 的二硫醇硫酮，合

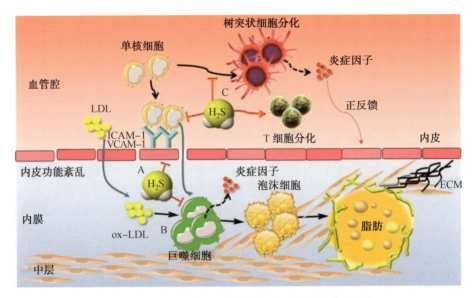

图 14.8　H_2S 在动脉粥样硬化中的免疫调节作用[260]

成新型的 H_2S 供体 ACS14，并将其装载在邻苯二酚改性的壳聚糖和 HA 涂层中。该涂层具有 pH 响应性，能够在 AS 病变部位等弱酸性环境下智能释放 H_2S。该涂层被证明能够抑制血小板黏附和活化，抑制 SMCs 和巨噬细胞增殖，减少支架介入部位的炎症反应，促进再内皮化进程。但是，H_2S 介导的促内皮化效应的信号通路非常复杂，目前对具体的通路机制尚不明确，仍需要深入探索，这也是其在血管支架中应用较少的重要原因。

早在 1949 年，CO 被证明是人体内源性产生的气体。1969 年，Tenhunen 首次描述了血红素加氧酶（haem oxygenase，HOs）将血红素催化分解为 CO、铁和胆绿素的过程[264]。随后研究发现，心肌缺血再灌注损伤时上调的诱导型 HO-1 是心脏保护的重要介质，该过程既可以通过产生 CO 发挥生理作用，还可以通过代谢细胞毒性血红素来降低损伤[265]。CO 与 NO 和 H_2S 一样，同时具备抗凝血、抑制 SMCs 增殖、抗炎、保护 ECs 等多重生物学功能。Hu 等[266]研究发现，静脉注射的脂溶性 CO 释放分子（carbon monoxide releasing molecule-2，CORM-2）可通过激活 PI3K/Akt/eNOS 信号通路增强 ECs 增殖、迁移和黏附，促进大鼠血管球囊损伤后的内皮修复进程，表明 CORMs 在 CVDs 治疗及血管支架表面改性中具有潜在价值。然而，由于 CO 可能引发全身缺氧反应，因此 CO 作为药物在人体内的使用只能采用可控的局部释放方式。目前尚未有 CORMs 用于血管支架并取得理想效果的报道，但是相关的研究正在进行之中。

(3) 多功能微小核糖核酸(MicroRNA)。

MicroRNA(miRNA 或 miR)是小的非编码 RNA(21～25 个核苷酸),在特定信使 RNA(mRNA)靶标的转录后过程中发挥重要调节功能[267]。miR 与 RNA 诱导沉默复合物(RISC)及靶标 mRNA 结合后,通过降解 mRNA(如果 miR 和 3′UTR 靶位点完全互补)或解离翻译复合体抑制靶基因表达[268]。研究发现,miR 调节高达 90% 的人类基因,进而调节几乎所有的细胞功能,包括细胞增殖、分化和凋亡等;此外,miR 被证实与多种人类疾病的发生有关,包括癌症、AS、免疫相关疾病和神经退行性疾病等[269]。

科学家们利用生物信息学对 AS,以及血管支架植入后的 ISR 发生与发展过程进行了一系列系统性研究,奠定了 miR 应用于血管支架功能修饰的理论基础。McDonald 等研究了植入支架后猪体内激活的炎症 miR 集合,发现不论是植入 BMS 还是 DES,miR-21 的茎环基因的前导链(miR-21-5p)和过客(miR-21-3p)链的表达均显著上调;进一步对 miR-21 茎环基因敲除的小鼠进行研究,发现 miR-21 茎环基因敲除的小鼠 SMCs 的增殖和迁移、巨噬细胞 M1 型活化和炎症激活得到显著抑制,进而阻止新生内膜的形成[270]。Wang 等将未植入或已植入支架的球囊损伤后的人乳内动脉移植到 RNU 裸鼠体内,构建人源化动物模型,研究 miR-21 在内膜增生(MH)及 ISR 中的调节作用。他们在人源化裸鼠模型中通过静脉注射抗 miR-21 锁核酸(anti-21)全面抑制 miR-21,发现 miR-21 的抑制程度与血管狭窄程度呈负相关,且 anti-21 不会阻碍再内皮化。然而,全身性抗 miR-21 具有明显的脱靶效应,可能使机体血清肌酐水平显著升高。因此,该课题组着手构建了 anti-21 洗脱血管支架,并将其植入上述人源化裸鼠模型中,探讨 miR-21 抑制局部的可行性。与裸金属支架相比,anti-21 洗脱支架有效降低了 ISR,且没有观察到明显的脱靶效应[271]。Choe 等发现,转染 miR-132 模拟物能显著抑制 SMCs 的增殖与迁移,并诱导细胞凋亡,而转染 miR-132 拮抗剂则产生相反的效果。将 miR-132 递送至大鼠颈动脉可降低肌肉发育相关蛋白 LRRFIP1 表达并减弱颈动脉损伤模型中的内膜增生[272]。

miR-126 是一种在 ECs 中丰富表达的 miRNA,它通过靶向 SPRED1 促进 ECs 增殖[273],同时具有抗内皮细胞炎症的作用。抑制 ECs 中 miR-126 的表达,可以增加肿瘤坏死因子 α(TNF-α)刺激的血管黏附分子 1(VCAM-1)的表达,并增加白细胞对 ECs 的黏附[274]。此外,miR-126 可以通过调节 IRS-1 来抑制 SMCs 的增殖和迁移。Izuhara 等采用聚(DL-丙交酯-共-乙交酯)纳米粒子装载与胆固醇结合的 27-nt 双链 RNA(dsRNA)转染细胞后形成成熟的

miR-126,研究结果表明,含有 miR-126 dsRNA 的纳米粒子(miR-126 NPs)显著降低了人脐静脉内皮细胞(HUVECs)中 miR-126 靶标 SPRED1 的蛋白质表达,增强了 HUVECs 的增殖和迁移;相反,miR-126 NPs 通过抑制 IRS-1 来减少血管 SMCs 的增殖和迁移。在此基础上,该团队开发了一种可洗脱 miR-126 的支架系统,支架植入兔子体内可显著抑制内膜增生[275]。Che 等用二硫交联低分子聚乙烯亚胺的纳米颗粒为载体装载 miR-145,将该颗粒固定到 HA 涂层改性血管支架上,并将该支架植入球囊损伤的兔髂外动脉再狭窄模型中,结果显示从支架中释放的 miR-145 持久抑制支架植入部位的 SMCs 生长,有效缓解 ISR[276]。浙江大学计剑课题组利用两相性聚(ε-己内酯)-聚(乙二醇)-聚(ε-己内酯)(PCL-PEG-PCL,PCEC)三嵌段共聚物海绵网络,通过自修复包封工艺开发了一种 miR-22 洗脱血管支架[277]。在不干扰 ECs 增殖的情况下,miR-22 的持续释放与表达有利于 SMCs 向收缩表型分化。同时,PCEC@miR-22 涂层支架表现出减轻炎症、减少 SMCs 的 ECM 分泌和显著抑制 ISR 的效果。随着对 miRNA 生理学功能的深入了解,以及新型基因载体的不断出现,必将推动 miRNA 洗脱支架的研发及应用。

(4)多功能"细胞外囊泡"。

细胞外囊泡(extracellular vesicles,EVs)是大多数细胞分泌产生的泡状小体,尺寸在 1 000 nm 以下。它的外层是磷脂双分子层,内部有丰富的细胞产物,包括蛋白质、脂质、RNA 等。外泌体(exosomes,Exo)是直径为 40~100 nm 的胞外囊泡。最初,外泌体被认为是无用的细胞代谢废物,但后来人们发现它们具有许多关键的细胞功能。外泌体可以以旁分泌的方式作用于母细胞附近的靶细胞,也可以进入血液、尿液等生物体液,输送到远离母细胞的靶细胞[278]。当外泌体被特定的靶细胞吸收时,外泌体的内容物,尤其是 miRNA,将介导许多生理过程[279]。由于外泌体在膜上表达的和膜内包裹的是母细胞特异性蛋白、脂质和基因等,因此从某种程度上是母体细胞状态和功能分子的富集场所。当母体细胞发生病变(如心血管疾病或者癌变),疾病相关标记物会在外泌体膜上表达或者包裹在内部,因此外泌体是各种疾病潜在的诊断标志物[280];而干细胞来源的外泌体,必定含有很多加强再生和分化能力的物质,被认为是一种潜在的再生治疗介质,可促进心脏或其他受损伤组织的修复,包括支架植入后的血管内膜损伤修复[281]。

Liu 等[282]将 MSCs 来源的外泌体(MSC-Exo)注射到大鼠血液中,研究其对大鼠颈动脉球囊损伤后内皮再生修复的影响。结果表明,MSC-Exo 可通过激活 Erk1/2 信号通路加速再内皮化,进而抑制颈动脉损伤后新生内膜增生。

Hu 等[283]在血管支架表面通过硅烷化涂层,添加 ROS 响应接头,构建 1,2-二硬脂酰-sn-甘油-3-磷酸乙醇胺涂层并固定 MSC-Exo。当支架植入体内时,血管组织中存在的 ROS 触发 ROS 响应接头,释放 MSC-Exo。体内植入结果表明,MSC-Exo 改性血管支架可增强肾缺血再灌注损伤大鼠的血管愈合,促进内皮细胞的增殖,抑制 SMCs 的迁移。与 DES 和 BMS 相比,MSC-Exo 改性血管支架在植入 28 d 后表现出加速内皮化并减少 ISR 的效果。此外,将外泌体洗脱支架植入单侧后肢缺血大鼠的腹主动脉可调节巨噬细胞极化,减少局部血管和全身炎症,并促进肌肉组织修复。

同样,ECs 执行生理功能的活性分子也会包裹在 EC-Exo 中。有研究发现,EC-Exo 在血管生成和炎症中起着重要作用。在炎症条件下,循环中的 EV 和凋亡小体的水平显著升高,EV 驱动 ECs 和单核细胞活化,促进慢性血管炎症性疾病,如 AS、EV 已被应用于心血管事件的风险分级和预测[284-285]。此外,EC-Exo 可以通过将 miR-126-3p 和 pSTAT 转移到受体 ECs 中导致 ERK1/2 激活来促进血管生成[286]。Hou 等[287]通过静电组装将人体血液中的外泌体(带正电荷)成功地固定在心血管支架材料表面的 PDA 涂层(带负电荷)上,这种 PDA-Exo 表面不仅增加了 ECs 的黏附数量,还改善了内皮功能,包括提高血小板内皮细胞黏附分子-1(CD31)表达、促进 ECs 迁移和 NO 释放等;同时调控巨噬细胞和 SMCs 表型,使其分别往抗炎表型和收缩表型转化。

从理论上来说,功能正常的 MSCs 或 ECs 分泌的 Exo 是功能仿生表面的理想选择,因为其内容物更全面,可以从基因、蛋白质等不同层次引发靶细胞的一系列快反应和慢反应过程。然而其中大量的遗传物质可能也会带来很多的不确定性,因此距离临床使用还有非常漫长的一段路程需要探索。

尽管上述的具有多功能的单一分子(因素)改性的血管支架在体外及动物体内中取得了不错的治疗效果,然而,支架临床植入部位的生理和病理环境极其复杂,单一分子的改性可能难以应对。以肝素涂层支架为例,其在体外及动物体内通常表现出较好的抗凝血、抗炎及抗增生性能,但在临床应用中的表现却不够稳定。有临床试验研究显示,肝素涂层可使 ISR 降低到 7% 和 12%[288-289],而另外一些研究报道称肝素涂层支架的 ISR 与 316L SS 裸支架相比无显著性差异[73,290]。综上,当支架植入病变斑块处,面临的血液及组织环境更加复杂,除了组织损伤导致的急性凝血压力外,还有病变部位的炎症环境,以及细胞组分的病理状态等,而多因素的协同修饰可以从不同角度解决这些复杂的问题,赋予血管支架更好的治疗效果。

2. 两种或多种功能分子协同修饰策略

(1) 基于传统抗增生药物的多重功能分子协同修饰策略。

DES 作为目前临床上使用的主流支架产品，其抗 ISR 的效果毋庸置疑，然而所装载的抗增生药物对 ECs 的抑制作用是导致其临床并发症发生的重要原因。即便在对内皮副作用有极大改善的依维莫斯或佐他莫司涂层上，再生的 ECs 也表现出抗凝血成分表达不足、内皮功能不全的问题。由此催生出将 DES 的抗增生性能与促进内皮再生性能相结合的多功能涂层表面工程策略，该策略旨在保障 DES 抗内膜增生功能的基础上，通过增加促内皮因素解决抗增生药物导致的内皮化进程缓慢的问题。

Nakazawa 等报道了在商用西罗莫司洗脱支架(siromus eluting stent, SES)表面接枝 CD34 抗体的改性策略，通过捕获循环血液中的 EPCs 的方式来快速实现支架内皮化。猪冠状动脉支架植入结果显示，CD34 抗体改性 SES 植入 3 d 后，其支架表面 EPCs 覆盖率高达 76%±8%，而对照组 SES 只有 7%±3%；支架植入 14 d 后，CD34 抗体改性组其内皮覆盖率为 98%±2%，而 SES 组为 53%±20%，内皮化速率显著提高[291]。一款由 OrbusNeich 公司研发的由 316L SS 支架、可降解涂层、西罗莫司药物和表面固定的 CD34 抗体构成的 Combo 支架在临床应用 1 年的数据表明，与依维莫斯药物洗脱支架(everolimus eluting stent, EES)相比较，Combo 支架的靶血管失效率和晚期管腔丢失率相当，但 Combo 支架具有更优的组织覆盖率，该结果归因于 CD34 抗体对 EPCs 的捕获功能[292]。

近年来，浙江大学计剑、任科峰教授团队为了改善 DES 释放的抗增生药物对 ECs 带来的负面作用，设计了一种由底部疏水药物涂层区和顶部毛细微孔区组成的异相双层结构多孔涂层，利用多孔区域的毛细作用实现雷帕霉素和 VEGF 的共同负载。研究结果显示，顶部的海绵状微孔涂层可在 1 min 内高效、安全、可控地装载 VEGF，装载量高达 1 $\mu g/cm^2$，同时能更好地保持其生物活性。体外 ECs 和 SMCs 共培养结果显示，在雷帕霉素和 VEGF 的协同作用下，该涂层显示出高度选择性促进 ECs 生长而抑制 SMCs 增殖的能力(ECs 与 SMCs 比值高达 25)，VEGF 的引入有效地缓解了雷帕霉素对 ECs 造成的不良影响[293]。天津市生物材料重点实验室宋存先教授课题组报道了一种基于双层聚乳酸—羟基乙酸共聚物纳米颗粒的血管支架涂层(VEGF/PTX NP)技术，依靠内涂层中释放的 PTX 实现抑制内膜增生，依靠外涂层装载的 VEGF 基因质粒，加速内皮化。该双涂层改性的血管支架植入小型猪体内结果显示，与商品化 DES 相比，VEGF/PTX NP 涂层改性支架通过顺序释放 VEGF 基因和 PTX，植入 7 d 内实现完全内皮化,1个月后显著抑制了 ISR[294]。重庆大学王贵学教授团队设计了一种基于"核/壳"颗粒的血管支架药物喷涂系统(图 14.9):聚乳酸－乙醇酸共聚物(poly(lactic－co－glycolic) acid,PLGA)装载抗增殖药物多西他赛(Docetaxel,DTX)作为核,壳聚糖装载 GPⅡb/Ⅲa 受体的单克隆抗体 SZ-21 作为壳,构建的"核/壳"双载药颗粒沉积在血管支架表面。涂层所释放的 SZ-21 能够抑制血小板黏附及活化,同时支持内皮再生;而 DTX 抑制 SMCs 增殖防止 ISR[295]。

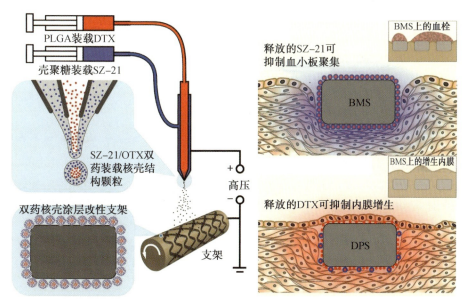

图 14.9 一种双药物洗脱支架的制备[296]

为了更进一步地减少 DES 对内皮的损伤,Kim 等[145]提出了对血管支架涂层进行空间功能分区的设计理念。首先在裸钴铬合金表面构建由 PDA 介导的 HA 涂层(HA－DA),然后以聚乳酸为载体,通过超声雾化喷涂法将西罗莫司(sirolimus,SRL)装载于支架外表面,制备了一种空间异质的血管支架涂层。该支架依靠内表面(血液接触面)的 HA－DA 涂层起到抗凝血、支持 ECs 黏附与增殖的作用,依靠支架外表面(血管壁接触面)释放的 SRL 抑制内膜增生。猪的再狭窄模型支架植入结果显示,该支架的新生内膜面积和炎症评分均明显小于 BMS。Park 等也提出了类似的涂层设计理念[296],他们采用自制的血管支架超声喷涂装置,将 PLGA 装载的 SRL 和促进内皮归巢与增殖的多肽(WKYMVm 肽)分别喷涂在血管支架外表面和内表面,同样依靠支架外表面释放的 SRL 起到抑制 SMCs 增殖及内膜增生的作用;而依靠支架内表面的 WKYMVm 肽促进 ECs 生长,解决 SRL 引起的内皮化进程缓慢的问题。

(2)基于快速内皮化的多重功能分子协同修饰策略。

血管支架表面内皮化的实现及再生内皮功能的正常发挥被认为是解决(降低)临床并发症发生的关键所在。正如"14.4.3 节促内皮表面工程策略"中所提及的,目前用于实现内皮化的主要途径主要有两条:①基于 ECs 的迁移、黏附与增殖;②基于 EPCs 的趋化及特异性捕获。其中,基于 ECs 的迁移、黏附与增殖的促内皮策略尽管可以加速内皮化进程,然而由于支架植入的病灶部位往往缺少正常的 ECs 来源,使得内皮化所需时间依然较长,存在内皮化不完全导致晚期血栓等发生的风险;而基于 EPCs 的趋化及特异性捕获策略,尽管临床试验被证实可以在 2~3 h 内实现 EPCs 完全覆盖,然而有研究发现,所捕获的 EPCs 在体内 3~4 周后方能发挥抗血栓的功能。因此,从支架植入到捕获的 EPCs 成熟分化并形成具有正常生理功能的完整内皮细胞层,中间存在内皮功能正常发挥的"真空期",而这个阶段却很可能是 SMCs 异常增殖的黄金期,若加上 DAPT 不匹配,该阶段甚至是血栓的高发期。基于此,研究人员开始聚焦在血管支架上构建促进 ECs 生长并具备仿生内皮功能的涂层策略。在内皮功能重建完成之前,由内皮仿生功能涂层发挥血管内膜功能,包括抗凝血、抑制 SMCs 增殖等,有效降低或避免因内皮化过程中因暂时性的内皮功能缺位或不足引发的,包括血栓和内膜增生在内的临床并发症发生的风险。

① 基于促进 ECs 黏附与增殖的多重功能分子协同修饰策略。浙江大学计剑教授课题组首先在血管支架表面预喷涂具有生物抗污功能的聚 2-甲基丙烯酰氧基乙基磷酸胆碱涂层(MPC),仿生 ECs 细胞膜;随后在其表面进一步固定 REDV 多肽。REDV 多肽协同 MPC 基底特异性促进 ECs,但抑制 SMCs 及血小板的黏附,促进内皮化的同时,抑制凝血和 ISR[297]。北京大学奚廷斐教授课题组采取氢氟酸腐蚀法在镁合金支架表面构建具有防腐功能的转化涂层,随后在其表面沉积 PDA 涂层,并基于酰胺化学反应协同接枝丝素蛋白、肝素(仿生 ECs 功能)和 GREDVY 多肽(选择性促内皮)三种功能分子。研究结果显示,该复合型功能涂层有效地提高了镁合金支架的耐腐蚀性能,GREDVY 多肽可加速内皮化进程,内皮重建完成前由肝素执行部分内皮细胞功能,例如抗凝血[298]。

② 基于促进 ECs 或 EPCs 趋化的多功能分子协同修饰策略。Liu 等采用 PDA 涂层预修饰 316L SS 支架表面的方法引入反应性官能团,以 PDA 涂层表面的酚羟基/醌基为反应位点共价接枝装载 LN 的肝素/聚赖氨酸纳米颗粒,随后浸泡在 SDF-1α 溶液中,基于肝素特异性结合 SDF-1α 的方法构建出由 SDF-1α、肝素和 LN 多种功能分子协同修饰的多功能涂层(DA-NPLS)。涂层中 SDF-1α 诱导 ECs 迁移和 EPCs 趋化,LN 促进细胞黏附,而肝素执行抗凝血等

功能。研究结果表明,DA-NPLS涂层可有效防止血栓形成,该支架植入动物体内3个月后能够显著地抑制内膜增生[299]。Simsekyilmaz等将星形PEG改性的镍钛合金支架(ATAR-PEG)浸泡在RGD多肽和趋化因子CXCL1混合溶液中,构建出由RGD和CXCL1协同修饰的促内皮型多功能支架。CXCL1促进血管外向生长内皮细胞(EOCs)及成熟ECs的趋化,RGD多肽促进细胞黏附,而PEG执行抗血小板黏附等功能。该涂层改性支架植入apoE$^{-/-}$动脉粥样硬化模型小鼠颈动脉,显著地减少了新生内膜和血栓的形成,有效地提高了再内皮化进程[300]。

③ 基于EPCs捕获的多重功能分子协同修饰策略。Xu等将装载VEGF和bFGF的聚乳酸-乙醇酸(PLGA)颗粒固定在聚1,8-辛二醇-共柠檬酸(POC)涂层预修饰的血管支架表面,随后采用共价偶联方法进一步接枝FN和CD34抗体,构建多功能血管支架。FN和CD34抗体可以促进EPCs的捕获与黏附;VEGF和bFGF可以促进EPCs分化与增殖,以及内皮功能再生;而POC涂层能够提高血液相容性,减少血小板激活与血栓形成,同时减少炎症反应,降低促炎因子IL-1和TNF-α的表达[301]。浙江大学计剑教授课题组通过层层自组装的方法在血管支架上表面先构建出由肝素和胶原组成的复合涂层,随后通过在其表面进一步接枝CD34抗体,实现了由三种功能分子协同构建的多功能涂层改性支架。研究结果显示,表面固定的CD34抗体表现出优异的EPCs捕获功能,而由肝素和胶原构成的基底涂层赋予了支架抗凝血及选择性促进ECs生长而抑制SMCs增殖的多重生物学功能,改性支架植入体内后表现出显著抑制内膜增生的性能[302]。

(3) 以抗炎为核心的多重功能分子协同修饰策略。

正如"14.4.4节炎症调控表面工程策略"中所论述的,炎症反应的调控是提高血管支架治疗效果的一个不可忽略的关键因素。病灶处长期伴随的炎症反应会通过氧化应激持续损伤再生的ECs,导致无法为具有正常生理功能的内膜再生提供理想的微环境。因此,研究人员逐渐将炎症调控功能作为构建一款理想多功能支架的重要因素。NO是由天然血管内皮细胞持续分泌的生物活性气体分子,具有调控炎症、抗凝血、抑制SMCs增殖、促进ECs生长等多重生物学功能,目前已成为最理想的血管支架改性潜在功能分子之一。在此基础上,NO合并其他在功能上协同或互补的活性分子,构建出功能更加全面的血管支架改性涂层,成为血管支架表面工程的一个重要研究方向。西南交通大学杨志禄教授课题组通过发展"金属-儿茶酚"和"儿茶酚胺"组合表面化学技术,同时顺序堆叠"铜-多巴胺"(Cu^{II}-DA)和PDA涂层,形成有效的二次反应界面。利用Cu^{II}-DA网络结构中的铜离子赋予血管支架类 GPx 活性催化分解内源性 RSNO 生成 NO；利用涂层中的酚羟基，实现 REDV 多肽的共价接枝。REDV 多肽选择性促进内皮化，而持续催化释放的 NO 执行抗血小板黏附与激活、抗 SMCs 增生、抗炎等功能，最终实现了 2 周内的快速内皮化，且有效地抑制了 ISR[303]。此外，该团队结合贻贝灵感黏附化学和点击化学的方法，将具有 EPCs 特异性捕获功能的多肽和 NO 催化功能的有机硒分子协同修饰于支架表面。研究结果证明，该方法不仅实现了功能分子的高效、精确及按需调控接枝，而且接枝的功能分子具有高度活性保持力。该血管支架基于内皮功能仿生的 NO 催化释放，对所捕获的 EPCs 生长及分化行为产生积极影响，在二者协同作用下，赋予了支架优异的抗凝血、特异选择性促进 ECs 生长而抑制 SMCs 增殖的功能，将该支架植入新西兰大白兔髂动脉实现了 1 周内快速内皮化，有效地抑制了内膜增生和支架再狭窄（图 14.10）[304]。进一步地，该团队研究了一种氨基含量更高且更稳定的"金属—儿茶酚（胺）"表面化学涂层技术，涂层中螯合铜离子具有更高的 NO 催化释放能力，涂层中更多的反应性伯氨基可提高肝素接枝量。研究结果显示，催化释放的 NO 协同表面固定的肝素不仅赋予了血管支架优异的抗凝血、特异选择性的促进 ECs 生长而抑制 SMCs 增殖和表型表达的功能，而且具有显著下调促炎因子（包括 TNF—α、IL—6、IL—18 和 IL—1β）但上调抑炎因子（IL—10、CD206 和 CD163）表达的功能。该支架植入新西兰大白兔髂动脉 2 周内实现了具有正常生理功能的内皮再生，从而有效地抑制了内膜增生和 ISR[305]。

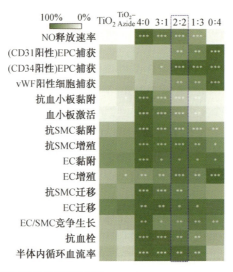

(a) 血管支架表面不同工艺涂层的性能热图（$*P<0.05$，$**P<0.005$，$***P<0.001$，与对照裸支架相比）

图 14.10　基于内皮功能仿生 NO 催化释放抑制内膜增生和支架再狭窄[304]

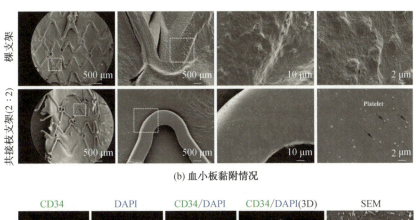

(b) 血小板黏附情况

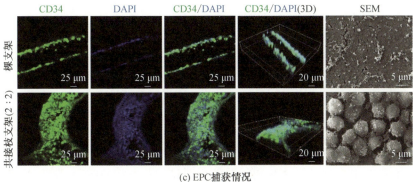

(c) EPC捕获情况

续图 14.10

随着研究者们对血管支架与病变血管相互作用的细胞、分子机制的逐步加深,其他基于抗炎为核心的多重功能分子协同修饰策略在近 10 年来相继被报道,并取得了较好的进展,相关研究见表 14.1。

表 14.1 基于抗炎为核心的多重功能分子协同修饰策略

表面工程策略	涂层要素	所实现的功能
基于 NO 的多重功能分子协同修饰策略	NO 供体+比伐卢定(bivalirudin)	抗凝、促内皮、抗炎、抑制再狭窄[306]
	硒代胱胺(selenocystamine)+肝素	抗凝、促内皮、抗炎、抑制再狭窄[307]
	胱胺+肝素+聚乙烯亚胺	抑制血小板黏附和激活、促进 ECs 增殖、抑制 SMCs 增殖、降低炎症反应[308]

续表14.1

表面工程策略	涂层要素	所实现的功能
基于 NO 的多重功能分子协同修饰策略	Cu^{II}＋肝素	抗凝、促内皮、抗炎、抑制再狭窄[305]
	Cu^{II}＋比伐卢定	抗凝、促内皮、抗炎、抑制再狭窄[309]
基于抗炎药物的多重功能分子协同修饰策略	单宁酸＋比伐卢定	抗凝、抗炎、促内皮、抑制再狭窄[79]
	阿司匹林＋普拉格雷＋蜂胶	抗凝、抗炎、抑制再狭窄[310]
	多酚表没食子儿茶素没食子酸酯（EGCG）＋聚乙烯亚胺＋利伐沙班	抗凝、抗炎、促 ECs、抑制 SMCs[311]

14.5　本章小结

血管支架植入部位复杂的病理环境,尤其是炎症、脂质堆积、氧化压力等,以及血管支架,尤其是永久性支架对组织的长期化学及力学刺激等,使得支架植入后发生凝血、内膜增生等并发症的风险显著提高。因此,血管支架表面改性策略的发展方向已经逐步转向多功能化:促内皮、抑制增生、抗炎缺一不可。然而,支架植入部位的 AS 斑块的存在如同一个"定时炸弹",持续引发慢性病理生理响应的同时还存在突然破裂导致的急性事件风险。因此,在提升支架性能的同时,对 AS 斑块的清除也将提上日程,真正做到治标又治本。另外,可吸收支架的发展有效避免了不可降解支架的长期异物反应,更有利于血管组织的重塑并最终治愈。因此,对于可吸收支架的表面改性策略也将是本领域研究的另一个热点。

本章参考文献

[1] ROTH G A, MENSAH G A, FUSTER V. The global burden of cardiovascular diseases and risks:a compass for global action[J]. J Am Coll Cardiol,2020,76(25)：2980-2981.

[2] 中国心血管健康与疾病报告编写组. 中国心血管健康与疾病报告 2019 概要

[J].心脑血管病防治,2020,20(5):437-450.

[3] ANDERSON H V,VIGNALE S J,BENEDICT C R,et al. Restenosis after coronary angioplasty[J]. J Interv Cardiol,1993,6(3):187-202.

[4] MOHAN S,DHALL A. A comparative study of restenosis rates in bare metal and drug-eluting stents[J]. Int J Angiol,2010,19(2):e66-e72.

[5] BUCCHERI D,PIRAINO D,ANDOLINA G,et al. Understanding and managing in-stent restenosis:a review of clinical data,from pathogenesis to treatment[J]. J Thorac Dis,2016,8(10):E1150-E1162.

[6] SCOTT N A,ROBINSON K A,NUNES G L,et al. Comparison of the thrombogenicity of stainless steel and tantalum coronary stents[J]. Am Heart J,1995,129(5):866-872.

[7] KÖSTER R,VIELUF D,KIEHN M,et al. Nickel and molybdenum contact allergies in patients with coronary in-stent restenosis[J]. Lancet,2000,356(9245):1895-1897.

[8] WILLIAMS D O,ABBOTT J D,KIP K E,et al. Outcomes of 6906 patients undergoing percutaneous coronary intervention in the era of drug-eluting stents:report of the DEScover Registry[J]. Circulation,2006,114(20):2154-2162.

[9] CAMENZIND E,STEG P G,WIJNS W. Stent thrombosis late after implantation of first-generation drug-eluting stents:a cause for concern[J]. Circulation,2007,115(11):1440-1455;discussion1455.

[10] TADA T,BYRNE R A,SIMUNOVIC I,et al. Risk of stent thrombosis among bare-metal stents,first-generation drug-eluting stents,and second-generation drug-elutingstents:results from a registry of 18,334 patients[J]. JACC Cardiovasc Interv,2013,6(12):1267-1274.

[11] CUI Y Y,LIU Y,ZHAO F H,et al. Neoatherosclerosis after drug-eluting stent implantation:roles and mechanisms[J]. Oxid Med Cell Longev,2016,2016:5924234.

[12] LEE S Y,HONG M K,JANG Y. Formation and transformation of neointima after drug-eluting stent implantation:insights from optical coherence tomographic studies[J]. Korean Circ J,2017,47(6):823-832.

[13] KEREIAKES D J,ELLIS S G,METZGER C,et al. 3-year clinical outcomes WithEverolimus-eluting BioresorbableCoronary scaffolds:The-

ABSORB Ⅲ trial[J]. J Am Coll Cardiol,2017,70(23):2852-2862.

[14] ELLIS S G, STEFFENINO G, KEREIAKES D J, et al. Clinical, angiographic, and procedural correlates of acute, subacute, and late absorb scaffold thrombosis[J]. JACC Cardiovasc Interv,2017,10(18):1809-1815.

[15] YANG M L, DONG Y M, HE Q N, et al. Hydrogen: a novel option in human disease treatment[J]. Oxid Med Cell Longev,2020,2020:8384742.

[16] VAN WERKUM J W, HEESTERMANS A A, ZOMER A C, et al. Predictors of coronary stent thrombosis: the Dutch Stent Thrombosis Registry[J]. J Am Coll Cardiol,2009,53(16):1399-1409.

[17] GOTSMAN I, HELMAN Y, PLANER D. Acute stent thrombosis after a "stroll for fresh air". a case of the smoking Gun[J]. Herz,2013,38(1):97-99.

[18] CHIA P Y, TEO A, YEO T W. Overview of the assessment of endothelial function in humans[J]. Front Med (Lausanne),2020,7:542567.

[19] TESFAMARIAM B. Platelet function in intravascular device implant-induced intimal injury[J]. Cardiovasc Revasc Med,2008,9(2):78-87.

[20] LOEFFEN R, GODSCHALK T C, VAN OERLE R, et al. The hypercoagulable profile of patients with stent thrombosis[J]. Heart,2015,101(14):1126-1132.

[21] 杨立峰,许建霞,奚廷斐. 生物材料血液相容性的研究与评价[J]. 生物医学工程学杂志,2009,26(5):1162-1166.

[22] 易树,尹光福. 生物材料表面界面特性与其血液相容性的关系[J]. 中国口腔种植学杂志,2003,8(2):83-88.

[23] NONCKREMAN C J, FLEITH S, ROUXHET P G, et al. Competitive adsorption of fibrinogen and albumin and blood platelet adhesion on surfaces modified with nanoparticles and/or PEO[J]. Colloids Surf B Biointerfaces,2010,77(2):139-149.

[24] WERTZ C F, SANTORE M M. Fibrinogen adsorption on hydrophilic and hydrophobic surfaces: geometrical and energetic aspects of interfacial relaxations[J]. Langmuir,2002,18(3):706-715.

[25] SMITH A B, KNOWLES C J. Investigation of the relationship between conductivity and protein-binding properties of polypyrrole[J]. J Appl

Polym Sci,1991,43(2):399-403.

[26] SIVARAMAN B,LATOUR R A. The relationship between platelet adhesion on surfaces and the structure versus the amount of adsorbed fibrinogen[J]. Biomaterials,2010,31(5):832-839.

[27] WEI Q,BECHERER T,ANGIOLETTI-UBERTI S,et al. Protein interactions with polymer coatings and biomaterials[J]. Angew Chem Int Ed Engl,2014,53(31):8004-8031.

[28] 王军. 血管支架材料表面改性及其与血液的界面作用机制[D]. 南昌:南昌大学,2018.

[29] BUCCHERI D,PIRAINO D,ANDOLINA G,et al. Understanding and managing in-stent restenosis:a review of clinical data,from pathogenesis to treatment[J]. J Thorac Dis,2016,8(10):E1150-E1162.

[30] YANG X,YANG Y Y,GUO J J,et al. Targeting the epigenome in in-stent restenosis:from mechanisms to therapy[J]. Mol Ther Nucleic Acids,2021,23:1136-1160.

[31] JOHNSON J L. Emerging regulators of vascular smooth muscle cell function in the development and progression of atherosclerosis[J]. Cardiovasc Res,2014,103(4):452-460.

[32] YU Q H,LI W,JIN R,et al. PI3Kγ(phosphoinositide 3-kinase γ) regulates vascular smooth muscle cell phenotypic modulation and neointimal formation through CREB(cyclic AMP-response element binding protein)/YAP(yes-associated protein) signaling[J]. Arterioscler Thromb Vasc Biol,2019,39(3):e91-e105.

[33] GOLDBERG A,ZINDER O,ZDOROVYAK A,et al. Diagnostic coronary angiography induces a systemic inflammatory response in patients with stable angina[J]. Am Heart J,2003,146(5):819-823.

[34] TAHIR H,NICULESCU I,BONA-CASAS C,et al. An in silico study on the role of smooth muscle cell migration in neointimal formation after coronary stenting[J]. J R Soc Interface,2015,12(108):20150358.

[35] MINTA J,YUN J J,ST BERNARD R. Microarray analysis of ox-LDL (oxidized low-density lipoprotein)-regulated genes in human coronary artery smooth muscle cells[J]. Cell Biol Int Rep(2010),2010,17(2):e00007.

[36] CHELLAN B, ROJAS E, ZHANG C L, et al. Enzyme-modified non-oxidized LDL (ELDL) induces human coronary artery smooth muscle cell transformation to a migratory and osteoblast-like phenotype[J]. Sci Rep, 2018, 8(1):11954.

[37] ORR A W, HASTINGS N E, BLACKMAN B R, et al. Complex regulation and function of the inflammatory smooth muscle cell phenotype in atherosclerosis[J]. J Vasc Res, 2010, 47(2):168-180.

[38] FARB A, KOLODGIE F D, HWANG J Y, et al. Extracellular matrix changes in stented human coronary arteries[J]. Circulation, 2004, 110(8):940-947.

[39] HOFMA S H, WHELAN D M, VAN BEUSEKOM H M, et al. Increasing arterial wall injury after long-term implantation of two types of stent in a porcine coronary model[J]. Eur Heart J, 1998, 19(4):601-609.

[40] WELCH T R, EBERHART R C, BANERJEE S, et al. Mechanical interaction of an expanding coiled stent with a plaque-containing arterial wall: a finite element analysis[J]. Cardiovasc Eng Technol, 2016, 7(1):58-68.

[41] KOMATSU R, UEDA M, NARUKO T, et al. Neointimal tissue response at sites of coronary stenting in humans: macroscopic, histological, and immunohistochemical analyses[J]. Circulation, 1998, 98(3):224-233.

[42] FARB A, WEBER D K, KOLODGIE F D, et al. Morphological predictors of restenosis after coronary stenting in humans[J]. Circulation, 2002, 105(25):2974-2980.

[43] KIMURA T, ABE K, SHIZUTA S, et al. Long-term clinical and angiographic follow-up after coronary stent placement in native coronary arteries[J]. Circulation, 2002, 105(25):2986-2991.

[44] BRODIE B, POKHAREL Y, FLEISHMAN N, et al. Very late stent thrombosis after primary percutaneous coronary intervention with bare-metal and drug-eluting stents for ST-segment elevation myocardial infarction: a 15-year single-center experience[J]. JACC Cardiovasc Interv, 2011, 4(1):30-38.

[45] PFISTERER M, BRUNNER-LA ROCCA H P, BUSER P T, et al. Late clinical events after clopidogrel discontinuation may limit the benefit of

drug-eluting stents:an observational study of drug-eluting versus bare-metal stents[J]. J Am Coll Cardiol,2006,48(12):2584-2591.

[46] JIMÉNEZ-VALERO S,MORENO R,SÁNCHEZ-RECALDE A. Very late drug-eluting stent thrombosis related to incomplete stent endothelialization:in-vivo demonstration by optical coherence tomography [J]. J Invasive Cardiol,2009,21(9):488-490.

[47] VAN BELLE E,TIO F O,COUFFINHAL T,et al. Stent endothelialization. Time course, impact of local catheter delivery, feasibility of recombinant protein administration,and response to cytokine expedition[J]. Circulation,1997,95(2):438-448.

[48] ARBUSTINI E,FAVALLI V,NARULA J. Functionally incomplete re-endothelialization of Stentsand Neoatherosclerosis[J]. JACC Cardiovasc Interv,2017,10(23):2388-2391.

[49] MAURI L,HSIEH W H,MASSARO J M,et al. Stent thrombosis in randomized clinical trials of drug-eluting stents[J]. N Engl J Med,2007,356(10):1020-1029.

[50] NAKAZAWA G,OTSUKA F,NAKANO M,et al. The pathology of neoatherosclerosis in human coronary implants bare-metal and drug-eluting stents[J]. J Am Coll Cardiol,2011,57(11):1314-1322.

[51] TESFAMARIAM B. Endothelial repair and regeneration following intimal injury[J]. J Cardiovasc Transl Res,2016,9(2):91-101.

[52] KANG S J,LEE C W,SONG H,et al. OCT analysis in patients with very late stent thrombosis[J]. JACC Cardiovasc Imaging,2013,6(6):695-703.

[53] SOUTEYRAND G,AMABILE N,MANGIN L,et al. Mechanisms of stent thrombosis analysed by optical coherence tomography:insights from the national PESTO French registry[J]. Eur Heart J,2016,37(15):1208-1216.

[54] ANDREOU I,STONE P H. In-stent atherosclerosis at a crossroads:neoatherosclerosis … or paleoatherosclerosis?[J]. Circulation,2016,134(19):1413-1415.

[55] OTSUKA F,VORPAHL M,NAKANO M,et al. Pathology of second-generation everolimus-eluting stents versus first-generation sirolimus- and paclitaxel-eluting stents in humans[J]. Circulation,2014,129(2):211-223.

[56] NAKAZAWA G, NAKANO M, OTSUKA F, et al. Evaluation of polymer-based comparator drug-eluting stents using a rabbit model of iliac artery atherosclerosis[J]. Circ Cardiovasc Interv, 2011, 4(1): 38-46.

[57] COOK S, LADICH E, NAKAZAWA G, et al. Correlation of intravascular ultrasound findings with histopathological analysis of thrombus aspirates in patients with very late drug-eluting stent thrombosis[J]. Circulation, 2009, 120(5): 391-399.

[58] VIRMANI R, GUAGLIUMI G, FARB A, et al. Localized hypersensitivity and late coronary thrombosis secondary to a sirolimus-eluting stent: should we be cautious? [J]. Circulation, 2004, 109(6): 701-705.

[59] HARA T, UGHI G J, MCCARTHY J R, et al. Intravascular fibrin molecular imaging improves the detection of unhealed stents assessed by optical coherence tomography in vivo[J]. Eur Heart J, 2017, 38(6): 447-455.

[60] HERRMANN R A, RYBNIKAR A, RESCH A, et al. Thrombogenicity of stainless steel coronary stents with a completely gold coated surface[J]. J Am Coll Cardiol, 1998, 31: 413.

[61] VOM DAHL J, HAAGER P K, GRUBE E, et al. Effects of gold coating of coronary stents on neointimal proliferation following stent implantation [J]. Am J Cardiol, 2002, 89(7): 801-805.

[62] LIU J X, YANG D Z, SHI F, et al. Sol-gel deposited TiO_2 film on NiTi surgical alloy for biocompatibility improvement[J]. Thin Solid Films, 2003, 429(1/2): 225-230.

[63] TANAJURA L F, ABIZAID A A, FERES F, et al. Randomized intravascular ultrasound comparison between patients that underwent a-morphous hydrogenated silicon-carbide coated stent deployment versus uncoated stents[J]. J Am Coll Cardiol, 2003, 41(6): 58.

[64] HAUERT R. A review of modified DLC coatings for biological applications[J]. Diam Relat Mater, 2003, 12(3/4/5/6/7): 583-589.

[65] MIKHALOVSKA L, CHORNA N, LAZARENKO O, et al. Inorganic coatings for cardiovascular stents: in vitro and in vivo studies[J]. J Biomed Mater Res B Appl Biomater, 2011, 96(2): 333-341.

[66] SHIN H S, PARK K, KIM J H, et al. Biocompatible PEG grafting on DLC-

coated nitinol alloy for vascular stents[J]. J Bioact Compatible Polym, 2009,24(4):316-328.

[67] KAM P C A, KAUR N, THONG C L. Direct thrombin inhibitors: pharmacology and clinical relevance[J]. Anaesthesia, 2005, 60(6): 565-574.

[68] CHRISTENSEN K, LARSSON R, EMANUELSSON H, et al. Heparin coating of the stent graft—effects on platelets, coagulation and complement activation[J]. Biomaterials,2001,22(4):349-355.

[69] NUNES G L, THOMAS C N, HANSON S R, et al. Inhibition of platelet-dependent thrombosis by local delivery of heparin with a hydrogel-coated balloon[J]. Circulation,1995,92(7):1697-1700.

[70] VAN DER GIESSEN W J, HARDHAMMER P A, VAN BENSEKOM M M, et al. Prevention of (sub)acute thrombosis using heparin coated stents[J]. Circulation,1994,90 (Suppl Ⅰ):I-650.

[71] HÅRDHAMMAR P A, VAN BEUSEKOM H M, EMANUELSSON H U, et al. Reduction in thrombotic events with heparin-coated Palmaz-Schatz stents in normal porcine coronary arteries[J]. Circulation,1996,93(3):423-430.

[72] COLOMBO A, HALL P, NAKAMURA S, et al. Intracoronary stenting without anticoagulation accomplished with intravascular ultrasound guidance[J]. Circulation,1995,91(6):1676-1688.

[73] WÖHRLE J, AL-KHAYER E, GRÖTZINGER U, et al. Comparison of the heparin coated vs the uncoated Jostent: no influence on restenosis or clinical outcome[J]. Eur Heart J,2001,22(19):1808-1816.

[74] MACKMAN N, BERGMEIER W, STOUFFER G A, et al. Therapeutic strategies for thrombosis: new targets and approaches[J]. Nat Rev Drug Discov,2020,19(5):333-352.

[75] SERRUYS P W, HERRMAN J P, SIMON R, et al. A comparison of hirudin with heparin in the prevention of restenosis after coronary angioplasty. Helvetica Investigators[J]. N Engl J Med,1995,333(12): 757-763.

[76] GREINACHER A, VÖLPEL H, JANSSENS U, et al. Recombinant hirudin (lepirudin) provides safe and effective anticoagulation in patients with

heparin-induced thrombocytopenia: a prospective study[J]. Circulation, 1999,99(1):73-80.

[77] LAHANN J,KLEE D,PLUESTER W,et al. Bioactive immobilization of r-hirudin on CVD-coated metallic implant devices[J]. Biomaterials,2001,22(8):817-826.

[78] YANG Y,LI X Y,QIU H,et al. Polydopamine modified TiO_2 nanotube arrays for long-term controlled elution of bivalirudin and improved hemocompatibility[J]. ACS Appl Mater Interfaces,2018,10(9):7649-7660.

[79] QIU H,TU Q F,GAO P,et al. Phenolic-amine chemistry mediated synergistic modification with polyphenols and thrombin inhibitor for combating the thrombosis and inflammation of cardiovascular stents[J]. Biomaterials,2021,269:120626.

[80] SANE M,DIGHE V,PATIL R,et al. Bivalirudin and sirolimus co-eluting coronary stent: potential strategy for the prevention of stent thrombosis and restenosis[J]. Int J Pharm,2021,600:120403.

[81] BICHLER J,BAYNES J W,THORPE S R. Catabolism of hirudin and thrombin-hirudin complexes in the rat[J]. Biochem J,1993,296 (Pt 3)(Pt 3):771-776.

[82] LAINE M,FRERE C,CUISSET T,et al. Potential mechanism of acute stent thrombosis with bivalirudin following percutaneous coronary intervention in acute coronary syndromes[J]. Int J Cardiol,2016,220:496-500.

[83] MORO M A,RUSSEL R J,CELLEK S,et al. cGMP mediates the vascular and platelet actions of nitric oxide: confirmation using an inhibitor of the soluble guanylyl cyclase[J]. Proc Natl Acad Sci U S A,1996,93(4):1480-1485.

[84] MARCONDES S,CARDOSO M H,MORGANTI R P,et al. Cyclic GMP-independent mechanisms contribute to the inhibition of platelet adhesion by nitric oxide donor: a role for alpha-actinin nitration[J]. Proc Natl Acad Sci U S A,2006,103(9):3434-3439.

[85] LUKOVIC D,NYOLCZAS N,HEMETSBERGER R,et al. Human recombinant activated protein C-coated stent for the prevention of restenosis in porcine coronary arteries[J]. J Mater Sci Mater Med,2015,

26(10):241.

[86] YIN T Y, WANG G X, RUAN C G, et al. In-vitro assays of polymer-coated stents eluting platelet glycoprotein Ⅱb/Ⅲa receptor monoclonal antibody[J]. J Biomed Mater Res A,2007,83(3):861-867.

[87] TAKEMOTO Y, KAWATA H, SOEDA T, et al. Human placental ecto-nucleoside triphosphate diphosphohydrolase gene transfer via gelatin-coated stents prevents in-stent thrombosis[J]. Arterioscler Thromb Vasc Biol,2009,29(6):857-862.

[88] FISCHER B E. Comparison of fibrin-mediated stimulation of plasminogen activation by tissue-type plasminogen activator (t-PA) and fibrin-dependent enhancement of amidolytic activity of t-PA[J]. Blood Coagul Fibrinolysis,1992,3(2):197-204.

[89] WOODHOUSE K A, BRASH J L. Adsorption of plasminogen from plasma to lysine-derivatized polyurethane surfaces[J]. Biomaterials,1992, 13(15):1103-1108.

[90] WOODHOUSE K A, WOJCIECHOWSKI P W, SANTERRE J P, et al. Adsorption of plasminogen to glass and polyurethane surfaces[J]. J Colloid Interface Sci,1992,152(1):60-69.

[91] WOODHOUSE K A, WEITZ J I, BRASH J L. Interactions of plasminogen and fibrinogen with model silica glass surfaces: adsorption from plasma and enzymatic activity studies[J]. J Biomed Mater Res,1994,28(4): 407-415.

[92] WOODHOUSE K A, BRASH J L. Plasminogen adsorption to sulfonated and lysine derivatized model silica glass materials[J]. J Colloid Interface Sci,1994,164(1):40-47.

[93] WOODHOUSE K A, WEITZ J I, BRASH J L. Lysis of surface-localized fibrin clots by adsorbed plasminogen in the presence of tissue plasminogen activator[J]. Biomaterials,1996,17(1):75-77.

[94] MCCLUNG W G, CLAPPER D L, HU S P, et al. Adsorption of plasminogen from human plasma to lysine-containing surfaces[J]. J Biomed Mater Res,2000,49(3):409-414.

[95] LIU W, WU Z Q, WANG Y Y, et al. Controlling the biointerface of electrospun mats for clot lysis: an engineered tissue plasminogen activator

link to a lysine-functionalized surface[J]. J Mater Chem B,2014,2(27):4272-4279.

[96] CHEN H,ZHANG Y X,LI D,et al. Surfaces having dual fibrinolytic and protein resistant properties by immobilization of lysine on polyurethane through a PEG spacer[J]. J Biomed Mater Res A,2009,90(3):940-946.

[97] GU H,CHEN X S,LIU X L,et al. A hemocompatible polyurethane surface having dual fibrinolytic and nitric oxide generating functions[J]. J Mater Chem B,2017,5(5):980-987.

[98] DANGAS G D,CLAESSEN B E,CAIXETA A,et al. In-stent restenosis in the drug-eluting stent era[J]. J Am Coll Cardiol,2010,56(23):1897-1907.

[99] THIELE H,OETTEL S,JACOBS S,et al. Comparison of bare-metal stenting with minimally invasive bypass surgery for stenosis of the left anterior descending coronary artery: a 5-year follow-up[J]. Circulation,2005,112(22):3445-3450.

[100] HELDMAN A W,CHENG L,JENKINS G M,et al. Paclitaxel stent coating inhibits neointimal hyperplasia at 4 weeks in a porcine model of coronary restenosis[J]. Circulation,2001,103(18):2289-2295.

[101] COLOMBO A, ORLIC D, STANKOVIC G, et al. Preliminary observations regarding angiographic pattern of restenosis after rapamycin-eluting stent implantation[J]. Circulation, 2003, 107(17):2178-2180.

[102] BERTRAND O F,SIPEHIA R,MONGRAIN R,et al. Biocompatibility aspects of new stent technology[J]. J Am Coll Cardiol,1998,32(3):562-571.

[103] GALLO R,PADUREAN A,JAYARAMAN T,et al. Inhibition of intimal thickening after balloon angioplasty in porcine coronary arteries by targeting regulators of the cell cycle[J]. Circulation, 1999, 99 (16):2164-2170.

[104] LI Y,POLIKS B,CEGELSKI L,et al. Conformation of microtubule-bound paclitaxel determined by fluorescence spectroscopy and REDOR NMR[J]. Biochemistry,2000,39(2):281-291.

[105] LEMESLE G,TRICOT O,MEURICE T,et al. Incident myocardial infarction and very late stent thrombosis in outpatients WithStable

coronary artery disease[J]. J Am Coll Cardiol,2017,69(17):2149-2156.

[106] NAKAZAWA G,FINN A V,VORPAHL M,et al. Coronary responses and differential mechanisms of late stent thrombosis attributed to first-generation sirolimus- and paclitaxel-eluting stents[J]. J Am Coll Cardiol, 2011,57(4):390-398.

[107] FRIMERMAN A,WELCH P J,JIN X,et al. Chimeric DNA-RNA hammerhead ribozyme to proliferating cell nuclear antigen reduces stent-induced stenosis in a porcine coronary model[J]. Circulation,1999,99(5):697-703.

[108] GUZMAN R J,HIRSCHOWITZ E A,BRODY S L,et al. In vivo suppression of injury-induced vascular smooth muscle cell accumulation using adenovirus-mediated transfer of the herpes simplex virus thymidine kinase gene[J]. Proc Natl Acad Sci U S A,1994,91(22): 10732-10736.

[109] LUO Y,DAHMARDEH M,CHEN X,et al. A resonant-heating stent for wireless endohyperthermia treatment of restenosis[J]. Sens Actuat A Phys,2015,236:323-333.

[110] CARTER A J,FISCHELL T A. Current status of radioactive stents for the prevention of in-stent restenosis[J]. Int J Radiat Oncol Biol Phys, 1998,41(1):127-133.

[111] HAN D W,LEE J J,JUNG D Y,et al. Development of epigallocatechin gallate-eluting polymeric stent and its physicochemical, biomechanical and biological evaluations[J]. Biomed Mater,2009,4(4):044104.

[112] ZHU Y C,TAKAYAMA T,WANG B W,et al. Restenosis inhibition and re-differentiation of TGFβ/Smad3-activated smooth muscle cells by resveratrol[J]. Sci Rep,2017,7:41916.

[113] HUANG C,MEI H J,ZHOU M,et al. A novel PDGF receptor inhibitor-eluting stent attenuates in-stent neointima formation in a rabbit carotid model[J]. Mol Med Rep,2017,15(1):21-28.

[114] HUANG C,ZHOU M,ZHENG X B. RhoA inhibitor-eluting stent attenuates restenosis by inhibiting YAP signaling[J]. J Vasc Surg,2019, 69(5):1581-1589.

[115] ZHAO Y P,ZANG G C,YIN T Y,et al. A novel mechanism of inhibiting

in-stent restenosis with arsenic trioxide drug-eluting stent: enhancing contractile phenotype of vascular smooth muscle cells via YAP pathway [J]. Bioact Mater,2021,6(2):375-385.

[116] ZHOU Z H,PENG J,MENG Z Y,et al. Novel A20-gene-eluting stent inhibits carotid artery restenosis in a porcine model[J]. Drug Des Devel Ther,2016,10:2341-2351.

[117] COATS P,KENNEDY S,PYNE S,et al. Inhibition of non-Ras protein farnesylation reduces in-stent restenosis[J]. Atherosclerosis,2008,197(2):515-523.

[118] TRIGGLE C R,SAMUEL S M,RAVISHANKAR S,et al. The endothelium:influencing vascular smooth muscle in many ways[J]. Can J Physiol Pharmacol,2012,90(6):713-738.

[119] MORITA T,MITSIALIS S A,KOIKE H,et al. Carbon monoxide controls the proliferation of hypoxic vascular smooth muscle cells[J]. J Biol Chem,1997,272(52):32804-32809.

[120] WANG Y W,WANG X Y,LIANG X H,et al. Inhibition of hydrogen sulfide on the proliferation of vascular smooth muscle cells involved in the modulation of calcium sensing receptor in high homocysteine[J]. Exp Cell Res,2016,347(1):184-191.

[121] DO Y S,KAO E Y,GANAHA F,et al. In-stent restenosis limitation with stent-based controlled-release nitric oxide:initial results in rabbits[J]. Radiology,2004,230(2):377-382.

[122] BRITO L A,CHANDRASEKHAR S,LITTLE S R,et al. Non-viral eNOS gene delivery and transfection with stents for the treatment of restenosis[J]. Biomed Eng Online,2010,9:56.

[123] SELVAKUMAR P P,RAFUSE M S,JOHNSON R,et al. Applying principles of regenerative medicine to vascular stent development[J]. Front Bioeng Biotechnol,2022,10:826807.

[124] WANG X L,FANG F,NI Y H,et al. The combined contribution of vascular endothelial cell migration and adhesion to stent re-endothelialization[J]. Front Cell Dev Biol,2021,9:641382.

[125] NGUYEN D T,SMITH A F,JIMÉNEZ J M. Stent strut streamlining and thickness reduction promote endothelialization[J]. J R Soc Interface,

2021,18(181):20210023.

[126] LILIENSIEK S J, NEALEY P, MURPHY C J. Characterization of endothelial basement membrane nanotopography in rhesus macaque as a guide for vessel tissue engineering[J]. Tissue Eng Part A,2009,15(9):2643-2651.

[127] HAMURO M, PALMAZ J C, SPRAGUE E A, et al. Influence of stent edge angle on endothelialization in an in vitro model[J]. J Vasc Interv Radiol,2001,12(5):607-611.

[128] LU J, RAO M P, MACDONALD N C, et al. Improved endothelial cell adhesion and proliferation on patterned titanium surfaces with rationally designed, micrometer to nanometer features[J]. Acta Biomater,2008,4(1):192-201.

[129] SPRAGUE E A, TIO F, AHMED S H, et al. Impact of parallel micro-engineered stent grooves on endothelial cell migration, proliferation, and function: an in vivo correlation study of the healing response in the coronary swine model[J]. Circ Cardiovasc Interv,2012,5(4):499-507.

[130] BRAMMER K S, OH S, GALLAGHER J O, et al. Enhanced cellular mobility guided by TiO_2 nanotube surfaces[J]. Nano Lett,2008,8(3):786-793.

[131] PENG L, BARCZAK A J, BARBEAU R A, et al. Whole genome expression analysis reveals differential effects of TiO_2 nanotubes on vascular cells[J]. Nano Lett,2010,10(1):143-148.

[132] LI L, MIRHOSSEINI N, MICHAEL A, et al. Enhancement of endothelialisation of coronary stents by laser surface engineering[J]. Lasers Surg Med,2013,45(9):608-616.

[133] LIANG C Y, HU Y C, WANG H S, et al. Biomimetic cardiovascular stents for invivo re-endothelialization [J]. Biomaterials, 2016, 103: 170-182.

[134] KANG S N, PARK C, KIM S M, et al. Effect of stromal cell derived factor-1α release from heparin-coated Co-Cr stent substrate on the recruitment of endothelial progenitor cells[J]. Macromol Res,2015,23(12):1159-1167.

[135] YU J, WANG A J, TANG Z Y, et al. The effect of stromal cell-derived

factor-1α/heparin coating of biodegradable vascular grafts on the recruitment of both endothelial and smooth muscle progenitor cells for accelerated regeneration[J]. Biomaterials,2012,33(32):8062-8074.

[136] MUROHARA T,WITZENBICHLER B,SPYRIDOPOULOS I,et al. Role of endothelial nitric oxide synthase in endothelial cell migration[J]. Arterioscler Thromb Vasc Biol,1999,19(5):1156-1161.

[137] SHARIF F, HYNES S O, COONEY R, et al. Gene-eluting stents: adenovirus-mediated delivery of eNOS to the blood vessel wall accelerates re-endothelialization and inhibits restenosis[J]. Mol Ther, 2008,16(10):1674-1680.

[138] TU Q F,YANG Z L,ZHU Y,et al. Effect of tissue specificity on the performance of extracellular matrix in improving endothelialization of cardiovascular implants[J]. Tissue Eng Part A,2013,19(1/2):91-102.

[139] SERPOOSHAN V,MAHMOUDI M,ZHAO M M,et al. Protein Corona influences cell-biomaterial interactions in nanostructured tissue engineering scaffolds[J]. Adv Funct Mater,2015,25(28):4379-4389.

[140] KOLANDAIVELU K, BAILEY L, BUZZI S, et al. Ultra-hydrophilic stent platforms promote early vascular healing and minimise late tissue response:a potential alternative to second-generation drug-eluting stents [J]. EuroIntervention,2017,12(17):2148-2156.

[141] SHIM J W,BAE I H,PARK D S,et al. Hydrophilic surface modification of coronary stent using an atmospheric pressure plasma jet for endothelialization[J]. J Biomater Appl,2018,32(8):1083-1089.

[142] WANG L R,HE M,GONG T,et al. Introducing multiple bio-functional groups on the poly(ether sulfone) membrane substrate to fabricate an effective antithrombotic bio-interface[J]. Biomater Sci, 2017, 5 (12): 2416-2426.

[143] KIM K,PARK S,PARK J H,et al. Improved biocompatibility of intraarterial poly-L-lactic acid stent by tantalum ion implantation: 3-month results in a swine model[J]. J Korean Neurosurg Soc, 2021, 64 (6): 853-863.

[144] BAE I H,PARK I K,PARK D S,et al. Thromboresistant and endothelialization effects of dopamine-mediated heparin coating on a stent material

surface[J]. J Mater Sci Mater Med,2012,23(5):1259-1269.

[145] KIM S M,PARK K S,LI H E,et al. Fabrication and characteristics of dual functionalized vascular stent by spatio-temporal coating[J]. Acta Biomater,2016,38:143-152.

[146] LIU S H,HU Y D,TAO R R,et al. Immobilization of fibronectin-loaded polyelectrolyte nanoparticles on cardiovascular material surface to improve the biocompatibility[J]. Biomed Res Int,2019,2019:5478369.

[147] YIN Y B,WISE S G,NOSWORTHY N J,et al. Covalent immobilisation of tropoelastin on a plasma deposited interface for enhancement of endothelialisation on metal surfaces[J]. Biomaterials,2009,30(9):1675-1681.

[148] TERSTEEG C,ROEST M,MAK-NIENHUIS E M,et al. A fibronectin-fibrinogen-tropoelastin coating reduces smooth muscle cell growth but improves endothelial cell function[J]. J Cell Mol Med,2012,16(9):2117-2126.

[149] SÁNCHEZ-CORTÉS J,MRKSICH M. The platelet integrin alphaIIbbeta3 binds to the RGD and AGD motifs in fibrinogen[J]. Chem Biol,2009,16(9):990-1000.

[150] 华丽,安兵,吴懿平,等. Preparation of Electrically Conductive Filler for Anisotropic Conductive Adhesive[J]. 上海交通大学学报,2007,41(S2):127-130,138.

[151] BACAKOVA L,FILOVA E,KUBIES D,et al. Adhesion and growth of vascular smooth muscle cells in cultures on bioactive RGD peptide-carrying polylactides[J]. J Mater Sci Mater Med,2007,18(7):1317-1323.

[152] YU S,GAO Y,MEI X,et al. Preparation of an arg-glu-asp-val peptide density gradient on hyaluronic acid-coated poly(ε-caprolactone) film and its influence on the selective adhesion and directional migration of endothelial cells[J]. ACS Appl Mater Interfaces,2016,8(43):29280-29288.

[153] CEYLAN H,TEKINAY A B,GULER M O. Selective adhesion and growth of vascular endothelial cells on bioactive peptide nanofiber functionalized stainless steel surface[J]. Biomaterials,2011,32(34):8797-8805.

[154] LI X Y,LIU J X,YANG T,et al. Mussel-inspired "built-up" surface chemistry for combining nitric oxide catalytic and vascular cell selective

properties[J]. Biomaterials,2020,241:119904.

[155] KOU F,ZHU C,WAN H J,et al. Endothelial progenitor cells as the target for cardiovascular disease prediction,personalized prevention,and treatments:progressing beyond the state-of-the-art[J]. EPMA J,2020,11(4):629-643.

[156] DONAHUE M,QUINTAVALLE C,CHIARIELLO G A,et al. Endothelial progenitor cells in coronary artery disease[J]. Biol Chem,2013,394(10):1241-1252.

[157] AVCI-ADALI M,PAUL A,ZIEMER G,et al. New strategies for in vivo tissue engineering by mimicry of homing factors for self-endothelialisation of blood contacting materials[J]. Biomaterials,2008,29(29):3936-3945.

[158] SONG E,LU C W,FANG L J,et al. Culture and identification of endothelial progenitor cells from human umbilical cord blood[J]. Int J Ophthalmol,2010,3(1):49-53.

[159] AOKI J,SERRUYS P W,VAN BEUSEKOM H,et al. Endothelial progenitor cell capture by stents coated with antibody against CD34:the HEALING-FIM (Healthy Endothelial Accelerated Lining Inhibits Neointimal Growth-First in Man) Registry[J]. J Am Coll Cardiol,2005,45(10):1574-1579.

[160] PEICHEV M,NAIYER A J,PEREIRA D,et al. Expression of VEGFR-2 and AC133 by circulating human $CD34^+$ cells identifies a population of functional endothelial precursors[J]. Blood,2000,95(3):952-958.

[161] HOYT J,LERMAN A,LENNON R J,et al. Left anterior descending artery length and coronary atherosclerosis in apical ballooning syndrome (Takotsubo/stress induced cardiomyopathy)[J]. Int J Cardiol,2010,145(1):112-115.

[162] LI J,LI D,GONG F R,et al. Anti-CD133 antibody immobilized on the surface of stents enhances endothelialization[J]. Biomed Res Int,2014,2014:902782.

[163] SEDAGHAT A,SINNING J M,PAUL K,et al. First in vitro and in vivo results of an anti-human CD133-antibody coated coronary stent in the porcine model[J]. Clin Res Cardiol,2013,102(6):413-425.

[164] LIM W H, SEO W W, CHOE W, et al. Stent coated with antibody against vascular endothelial-cadherin captures endothelial progenitor cells, accelerates re-endothelialization, and reduces neointimal formation[J]. Arterioscler Thromb Vasc Biol, 2011, 31(12):2798-2805.

[165] HOFFMANN J, PAUL A, HARWARDT M, et al. Immobilized DNA aptamers used as potent attractors for porcine endothelial precursor cells[J]. J Biomed Mater Res A, 2008, 84(3):614-621.

[166] HOFFMANN J, GROLL J, HEUTS J, et al. Blood cell and plasma protein repellent properties of star-PEG-modified surfaces[J]. J Biomater Sci Polym Ed, 2006, 17(9):985-996.

[167] VELEVA A N, COOPER S L, PATTERSON C. Selection and initial characterization of novel peptide ligands that bind specifically to human blood outgrowth endothelial cells[J]. Biotechnol Bioeng, 2007, 98(1):306-312.

[168] CHEN Z Y, LI Q L, CHEN J L, et al. Immobilization of serum albumin and peptide aptamer for EPC on polydopamine coated titanium surface for enhanced in situ self-endothelialization[J]. Mater Sci Eng C Mater Biol Appl, 2016, 60:219-229.

[169] PISLARU S V, HARBUZARIU A, AGARWAL G, et al. Magnetic forces enable rapid endothelialization of synthetic vascular grafts[J]. Circulation, 2006, 114(1 Suppl):I314-I318.

[170] POH C K, SHI Z L, LIM T Y, et al. The effect of VEGF functionalization of titanium on endothelial cells in vitro[J]. Biomaterials, 2010, 31(7):1578-1585.

[171] PAUL A, ELIAS C B, SHUM-TIM D, et al. Bioactive baculovirus nanohybrids for stent based rapid vascular re-endothelialization[J]. Sci Rep, 2013, 3:2366.

[172] CHANG H K, KIM P H, KIM D W, et al. Coronary stents with inducible VEGF/HGF-secreting UCB-MSCs reduced restenosis and increased re-endothelialization in a swine model[J]. Exp Mol Med, 2018, 50(9):1-14.

[173] WU X, ZHAO Y P, TANG C J, et al. Re-endothelialization study on endovascular stents seeded by endothelial cells through up- or downregulation of VEGF[J]. ACS Appl Mater Interfaces, 2016, 8(11):

7578-7589.

[174] LIBBY P, RIDKER P M, MASERI A. Inflammation and atherosclerosis[J]. Circulation, 2002, 105(9): 1135-1143.

[175] OCHIJEWICZ D, TOMANIAK M, OPOLSKI G, et al. Inflammation as a determinant of healing response after coronary stent implantation[J]. Int J Cardiovasc Imaging, 2021, 37(3): 791-801.

[176] ZHANG Y. Anti-inflammatory therapy in atherosclerosis: the past and the future[J]. Cardiol Discov, 2021, 1(1): 12-14.

[177] OLSEN A M, FOSBØL E L, LINDHARDSEN J, et al. Long-term cardiovascular risk of nonsteroidal anti-inflammatory drug use according to time passed after first-time myocardial infarction: a nationwide cohort study[J]. Circulation, 2012, 126(16): 1955-1963.

[178] WALTER D H, SCHÄCHINGER V, ELSNER M, et al. Effect of statin therapy on restenosis after coronary stent implantation[J]. Am J Cardiol, 2000, 85(8): 962-968.

[179] TAYLOR B A, THOMPSON P D. Statin-associated muscle disease: advances in diagnosis and management[J]. Neurotherapeutics, 2018, 15(4): 1006-1017.

[180] LUGRIN J, ROSENBLATT-VELIN N, PARAPANOV R, et al. The role of oxidative stress during inflammatory processes[J]. Biol Chem, 2014, 395(2): 203-230.

[181] CERESNAKOVA M, MURRAY D, MCGOURTY K D, et al. Citric acid functionalized nitinol stent surface promotes endothelial cell healing[J]. J Biomed Mater Res A, 2021, 109(9): 1549-1559.

[182] SEOB LIM K, PARK J K, JEONG M H, et al. Anti-inflammatory effect of Gallic acid-eluting stent in a porcine coronary restenosis model[J]. Acta Cardiol Sin, 2018, 34(3): 224-232.

[183] ROSENSON R S. Statins in atherosclerosis: lipid-lowering agents with antioxidant capabilities[J]. Atherosclerosis, 2004, 173(1): 1-12.

[184] WALTER D H, FICHTLSCHERER S, BRITTEN M B, et al. Statin therapy, inflammation and recurrent coronary events in patients following coronary stent implantation[J]. J Am Coll Cardiol, 2001, 38(7): 2006-2012.

[185] BELLOSTA S, ARNABOLDI L, GEROSA L, et al. Statins effect on smooth muscle cell proliferation[J]. Semin Vasc Med, 2004, 4(4): 347-356.

[186] UNDAS A, BRUMMEL-ZIEDINS K E, MANN K G. Statins and blood coagulation[J]. Arterioscler Thromb Vasc Biol, 2005, 25(2): 287-294.

[187] SCHELLER B, SCHMITT A, BÖHM M, et al. Atorvastatin stent coating does not reduce neointimal proliferation after coronary stenting[J]. Z Kardiol, 2003, 92(12): 1025-1028.

[188] KERSANI D, MOUGIN J, LOPEZ M, et al. Stent coating by electrospinning with chitosan/poly-cyclodextrin based nanofibers loaded with simvastatin for restenosis prevention[J]. Eur J Pharm Biopharm, 2020, 150: 156-167.

[189] ROOPMANI P, SATHEESH S, RAJ D C, et al. Development of dual drug eluting cardiovascular stent with ultrathin flexible poly(l-lactide-co-caprolactone) coating[J]. ACS Biomater Sci Eng, 2019, 5(6): 2899-2915.

[190] WANG K B, SHANG T D, ZHANG L, et al. Application of a reactive oxygen species-responsive drug-eluting coating for surface modification of vascular stents[J]. ACS Appl Mater Interfaces, 2021, 13(30): 35431-35443.

[191] VÉZINA C, KUDELSKI A, SEHGAL S N. Rapamycin (AY-22,989), a new antifungal antibiotic. I. Taxonomy of the producing streptomycete and isolation of the active principle[J]. J Antibiot, 1975, 28(10): 721-726.

[192] MARTEL R R, KLICIUS J, GALET S. Inhibition of the immune response by rapamycin, a new antifungal antibiotic[J]. Can J Physiol Pharmacol, 1977, 55(1): 48-51

[193] HOUCHENS D P, OVEJERA A A, RIBLET S M, et al. Human brain tumor xenografts in nude mice as a chemotherapy model[J]. Eur J Cancer Clin Oncol, 1983, 19(6): 799-805.

[194] PAN T H, KONDO S, ZHU W, et al. Neuroprotection of rapamycin in lactacystin-induced neurodegeneration via autophagy enhancement[J]. Neurobiol Dis, 2008, 32(1): 16-25.

[195] HARRISON D E, STRONG R, SHARP Z D, et al. Rapamycin fed late in life extends lifespan in genetically heterogeneous mice[J]. Nature, 2009,

460(7253):392-395.

[196] YOO Y J,KIM H,PARK S R,et al. An overview of rapamycin:from discovery to future perspectives[J]. J Ind Microbiol Biotechnol,2017,44(4/5):537-553.

[197] GADIOLI A L,NOGUEIRA B V,ARRUDA R M,et al. Oral rapamycin attenuates atherosclerosis without affecting the arterial responsiveness of resistance vessels in apolipoprotein E-deficient mice[J]. Rev Bras De Pesquisas Med E Biol,2009,42(12):1191-1195.

[198] JENSEN L O,MAENG M,KALTOFT A,et al. Stent thrombosis, myocardial infarction,and death after drug-eluting and bare-metal stent coronary interventions[J]. J Am Coll Cardiol,2007,50(5):463-470.

[199] GRUBE E,BUELLESFELD L. BioMatrix Biolimus A9-eluting coronary stent:a next-generation drug-eluting stent for coronary artery disease [J]. Expert Rev Med Devices,2006,3(6):731-741.

[200] OTA H,ETO M,AKO J,et al. Sirolimus and everolimus induce endothelial cellular senescence via sirtuin 1 down-regulation:therapeutic implication of cilostazol after drug-eluting stent implantation[J]. J Am Coll Cardiol,2009,53(24):2298-2305.

[201] MACH F,SCHÖNBECK U,SUKHOVA G K,et al. Functional CD40 ligand is expressed on human vascular endothelial cells,smooth muscle cells,and macrophages:implications for CD40-CD40 ligand signaling in atherosclerosis[J]. Proc Natl Acad Sci U S A,1997,94(5):1931-1936.

[202] HÄKKINEN T,KARKOLA K,YLÄ-HERTTUALA S. Macrophages, smooth muscle cells, endothelial cells, and T-cells express CD40 and CD40L in fatty streaks and more advanced human atherosclerotic lesions. Colocalization with epitopes of oxidized low-density lipoprotein, scavenger receptor, and CD16 (Fc gammaRIII)[J]. Virchows Arch, 2000,437(4):396-405.

[203] MACH F,SCHÖNBECK U,SUKHOVA G K,et al. Reduction of atherosclerosis in mice by inhibition of CD40 signalling[J]. Nature,1998,394(6689):200-203.

[204] LIEVENS D,ZERNECKE A,SEIJKENS T,et al. Platelet CD40L mediates thrombotic and inflammatory processes in atherosclerosis[J].

Blood,2010,116(20):4317-4327.

[205] VAN TIEL C M,SEIJKENS T T,KUSTERS P J,et al. Abstract 224: traf-STOP-RHDL-nanoparticles reduce atherosclerosis[J]. Arterioscler Thromb Vasc Biol,2017,37(suppl_1):A224.

[206] SLEE J B,ALFERIEV I S,LEVY R J,et al. The use of the ex vivo Chandler Loop Apparatus to assess the biocompatibility of modified polymeric blood conduits[J]. J Vis Exp,2014(90):e51871.

[207] FINLEY M J,RAUOVA L,ALFERIEV I S,et al. Diminished adhesion and activation of platelets and neutrophils with CD47 functionalized blood contacting surfaces[J]. Biomaterials,2012,33(24):5803-5811

[208] SLEE J B,ALFERIEV I S,NAGASWAMI C,et al. Enhanced biocompatibility of CD47-functionalized vascular stents[J]. Biomaterials,2016,87:82-92.

[209] INAMDAR V V,FITZPATRICK E,ALFERIEV I,et al. Stability and bioactivity of pepCD47 attachment on stainless steel surfaces[J]. Acta Biomater,2020,104:231-240.

[210] OHTANI K,USUI M,NAKANO K,et al. Antimonocyte chemoattractant protein-1 gene therapy reduces experimental in-stent restenosis in hypercholesterolemic rabbits and monkeys[J]. Gene Ther,2004,11(16):1273-1282.

[211] EGASHIRA K,NAKANO K,OHTANI K,et al. Local delivery of anti-monocyte chemoattractant protein-1 by gene-eluting stents attenuates in-stent stenosis in rabbits and monkeys[J]. Arterioscler Thromb Vasc Biol,2007,27(12):2563-2568.

[212] OHTANI K,EGASHIRA K,NAKANO K,et al. Stent-based local delivery of nuclear factor-kappaB decoy attenuates in-stent restenosis in hypercholesterolemic rabbits[J]. Circulation,2006,114(25):2773-2779.

[213] MATOBA T,EGASHIRA K. Anti-inflammatory gene therapy for cardiovascular disease[J]. Curr Gene Ther,2011,11(6):442-446.

[214] ZAMORA R,VODOVOTZ Y,BILLIAR T R. Inducible nitric oxide synthase and inflammatory diseases[J]. Mol Med,2000,6(5):347-373.

[215] KANNER J,HAREL S,GRANIT R. Nitric oxide as an antioxidant[J]. Arch Biochem Biophys,1991,289(1):130-136.

[216] CLANCY R M, LESZCZYNSKA-PIZIAK J, ABRAMSON S B. Nitric oxide, an endothelial cell relaxation factor, inhibits neutrophil superoxide anion production via a direct action on the NADPH oxidase[J]. J Clin Invest, 1992, 90(3):1116-1121.

[217] COOK H T, CATTELL V. Role of nitric oxide in immune-mediated diseases[J]. Clin Sci (Lond), 1996, 91(4):375-384.

[218] ABRAMSON S B, AMIN A R, CLANCY R M, et al. The role of nitric oxide in tissue destruction[J]. Best Pract Res Clin Rheumatol, 2001, 15(5):831-845.

[219] MILLER M J, CHOTINARUEMOL S, SADOWSKA-KROWICKA H, et al. Nitric oxide: the Jekyll and Hyde of gut inflammation[J]. Agents Actions, 1993, 39(Spec No):C180-C182.

[220] ZHANG F, ZHANG Q, LI X Y, et al. Mussel-inspired dopamine-Cu^{II} coatings for sustained in situ generation of nitric oxide for prevention of stent thrombosis and restenosis[J]. Biomaterials, 2019, 194:117-129.

[221] BANNON P G, KIM M J, DEAN R T, et al. Augmentation of vascular endothelial barrier function by heparin and low molecular weight heparin[J]. Thromb Haemost, 1995, 73(4):706-712.

[222] ROSENBERG R D, LAM L. Correlation between structure and function of heparin[J]. Proc Natl Acad Sci USA, 1979, 76(3):1218-1222.

[223] YANG Z L, WANG J, LUO R F, et al. The covalent immobilization of heparin to pulsed-plasma polymeric allylamine films on 316L stainless steel and the resulting effects on hemocompatibility[J]. Biomaterials, 2010, 31(8):2072-2083.

[224] YANG Z L, TU Q F, WANG J, et al. The role of heparin binding surfaces in the direction of endothelial and smooth muscle cell fate and re-endothelialization[J]. Biomaterials, 2012, 33(28):6615-6625.

[225] STEWART E M, LIU X, CLARK G M, et al. Inhibition of smooth muscle cell adhesion and proliferation on heparin-doped polypyrrole[J]. Acta Biomater, 2012, 8(1):194-200.

[226] LI X, LI L, SHI Y Q, et al. Different signaling pathways involved in the anti-inflammatory effects of unfractionated heparin on lipopolysaccharide-stimulated human endothelial cells[J]. J Inflamm, 2020, 17:5.

[227] JOHNBOSCO C, ZSCHOCHE S, NITSCHKE M, et al. Bioresponsive starPEG-heparin hydrogel coatings on vascular stents for enhanced hemocompatibility[J]. Mater Sci Eng C Mater Biol Appl, 2021, 128:112268.

[228] LIN P H, CHRONOS N A, MARIJIANOWSKI M M, et al. Heparin-coated balloon-expandable stent reduces intimal hyperplasia in the iliac artery in baboons[J]. J Vasc Interv Radiol, 2003, 14(5):603-611.

[229] CHEN L H, XUE J F, ZHENG Z Y, et al. Hyaluronic acid, an efficient biomacromolecule for treatment of inflammatory skin and joint diseases: a review of recent developments and critical appraisal of preclinical and clinical investigations[J]. Int J Biol Macromol, 2018, 116:572-584.

[230] TAVIANATOU A G, CAON I, FRANCHI M, et al. Hyaluronan: molecular size-dependent signaling and biological functions in inflammation and cancer[J]. FEBS J, 2019, 286(15):2883-2908.

[231] ISA I L, SRIVASTAVA A, TIERNAN D, et al. Hyaluronic acid based hydrogels attenuate inflammatory receptors and neurotrophins in interleukin-1β induced inflammation model of nucleus pulposus cells[J]. Biomacromolecules, 2015, 16(6):1714-1725.

[232] LI H E, CHOI S G, AHN D J, et al. Optimal conjugation of catechol group onto hyaluronic acid in coronary stent substrate coating for the prevention of restenosis[J]. J Tissue Eng, 2016, 7:2041731416683745.

[233] LI J G, WU F, ZHANG K, et al. Controlling molecular weight of hyaluronic acid conjugated on amine-rich surface: toward better multifunctional biomaterials for cardiovascular implants[J]. ACS Appl Mater Interfaces, 2017, 9(36):30343-30358.

[234] DEUX J F, MEDDAHI-PELLÉ A, LE BLANCHE A F, et al. Low molecular weight fucoidan prevents neointimal hyperplasia in rabbit iliac artery in-stent restenosis model[J]. Arterioscler Thromb Vasc Biol, 2002, 22(10):1604-1609.

[235] BOUVARD C, GALY-FAUROUX I, GRELAC F, et al. Low-molecular-weight fucoidan induces endothelial cell migration via the PI3K/AKT pathway and modulates the transcription of genes involved in angiogenesis[J]. Mar Drugs, 2015, 13(12):7446-7462.

[236] PARK H Y, HAN M H, PARK C, et al. Anti-inflammatory effects of fucoidan through inhibition of NF-κB, MAPK and Akt activation in lipopolysaccharide-induced BV2 microglia cells[J]. Food Chem Toxicol, 2011, 49(8): 1745-1752.

[237] KIM J M, BAE I H, LIM K S, et al. A method for coating fucoidan onto bare metal stent and in vivo evaluation[J]. Prog Org Coat, 2015, 78: 348-356.

[238] BARNES M J, MACLNTYRE D E. Platelet-reactivity of isolated constituents of the blood vessel wall[J]. Pathophysiol Haemos Thromb, 1979, 8(3/4/5): 158-170.

[239] ITO S, ISHIMARU S, WILSON S E. Application of coacervated alpha-elastin to arterial prostheses for inhibition of anastomotic intimal hyperplasia[J]. ASAIO J, 1998, 44(5): M501-M505.

[240] URRY D W, LUAN C H, PENG S Q. Molecular biophysics of elastin structure, function and pathology[J]. Ciba Found Symp, 1995, 192: 4-22; discussion 22-30.

[241] DEFIFE K M, HAGEN K M, CLAPPER D L, et al. Photochemically immobilized polymer coatings: effects on protein adsorption, cell adhesion, and leukocyte activation[J]. J Biomater Sci Polym Ed, 1999, 10(10): 1063-1074.

[242] FERNÁNDEZ-COLINO A, WOLF F, MOREIRA R, et al. Layer-by-layer biofabrication of coronary covered stents with clickable elastin-like recombinamers[J]. Eur Polym J, 2019, 121: 109334.

[243] KOBAYASHI T, GABAZZA E C, SHIMIZU S, et al. Long-term inhalation of high-dose nitric oxide increases intraalveolar activation of coagulation system in mice[J]. Am J Respir Crit Care Med, 2001, 163(7): 1676-1682.

[244] WANG G F, WU S Y, RAO J J, et al. Genipin inhibits endothelial exocytosis via nitric oxide in cultured human umbilical vein endothelial cells[J]. Acta Pharmacol Sin, 2009, 30(5): 589-596.

[245] MISHRA B B, LOVEWELL R R, OLIVE A J, et al. Nitric oxide prevents a pathogen-permissive granulocytic inflammation during tuberculosis[J]. Nat Microbiol, 2017, 2: 17072.

[246] NABLO B J, ROTHROCK A R, SCHOENFISCH M H. Nitric oxide-releasing sol-gels as antibacterial coatings for orthopedic implants[J]. Biomaterials, 2005, 26(8):917-924. [PubMed]

[247] HE W, KWESIGA M P, GEBREYESUS E, et al. Nitric oxide and oxidative stress-mediated cardiovascular functionality: from molecular mechanism to cardiovascular disease[M]. Vascular Biology-Selection of Mechanisms and Clinical Applications. London: IntechOpen, 2019.

[248] KUHLENCORDT P J, ROSEL E, GERSZTEN R E, et al. Role of endothelial nitric oxide synthase in endothelial activation: insights from eNOS knockout endothelial cells[J]. Am J Physiol Cell Physiol, 2004, 286(5):C1195-C1202.

[249] CHA W, MEYERHOFF M E. Catalytic generation of nitric oxide from S-nitrosothiols using immobilized organoselenium species[J]. Biomaterials, 2007, 28(1):19-27.

[250] YOON J H, WU C J, HOMME J, et al. Local delivery of nitric oxide from an eluting stent to inhibit neointimal thickening in a porcine coronary injury model[J]. Yonsei Med J, 2002, 43(2):242-251.

[251] LIN C E, GARVEY D S, JANERO D R, et al. Combination of paclitaxel and nitric oxide as a novel treatment for the reduction of restenosis[J]. J Med Chem, 2004, 47(9):2276-2282.

[252] PARZUCHOWSKI P G, FROST M C, MEYERHOFF M E. Synthesis and characterization of polymethacrylate-based nitric oxide donors[J]. J Am Chem Soc, 2002, 124(41):12182-12191.

[253] MINTZER M A, GRINSTAFF M W. Biomedical applications of dendrimers: a tutorial[J]. Chem Soc Rev, 2011, 40(1):173-190.

[254] NABLO B J, SCHOENFISCH M H. Poly(vinyl chloride)-coated sol-gels for studying the effects of nitric oxide release on bacterial adhesion[J]. Biomacromolecules, 2004, 5(5):2034-2041.

[255] YANG Z L, YANG Y, ZHANG L, et al. Mussel-inspired catalytic seleno-cystamine-dopamine coatings for long-term generation of therapeutic gas on cardiovascular stents[J]. Biomaterials, 2018, 178:1-10.

[256] YU H, QIU H, MA W M, et al. Endothelium-mimicking surface combats thrombosis and biofouling via synergistic long- and short-distance defense

strategy[J]. Small,2021,17(24):e2100729.

[257] PANT J,GOUDIE M J,HOPKINS S P,et al. Tunable nitric oxide release from S-nitroso-N-acetylpenicillamine via catalytic copper nanoparticles for biomedical applications[J]. ACS Appl Mater Interfaces,2017,9(18):15254-15264.

[258] MONDAL A,DOUGLASS M,HOPKINS S P,et al. Multifunctional S-Nitroso-N-acetylpenicillamine-incorporated medical-grade polymer with selenium interface for biomedical applications[J]. ACS Appl Mater Interfaces,2019,11(38):34652-34662.

[259] PAN L L,QIN M,LIU X H,et al. The role of hydrogen sulfide on cardiovascular homeostasis: an overview with update on immunomodulation[J]. Front Pharmacol,2017,8:686.

[260] SZABÓ C, PAPAPETROPOULOS A. Hydrogen sulphide and angiogenesis:mechanisms and applications[J]. Br J Pharmacol,2011,164(3):853-865.

[261] CAI W J,WANG M J,MOORE P K,et al. The novel proangiogenic effect of hydrogen sulfide is dependent on Akt phosphorylation[J]. Cardiovasc Res,2007,76(1):29-40.

[262] PREDMORE B L,KONDO K,BHUSHAN S,et al. The polysulfide diallyl trisulfide protects the ischemic myocardium by preservation of endogenous hydrogen sulfide and increasing nitric oxide bioavailability[J]. Am J Physiol Heart Circ Physiol,2012,302(11):H2410-H2418.

[263] LU B Y,HAN X,ZHAO A S,et al. Intelligent H_2S release coating for regulating vascular remodeling[J]. Bioact Mater,2021,6(4):1040-1050.

[264] TENHUNEN R, MARVER H S, SCHMID R. Microsomal heme oxygenase. Characterization of the enzyme[J]. J Biol Chem,1969,244(23):6388-6394.

[265] AKAMATSU Y,HAGA M,TYAGI S,et al. Heme oxygenase-1-derived carbon monoxide protects hearts from transplant associated ischemia reperfusion injury[J]. FASEB J,2004,18(6):771-772.

[266] HU Q S,CHEN Y X,HUANG Q S,et al. Carbon monoxide releasing molecule accelerates reendothelialization after carotid artery balloon injury in rat[J]. Biomed Environ Sci,2015,28(4):253-262.

[267] GEBERT L F R,MACRAE I J. Regulation of microRNA function in animals[J]. Nat Rev Mol Cell Biol,2019,20(1):21-37.

[268] PRATT A J,MACRAE I J. The RNA-induced silencing complex:a versatile gene-silencing machine[J]. J Biol Chem,2009,284(27):17897-17901.

[269] LI Y,KOWDLEY K V. MicroRNAs in common human diseases[J]. Genomics Proteomics Bioinformatics,2012,10(5):246-253.

[270] MCDONALD R A,HALLIDAY C A,MILLER A M,et al. Reducing In-stent restenosis:therapeutic manipulation of miRNA in vascular remodeling and inflammation[J]. J Am Coll Cardiol,2015,65(21):2314-2327.

[271] WANG D,DEUSE T,STUBBENDORFF M,et al. Local microRNA modulation using a novel anti-miR-21-eluting stent effectively prevents experimental In-stent restenosis[J]. Arterioscler Thromb Vasc Biol,2015,35(9):1945-1953.

[272] CHOE N,KWON J S,KIM J R,et al. The microRNA miR-132 targets Lrrfip1 to block vascular smooth muscle cell proliferation and neointimal hyperplasia[J]. Atherosclerosis,2013,229(2):348-355.

[273] WANG S S,AURORA A B,JOHNSON B A,et al. The endothelial-specific microRNA miR-126 governs vascular integrity and angiogenesis [J]. Dev Cell,2008,15(2):261-271.

[274] PAN J J,QU M J,LI Y F,et al. MicroRNA-126-3p/-5p overexpression attenuates blood-brain barrier disruption in a mouse model of middle cerebral artery occlusion[J]. Stroke,2020,51(2):619-627.

[275] IZUHARA M,KUWABARA Y,SAITO N,et al. Prevention of neointimal formation using miRNA-126-containing nanoparticle-conjugated stents in a rabbit model [J]. PLoS One,2017,12(3):e0172798.

[276] CHE H L,BAE I H,LIM K S,et al. Novel fabrication of microRNA nanoparticle-coated coronary stent for prevention of post-angioplasty restenosis[J]. Korean Circ J,2016,46(1):23-32.

[277] WANG J,QIAN H L,CHEN S Y,et al. miR-22 eluting cardiovascular stent based on a self-healable spongy coating inhibits in-stent restenosis

[J]. Bioact Mater,2021,6(12):4686-4696.

[278] SPUGNINI E P,LOGOZZI M,RAIMO R D,et al. A role of tumor-released exosomes in paracrine dissemination and metastasis[J]. Int J Mol Sci,2018,19(12):3968.

[279] PEGTEL D M,GOULD S J. Exosomes[J]. Annu Rev Biochem,2019,88:487-514.

[280] OHNO S,ISHIKAWA A,KURODA M. Roles of exosomes and microvesicles in disease pathogenesis[J]. Adv Drug Deliv Rev,2013,65(3):398-401.

[281] CHISTIAKOV D A,OREKHOV A N,BOBRYSHEV Y V. Cardiac extracellular vesicles in normal and infarcted heart[J]. Int J Mol Sci,2016,17(1):63.

[282] LIU Z H,WU C,ZOU X L,et al. Exosomes derived from mesenchymal stem cells inhibit neointimal hyperplasia by activating the Erk1/2 signalling pathway in rats[J]. Stem Cell Res Ther,2020,11(1):220.

[283] HU S Q,LI Z H,SHEN D L,et al. Exosome-eluting stents for vascular healing after ischaemic injury[J]. Nat Biomed Eng,2021,5(10):1174-1188.

[284] SINNING J M,LOSCH J,WALENTA K,et al. Circulating CD31$^+$/Annexin V+ microparticles correlate with cardiovascular outcomes[J]. Eur Heart J,2011,32(16):2034-2041.

[285] ANGELILLO-SCHERRER A. Leukocyte-derived microparticles in vascular homeostasis[J]. Circ Res,2012,110(2):356-369.

[286] LOMBARDO G,DENTELLI P,TOGLIATTO G,et al. Activated Stat5 trafficking via endothelial cell-derived extracellular vesicles controls IL-3 pro-angiogenic paracrine action[J]. Sci Rep,2016,6:25689.

[287] HOU Y C,LI J A,ZHU S J,et al. Tailoring of cardiovascular stent material surface by immobilizing exosomes for better pro-endothelialization function[J]. Colloids Surf B Biointerfaces,2020,189:110831.

[288] BARTORELLI A L,DE CESARE N B,KAPLAN A V,et al. Local heparin delivery prior to coronary stent implantation: acute and six-month clinical and angiographic results[J]. Cathet Cardiovasc Diagn,

1997,42(3):313-320.

[289] CAMENZIND E, KINT P P, MARIO C D, et al. Intracoronary heparin delivery in humans. Acute feasibility and long-term results[J]. Circulation,1995,92(9):2463-2472.

[290] VROLIX M C, LEGRAND V M, REIBER J H, et al. Heparin-coated Wiktor stents in human coronary arteries (MENTOR trial). MENTOR Trial Investigators[J]. Am J Cardiol,2000,86(4):385-389.

[291] NAKAZAWA G, GRANADA J F, ALVIAR C L, et al. Anti-CD34 antibodies immobilized on the surface of sirolimus-eluting stents enhance stent endothelialization[J]. JACC Cardiovasc Interv,2010,3(1):68-75.

[292] JAKOBSEN L, CHRISTIANSEN E H, MAENG M, et al. Randomized clinical comparison of the dual-therapy CD34 antibody-covered sirolimus-eluting Combo stent with the sirolimus-eluting Orsiro stent in patients treated with percutaneous coronary intervention: rationale and study design of the Scandinavian Organization for Randomized Trials with Clinical Outcome (SORT OUT) X trial[J]. Am Heart J,2018,202:49-53.

[293] WANG J, XUE Y F, LIU J, et al. Hierarchical capillary coating to biofunctionlize drug-eluting stent for improving endothelium regeneration[J]. Research,2020,2020:1458090.

[294] YANG J, ZENG Y, ZHANG C, et al. The prevention of restenosis in vivo with a VEGF gene and paclitaxel co-eluting stent[J]. Biomaterials,2013,34(6):1635-1643.

[295] DU R L, WANG Y Z, HUANG Y H, et al. Design and testing of hydrophobic core/hydrophilic shell nano/micro particles for drug-eluting stent coating[J]. NPG Asia Mater,2018,10:642-658.

[296] PARK J K, LEE J H, NAH J W, et al. Development of a novel drug-eluting stent consisting of an abluminal and luminal coating layer dual therapy system[J]. RSC Adv,2015,5(51):40700-40707.

[297] WEI Y, JI Y, XIAO L L, et al. Surface engineering of cardiovascular stent with endothelial cell selectivity for invivo re-endothelialisation[J]. Biomaterials,2013,34(11):2588-2599.

[298] WANG P, XIONG P, LIU J, et al. A silk-based coating containing GREDVY peptide and heparin on Mg-Zn-Y-Nd alloy: improved corrosion resistance, hemocompatibility and endothelialization[J]. J Mater Chem B, 2018, 6(6): 966-978.

[299] LIU T, WANG X, TANG X H, et al. Surface modification with ECM-inspired SDF-1α/laminin-loaded nanocoating for vascular wound healing[J]. ACS Appl Mater Interfaces, 2017, 9(36): 30373-30386.

[300] SIMSEKYILMAZ S, LIEHN E A, WEINANDY S, et al. Targeting In-stent-stenosis with RGD- and CXCL1-coated mini-stents in mice[J]. PLoS One, 2016, 11(5): e0155829.

[301] XU H, NGUYEN K T, BRILAKIS E S, et al. Enhanced endothelialization of a new stent polymer through surface enhancement and incorporation of growth factor-delivering microparticles[J]. J Cardiovasc Transl Res, 2012, 5(4): 519-527.

[302] LIN Q K, DING X, QIU F Y, et al. In situ endothelialization of intravascular stents coated with an anti-CD34 antibody functionalized heparin-collagen multilayer[J]. Biomaterials, 2010, 31(14): 4017-4025.

[303] LI X Y, LIU J X, YANG T, et al. Mussel-inspired "built-up" surface chemistry for combining nitric oxide catalytic and vascular cell selective properties[J]. Biomaterials, 2020, 241: 119904.

[304] YANG Z L, ZHAO X, HAO R, et al. Bio-clickable and mussel adhesive peptide mimics for engineering vascular stent surfaces[J]. PNAS, 2020, 117: 16127-16137.

[305] YANG Y, GAO P, WANG J, et al. Endothelium-mimicking multifunctional coating modified cardiovascular stents via a stepwise metal-catechol-(amine) surface engineering strategy[J]. Research, 2020, 2020: 9203906.

[306] YANG T, DU Z Y, QIU H, et al. From surface to bulk modification: plasma polymerization of amine-bearing coating by synergic strategy of biomolecule grafting and nitric oxide loading[J]. Bioact Mater, 2020, 5(1): 17-25.

[307] QIU H, QI P K, LIU J X, et al. Biomimetic engineering endothelium-like coating on cardiovascular stent through heparin and nitric oxide-generating compound synergistic modification strategy[J]. Biomaterials,

2019,207:10-22.

[308] LUO R F,ZHANG J,ZHUANG W H,et al. Multifunctional coatings that mimic the endothelium: surface bound active heparin nanoparticles with in situ generation of nitric oxide from nitrosothiols[J]. J Mater Chem B,2018,6(35):5582-5595.

[309] GAO P,QIU H,XIONG K Q,et al. Metal-catechol-(amine) networks for surface synergistic catalytic modification: therapeutic gas generation and biomolecule grafting[J]. Biomaterials,2020,248:119981.

[310] LIH E,JUNG J W,JOUNG Y K,et al. Synergistic effect of anti-platelet and anti-inflammation of drug-coated Co-Cr substrates for prevention of initial in-stent restenosis[J]. Colloids Surf B Biointerfaces,2016,140:353-360.

[311] WANG Y N,WU H S,ZHOU Z Y,et al. A thrombin-triggered self-regulating anticoagulant strategy combined with anti-inflammatory capacity for blood-contacting implants[J]. Sci Adv,2022,8(9):eabm3378.

名词索引

B

半潜入式　12.1.1
变性　1.3.1
表面电位微环境　3.3.2
表面竞赛　10.2.2
表皮电子系统　11.3.1

C

材料纳米效应网络　1.2
超分子化学　6.1.1
磁响应性　3.1.2

D

单向脉冲　8.1.2
等电点　2.2.3
等离子喷涂　13.2.1
等离子体浸没离子注入和沉积　10.2.2
等离子体鞘层　10.2.4
等离子增强磁控溅射沉积　8.1.2
电荷空间分布　2.2.2
电化学聚合　2.3.1
电活性表/界面　2.1
电偶腐蚀网络　10.2.2
电信号传输　3.3.1
电学活性　2.1
电子回旋共振磁控溅射　8.1.2
动量转移　8.1.1
动脉粥样硬化　14.3.3
端面角度　12.1.2

E

二步微弧氧化　5.3.2

F

反应磁控溅射 8.1.2
范德华瓦耳斯力驱动 6.2.3
非对称双向脉冲 8.1.2
非平衡磁控溅射 8.1.2
非潜入式 12.1.1
腐蚀速率 5.4.3

G

感应耦合等离子磁控溅射 8.1.2
高分子自组装 6.1
高功率脉冲磁控溅射 8.1.2
共轭 π 键 2.3.2
骨水平 12.1.1
光场响应材料 3.1.2
光电响应 3.2.2
光热治疗 3.2.1
光吸收 3.2.2
光致亲水性 3.2.2

J

激光表面工程技术 9.1
激光表面微纳加工 9.3.3
激光冲击强化 9.3.4
激光灭菌 9.3.4
激光清洗 9.3.4
激光熔覆技术 9.3.1
激光熔凝 9.2.4
级联碰撞 8.1.1
极晚期血栓 14.2
溅射沉积 8.1.2
溅射清洗效应 8.2.3

精氨酰－甘氨酰－天冬氨酸 3.1.2
竞争吸附规律 1.3.1
静电作用 6.2.2
聚醚醚酮 10.2.3

K

开环聚合诱导和结晶 6.1.2
抗菌功能改性 5.2.2
抗凝血涂层 14.4.1
抗炎表面 14.4.4
空心阴极磁控溅射 8.1.2
髋关节置换术 13.1

L

离子束辅助磁控溅射 8.1.2
离子体电解氧化 5.1
离子注入 10.1
理疗气体 14.4.5
螺距 12.1.2
螺纹截面形状 12.1.2
螺纹宽度 12.1.2
螺纹深度 12.1.2

M

脉冲激光沉积技术 9.3.2
免疫反应 1.3.2
免疫荧光染色 2.2.3

N

纳米管 4.1.2
纳米技术 10.2.2
内部电偶腐蚀 10.2.2

内皮化延迟 14.3.3
内源电刺激 2.1.2
铌酸钾钠 2.2

P

pH 响应性 3.1.2
喷砂酸蚀 12.3.1
平衡磁控溅射 8.1.2

Q

潜入式 12.1.1
嵌段共聚物 6.1.2
强磁电耦合效应 3.3.2
羟基磷灰石 13.2.1
全髋关节置换术 1.1
全膝关节置换手术 1.1
群体感应 11.2.1

R

热峰理论 8.1.1
热喷涂 13.1
人工关节 1.1
柔性电子技术 11.1
入射离子 8.1.1
软组织水平 12.1.1

S

三步微弧氧化 5.3.2
三极溅射 8.1.2
射频磁控溅射 8.1.2
生物活性涂层 5.2.1
生物内生电场 2.1.2
生物物理化学特性 3.3.1

生物相容性 1.2
水汽技术 5.3.3
水热处理技术 7.1
四极溅射 8.1.2
宿主反应 1.3

T

钽 4.4.3
碳氟薄膜 8.2.3
碳气凝胶 6.4.2
碳氢薄膜 8.2.3
特异性抗体 14.4.3
调制脉冲功率磁控溅射 8.1.2

W

外源电刺激 2.1.2
晚期血栓 14.2
微弧氧化技术 5.1
温度场响应材料 3.1.2
物理气相沉积技术 8.1.1

X

X射线衍射技术 5.5.2
细胞薄膜划痕 2.2.4
细胞膜泡 10.2.2
细胞迁移 14.4.3
细胞响应 3.1.2
细胞选择性 10.2.2
细菌感染 4.3.1
纤维蛋白原 1.3.1
镶嵌式纳米银 10.2.2
肖特基接触 10.2.2
肖特基结 3.2.2

肖特基微整流界面网络　10.2.2
血管急性闭塞　14.2

Y

阳极氧化　4.1.1
药物涂层球囊　14.3.2
药物洗脱支架　14.2
医疗器械　1.1
阴极溅射　8.1.2
有机电解液　4.1.2
有机压电材料　3.3.2

原子尺度加热效应　10.2.2

Z

种植体　12.1
种植体根部　12.1.3
紫外辐照　6.2.1
自持放电磁控溅射　8.1.2
自组装　6.1.1
自组装阳极氧化　4.1.1
左旋聚乳酸　6.2.1